全国医药高职高专护理类专业"十二五"规划教材

免疫学基础与病原生物学

主编 安 艳 郭积燕

中国医药科技出版社

内 容 提 要

本书是全国医药高职高专护理类专业"十二五"规划教材之一，依照教育部教育发展规划纲要等相关文件要求，紧密结合卫生部执业护士资格考试特点，根据《免疫学》《病原生物学》教学大纲的基本要求和课程特点编写而成。

全书共分3篇40章；第一篇医学免疫学，主要介绍了免疫学基础知识和临床免疫及免疫学在医学上的应用；第二篇医学微生物学，主要介绍了细菌、其他原核细胞型微生物和病毒及真菌；第三篇人体寄生虫学，主要介绍了寄生虫、病媒节肢动物等内容。在编排上，每章前提出学习目标，章末有目标检测，篇后为实验部分，突出实用性和可操作性。

本书适合医药卫生高职高专、函授及自学高考等护理类专业相同层次不同办学形式教学使用，也可作为医药行业培训和自学用书。

图书在版编目（CIP）数据

免疫学基础与病原生物学 / 安艳，郭积燕主编 . —北京：中国医药科技出版社，2013.7

全国医药高职高专护理类专业"十二五"规划教材

ISBN 978-7-5067-6131-4

Ⅰ. ①免⋯　Ⅱ. ①安⋯ ②郭⋯　Ⅲ. ①医学 –免疫学 –高等职业教育 –教材 ②病原微生物 –高等职业教育 –教材　Ⅳ. ① R392 ② R37

中国版本图书馆 CIP 数据核字（2013）第 098286 号

美术编辑　陈君杞
版式设计　郭小平

出版　中国医药科技出版社
地址　北京市海淀区文慧园北路甲 22 号
邮编　100082
电话　发行：010-62227427　邮购：010-62236938
网址　www.cmstp.com
规格　787×1092mm $\frac{1}{16}$
印张　25 $\frac{1}{4}$
字数　502千字
版次　2013年7月第1版
印次　2015 年 8 月第 2 次印刷
印刷　北京印刷一厂
经销　全国各地新华书店
书号　ISBN 978-7-5067-6131-4
定价　**52.00 元**

本社图书如存在印装质量问题请与本社联系调换

全国医药高职高专护理类专业"十二五"规划教材建设委员会

编委会

《免疫学基础与病原生物学》

主　编　安　艳　郭积燕

副主编　马学萍　王燕梅　许郑林

编　者　（以姓氏笔画为序）

马学萍　　（泰山护理职业学院）

王　琨　　（泰山护理职业学院）

王燕梅　　（北京卫生职业学院）

安　艳　　（廊坊卫生职业学院）

许郑林　　（沧州医学高等专科学校）

周淑敏　　（廊坊卫生职业学院）

赵　萍　　（北京卫生职业学院）

赵鹤廉　　（通辽职业学院）

钟民涛　　（大连医科大学）

贾秀艳　　（廊坊卫生职业学院）

贾淑平　　（廊坊卫生职业学院）

郭积燕　　（北京卫生职业学院）

曹明刚　　（安徽中医药高等专科学校）

编写说明

当前，我国医药高等职业教育教学已步入了一个新的发展阶段，教育部门高度重视，依托行业主管部门规范指导，各学术团体和高等院校也开展了更加深入的医药高等职业教育教学改革的研究。为贯彻落实《国家中长期教育改革和发展规划纲要（2010～2020年）》和全国医学教育工作会议精神，结合我国"十二五"规划关于医疗卫生改革的战略和政策，适应最新颁布的护士执业资格考试新大纲的要求，推动高质量教材进课堂，2012年9月，在卫生计生委人才交流服务中心的指导下，中国医药科技出版社联合中华预防医学会公共卫生教育学会职教分会，在总结"十一五"期间教材建设经验的基础上，组织泰山护理职业学院、广西卫生职业技术学院、北京卫生职业学院、廊坊卫生职业学院、通辽职业学院、济南护理职业学院等十余所院校，启动了全国医药高职高专护理类专业"十二五"规划教材的编写工作。

《国家中长期教育改革和发展规划纲要（2010～2020年）》提出当前我国职业教育应把提高质量作为重点，到2020年，我国职业教育要形成适应经济发展方式转变和产业结构调整要求、体现终身教育理念、中等和高等职业教育协调发展的现代职业教育体系。作为重要的教学工具，教材建设应符合纲要提出的要求，符合行业对于医药职业教育发展的要求、符合医药职业教育教学实际的要求。根据全国医药行业的现状和对护理高技能型人才的需求，医药高职高专教学公共核心知识体系和课程体系的建立、精品课程与精品教材的建设，成为全国医药高职高专院校护理类专业教学改革和教材建设亟待解决的任务。

在编写过程中我们坚持以人才市场需求为导向，以技能培养为核心，以医药高素质实用技能型人才培养必需知识体系为要素，规范、科学并符合行业发展需要为该套教材的指导思想；坚持"技能素质需求→课程体系→课程内容→知识模块构建"的知识点模块化立体构建体系；坚持以行业需求为导向，以国家相关执业资格考试为参考的编写原则；坚持尊重学生认知特点、理论知识适度、技术应用能力强、知识面宽、综合素质较高的编写特点。

本套教材根据全国医药高职高专院校护理类专业教学基本要求和课程要求进行编写，涵盖了护理类专业教学的所有重点核心课程和若干选修课程，可供护理及其相关专业教学使用。欢迎广大读者特别是各院校师生提出宝贵意见。

全国医药高职高专护理类专业"十二五"
规划教材建设委员会
2013年6月

前言 / PREFACE

为了贯彻落实《国家中长期教育改革和发展规划纲要（2010－2020）》、《医药卫生中长期人才发展规划（2011－2020 年）》和全国医学教育工作会议精神，结合我国"十二五"规划关于医疗卫生改革的战略和政策，适应最新颁布的护士执业资格考试新大纲的要求，推动高质量教材进课堂，中国医药科技出版社联合中华预防医学会公共卫生教育学会职教分会，在总结"十一五"期间教材建设经验的基础上，组织全国医药高职高专护理类专业"十二五"规划教材的编写工作。

本版教材在编写时本着"传承创新，与时俱进，体系完整，特色明显，学以致用"的理念，遵循"精理论，重实践，强技能，求创新"的总体思想，紧密结合教学大纲和护士执业考试的要求，编写中突出体现了"三基"（基本理论、基本知识、基本技能）、"五性"（思想性、科学性、先进性、启发性、适用性）、"三特定"（特定学制、特定专业方向、特定对象）的编写原则。

本教材分为医学免疫学、医学微生物学、人体寄生虫学 3 篇，共 40 章。每章前为学习目标，继而为本章内容的总体概括，文中插有知识链接，章节后则有目标检测等，均体现了编排紧凑、层次清晰、学习要求明确、重点突出、专业性强又不失趣味性、理论知识适度、知识拓展适当等特点，更适用于高职高专护理专业教师的教与学生的学。

本教材编委分别来自泰山护理职业学院、北京卫生职业学院、廊坊卫生职业学院、沧州医学高等专科学校、通辽职业学院、大连医科大学、安徽中医药高等专科学校。对全体参编者与参编单位的领导及同仁的大力支持和热心帮助，在此一并表示衷心的感谢。因学术水平和编写能力有限，敬请各位专家、同仁指导、指正。

编者
2013 年 3 月

目录 /CONTENTS

第二篇 医学微生物学

第一篇

医学免疫学

第一章

医学免疫学概述

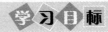
本章主要介绍免疫的概念，免疫功能及表现，免疫学、医学免疫学的概念及发展简史。

一、免疫的概念

免疫（immunity）一词源于拉丁文"immunitas"，其原意为"免除瘟疫"，即机体患某种传染病痊愈后，就会获得对该种传染病的抵抗力。因此，长期以来人们对免疫的认识局限于机体抵抗疾病的能力。进入 20 世纪以后，免疫学的发展逐渐突破了抗感染研究的局限，赋予了新的内涵。现代免疫的概念是指机体免疫系统识别和排除抗原性异物，维持自身生理平衡与稳定的功能。

二、免疫功能

根据识别、排除抗原性异物的种类不同，免疫主要有以下三种功能。

1. 免疫防御

免疫防御即识别和排除病原生物及其有害代谢产物，发挥抗感染免疫的功能。若该功能缺陷，反应过低，可反复发生感染，表现为免疫缺陷病；若反应过于强烈，也会造成机体损伤，引起超敏反应。

2. 免疫稳定

免疫稳定即识别和排除机体内损伤和衰老的细胞，进行免疫调节、维持自身稳定的功能。若该功能紊乱，可引起自身免疫性疾病。

3. 免疫监视

免疫监视即识别和排除机体内出现的突变细胞，发挥抗肿瘤免疫的功能。若该功能失调，突变细胞可逃避机体的免疫监视而生长增殖，形成肿瘤（表 1 - 1）。

表 1 - 1　免疫功能及其表现

免疫功能	正常表现（有利）	异常表现（有害）
免疫防御	清除病原生物及其有害代谢产物，抗感染	超敏反应、免疫缺陷病
免疫稳定	清除衰老、损伤的自身细胞，维持自身稳定	自身免疫性疾病
免疫监视	清除突变细胞，抗肿瘤	形成肿瘤

三、医学免疫学及其发展简史

（一）免疫学与医学免疫学

免疫学是生命科学的一个重要组成部分，是研究机体免疫系统组织结构与生理功能的一门生物学科。医学免疫学是研究人体免疫系统组成、结构与功能，免疫应答发生机制以及免疫诊断与防治手段的一门学科。

（二）医学免疫学发展简史

1. 经验免疫学时期

公元 11 世纪，我国发明了人痘苗预防天花。在明代隆庆年间（1567～1572 年），人痘苗已在我国广泛应用，至 17 世纪，先后传入俄国、朝鲜、日本、土耳其、英国等国家，这是人类认识机体免疫的开端。

2. 经典免疫学时期

18 世纪末，英国医生 E. Jenner 发明了牛痘苗用来预防天花，为预防医学开辟了新途径；19 世纪后期，法国微生物学家巴斯德（Louis Pasteur）成功研制了炭疽减毒活疫苗、狂犬病疫苗，为实验免疫学打下了基础；1890 年，德国学者 Emil von Behring 和日本学者北里（S.Kitasato）研制了白喉抗毒素，并成功应用于白喉患者的治疗，开创了人工被动免疫的先河；1883 年，俄国动物学家 Metchnikoff 发现了白细胞的吞噬作用，并提出了细胞免疫学说；1897 年，德国学者 Paul Ehrlich 提出了体液免疫学说。

3. 近代免疫学时期

1958 年，澳大利亚学者 F. Burnet 结合当时分子遗传学研究的最新成果提出克隆选择学说，此学说对抗原自身识别有了较满意的解释，同时也对免疫记忆、免疫耐受、自身免疫等现象作出了合理的说明。在此期间，免疫学技术也得到快速发展，建立了间接凝集反应和免疫标记技术，进一步促进了免疫学基础理论的研究和应用。

4. 现代免疫学时期

20 世纪 60 年代后，免疫学进入飞速发展阶段。免疫学以基因、分子、细胞、器官和整体调节为基础，不断向基础和临床各个学科渗透。这一时期，对免疫细胞表面分子的研究日益深入；揭示了主要组织相容性复合体及其产物在免疫调节、抗原呈递中的作用；进一步阐明了免疫球蛋白的基因结构及重组规律。同时，各种新的免疫学技术的建立和发展，如血清学技术、各种免疫标记技术、细胞融合技术、细胞分离技术等，为分析特定的细胞群或单一细胞的生物学特征提供了工具。

目标检测

1．解释免疫的概念。
2．叙述免疫的功能及表现。
3．概述医学免疫学发展简史。

（安　艳）

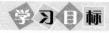

第二章

抗　原

本章主要介绍抗原的概念、性能，影响抗原免疫原性的因素，抗原的特异性及交叉反应，医学上重要的抗原物质，超抗原、佐剂、丝裂原。

第一节　抗原的概念与分类

一、抗原的概念

抗原（antigen，Ag）是一类能与 T、B 细胞的抗原受体结合，促使其增殖、分化，产生抗体或效应淋巴细胞，并与之特异性结合，进而发挥免疫效应的物质。抗原具有两种基本性能：免疫原性（immunogenicity）和抗原性（immunoreactivity）。免疫原性是指抗原诱导机体发生特异性免疫应答，产生抗体或效应淋巴细胞的性能。抗原性（又称免疫反应性）是指抗原能与相应抗体或效应淋巴细胞特异性结合的性能。

二、抗原的分类

（一）根据抗原的基本性能分类

1. 完全抗原

具有免疫原性和抗原性的物质称为完全抗原，如蛋白质、细菌、病毒等。

2. 不完全抗原或半抗原

只有抗原性而无免疫原性的物质称为不完全抗原或半抗原，如多糖和某些小分子药物。半抗原与载体蛋白结合后可成为完全抗原。

（二）根据抗原刺激 B 细胞产生抗体时是否需要 T 细胞辅助分类

1. 胸腺依赖性抗原

胸腺依赖性抗原（thymus dependent antigen，TD－Ag）刺激 B 细胞产生抗体时需要 T 细胞的辅助，故又称为 T 细胞依赖性抗原。绝大多数的蛋白质抗原如微生物、血清蛋白等为 TD－Ag。

2. 胸腺非依赖性抗原

胸腺非依赖性抗原（thymus independent antigen TI－Ag）刺激 B 细胞产生抗体时不需要 T 细胞的辅助，故又称为 T 细胞非依赖性抗原，如细菌脂多糖、细菌聚合鞭毛素等为 TI－Ag。

（三）其他分类方法

1. 根据抗原与机体的亲缘关系分类

分为异种抗原、同种异型抗原、异嗜性抗原、自身抗原、独特型抗原。

2. 根据抗原的获得方式分类

分为天然抗原、人工合成抗原。

3. 根据化学成分不同分类

分为蛋白质抗原、脂蛋白抗原、糖蛋白抗原、核蛋白抗原等。

第二节　影响抗原免疫原性的因素

一、异物性

在胚胎发育过程中未与机体免疫系统接触过的物质，称为异物。一般来说，抗原物质与机体之间的亲缘关系越远，组织结构差异越大，其免疫原性就越强。如鸭血清对鸡来说是弱抗原，对家兔则是强抗原。

异物性不仅存在于异种生物之间，也存在于同种异型生物之间。不同个体之间，由于遗传基因不同，其组织细胞表面的化学组成或结构产生差异，可作为异物刺激机体产生免疫应答。自身组织成分通常对机体没有免疫原性，但在外伤、感染、电离辐射或药物等作用下，结构发生改变的自身成分或释放的隐蔽自身物质（即与免疫系统隔离的自身物质）也可被自身免疫系统视为"非己"物质，而引起免疫应答。

二、理化性状

（一）分子量

具有免疫原性的物质，分子量通常在 10000 以上。一般来说，分子量越大，免疫原性越强。分子量低于 4000 的物质一般无免疫原性（少数例外）。其原因为：大分子物质表面的抗原决定簇多，对免疫细胞的刺激作用强；大分子胶体物质化学结构稳定，不易被破坏和清除，在体内停留时间长，利于持续刺激免疫细胞产生免疫应答。

（二）化学结构和组成

抗原物质的化学结构和组成也与免疫原性有关。化学结构与组成复杂者免疫原性强，反之则较弱。如明胶分子量高达 100000，免疫原性却很弱；胰岛素分子量为 5700，免疫原性却较强。原因是明胶分子由简单的直链氨基酸组成，缺乏复杂的苯环氨基酸，稳定性差，免疫原性就较弱；胰岛素分子含有结构复杂的芳香族氨基酸，免疫原性较强。若在明胶分子中加入少量酪氨酸（2%），就可增强其免疫原性。

（三）分子构象与易接近性

分子构象与易接近性是指抗原中决定免疫原性的特殊化学基团是否与淋巴细胞表面的抗原受体相吻合，及其二者相互接触的难易程度。抗原分子中氨基酸残基所处侧链位置的不同可影响抗原的免疫原性。例如，以多聚赖氨酸为骨架，以多聚丙氨酸、酪氨酸和谷氨酸为侧链的抗原分子中，当酪氨酸和谷氨酸残基暴露于侧链的外侧时免疫原性就较强，隐藏于侧链内侧时免疫原性就较弱。若将侧链间距拉大，酪氨酸和谷氨酸残基仍位于侧链内侧，其免疫原性则较强（图2－1）。

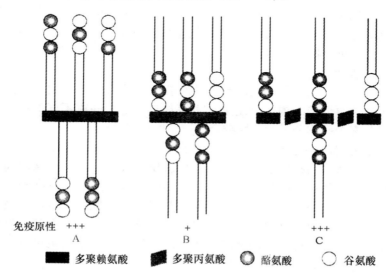

免疫原性　+++　　　　+　　　　+++
　　　A　　　　　　　B　　　　　C

■ 多聚赖氨酸　　◆ 多聚丙氨酸　　◎ 酪氨酸　　○ 谷氨酸

图2－1　抗原分子构象与免疫原性的关系

（四）物理状态

一般情况下，聚合状态的蛋白质较其单体有更强的免疫原性；颗粒性抗原的免疫原性强于可溶性抗原。因此，将免疫原性弱的抗原吸附在某些大颗粒载体上，可增强其免疫原性。另外加热、冷冻、光照、振荡等均可引起免疫原性的改变或丧失。

三、免疫途径

抗原的免疫原性与进入机体的途径有关。由强到弱依次为皮内注射 > 皮下注射 > 肌内注射 > 腹腔（仅限于动物）注射 > 静脉注射。一般来说，口服可减弱抗原的免疫原性甚至诱导免疫耐受。

四、机体因素

遗传基因制约机体对抗原刺激的反应。年龄、性别、健康状况、心理状况等因素均可影响机体对抗原的应答能力。

第三节　抗原的特异性与交叉反应

特异性是指抗原刺激机体诱导免疫应答及与应答产物结合时所表现的针对性。抗原的特异性表现在免疫原性和抗原性两方面，即某一抗原只能诱导相应的淋巴细胞产生特异性的抗体或效应淋巴细胞，同时也只能与相应的免疫应答产物（抗体或效应淋巴细胞）特异性结合。特异性是免疫应答最重要的特点，也是免疫学诊断与防治的理论依据。抗原的特异性是由抗原分子上的抗原决定簇所决定的。

一、抗原决定簇

抗原决定簇（antigenic determinant）是指抗原分子中决定抗原特异性的特殊化学基团，又称表位。抗原决定簇是抗原与淋巴细胞表面抗原受体、免疫效应物质结合的基本单位，因而抗原决定簇是被免疫细胞识别的靶结构，也是免疫应答反应具有特异性的物质基础。抗原决定簇一般由 5~8 个氨基酸、单糖或核苷酸残基组成。一种抗原分子可有一种或几种不同的抗原决定簇。

（一）抗原结合价

抗原结合价是指抗原分子表面能与抗体结合的抗原决定簇总数。半抗原为单价抗原；大多数天然抗原分子结构十分复杂，表面具有许多相同或不同的抗原决定簇，为多价抗原，能与多个抗体分子特异性结合。

（二）抗原决定簇的分类

根据抗原决定簇的结构特点，可分为线性决定簇和非线性决定簇。前者是由连续线性排列的氨基酸残基组成的短肽结构，后者是指短肽或多糖残基在序列上不连续性排列，呈折叠状，在空间上形成特定的构象，其中位于抗原分子表面能被淋巴细胞识别引起免疫应答的为功能性抗原决定簇；位于抗原分子内部不能引起免疫应答的为隐蔽性抗原决定簇。若受各种理化因素的作用，隐蔽性抗原决定簇也可以暴露在抗原分子表面，成为功能性抗原决定簇。

（三）抗原决定簇对抗原特异性的影响

抗原决定簇的性质、数目、位置和空间构象决定着抗原的特异性。如用结构相似的对氨基苯磺酸、对氨基苯砷酸和对氨基苯甲酸制成复合抗原，将其分别免疫动物，获得相应的抗体后与相应的抗原反应，实验证明各种复合抗原只能与其相应的抗体结合。这说明化学基团的结构与抗原抗体反应的特异性密切相关（表2-1）。

表2-1　不同化学基团对抗原特异性的影响

各类抗体	含有不同化学基团的合成抗原			
	苯胺 NH_2	对氨基苯甲酸 NH_2 ... $COOH$	对氨基苯磺酸 NH_2 ... SO_2H	对氨基苯砷酸 NH_2 ... AsO_3H_2
抗苯胺	+	-	-	-
抗对氨基苯甲酸	-	+	-	-
抗对氨基苯磺酸	-	-	+	-
抗对氨基苯砷酸	-	-	-	+

二、共同抗原与交叉反应

天然抗原分子结构复杂，带有多种抗原决定簇，两种不同的抗原分子具有相同或相似的抗原决定簇称为共同抗原或共同决定簇。由共同抗原刺激机体产生的抗体可以和两种抗原（共同抗原）结合发生反应，此反应称为交叉反应（图 2 - 2）。由于交叉反应的存在，血清学诊断中可能出现假阳性，实际工作中需高度注意。

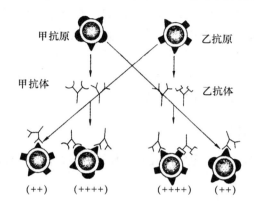

图 2 - 2 交叉反应示意

第四节 医学上重要的抗原

一、异种抗原

异种抗原是指来自于另一物种的抗原物质，与医学有关的异种抗原主要有以下几类。

（一）病原生物

细菌、病毒、寄生虫等病原生物，都是由多种抗原组成的复合体，都是良好的抗原，能诱导机体发生免疫应答，在引起人体感染的同时诱导免疫应答发生，因此，测定患者血清中特异性抗体可用于传染病诊断；利用病原生物及其产物制备有效疫苗，进行免疫接种，可预防同种病原生物感染。

（二）细菌外毒素与类毒素

某些细菌在生长过程中分泌的外毒素具有很强的免疫原性，可刺激机体产生抗体，称为抗毒素，有中和外毒素毒性的作用。外毒素经 0.3% ~ 0.4% 甲醛处理后，失去毒性，但仍保留免疫原性，称为类毒素。类毒素可作为人工主动免疫制剂，在疾病预防中起重要作用。

（三）动物免疫血清

临床常用的各种抗毒素是用类毒素免疫动物（常用马）而制备的，它对人体具有双重作用：一方面作为特异性抗体（抗毒素），中和体内相应的外毒素，防治疾病；另一方面，马血清对人而言是异种抗原，具有免疫原性，可刺激机体发生免疫应答，产生抗马血清抗体，反复使用时可导致超敏反应，因此应用前必须做皮肤过敏试验。目前，随着动物免疫血清纯化技术的提高，发生超敏反应的概率也随之减少。

二、异嗜性抗原

异嗜性抗原是一类与种属无关的，存在于人、动物及微生物之间的共同抗原。有些病原微生物与人体之间存在共同抗原，可引起疾病。例如乙型溶血性链球菌与人肾小球基底膜、心瓣膜和心肌组织有共同抗原，因此在溶血性链球菌感染并产生抗体后，有可能发生肾小球肾炎、心肌炎或风湿病等。临床上某些传染病的诊断抗原（如立克次体、支原体和 EB 病毒等诊断抗原）不易获得，可用来源于细菌的异嗜性抗原代替。例如，变形杆菌 OX_{19} 和 OX_2 与立克次体有共同抗原，临床可用相应变形杆菌作为抗原，对斑疹伤寒患者进行辅助诊断，称为外斐反应。

三、同种异型抗原

由于遗传基因的差异，同一种属不同个体之间存在的不同抗原成分称为同种异型抗原。

（一）红细胞抗原（血型抗原）

1. ABO 血型系统

根据红细胞膜上所含抗原不同，将人的血型分为 A、B、O、AB 四种类型。在每个人血清中都不含有与本人血型相对应的血型抗体。血型不符的人相互之间输血可引起严重的输血反应。

2. Rh 血型系统

在人的红细胞膜上有一些抗原成分与恒河猴（Macaca thesus）红细胞膜上的抗原成分相同，称 Rh 抗原。有 Rh 抗原者为 Rh 阳性，无 Rh 抗原者为 Rh 阴性。我国人群中 99% 为 Rh 阳性，人类血清中不含天然 Rh 抗体。在妊娠时，如果母子 Rh 血型不符，可引起新生儿溶血症。

（二）组织相容性抗原（人类白细胞抗原）

组织相容性抗原是存在于有核细胞上，能引起强烈迅速移植排斥反应的抗原。除同卵双生者外，不同个体的组织相容性抗原差异较大。器官移植时，为防止过强的移植排斥反应，必须进行组织配型。此类抗原还参与免疫应答、免疫调节，且与某些疾病有关。

四、自身抗原

能诱导机体发生免疫应答的自身物质称为自身抗原。正常情况下，机体对自身物质不会发生免疫应答，即免疫耐受。但在下列情况下自身物质可成为自身抗原，刺激自身免疫系统发生免疫应答。

（一）隐蔽性自身抗原的释放

有些自身组织因屏障而与自身免疫系统相隔绝，称隐蔽性自身抗原。如眼球晶体蛋白、脑组织、精子等。当外伤、感染、手术等原因破坏了隔离屏障，使隐蔽性自身抗原进入血流，称为隐蔽性自身抗原释放，可导致自身免疫性疾病。

（二）修饰性自身抗原的形成

自身组织因感染、电离辐射、烧伤、药物等作用，分子结构发生改变，形成新的抗原决定簇，或使自身组织内部的抗原决定簇暴露成为自身抗原，即修饰性自身抗原形成，而引发自身免疫性疾病。另外，某些"禁忌细胞株"失去抑制时，可将某些正常组织作为自身抗原识别而引发免疫应答，这种天然自身免疫耐受被解除也是引起自身免疫性疾病的一种原因。

五、肿瘤抗原

肿瘤抗原是细胞癌变过程中出现的新抗原或过度表达的抗原物质的总称。肿瘤抗原可分为肿瘤特异性抗原和肿瘤相关抗原两种。

（一）肿瘤特异性抗原

肿瘤特异性抗原是肿瘤细胞特有的或只存在于某些肿瘤细胞而不存在于正常组织的新抗原，如黑色素瘤和结肠癌细胞表面的抗原。

（二）肿瘤相关抗原

肿瘤相关抗原是非肿瘤细胞特有的、正常细胞也存在的抗原。这类抗原含量在细胞癌变时明显增高，它们只表现量的变化而无严格的肿瘤特异性。如甲胎蛋白（AFP）原为胎儿血清中的正常成分，当发生原发性肝癌时，患者血清中 AFP 的含量显著增高。临床上可通过检测患者血清中 AFP 的含量辅助诊断原发性肝癌。

第五节　超抗原、佐剂和丝裂原

超抗原、佐剂和丝裂原均能激活 T、B 细胞，不受淋巴细胞表面抗原受体特异性限制，是非特异性免疫刺激剂，在免疫应答中发挥一定的促进作用。

一、超抗原

超抗原（superantigen，SAg）是一种特殊的抗原物质，在极低浓度下（1～10ng/ml）即可激活大量 T 细胞克隆，产生极强的免疫应答。例如热休克蛋白、金黄色葡萄球菌 A 蛋白、金黄色葡萄球菌肠毒素、A 群溶血性链球菌 M 蛋白、人类免疫缺陷病毒（HIV）的 gP120 等都是超抗原。

二、佐剂

预先或与抗原同时注入体内，可增强机体对该抗原的免疫应答或改变免疫应答类型的非特异性免疫增强性物质，称为佐剂。佐剂主要有：①生物性佐剂，如卡介苗（BCG）、短小棒状杆菌（CP）、百日咳杆菌、脂多糖、细胞因子（如 IL－2、GM－CSF）等；②无机化合物，如明矾、氢氧化铝、磷酸钙等；③人工合成佐剂，如双链多聚肌苷酸－多聚胞苷酸（poly I：C）和双链多聚腺苷酸－多聚尿苷酸（polyA：U）；④油剂，如羊毛脂、植物油、矿物油等。

三、丝裂原

丝裂原（mitogen）亦称有丝分裂原，可刺激细胞发生有丝分裂。它能与淋巴细胞表面受体结合，刺激静止的淋巴细胞，使之转化成淋巴母细胞，表现为 DNA 合成增加，出现有丝分裂等现象。丝裂原有刀豆蛋白 A（ConA）、植物血凝素、美洲商陆、脂多糖、葡萄球菌 A 蛋白、结核分枝杆菌纯蛋白衍生物（PPD）、葡聚糖和抗免疫球蛋白抗体等。

目标检测

1．解释抗原、完全抗原、半抗原、超抗原、佐剂、共同抗原、交叉反应的概念。
2．列出影响抗原免疫原性的因素。
3．举例说明抗原的特异性。

（贾秀艳）

第三章

免疫球蛋白

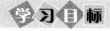

学习目标

1. 解释抗体、免疫球蛋白的概念。
2. 画出免疫球蛋白的基本结构，描述免疫球蛋白的其他结构。
3. 叙述免疫球蛋白的生物学活性。
4. 比较五类免疫球蛋白的理化特性与生物学活性。
5. 概述多克隆抗体、单克隆抗体与基因工程抗体的概念与用途。

本章主要介绍抗体与免疫球蛋白的概念，免疫球蛋白的基本结构及其他结构，免疫球蛋白的生物学活性，五类免疫球蛋白的理化特性与生物学活性，多克隆抗体、单克隆抗体与基因工程抗体的概念与用途。

抗体（antibody，Ab）是 B 细胞接受抗原刺激后活化、增殖分化为浆细胞，由浆细胞合成与分泌的一类能与相应抗原特异性结合的球蛋白。抗体主要存在于血清等体液中，故将抗体介导的免疫称为体液免疫。经电泳技术揭示，血清蛋白分为白蛋白及 α、β、γ 球蛋白等组分，并证明抗体活性主要存在于 γ 球蛋白区，故相当长一段时间内抗体被称为 γ 球蛋白（丙种球蛋白）。

研究表明，在骨髓瘤、巨球蛋白血症等患者血清中也发现了与抗体有相似结构而未证实有抗体活性的球蛋白。在国际免疫学会议上将具有抗体活性或化学结构与抗体相似的球蛋白统一命名为免疫球蛋白（immunoglobulin，Ig）。免疫球蛋白是化学结构的概念，抗体则是生物学功能的概念。所有的抗体都是免疫球蛋白，而免疫球蛋白不一定都具有抗体活性。免疫球蛋白可分为分泌型（secreted Ig，SIg）和膜型（membrane Ig，mIg），前者主要存在于血液及组织液中，具有抗体的各种功能；后者构成 B 细胞膜上的抗原受体。

第一节　免疫球蛋白的结构

一、免疫球蛋白的基本结构及其他结构

（一）免疫球蛋白的基本结构

免疫球蛋白分子的基本结构是由二硫键连接的四条多肽链组成，形成一"Y"字型结构，称为免疫球蛋白的单体，也是免疫球蛋白的基本单位（图 3 – 1）。

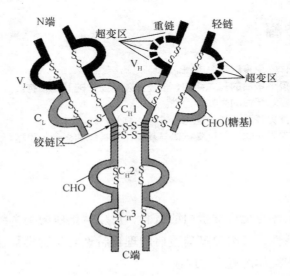

图 3 – 1　Ig 的基本结构及结构域示意图

1. 重链和轻链

四肽链结构中，2 条相同的长链称为重链（heavy chain，H 链），由 450 ~ 550 个氨基酸残基组成，分子量为 50000 ~ 75000，结合有不同数量的糖基，故免疫球蛋白属糖蛋白；2 条相同的短链称为轻链（light chain，L 链），由 214 个氨基酸残基组成，分子量约为 25000。两条重链之间及重链和轻链之间均由二硫键连接。每条重链和轻链都有氨基端（N 端）和羧基端（C 端）。

根据免疫球蛋白重链恒定区免疫原性的不同，可将重链分为五类，分别用希腊字母 μ、γ、α、δ、ε 表示，根据免疫球蛋白所含重链类别的不同，将免疫球蛋白分为五类，即 IgM、IgG、IgA、IgD、IgE。IgG 有 IgG1 ~ IgG4 四个亚类，IgM 有 IgM1 和 IgM2 两个亚类，IgA 有 IgA1 和 IgA2 两个亚类，IgD、IgE 尚未发现亚类。轻链有两型，即 κ 型和 λ 型。不同种属生物体内两型轻链的比例不同，正常人血清免疫球蛋白所含 κ：λ 约为 2:1。每个免疫球蛋白分子上的两条轻链总是同型，而重链总是同类。

2. 可变区与恒定区

通过分析不同免疫球蛋白重链和轻链的氨基酸序列发现，在多肽链 N 端，占轻链 1/2 和重链 1/4 或 1/5 区域的氨基酸组成和排列顺序随抗体特异性不同而变化较大，称

为可变区（variable region，V 区），用 V_H 和 V_L 表示。在多肽链 C 端，占轻链 1/2 和重链 3/4 或 4/5 区域的氨基酸组成和排列顺序相对稳定，称为恒定区（constant region，C 区），用 C_H 和 C_L 表示。

在可变区中，V_H 和 V_L 各有 3 个区域的氨基酸组成和排列顺序高度可变，称为高变区（hypervariable region，HVR）或互补决定区（complementarity determining region，CDR）。高变区是免疫球蛋白识别抗原，并与抗原特异性结合的部位，从而发挥特异性免疫效应。可变区中高变区之外区域的氨基酸组成和排列顺序相对不易发生变化，称为骨架区（framework region，FR）。骨架区不与抗原（决定簇）结合，但对维持高变区的空间构象起着重要的作用。

（二）免疫球蛋白的其他结构

1. 连接链

连接链（joining chain，J 链）由浆细胞合成，是一富含半胱氨酸的多肽链，主要功能是将单体免疫球蛋白分子连接为二聚体或多聚体。2 个 IgA 单体由 J 链连接成二聚体，5 个 IgM 单体由二硫键相互连接，并通过二硫键与 J 链连接而形成五聚体（图 3 - 2）。IgG、IgD 和 IgE 为单体，无 J 链。

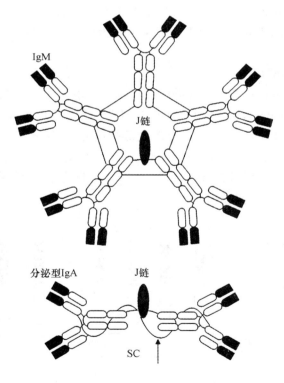

图 3 - 2 IgM 与 SIgA 结构示意图

2. 分泌片

分泌片（secretory piece，SP）又称为分泌成分（secretory component，SC），是分泌型 IgA（SIgA）上的一个辅助成分，为含糖的肽链，由黏膜上皮细胞合成和分泌，以非共价形式结合于 IgA 二聚体，使其成为分泌型 IgA，并一起被分泌到黏膜表面。SP 具有保护 SIgA 的铰链区免受蛋白水解酶降解作用，并介导 SIgA 从黏膜下通过黏膜细胞转运到黏膜表面。

（三）免疫球蛋白的结构域

免疫球蛋白分子的两条重链和两条轻链均可折叠形成数个由链内二硫键连接的球形结构域（domain），每个结构域由约 110 个氨基酸组成，一般具有其相应的功能，又称为免疫球蛋白的功能区。IgG、IgA、IgD 的 H 链有 4 个结构域，分别为 V_H、C_H1、C_H2、C_H3；IgM 和 IgE 有 5 个结构域，即 V_H、C_H1、C_H2、C_H3、C_H4。L 链则有 V_L 和 C_L 两个结构域。各结构域的功能为：①V_H 和 V_L 是结合抗原的部位；②C_H1 和 C_L 为遗传标志所在；③C_H2（IgG）和 C_H3（IgM）是与补体结合的部位，参与活化补体；④IgG 的 C_H3 和 IgE 的 C_H2 与 C_H3 有结合细胞的作用，介导多种生物学效应。

铰链区位于 C_H1 和 C_H2 之间，含有丰富的脯氨酸，富有弹性及伸展性，有利于抗体的抗原结合部位与不同距离的抗原决定簇结合，也易暴露补体结合点，为补体的激活创造条件。（图 3 – 1）。

二、免疫球蛋白的水解片段

在一定条件下，免疫球蛋白分子肽链的某些部分易被蛋白酶水解为各种片段。对免疫球蛋白水解片段的研究，有助于了解免疫球蛋白的结构和功能，分离和纯化特定的免疫球蛋白多肽片段。

1. 木瓜蛋白酶水解片段

木瓜蛋白酶水解 IgG 的部位在铰链区二硫键连接的两条重链的近 N 端，可将免疫球蛋白裂解为 2 个相同的 Fab 段和 1 个 Fc 段（图 3 – 3）。Fab 段即抗原结合片段（fragment antigen binding，Fab），由一条完整的轻链和重链的 V_H 和 C_H1 组成，具有抗体活性，1 个 Fab 段能与一个抗原决定簇特异性结合，为单价。Fc 段为可结晶片段（fragment crystallizable，Fc），相当于 IgG 的 C_H2 和 C_H3。Fc 段无抗体活性，是免疫球蛋白与效应分子或细胞相互作用的部位。

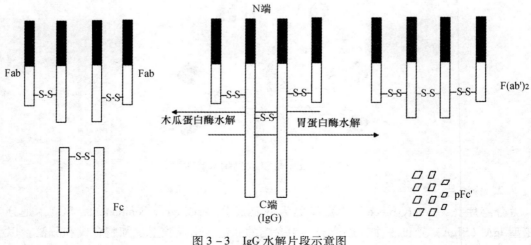

图 3 – 3　IgG 水解片段示意图

2. 胃蛋白酶水解片段

胃蛋白酶水解 IgG 的部位是铰链区二硫键连接的两条重链的近 C 端，可将免疫球蛋白裂解为一个 F(ab')$_2$ 和一些小片段 pFc'（图 3-3）。F(ab')$_2$ 是由 2 个 Fab 及铰链区组成，故为双价，可同时结合 2 个抗原决定簇。由于 F(ab')$_2$ 片段保留了结合相应抗原的生物学活性，又避免了 Fc 段免疫原性可能引起的副作用，因而被广泛用作生物制品的制备。如白喉或破伤风抗毒素经胃蛋白酶水解后精制提纯的制品，因去掉了重链部分的 Fc 段可减少超敏反应发生。pFc' 最终被降解，无生物学活性。

第二节 免疫球蛋白的生物学活性

一、识别并特异性结合抗原

识别并特异性结合抗原是免疫球蛋白分子的主要生物学活性。免疫球蛋白分子有单体、二聚体和五聚体，因此结合抗原决定簇的数目也不相同。免疫球蛋白结合抗原决定簇的个数称为抗原结合价。单体免疫球蛋白可结合 2 个抗原决定簇，为双价；分泌型 IgA 为 4 价；五聚体 IgM 理论上为 10 价，但由于立体构型的空间位阻，实际结合价为 5 价。

抗体与相应抗原特异性结合后，参与机体以下生理与病理免疫过程。

1. 中和外毒素

抗毒素与外毒素特异性结合后，可中和外毒素的毒性作用，保护细胞免受毒素的毒害作用，IgG、IgM 和 IgA 均具有中和作用。

2. 中和病毒作用

抗病毒中和抗体与病毒特异性结合后，可阻止病毒吸附和穿入细胞，从而阻止病毒感染相应的靶细胞。

3. 抑制细菌黏附

SIgA 与细菌特异性结合后，可阻止细菌黏附到呼吸道、胃肠道和泌尿生殖道黏膜上，发挥局部抗感染作用。

4. 引起超敏反应

在异常情况下，抗体与抗原特异性结合可引起Ⅰ型、Ⅱ型、Ⅲ型超敏反应，导致生理功能紊乱或免疫病理损伤。

5. 引发免疫应答

IgM 和 IgD 是 B 细胞的抗原识别受体，能特异性识别、结合相应的抗原分子，从而引发机体的免疫应答。

二、激活补体

当 IgG1～IgG3 和 IgM 与相应抗原结合后，可因构型改变而使其 C_H2 和 C_H3 结构域内的补体结合点暴露，从而通过经典途径激活补体。其中 IgG1、IgG3 和 IgM 激活补体的能力较强，IgG2 较弱。IgG4、IgA 和 IgE 不能通过经典途径激活补体，但形成聚合物后可通过旁路途径激活补体。通常 IgD 不能激活补体。

三、结合 Fc 受体

IgG、IgA 和 IgE 的 Fc 段可与多种细胞表面的 Fc 受体结合，产生不同的生物学作用。

1. 调理作用

调理作用（opsonization）是指抗体如 IgG 的 Fc 段与中性粒细胞、巨噬细胞上的 IgG-Fc（FcγR）受体结合，从而增强吞噬细胞的吞噬作用。例如，细菌特异性的 IgG 抗体以其 Fab 段与相应的细菌抗原结合后，以其 Fc 段与巨噬细胞或中性粒细胞表面相应 IgG Fc 受体结合，通过 IgG 的 Fab 段和 Fc 段的"桥联"作用，促进吞噬细胞对细菌的吞噬。

2. 抗体依赖性细胞介导的细胞毒作用

抗体依赖细胞介导的细胞毒作用是指具有杀伤活性的细胞，如 NK 细胞通过其表面表达的 Fc 受体，识别结合于靶抗原（如病毒感染的细胞或肿瘤细胞）上抗体的 Fc 段，直接杀伤靶细胞。NK 细胞是介导 ADCC 的主要细胞。此外，巨噬细胞、中性粒细胞和嗜酸性粒细胞也能表达 IgG 的 Fc 受体，也可介导 ADCC。

3. 介导 I 型超敏反应

IgE 通过其 Fc 段与肥大细胞和嗜碱性粒细胞表面的高亲和力 IgE Fc 受体（FcεR）结合，并使其致敏。若相同变应原再次进入机体与致敏靶细胞表面特异性 IgE 结合，即可促使这些细胞合成和释放生物活性介质，引起 I 型超敏反应。

四、穿过胎盘和黏膜

1. 穿过胎盘

IgG 是人类惟一能穿过胎盘的免疫球蛋白。这种作用是由于 IgG Fc 段可选择性与母体滋养层细胞表达的一种特异性 IgG 输送蛋白结合，从而转移到滋养层细胞内，并主动进入胎儿血循环中。IgG 穿过胎盘是一种重要的自然被动免疫机制，对于新生儿抗感染具有重要意义。

2. 穿过黏膜

SIgA 可穿过呼吸道、胃肠道和泌尿生殖道的黏膜细胞到达黏膜表面，是构成机体黏膜局部抗感染免疫的重要因素。

此外，免疫球蛋白还对免疫应答有调节作用。

第三节 五类免疫球蛋白的理化特性与生物学活性

一、IgG

IgG 多以单体形式存在，分 4 个亚类。出生后 3 个月开始合成，3～5 岁时接近成人水平。IgG 是血清和细胞外液中含量最高的免疫球蛋白，占血清免疫球蛋白总量的

75%~80%，主要由脾和淋巴结中的浆细胞合成与分泌。IgG半寿期最长，为20~23d，是再次免疫应答产生的主要抗体，其亲和力高，在体内分布广泛，具有重要的免疫效应，是机体抗感染的"主力军"，大多数抗菌、抗病毒、抗毒素抗体都属于IgG。IgG是惟一能通过胎盘的抗体，在新生儿抗感染免疫中起重要作用。IgG能通过经典途径激活补体系统。IgG Fc段可与巨噬细胞、NK细胞表面Fc受体结合，发挥调理作用和ADCC作用。IgG Fc段还能与葡萄球菌蛋白A（SPA）结合，藉此可纯化抗体并用于免疫学诊断。某些自身抗体如抗甲状腺球蛋白抗体、抗核抗体，以及引起Ⅱ、Ⅲ型超敏反应的抗体也属于IgG。

二、IgM

IgM为五聚体，是分子量最大的免疫球蛋白，故又称为巨球蛋白（macroglobulin），占血清免疫球蛋白总量的5%~10%。IgM主要由脾和淋巴结中浆细胞合成，由于分子量大，一般不能通过血管壁，主要存在于血液中。IgM是个体发育过程中最早合成和分泌的抗体，在胚胎发育晚期即能产生IgM。IgM不能通过胎盘，故脐带血中IgM升高提示胎儿有宫内感染（如风疹病毒或巨细胞病毒感染等）。在抗原刺激机体产生体液免疫应答的过程中，IgM也是最早出现的抗体，是机体抗感染的"先头部队"；血清中检出IgM水平升高，提示新近发生感染，可用于感染的早期诊断。

IgM为五聚体，抗原结合价为5价，其结合抗原、调理吞噬、激活补体等作用，均比IgG强。天然血型抗体为IgM，血型不符的输血，可致严重溶血反应。类风湿因子、冷凝激素，以及某些Ⅱ、Ⅲ型超敏反应的抗体也属IgM。另外，单体IgM以膜结合型（mIgM）表达于B细胞表面，构成B细胞抗原受体（BCR）。只表达mIgM是未成熟B细胞的标志。

三、IgA

IgA分为血清型和分泌型。血清型为单体，主要存在于血清中，占血清免疫球蛋白总量的10%~15%。分泌型IgA（secretory IgA，SIgA）为二聚体，主要由呼吸道、胃肠道等黏膜固有层中的浆细胞合成，由J链连接，含上皮细胞合成的分泌片，经黏膜上皮细胞分泌至外分泌液中。

SIgA在婴儿出生后4~6个月开始合成，主要存在于呼吸道、胃肠道分泌液、初乳、唾液和泪液等外分泌液中，是机体黏膜局部免疫的重要因素。SIgA通过与相应病原微生物（细菌、病毒等）结合，阻止病原体黏附到黏膜细胞表面，在局部抗感染中发挥重要作用，是机体抗感染的"边防军"。SIgA在黏膜表面也有中和毒素作用。新生儿易患呼吸道、胃肠道感染，可能与SIgA合成不足有关。婴儿可从母亲初乳中获得SIgA，为一重要的自然被动免疫。

四、IgD

IgD可在个体发育的任何时间产生，正常人血清IgD浓度很低（约30μg/ml），仅占血清免疫球蛋白总量的0.2%。半寿期很短，仅3d。IgD分为两型，血清型IgD的生物学功能尚不清楚；膜结合型 IgD（mIgD）构成 B 细胞抗原受体，是 B 细胞分化发育成熟的标志，未成熟 B 细胞仅表达 mIgM，成熟 B 细胞可同时表达 mIgM 和 mIgD，活化的 B 细胞或记忆 B 细胞其表面的 mIgD 逐渐消失。

五、IgE

IgE 是正常人血清中含量最少的免疫球蛋白，血清浓度极微，约为 5×10^{-5} mg/ml，仅占血清免疫球蛋白总量的 0.002%，主要由鼻咽部、扁桃体、支气管、胃肠道等黏膜固有层浆细胞合成与分泌。IgE 为亲细胞抗体，其 Fc 段可与肥大细胞、嗜碱性粒细胞上高亲和力 IgEFc 受体结合，引起 I 型超敏反应。在 B 细胞、巨噬细胞和嗜酸性粒细胞表面还存在低亲和力 IgEFc 受体，与 IgE 结合后具有促进吞噬、调节 IgE 抗体产生及抗寄生虫感染等免疫效应。

第四节　人工制备抗体的类型

一、多克隆抗体

天然抗原分子（如细菌或其分泌的外毒素以及各种组织成分等）常含有多种不同抗原特异性的抗原决定簇，以该抗原物质刺激机体免疫系统，体内多个 B 细胞克隆被激活，产生的抗体中含有针对多种不同抗原决定簇的免疫球蛋白，为多克隆抗体（polyclonal antibody，pAb）。多克隆抗体的优点是作用全面，具有中和抗原、免疫调理、介导补体依赖的细胞毒作用（CDC）和 ADCC 等重要作用，且来源广泛、制备容易；其缺点是特异性不高，易发生交叉反应，不易大量制备，应用受限。

二、单克隆抗体

1975 年，Kohler 和 Milstein 建立了杂交瘤细胞技术和单克隆抗体技术，将抗原免疫小鼠的脾细胞（富含 B 细胞）与小鼠骨髓瘤细胞在体外进行融合获得杂交瘤细胞。杂交瘤细胞继承了亲代细胞双方的主要特征，既保存了骨髓瘤细胞在体外大量扩增和永生的特点，又继承了免疫 B 细胞合成和分泌特异性抗体的能力。每个杂交瘤细胞由一个 B 细胞融合而成，而每个 B 细胞克隆仅识别一种抗原决定簇，故经筛选和克隆化的杂交瘤细胞仅能合成及分泌抗单一抗原决定簇的特异性抗体，为单克隆抗体（monoclonal antibody，mAb）。单克隆抗体具有结构均一、纯度高、特异性强、效价高、少或无血清交叉反应以及制备成本低等特点，广泛应用于生命科学各个领域。用单克隆抗体可检测各种抗原（肿瘤抗原、受体、激素、神经递质以及细胞因子等活性物质）；单克隆抗体与抗癌药物、毒素或放射性核素偶联，制备成靶向药物用于肿瘤患者治疗；在抑制器官移植排斥反应和治疗自身免疫性疾病中单克隆抗体也有广泛应用。但单克隆抗体为鼠源性，对人体具有较强的免疫原性，可能引起超敏反应，从而限制了单克隆抗体在人体的应用。

三、基因工程抗体

基因工程抗体（genetic engineering antibody）又称重组抗体，是借助DNA重组和蛋白质工程技术，根据不同的目的在基因水平上对免疫球蛋白分子进行切割、拼接或修饰，重新组装成新型抗体分子。基因工程抗体包括人－鼠嵌合抗体、人源化抗体、双特异性抗体、小分子抗体及人抗体等。基因工程抗体既具有单克隆抗体均一性、特异性强的优点，又克服了鼠源性的不足，应用前景广泛。

目标检测

1. 简述抗体与免疫球蛋白的概念及两者之间的关系。
2. 敍述免疫球蛋白的结构与功能。
3. 简述免疫球蛋白的水解片段。
4. 比较五类免疫球蛋白的特性与功能。

（安　艳）

补体系统

本章主要介绍补体的概念与组成、补体的激活与调控及补体的生物学活性。

第一节 概　　述

一、补体系统的概念

补体（complement，C）是存在于人或动物的血液、组织液及细胞膜表面的一组具有酶活性的蛋白质。补体包括 30 余种可溶性蛋白和膜结合蛋白，故又称补体系统（complement system）。补体系统是人体内重要的非特异性免疫分子，广泛参与机体抗微生物防御反应以及免疫调节，也可介导免疫病理损伤。

二、补体系统的组成与命名

（一）补体系统的组成

补体系统的各成分按其功能不同分三部分：补体固有成分、补体调节蛋白和补体受体。

1. 补体固有成分

补体固有成分是指存在于体液中的参与补体激活酶促级联反应的补体成分，包括：①参与经典激活途径的 C1（C1q、C1r、C1s）、C2、C4；②参与凝集素激活途径的甘露聚糖结合凝集素（MBL）及其相关的丝氨酸蛋白酶（MASP）；③参与旁路激活途径的组分 B 因子、D 因子和 P 因子；④参与上述三条激活途径的共同成分 C3、C5、C6、C7、C8、C9。

2. 补体调节蛋白

补体调节蛋白是参与调节补体激活途径中的关键酶而控制补体活化的强度和范围的补体成分，包括体液中的可溶性调节蛋白（H因子、I因子、P因子、C1抑制物、C4结合蛋白、S蛋白等）和细胞膜结合蛋白（促衰变因子、膜辅助因子、膜反应性溶解抑制因子、同源限制因子等）。

3. 补体受体

补体受体是存在于某些细胞表面、能与补体裂解片段结合、介导补体活性片段或补体调节蛋白发挥生物学效应的细胞膜受体。补体受体主要包括 CR1～CR5、C3aR、C4aR、C5aR、C1qR 以及 H因子受体等。

（二）补体系统的命名

补体系统成分多且功能复杂，其命名一般遵循如下规律。

（1）参与经典激活途径的补体按其被发现的先后顺序，依次命名为 C1～C9，其中 C1 由 C1q、C1r 和 C1s 组成；C3 是血浆中浓度最高的补体成分。补体其他成分以英文大写字母表示，如参与旁路激活途径的 B因子、D因子、H因子、I因子、P因子等。

（2）补体调节蛋白多依其功能命名，如 C1抑制物、C4结合蛋白、促衰变因子、膜辅助因子等。

（3）补体的裂解片段在其符号后加小写英文字母表示，如 C4 的裂解片段 C4a、C4b，其中 a 为小片段，b 为大片段；有酶活性的成分或复合物在其符号上画一横线表示，如 $\overline{C1qrs}$、$\overline{C4b2b}$；灭活的补体片段在其符号前加英文字母 i 表示，如 iC3b。

三、补体的生物合成及理化性质

（一）补体的生物合成

许多组织和细胞都能合成补体成分，肝和巨噬细胞是主要合成部位，血清补体成分中约90%由肝合成。肾小球细胞、内皮细胞、肠道上皮细胞等也能合成补体。

（二）补体的理化性质

补体系统的化学成分属糖蛋白，其中多数为 β 球蛋白，少数为 α 球蛋白或 γ 球蛋白。

血清补体成分含量相对稳定，约占血清球蛋白的10%，各成分含量不等，其中 C3 含量最高，D因子含量最低。在某些病理情况下可有波动，如恶性肿瘤、感染、组织损伤急性期应答时补体含量可明显增高，而在大面积烧伤、肝硬化时则降低。补体固有成分的分子量差异较大，其中 C1q 最大、D因子最小。正常生理情况下，补体以非活化形式存在。补体性质不稳定，易受多种理化因素的影响，如加热、射线、机械振荡、酸碱、乙醇和某些添加剂等均可破坏补体，尤其对热敏感，加热56℃、30min 即可被灭活，在0～10℃条件下补体活性只能保持3～4d，−20℃或冷冻干燥可长期保存。

第二节 补体的激活

生理情况下血清中的补体成分大部分以无活性的前体形式存在。补体的激活是指在某些激活物的作用下，补体系统中的各成分依次被激活，进而发挥生物学效应的过程。补体的激活本质上是一系列的酶促级联反应，即前一被激活的组分具备裂解后续组分的活性，继而产生大量活化的酶分子，由此形成放大的连锁反应，最终导致溶细胞效应；同时，产生多种水解片段，参与免疫调节及炎症反应等多种活动。

补体的激活根据其激活物、起始成分及激活顺序的不同分为三条途径（图 4 - 1）：经典途径（classical pathway）、旁路途径（alternative pathway）、凝集素途径（lectin pathway，亦称 MBL 途径）。三条途径的启动机制各异，但具有共同的末端通路。三条途径最终都形成膜攻击复合物（membrane attack complex，MAC），溶解破坏靶细胞。

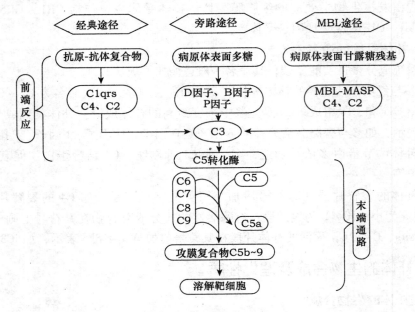

图 4 - 1 补体激活的途径

一、补体激活的经典途径

1. 激活物与激活条件

免疫复合物（immune complex，IC）即抗原 - 抗体复合物是经典途径的主要激活物。此途径的激活条件是 C1q 须与免疫复合物中的抗体 IgM 或 IgG1、IgG2、IgG3 的补体结合点结合。研究表明，C1q 分子必须同时与 2 个或 2 个以上的补体结合点结合才能被激活。与 IgG 相比，IgM 活化补体的效能更高。

2. 激活过程

激活过程（图 4 - 2）分三个阶段，即识别阶段、活化阶段和膜攻击阶段。

（1）识别阶段　C1q 识别激活物并相继活化 C1r 和 C1s 阶段为经典途径的识别阶段。

抗体 IgM 和 IgG1、IgG2、IgG3 结合相应抗原后，通过抗体分子的变构，暴露出 Fc 段的补体结合位点（C_H3 或 C_H2 区），补体 C1q 与之结合并发生变构，导致 C1r 被裂解，形成的 C1r 小分子片段具有蛋白酶活性，裂解 C1s 为 $\overline{C1s}$。

（2）活化阶段　$\overline{C1s}$ 依次裂解 C4 和 C2，形成 C3 转化酶，后者进一步酶解 C3 并形成 C5 转化酶的过程为经典途径的活化阶段。

在活化阶段，补体 C4、C2、C3 和 C5 的级联酶促反应中，每一补体分子均裂解为 a、b 两个片段。a 为小片段，游离于体液中，发挥趋化作用、过敏毒素和免疫黏附、调理作用等；b 为大片段结合在激活物颗粒（如细胞、细菌）表面，参与 C3 转化酶和 C5 转化酶的形成。

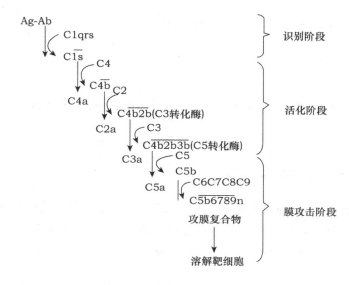

图 4 - 2　补体激活的经典途径

（3）膜攻击阶段　是补体在靶细胞表面形成膜攻击复合物（MAC）使靶细胞裂解的阶段。

C5 转化酶形成后裂解 C5 为 a、b 两个片段。b 片段可依次结合 C6、C7，形成 C5b67 复合物并结合在靶细胞表面，再结合 C8 形成 C5b678 复合物，吸附于靶细胞表面的 C5b678 复合物与 12 ~ 15 个 C9 分子联接成 C5b ~ C9，即膜攻击复合物，在膜表面形成内径约 11nm 的通道结构，造成靶细胞膜穿孔损伤、细胞内容物漏出，最终导致靶细胞溶解死亡。

二、补体激活的凝集素途径

1. 激活物

病原微生物表面的糖蛋白、糖脂上的一些特殊糖基如甘露糖、N - 乙酰葡糖胺、岩藻糖等是该途径的主要激活物，上述激活物可直接被存于血浆中的 MBL 识别并结合而激活补体、启动凝集素途径。

2. 激活过程

甘露聚糖结合凝集素（MBL）、血纤维胶原蛋白凝集素与某些细菌表面的甘露糖残基结合，继而与丝氨酸蛋白酶结合形成 MBL 相关的丝氨酸蛋白酶（MASP - 1，MASP - 2）。MASP - 2 具有与 $C\overline{1s}$ 同样的活性，可裂解 C4 和 C2 分子，形成 C3 转化酶，而 MASP - 1 可直接裂解 C3 形成 C3 转化酶，C3 转化酶形成之后的反应过程同补体活化的经典途径（图4-3）。

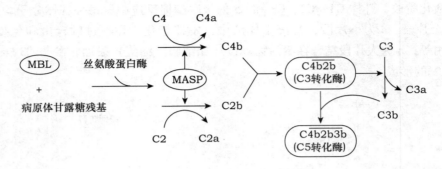

注：MASP—MBL相关丝氨酸蛋白酶　　　MBL—甘露聚糖结合凝集素

图4-3　补体激活的凝集素途径

三、补体激活的旁路途径

补体激活的旁路途径是指不经C1、C4、C2途径，激活物直接与C3b结合后，在B因子、D因子、P因子的参与下使补体固有成分按C3、C5～C9顺序发生酶促级联反应的补体活化过程。该途径参与抗感染的早期防御。

1. 激活物

激活物主要是微生物表面的糖类和蛋白质，如细菌脂多糖（LPS）、肽聚糖、酵母多糖等，凝聚的IgG4、IgA也可活化旁路途径。

2. 激活过程

正常情况下，体内的蛋白水解酶可使C3有限的微弱裂解，产生少量C3b，处于液相的C3b极不稳定，若C3b沉积在自身细胞表面，可被体液中的补体调节蛋白（I因子、H因子）迅速灭活，并终止酶促级联反应。但有病原微生物入侵时，细菌细胞壁的脂多糖和肽聚糖等激活物就为补体分子提供了可接触的固相表面，使补体酶促级联反应得以进行。C3b结合在细菌表面后，可发生变构，结合B因子，形成稳定的C3bB复合物，并在D因子作用下，进一步裂解B因子形成$\overline{C3bBb}$，$\overline{C3bBb}$在P因子作用下形成替代途径的C3转化酶，即$\overline{C3bBbP}$触发旁路途径的酶促级联反应，最终导致细菌等异己细胞被清除（图4-4）。

补体激活的旁路途径是补体系统重要的放大机制。稳定的$\overline{C3bBb}$复合物可催化产生更多的C3b分子，C3b再沉积于颗粒物质表面，并与Bb结合形成更多的C3转化酶（$\overline{C3bBbP}$）。因此C3b既是C3转化酶催化生成的产物，又可促进C3转化酶的形成，此即旁路途径的正反馈性放大机制。经典途径产生的C3b也可触发旁路途径，所以旁路途径的C3转化酶对经典途径也有放大效应。

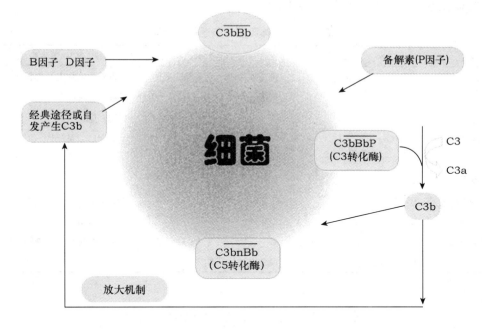

图 4-4 补体激活的旁路途径

综上所述，三条补体激活途径既相区别，又有共性，彼此相互联系（图 4-5）。

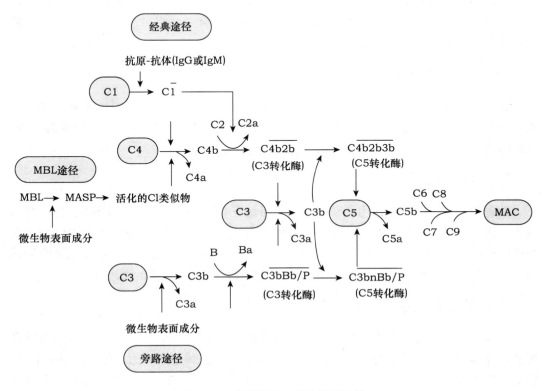

图 4-5 补体激活三条途径的比较

补体激活三条途径的比较见表4-1。

表4-1　补体激活三条途径的比较

项目	经典激活途径	旁路激活途径	MBL激活途径
激活物	抗原-抗体复合物	细菌肽聚糖、脂多糖，或凝聚的IgA或IgG4	病原微生物表面甘露糖残基、岩藻糖等
起始分子	C1q	C3	C2、C4
参与的补体	C1、C4、C2、C3、C5~C9	C3、C5~C9、B因子、D因子、P因子	C2~C9、MASP
所需离子	Ca^{2+}、Mg^{2+}	Mg^{2+}	Ca^{2+}
C3转化酶	$C\overline{4b2b}$	$C\overline{3bBbP}$	$C\overline{4b2b}$
C5转化酶	$C\overline{4b2b3b}$	$C\overline{3bnBb}$	$C\overline{4b2b3b}$
生物学作用	参与特异性免疫的效应阶段，在感染后期发挥作用	参与非特异性免疫的效应阶段，在感染早期发挥作用	参与非特异性免疫的效应阶段，在感染早期发挥作用

第三节　补体的生物学活性

补体在机体防御机制中起重要作用，既参与固有免疫应答，也参与适应性免疫应答。补体活化过程中形成的膜攻击复合物可介导靶细胞溶解效应；补体活化过程中产生的小分子裂解片段可通过与细胞膜表面相应受体结合介导多种生物学效应。补体的生物学活性主要体现在以下几方面。

一、溶细胞作用

补体系统激活后，通过酶促级联反应可在靶细胞表面形成许多膜攻击复合物，导致靶细胞溶解，在抗感染中起重要作用。同时，也能消灭机体自身病变、衰老的细胞，在某些病理情况下可引起自身细胞的损伤，导致疾病。

二、调理作用

调理作用又称促吞噬作用。吞噬细胞表面具有CR1、CR3、CR4等补体受体，补体激活过程中产生的C3b、C4b的N端与细菌或颗粒性抗原结合，C端可与吞噬细胞表面的相应补体受体结合，即C3b、C4b裂解片段在细菌或颗粒性抗原与吞噬细胞之间形成桥梁，促进两者接触，增强吞噬细胞的吞噬杀伤作用，此即补体的调理作用。

三、清除免疫复合物作用

补体可参与免疫复合物的清除，其作用机制为：①补体可抑制IC的形成并促进其溶解：补体中的某些成分与IC结合可降低抗原与相应抗体的亲和力，使已形成的IC不稳定，发生解离，从而减少IC的形成；②循环IC可激活补体产生C3b，C3b与免疫球蛋白共价结合，IC上的C3b可与带有C3b受体的红细胞、血小板表面的C3b受体

（CR1）结合，经血流循环到达肝、脾内，将黏附的 IC 转移给巨噬细胞被吞噬清除。

四、炎症介质作用

C2a 具有激肽样作用，它能增强血管通透性，引起炎症渗出、水肿，导致局部发生急性炎症反应。C3a、C4a、C5a 具有过敏毒素作用，能与肥大细胞或嗜碱性粒细胞表面的相应受体结合，使靶细胞脱颗粒、释放组胺等血管活性介质，引起血管扩张、通透性增加和平滑肌收缩，引发过敏性炎症反应。C5a 具有趋化作用，可吸引中性粒细胞向炎症部位聚集，并能增强其氧化代谢的能力，提升其吞噬能力。

五、免疫调节作用

有些补体成分如 C3、C3b、C4b、CR1、CR2 等可参与抗原提呈细胞对抗原的摄取、加工处理和提呈、免疫活性细胞的活化、增殖与分化及杀伤细胞效应功能等过程，对适应性免疫应答有一定的调节作用。

目标检测

1．何谓补体系统，简述补体系统的主要成分及命名原则。
2．比较补体三条激活途径的主要异同点。
3．补体系统的生物学活性主要体现在哪几方面？

（赵　萍）

主要组织相容性复合体

1. 复述MHC和HLA的概念。
2. 简述HLA复合体的基因结构和遗传特征。
3. 叙述HLA-Ⅰ、HLA-Ⅱ类分子的结构，分布和功能。
4. 叙述HLA与临床医学的关系。

本章主要介绍主要组织相容性复合体（MHC）、人类白细胞抗原（HLA）的概念，HLA 基因结构和遗传特征，HLA 分子结构、分布与功能，HLA 与临床医学的关系。

第一节 概　　述

20 世纪初发现，对动物进行自体组织器官移植时，不产生排斥反应，可获得成功移植；而同种异体组织器官移植则会出现移植排斥反应。现已证明，这种排斥反应是由不同组织细胞表面同种异型抗原的差异引起的。这种代表个体特异性的同种异型抗原称为组织相容性抗原或移植抗原。各种生物都有复杂的组织相容性抗原，其中能引起强而迅速排斥反应的抗原称为主要组织相容性抗原（major histocompatibility antigen，MHA），编码主要组织相容性抗原的基因群，称为主要组织相容性复合体（major histocompatibility complex，MHC）。

不同动物的 MHC 以及编码的抗原命名也不同。人的主要组织相容性抗原因首先在人外周血白细胞表面发现，故称其为人类白细胞抗原（human leucocyte antigen，HLA），人类 MHC 称为 HLA 复合体或 HLA 基因；小鼠的主要组织相容性抗原称为 H－2 抗原，小鼠的 MHC 称为 H－2 复合体。

第二节　HLA 复合体的基因结构和遗传特征

一、HLA 复合体的基因结构

HLA 复合体位于人的第 6 号染色体短臂上，全长 3600kb，由一群紧密连锁的基因组成（图 5 - 1）。根据所编码产物的结构和功能的不同，将 HLA 复合体分为 Ⅰ 类、Ⅱ 类、Ⅲ类基因区。

1. HLA - Ⅰ 类基因区

HLA - Ⅰ类基因区主要包括 B、C、A 三个基因位点，位于着丝点的远端，分别编码 HLA - Ⅰ 类 B、C、A 抗原，即 HLA - Ⅰ 类分子或 Ⅰ 类抗原的重链（α 链）。而 Ⅰ 类基因区的其他基因（HLA - E、F、G、H）编码产物的功能尚不清楚。

2. HLA - Ⅱ 类基因区

HLA - Ⅱ类基因区结构最为复杂，位于复合体近着丝点一端，由 DP、DQ 和 DR 三个亚区组成，每一亚区又包括两个或两个以上的基因座位，编码多种 HLA - Ⅱ 类抗原。近年来又陆续发现了一些位于 HLA - Ⅱ类基因区的新基因座，其中某些编码的产物与内源性抗原处理与呈递有关。新近又确定 D 区还有 DN、DO、DM 三个亚区，但其功能不十分清楚。

3. HLA - Ⅲ类基因区

HLA - Ⅲ类基因区位于复合体 Ⅰ 类和 Ⅱ 类基因之间，主要编码相应产物 C4、C2、B 因子、肿瘤坏死因子（TNF）及热休克蛋白（HSP70）等。

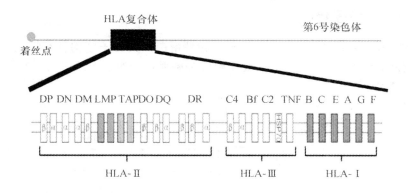

图 5 - 1 HLA 复合体的基因结构示意图

二、HLA 复合体的遗传特征

1. 单倍型遗传

紧密连锁在一条染色体上的 HLA 基因群称为单倍型（又称为单元型）。同源染色体之间的 HLA 等位基因（因紧密连锁）很少发生交换，在遗传过程中，HLA 总是以单倍型作为一个完整的遗传单位由亲代传给子代。因此，同一家庭同胞之间两个单倍型完全相同或完全不同的概率均为 25%，有一个单倍型相同的概率为 50%。这一遗传特征为器官移植供者的选择及法医亲子鉴定提供了重要依据。

2. 高度多态性

HLA 复合体的高度多态性主要表现在：①复等位基因，HLA 复合体的每个基因座位均是复等位基因，即一对同源染色体的某一基因座位，在群体当中存在多个等位基因，对某一个体而言，一个基因位点只能具有两个等位基因。因此，HLA 复合体的多态性是一个群体概念，②共显性遗传，HLA 复合体的每个等位基因都能编码并表达抗原，无隐性基因。HLA 复合体存在多个基因座位，是人体多态性最丰富的基因系统。由于各基因座位的基因是随机组合的，故人群中 HLA 基因型可达 10^8 个之多，其表现型也显得十分复杂。因此，在无血缘关系的人群中寻找 HLA 抗原型别相同的个体十分困难，这给组织器官移植配型工作带来极大麻烦。

3. 连锁不平衡

HLA 不同基因座位的各等位基因在人群中以一定的频率出现。连锁不平衡指分属两个或两个以上基因座位的等位基因，同时出现在一条染色体上的概率高于其随机出现的频率。这表明，处于连锁不平衡状态中的等位基因往往经常地组合在一起。连锁不平衡的现象发生机制可能与进化过程中的自然选择有关。由于存在连锁不平衡，某些单元型在群体中可出现较高的频率，因此检测单元型比分析单一的等位基因频率，更有助于从无血缘关系人群中寻找 HLA 相匹配的器官移植供者。

第三节　HLA 分子结构、分布与功能

一、HLA 分子结构

所有的 HLA – Ⅰ类分子和Ⅱ类分子均为糖蛋白，其分子结构各有特点（图 5 – 2），由胞外部分的肽结合区、Ig 样区以及跨膜区和胞质区所组成，均含 α、β 两条多肽链。

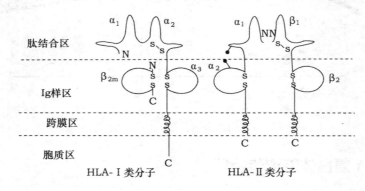

图 5 – 2　HLA –Ⅰ类分子和 HLA – Ⅱ类分子结构

1. HLA –Ⅰ类分子结构

HLA – Ⅰ类分子的 α 链为重链，参与构成Ⅰ类分子的胞外部分、跨膜区和胞质区，胞外部分中的 α_1 和 α_2 结构域构成了 HLA – Ⅰ类分子的肽结合区，具有高度多态性，是 HLA – Ⅰ类分子与抗原肽结合的部位，可容纳 8 ~ 10 个氨基酸残基。α_3 区的氨基酸组成相对恒定，为 Tc 细胞表面 CD8 分子结合部位，因它与 Ig 的 C 区具有同源性，故又称 Ig 样区。HLA – Ⅰ类分子的 β 链又称为 β_2 微球蛋白（β_{2m}），不插入细胞膜，而是通过非共价键与重链胞外部分的 α_3 功能区结合，有助于Ⅰ类分子构型的稳定性和分子表达。

2. HLA – Ⅱ类分子结构

HLA – Ⅱ类分子的 α 链和 β 链基本结构相似，胞外部分各有两个功能区，即 $α_1$、$α_2$ 和 $β_1$、$β_2$。其中 $α_1$ 和 $β_1$ 构成肽结合区，为抗原结合部位；$α_2$ 和 $β_2$ 为恒定区，是 Th 细胞表面 CD4 分子结合部位（Ig 样区）。Ⅱ类分子的肽结合区比Ⅰ类分子的肽结合区两端更加开放，可容纳 13 个或更多的氨基酸残基。

二、HLA 分子的分布

HLA – Ⅰ类分子广泛分布于各组织的细胞表面，包括血小板和网织红细胞。以外周血白细胞和脾、淋巴结中的淋巴细胞表面含量最多。HLA – Ⅱ类分子主要分布于 B 细胞、单核 – 巨噬细胞、树突状细胞等抗原提呈细胞以及活化的 T 细胞表面。此外，体液（血液、尿液、唾液和精液等）中也可检出可溶性 HLA – Ⅰ类分子或Ⅱ类分子。

三、HLA 分子的主要功能

1. 参与抗原提呈

引起 T 细胞免疫应答的内源性抗原或外源性抗原，都需经抗原提呈细胞加工、处理成抗原肽，MHC 分子作为抗原肽的载体，MHC – Ⅰ类或 MHC – Ⅱ类分子与抗原肽结合形成 MHC – 抗原肽复合物，并表达于细胞膜，才能被 T 细胞所识别。MHC 也可结合并提呈自身抗原以及 MHC 分子自身成分。

2. MHC 限制性

T 细胞在识别抗原肽的同时，还需识别与抗原肽结合的同基因 MHC 分子，此现象称为 MHC 限制性。$CD4^+$ T 细胞只能识别与 MHC – Ⅱ类分子结合的抗原肽，$CD8^+$ T 细胞只能识别与 MHC – Ⅰ类分子结合的抗原肽。

3. 引起移植排斥反应

HLA 分子具有很强的免疫原性，在同种异体器官移植时，MHC – Ⅰ类和 MHC – Ⅱ类抗原能够在体外或体内诱生强烈的 T 细胞免疫应答，是引起移植排斥反应的主要抗原。

4. 参与免疫应答的遗传控制

目前公认机体对某种抗原物质是否产生免疫应答及免疫应答的强弱是受免疫应答基因（*Ir* 基因）控制的，人的 *Ir* 基因位于 HLA – Ⅱ类基因结构内，通过其编码产物实现 *Ir* 基因对免疫应答的遗传控制。

第四节　HLA 与临床医学

一、HLA 与疾病的关联

HLA 与疾病关联是指带有某些特定 HLA 型别的个体易患某一疾病（阳性关联），或对某一疾病有较强的抵抗力（阴性关联）。如正常人群中 HLA – B27 的携带率为 9%，而强直性脊柱炎患者的携带率达 90% 以上。迄今发现与 HLA 关联的疾病多达 500 余种,如类风湿关节炎、1 型糖尿病、多发性硬化症等,但 HLA 与疾病关联的机制尚不明了。研究 HLA 与疾病的关联,将有助于对某些特定疾病的诊断、预测、分类及预后判断。

二、HLA 表达异常与疾病的关系

1. HLA – Ⅰ 类分子表达异常

肿瘤细胞表面 HLA – Ⅰ 类分子表达减少甚至不表达,造成 CD8$^+$T 细胞 MHC 限制性的识别障碍,使得肿瘤细胞逃脱免疫监视,不被杀灭,成为肿瘤发生、发展的重要原因之一。

2. HLA – Ⅱ 类分子表达异常

某些自身免疫性疾病的靶细胞异常表达 HLA – Ⅱ 类分子,从而将自身抗原提呈给自身反应性 T 细胞,产生自身免疫应答,产生大量的 IFN – γ,诱导更多的 HLA – Ⅱ 类分子的表达,加重和延续自身免疫反应,并进而导致迁延不愈的自身组织损伤,如 1 型糖尿病患者的胰岛 B 细胞。

三、HLA 与器官移植

HLA 是导致器官移植排斥反应的主要抗原,同种异体器官移植的成功与否取决于供者与受者之间的组织相容性,其中 HLA 等位基因的吻合程度起关键作用。因此,器官移植前的重要工作就是要通过 HLA 检测的方法进行组织配型,选择 HLA 抗原与受者尽量相同的供者。另外,骨髓移植时,供、受者之间需两个 HLA 单倍型完全相同才易获得成功。

四、HLA 与法医学

由于 HLA 复合体具有单倍型遗传和多态性的遗传特征,两个无亲缘关系的个体,很难具有完全相同的 HLA 等位基因。并且每个人的 HLA 等位基因型别一般终身不变,可以成为某一个体的一种遗传标志。因此,HLA 分型检测目前已在法医学上被广泛用于亲子鉴定和死者身份鉴定。

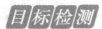

目标检测

1. 简述 HLA 复合体的基因结构。
2. HLA 与临床医学有什么关系?

（钟民涛）

第六章

免疫系统

学习目标

1. 概述免疫系统的组成，说出中枢免疫器官、外周免疫器官的功能。
2. 列出T细胞、B细胞的主要表面标志、亚群及功能。
3. 简述NK细胞及抗原提呈细胞的主要功能。
4. 说出免疫分子、细胞因子的概念，简述细胞因子的主要生物学作用。

本章主要介绍免疫器官、免疫细胞，简单介绍免疫分子。

免疫系统是机体对抗原刺激产生免疫应答、执行免疫功能的重要物质基础，由免疫器官、免疫细胞和免疫分子组成。

第一节　免疫器官

免疫器官根据功能可分为中枢免疫器官与外周免疫器官，二者通过血液循环及淋巴液循环相互联系。

一、中枢免疫器官

中枢免疫器官是免疫细胞发生、分化、成熟的场所。中枢免疫器官包括骨髓和胸腺。

（一）骨髓

骨髓（bone marrow）位于骨髓腔中，分为红骨髓和黄骨髓，红骨髓具有活跃的造血功能，可产生多能造血干细胞，是多种血细胞的发源地。人和哺乳类动物的淋巴系干细胞在骨髓中分化成熟为具有免疫功能的淋巴细胞，称为骨髓依赖性淋巴细胞（bone marrow dependent lymphocyte），简称B淋巴细胞或B细胞。另外，各类血细胞也在骨髓中分化成熟。可见，骨髓是B细胞及各类血细胞分化、发育、成熟的场所。

（二）胸腺

胸腺（thymus）位于胸腔前纵隔，人体胸腺的大小和结构随年龄不同差异明显。

来自骨髓的淋巴系干细胞在独特的胸腺微环境中，经过复杂的分化过程，发育成为具有免疫功能的淋巴细胞，即胸腺依赖性淋巴细胞（thymus dependent lymphocyte），简称T淋巴细胞或T细胞。可见，胸腺是T细胞分化、发育、成熟的场所。

二、外周免疫器官

外周免疫器官是成熟免疫细胞定居的场所，也是发生免疫应答的主要部位。外周免疫器官包括淋巴结、脾和黏膜相关的淋巴组织。

（一）淋巴结

1. 淋巴结的结构与细胞组成

淋巴结分被膜和实质，实质分皮质和髓质。皮质的浅皮质区主要是B细胞定居的部位，称为B细胞区或非胸腺依赖区，此区含有滤泡树突状细胞、巨噬细胞和少量T细胞。皮质的深皮质区又称副皮质区，主要是T细胞定居的部位，称为T细胞区或胸腺依赖区，此区也含树突状细胞及少量巨噬细胞，它与抗原提呈细胞的迁移、T细胞接受抗原信息、T细胞的活化等功能密切相关。髓质主要含B细胞、浆细胞和巨噬细胞。

2. 淋巴结的主要功能

（1）淋巴液的有效滤器　侵入机体的病原微生物、毒素或其他有害异物进入淋巴液，流经淋巴结时，可被淋巴窦内的吞噬细胞、抗体及其他免疫分子清除，起到净化淋巴液和防止病原体扩散的作用。

（2）T细胞和B细胞定居的场所　成熟的T细胞和B细胞均可定居于淋巴结，其中T细胞约占淋巴结内淋巴细胞总数的75%，B细胞约占25%。

（3）免疫应答发生的场所　抗原提呈细胞在周围组织中摄取抗原后进入淋巴结，将已经加工、处理的抗原肽提呈给淋巴细胞，使之活化、增殖、分化，发挥体液免疫和细胞免疫效应。

（4）参与淋巴细胞再循环　淋巴细胞再循环是指外周淋巴器官中的淋巴细胞经淋巴管进入血液循环后，通过外周免疫器官中的毛细血管，经内皮小静脉返回到外周淋巴器官中的反复循环过程。

（二）脾

脾（spleen）是人体最大的外周免疫器官。

1. 脾的结构与细胞组成

脾由被膜和实质组成，脾实质分为白髓和红髓，两者交界的狭窄区域为边缘区。白髓由小动脉周围淋巴鞘和鞘内淋巴滤泡组成，前者主要含T细胞，为脾的胸腺依赖区；后者主要含B细胞，为脾的非胸腺依赖区。红髓由髓索和髓窦组成，主要含B细胞、巨噬细胞、树突状细胞等。边缘区含有T细胞、B细胞和巨噬细胞。

2. 脾的功能

（1）造血　在胚胎时期脾是造血干细胞增殖分化的场所，具有造血功能。

（2）过滤血液　脾依靠髓索及血窦中大量的巨噬细胞，可清除血液中的病原体及衰老损伤的红细胞，起到净化血液的作用。

（3）T细胞和B细胞定居的场所　成熟的T细胞和B细胞均可定居于脾，其中T

细胞约占脾内淋巴细胞总数的40%，B细胞约占60%。

（4）免疫应答发生的场所　脾也是淋巴细胞接受抗原刺激后发生免疫应答的场所，是机体产生抗体的主要器官，在免疫防御中发挥重要作用。

（三）黏膜相关的淋巴组织

黏膜相关的淋巴组织（mucosal-associated lymphoid tissue，MALT）亦称黏膜免疫系统，主要指呼吸道、消化道、泌尿生殖道黏膜下分散的淋巴小结和弥散的淋巴组织。淋巴小结受到抗原刺激后可出现生发中心。这些淋巴组织均含有B细胞、巨噬细胞和少量T细胞，其B细胞产生的抗体主要是SIgA、IgE。

第二节　免疫细胞

免疫细胞（immunocyte）是指所有与免疫应答有关的细胞，包括造血干细胞、淋巴细胞、抗原提呈细胞及各种粒细胞、肥大细胞、红细胞、血小板等。在免疫应答中起核心作用的是淋巴细胞。

一、淋巴细胞

淋巴细胞（lymphocyte）是机体免疫系统的主要细胞，包括T淋巴细胞、B淋巴细胞、自然杀伤细胞等。

（一）T淋巴细胞

T淋巴细胞（T lymphocyte）简称T细胞，在胸腺中发育成熟。T细胞主要介导细胞免疫应答，并在胸腺依赖性抗原（TD - Ag）诱导的体液免疫应答中发挥重要辅助作用。

1. T细胞的表面标志及其功能

（1）T细胞抗原受体（T cell receptor，TCR）　简称T细胞受体，是T细胞表面特异性识别和结合抗原的结构。多数TCR是由α、β两条肽链组成的异二聚体。T细胞存在众多的特异性TCR分子，因此，可识别环境中多种多样的抗原。TCR只能识别经抗原提呈细胞加工处理后表达于其表面或靶细胞表面的MHC - 抗原肽复合物，并能与之特异性结合，不能直接识别游离的可溶性抗原。

（2）CD分子　CD即白细胞分化抗原，是血细胞在不同的分化阶段、分化成熟为不同谱系以及活化过程中出现或消失的表面标志。1982年起统一用分化群（cluster of differentiation，CD）命名。T细胞表面重要的CD分子有：①CD3分子，存在于外周血成熟T细胞和部分未成熟T细胞表面，以非共价键与TCR结合形成TCR - CD3复合物（图6-1）。在抗原识别过程中，CD3分子负责将抗原信号传入细胞内，在其他共刺激分子共同作用下激活T细胞。②CD2分子，存在于外周血T细胞和胸腺细胞表面。因CD2分子能与绵羊红细胞结合，也称为绵羊红细胞受体。其配体是存在于APC表面的CD58分子。二者结合可产生协同刺激信号，诱导T细胞活化。③CD4/CD8分子，成熟T细胞表面只表达CD4或CD8一种分子。CD4和CD8分子分别是MHC - Ⅱ类分子和MHC - Ⅰ类分子的受体，它们的结合可加强和稳定TCR与APC表面非己抗原肽 - MHC

分子复合物的结合，并有助于细胞活化信号的传递。④CD28 分子，是 T 细胞表面重要的协同刺激分子受体，其配体是 APC 表面的 CD80（B7）分子，二者结合能产生很强的协同刺激信号，诱导 T 细胞活化。

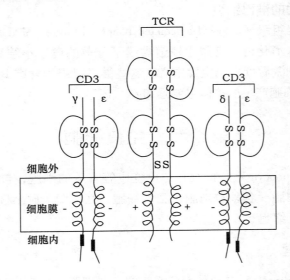

图 6-1　TCR 结构模式

（3）丝裂原受体　T 细胞表面有植物血凝素（PHA）、刀豆蛋白 A（Con-A）、美洲商陆（PWM）等丝裂原的受体。T 细胞受到以上丝裂原的刺激后，将发生有丝分裂，由淋巴细胞转化为淋巴母细胞。在临床上常用 PHA 刺激人外周血 T 细胞，观察 T 细胞的增殖程度，计算转化率，称为淋巴细胞转化试验，正常人 T 细胞转化率为 60%～80%。

（4）细胞因子受体（cytokine receptor，CKR）　静止和不同分化阶段的 T 细胞可表达不同的细胞因子受体，如 T 细胞受抗原或促分裂原的作用后，可表达 IL-1R、IL-2R、IL-4R、IL-6R、IL-12R 等。细胞因子与相应受体结合后，可诱导 T 细胞活化、增殖和分化。

（5）主要组织相容性抗原（HLA）　所有的 T 细胞均表达 HLA-Ⅰ类抗原，活化 T 细胞可同时表达 HLA-Ⅰ类和 HLA-Ⅱ类抗原，故后者可作为 T 细胞活化的标志。

2. T 细胞的亚群

根据细胞表面的 CD 分子和功能特点，可将 T 细胞分为 CD4$^+$T 细胞和 CD8$^+$T 细胞。

（1）CD4$^+$T 细胞　即辅助性 T 细胞（helper T cell，Th），CD4$^+$T 细胞识别抗原受 MHC-Ⅱ类分子限制。根据 CD4$^+$T 细胞分泌的细胞因子和功能的不同，又将其分为 CD4$^+$Th1 细胞和 CD4$^+$Th2 细胞。CD4$^+$Th1 细胞主要分泌 IL-2、IFN-γ、TNF-β 和 IL-12 等细胞因子，引起炎症反应或迟发型超敏反应，发挥抗病毒和抗细胞内寄生菌的作用，又称为炎性 T 细胞。CD4$^+$Th2 细胞主要分泌 IL-4、IL-5、IL-6、IL-10 和 IL-13 等细胞因子，诱导 B 细胞增殖分化，参与体液免疫应答。

（2）CD8$^+$T 细胞　即细胞毒 T 细胞（cytotoxic T lymphocyte，Tc 或 CTL），CD8$^+$T 细胞识别抗原受 MHC-Ⅰ类分子限制。Tc 细胞为细胞免疫的效应细胞，可特异性杀死携带相应抗原的靶细胞，在抗肿瘤免疫和抗病毒感染免疫中发挥重要作用。

（二）B淋巴细胞

B淋巴细胞（B lymphocyte）简称B细胞，在骨髓中发育成熟。成熟B细胞主要定居于外周淋巴器官的淋巴小结内，占外周淋巴细胞总数的20%。

1. B淋巴细胞的表面标志及其功能

（1）B细胞抗原受体（B cell receptor，BCR） 简称B细胞受体，是镶嵌入B细胞类脂分子中的免疫球蛋白，又称为膜表面免疫球蛋白（surface of membrane immunoglobulin，SmIg）（图6-2）。BCR是B细胞表面特异性识别抗原的受体，也是所有B细胞特征性的表面标志。未成熟B细胞表面的BCR为IgM，成熟B细胞为IgM和IgD。

（2）CD分子 B细胞表面的CD分子主要有CD79α/CD79β、CD40及CD80分子（B7）等。CD79α/CD79β即Igα/Igβ，与BCR结合成BCR-Igα/Igβ复合体，传递B细胞活化信号。CD40分子的配体为T细胞表面CD40L，CD80分子（B7）的受体是T细胞表面的CD28分子，两者结合均可促使B细胞活化。

（3）补体受体（complement receptor，CR） 主要包括C3b和C3d的受体，分别称为CR1（CD25）与CR2（CD21）。CR1主要表达于成熟B细胞，与相应配体结合后，可促进B细胞活化。CR2是EB病毒的受体，与EB病毒选择性感染B细胞有关。

（4）丝裂原受体 B细胞表面有细菌脂多糖受体（LPS-R）、葡萄球菌A蛋白受体（SPA-R）、美洲商陆受体（PWM-R）。

此外，B细胞表面还有HLA抗原、IgG Fc受体、细胞因子受体等。

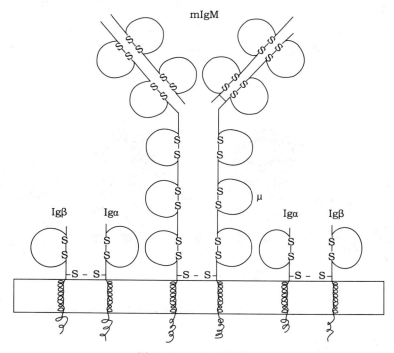

图6-2 BCR结构模式

2. B 细胞亚群

按照是否表达 CD5 分子，可将 B 细胞分为 B1、B2 两个细胞亚群。

（1）B1 细胞 即 CD5$^+$ B 细胞，占 B 细胞总数的 5% ~ 10%，主要识别非蛋白抗原，如脂多糖等。不需要 Th 细胞辅助，可直接参与对 TI – Ag 的免疫应答，产生低亲和力 IgM 型抗体，不产生记忆细胞。

（2）B2 细胞 即 CD5$^-$ B 细胞，主要识别蛋白质抗原，是分泌抗体、参与体液免疫应答的主要细胞。B2 细胞需在 Th 细胞的辅助下才能被激活，参与对 TD – Ag 的免疫应答，产生高亲和力的抗体，可发生抗体类别转换，产生记忆细胞。

（三）自然杀伤细胞

自然杀伤细胞（natural killer cell，NK 细胞）是不同于 T、B 细胞的另一类淋巴细胞，因其细胞浆内有许多嗜苯胺的颗粒，故又称为大颗粒淋巴细胞。NK 细胞来源于骨髓淋巴样干细胞，其分化、发育、成熟依赖于骨髓和胸腺微环境。人类的 NK 细胞主要分布于脾及外周血，在淋巴结及其他淋巴组织中也有少量 NK 细胞存在。

NK 细胞的杀伤功能不需抗原预先致敏，不受 MHC 限制，可非特异性杀伤肿瘤细胞及被病毒或细菌感染的细胞，故在机体抗肿瘤、早期抗病毒或胞内寄生菌感染中起重要作用。NK 细胞非特异性杀伤靶细胞的机制：①释放穿孔素和颗粒酶使靶细胞溶解；②NK 细胞表面可表达 FasL，FasL 可与靶细胞表面的 Fas 结合，引起靶细胞凋亡；③释放细胞因子如 TNF 和 NK 细胞毒因子等，这些细胞因子通过与靶细胞表面相应的受体结合而杀伤靶细胞；④通过 ADCC 效应杀伤靶细胞。NK 细胞表面具有 IgG 的 Fc 受体（FcγRⅢ），即 CD16 分子，当 IgG 抗体与靶细胞表面的相应抗原结合后，IgG 的 Fc 段与 NK 细胞表面的 FcγRⅢ结合，即可杀伤与 IgG 结合的靶细胞，这种杀伤作用称为抗体依赖性细胞介导的细胞毒作用（antibody-dependent cell mediated cytotoxicity，AD-CC）（图 6 – 3）。

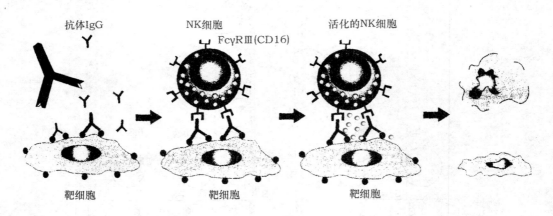

图 6 – 3 抗体依赖性细胞介导的细胞毒作用（ADCC）示意

二、抗原提呈细胞

抗原提呈细胞（antigen-presenting cell，APC）是指能够加工、处理抗原并将抗原信息提呈给 T 淋巴细胞的一类细胞，在机体的免疫识别、免疫应答与免疫调节中发挥重要作用。树突状细胞（dendritic cell，DC）、单核－巨噬细胞、B 细胞等细胞被称为"专职"APC，表达 MHC－Ⅱ类分子和其他 T 细胞活化的共刺激分子；内皮细胞、纤维母细胞、上皮细胞和间皮细胞等通常不表达 MHC－Ⅱ类分子，在炎症过程中或受到 IFN－γ 的诱导，也可表达 MHC－Ⅱ类分子，并参加抗原的处理和提呈，称为"非专职"APC。

1. 树突状细胞

树突状细胞因其成熟的细胞表面具有许多树突样突起而得名。此类细胞的结构特点是细胞质无溶酶体，功能特点是能够刺激初始 T 细胞增殖。而巨噬细胞、B 细胞仅能刺激已活化或记忆性 T 细胞，故 DC 是机体免疫应答的启动者，在免疫系统中占有独特的地位。目前认为，DC 是体内最强的"专职"APC。DC 将抗原摄入细胞内后，将其加工、处理，与自身 MHC－Ⅱ类分子结合，表达于细胞膜，提呈给 T 细胞，启动特异性免疫应答。

2. 单核－吞噬细胞系统

单核－吞噬细胞系统包括骨髓中的前单核细胞、外周血中的单核细胞和组织内的巨噬细胞，是体内具有多种生物学功能的免疫细胞系统。单核－吞噬细胞系统均来源于骨髓造血干细胞，经历了髓系干细胞、粒－单系干细胞、单核母细胞，前单核细胞及单核细胞，单核细胞不断进入血流，在血流中存留数小时至数日后，即穿越血管内皮细胞移行于全身各组织器官，发育为巨噬细胞（macrophage，MΦ）。巨噬细胞在不同的组织有不同的名称，其生物学功能有：①吞噬杀伤作用，单核吞噬细胞可吞噬、杀伤多种病原微生物，是机体固有免疫的重要组成细胞之一；②提呈抗原作用，在适应性免疫应答中，绝大多数抗原是 TD－Ag，需经单核－吞噬细胞加工处理形成细胞膜表面 MHC－Ⅱ类分子－抗原肽复合物后，才能被 T 细胞识别，启动免疫应答；③免疫调节作用，活化的单核－吞噬细胞可分泌多种细胞因子，对免疫应答进行双向调节作用；④介导炎症反应，单核－吞噬细胞是一类重要的炎症细胞，可向炎症部位定向转移和聚集，消除病原微生物及其代谢产物，还可分泌 IL－1，作用于体温调节中枢，引起发热，进一步加强全身和局部的炎症反应；⑤抗肿瘤作用，巨噬细胞可分泌 IFN－α、一氧化氮及水解蛋白酶等，可直接杀伤肿瘤细胞或抑制肿瘤细胞的生长。

3. B 细胞

B 细胞既是参与机体免疫应答的重要细胞，也是一类重要的"专职"APC。B 细胞高度表达 MHC－Ⅱ类分子，能摄取、加工、处理抗原，并将抗原肽－MHC－Ⅱ类分子复合物表达于细胞表面，提呈给 Th 细胞。

三、其他免疫细胞

其他免疫细胞包括中性粒细胞、嗜酸性粒细胞、嗜碱性粒细胞以及肥大细胞、血小板、红细胞等。

第三节 免疫分子

免疫分子是指存在于细胞膜表面或由免疫细胞分泌的参与免疫应答或与免疫有关的分子的总称。根据免疫分子存在的状态不同分为膜免疫分子和分泌性免疫分子。膜免疫分子是存在于细胞膜表面的抗原或受体分子，如 T 细胞抗原受体（TCR）、B 细胞抗原受体（BCR）、MHC 分子等。分泌性免疫分子是由免疫细胞合成并分泌的免疫应答效应分子，包括抗体、补体和细胞因子等。抗体、补体前已叙述，本节主要介绍细胞因子。

细胞因子（cytokine，CK）是由活化的免疫细胞或非免疫细胞合成分泌的具有高效性、多功能的小分子多肽或糖蛋白。

一、细胞因子的共同特性

多数细胞因子为糖蛋白，分子量较小（15000 ~ 30000），多以单体形式存在。许多细胞都可分泌细胞因子，主要包括：①免疫细胞，如 T 细胞、B 细胞、NK 细胞、单核吞噬细胞、粒细胞、肥大细胞等；②非免疫细胞，如成纤维细胞、血管内皮细胞、上皮细胞等；③肿瘤细胞，如骨髓瘤细胞、某些子宫颈癌细胞株和白血病细胞系。细胞因子一般以旁分泌、自分泌或内分泌的形式产生后，作用于局部邻近细胞、自身细胞或远处细胞，作用特点具有局限性、高效性、多效性、短暂性及复杂性等。一种细胞因子可由多种细胞在不同的条件下产生，一种细胞也可以产生多种不同的细胞因子。

二、细胞因子的分类

根据结构和功能，细胞因子可分为白细胞介素（IL）、干扰素（IFN）、肿瘤坏死因子（TNF）、集落刺激因子（CSF）、生长因子（GF）和趋化性细胞因子等多种类型。

三、细胞因子的生物学作用

1. 调节免疫应答

多数细胞因子具有上调免疫功能的作用，如 IL - 1、IL - 2、IL - 3、IL - 4、IL - 5、IL - 12 等可促进 T、B 细胞的活化，增强体液免疫和细胞免疫功能；有的细胞因子具有下调免疫功能的作用，如 IL - 10 能抑制 Th1 细胞合成分泌 IFN - γ 等细胞因子，并抑制单核吞噬细胞的功能。

2. 介导炎症反应

IL - 1、IL - 8、INF - α、TNF - β 等细胞因子具有趋化作用，可促进炎性细胞集聚，并可激活炎性细胞和血管内皮细胞使之表达黏附分子和释放炎性介质。

3. 刺激造血功能

造血干细胞在分化为成熟血细胞的过程中，各个阶段都有细胞因子的参与。如 IL - 3 可刺激多能造血干细胞增殖、分化；巨噬细胞集落刺激因子（M - CSF）、粒细胞集落刺激因子（G - CSF）可促进粒细胞和巨噬细胞的增殖、分化。

4. 抗病毒和抗肿瘤作用

细胞因子可直接或间接作用于组织细胞和肿瘤细胞，发挥抗病毒和抗肿瘤作用。如 IFN 作用于正常组织，使之产生抗病毒蛋白，抑制病毒在细胞内的增殖；TNF 能直接杀伤肿瘤细胞；而 IL-2 可增强 NK 细胞、单核-吞噬细胞等对靶细胞的杀伤作用。

5. 诱导细胞凋亡

如 IL-2 可诱导抗原活化的 T 细胞凋亡，从而限制免疫应答的强度，避免免疫损伤的产生；TNF 可诱导肿瘤细胞的凋亡。

目标检测

1. 免疫系统由什么组成，中枢免疫器官和外周免疫器官分别有何功能？
2. 比较 T 细胞、B 细胞的主要表面标志及其亚群和功能。
3. 何谓 APC，机体内重要的专职 APC 有哪些？
4. NK 细胞杀伤靶细胞的机制是什么？
5. 细胞因子的种类有哪些，主要生物学作用如何？

（王　琨）

第七章

免疫应答

本章主要介绍免疫应答的概念及类型，B 细胞介导的体液免疫应答及其效应特点，抗体产生的一般规律及意义，T 细胞介导的细胞免疫应答及其效应特点，免疫调节与免疫耐受。

第一节 概 述

一、免疫应答的概念

免疫应答（immune response）是指免疫系统识别和清除抗原的全过程。根据免疫应答识别的特点、获得形式以及效应机制，免疫应答分为固有免疫（innate immunity）和适应性免疫（adaptive immunity）。固有免疫亦称为非特异性免疫，适应性免疫亦称特异性免疫。

本章所述主要指适应性免疫应答，包括 APC 对抗原的摄取、加工、处理和提呈，免疫活性细胞（T、B 淋巴细胞）对抗原分子的识别、自身活化、增殖与分化及发挥特异性免疫效应的全过程。通过有效的免疫应答，可及时清除体内抗原性异物，维护机体内环境的相对稳定。但在某些情况下，也可对机体造成免疫病理损伤，引起免疫性疾病。

二、免疫应答的类型

根据参与免疫应答的细胞类型和效应机制的不同，免疫应答分为 B 细胞介导的体液免疫应答（humoral immune response）和 T 细胞介导的细胞免疫应答（cellular immune response）。

根据机体对抗原的反应状态不同，免疫应答分为正免疫应答和负免疫应答。正免疫应答是机体受抗原刺激后产生抗体或效应 T 细胞，导致免疫效应发生。负免疫应答是机体受抗原刺激后，特异性不发生免疫效应，也称免疫耐受。

三、免疫应答的基本过程

免疫应答可人为地分为三个阶段。

（一）抗原提呈和识别阶段

抗原提呈和识别阶段又称感应阶段，是指 APC 摄取、加工、处理和提呈抗原以及免疫活性细胞识别抗原的阶段。

（二）活化、增殖、分化阶段

活化、增殖、分化阶段又称为活化阶段，是指免疫活性细胞识别抗原后活化、增殖、分化的阶段。T、B 细胞特异性识别抗原后，在多种细胞因子协同作用下，T 细胞分化为效应 T 细胞，B 细胞分化为浆细胞并产生抗体。T、B 细胞在分化过程中，部分细胞可中途停止分化，成为长寿命的记忆细胞，它们可游出淋巴组织参加再循环。当记忆细胞再次接触相应抗原时，可迅速增殖、分化为效应 T 细胞和浆细胞，扩大免疫效应。

（三）效应阶段

效应阶段是抗体和免疫效应细胞发挥作用将抗原从体内清除的阶段。此阶段除特异性抗体和效应 T 细胞参与外，也需要固有免疫的细胞和分子的参加才能完成对抗原分子的清除。

四、免疫应答的特点

（一）排异性

排异性是指机体的免疫系统能识别"自身"和"非己"，即免疫活性细胞通常对自身正常组织细胞产生天然免疫耐受，对非己抗原性异物产生免疫排斥反应。

（二）特异性

特异性是指免疫活性细胞只能被相应抗原刺激而活化，所产生的抗体或效应 T 细胞也只能与相应抗原发生反应。

（三）放大性

放大性表现在免疫活性细胞的增殖与免疫效应的扩大，在免疫应答过程中，少数免疫细胞可分化形成较多的效应细胞，而效应细胞又可形成更多的效应分子。

（四）记忆性

已被某一抗原刺激的机体再次接触相同抗原时，能很快发生免疫应答，对抗原可形成比初次接触更快、更强烈排异效应，这种现象称为记忆性，由记忆细胞引发。

（五）MHC 限制性

T 细胞抗原受体（TCR）在识别 APC 细胞或靶细胞上的 MHC 分子所提呈的抗原肽时，不仅识别抗原肽，还要识别与抗原肽结合的 MHC 分子类型，此现象即 MHC 限制性（MHC restriction）。表现为 CD4$^+$T 细胞识别 MHC – Ⅱ类抗原，而 CD8$^+$T 细胞识别 MHC – Ⅰ类抗原，之后才能获取抗原信息。

第二节　B 细胞介导的体液免疫应答

体液免疫应答是指 B 细胞接受抗原刺激后，转化为浆细胞，浆细胞合成并分泌抗体，由抗体所发挥的免疫效应。因抗体存在于血清等各种体液中，故称体液免疫应答。TD 抗原（胸腺依赖性抗原）和 TI 抗原（胸腺非依赖性抗原）均可诱导体液免疫应答，但 TD 抗原诱导体液免疫应答必须有 APC 和 Th 细胞参与，而 TI 抗原可直接刺激 B 细胞引起体液免疫应答，不需要 APC 和 Th 细胞参与，现分述如下。

一、TD 抗原诱导的体液免疫应答

TD 抗原诱导体液免疫应答需 Th 细胞的辅助，而 Th 细胞必须活化后才能辅助 B 细胞。因此，TD 抗原诱导体液免疫过程中也包括 Th 细胞对抗原的识别。Th 细胞不能直接识别天然蛋白质抗原，只能识别经 APC 加工处理后与 MHC – Ⅱ类分子结合的抗原肽。

（一）抗原提呈和识别阶段

1. APC 摄取、加工处理和提呈抗原

（1）对内源性抗原的加工处理和提呈　内源性抗原是在细胞内合成的抗原，例如，病毒侵入易感宿主细胞（此时即称为"非专职"APC），在细胞内编码成病毒蛋白质抗原分子，该种内源性抗原在细胞内被降解为 8～10 个氨基酸残基的抗原肽，与新合成的 MHC –Ⅰ类分子结合成复合物，表达于 APC 表面，供 CD8$^+$T 细胞识别（图 7–1）。

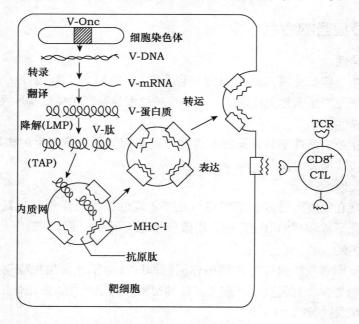

图 7–1　APC 对内源性抗原的加工处理和提呈示意图

（2）对外源性抗原的加工处理和提呈　外源性抗原（如细胞外感染的微生物或其他蛋白抗原）被"专职"APC通过吞噬或吞饮摄入细胞内，降解为12～20个氨基酸残基的抗原肽，与新合成的MHC-Ⅱ类分子结合成复合物，表达于APC表面，供CD4$^+$T细胞识别（图7-2）。

T细胞在识别APC提呈的抗原肽时为双识别现象，即T细胞以TCR识别APC表面与MHC-Ⅱ/Ⅰ类分子结合的抗原肽，还需要其表面的CD4/CD8分子识别MHC-Ⅱ/Ⅰ类分子的Ig样区。

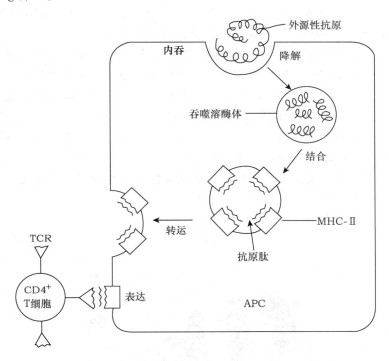

图7-2　APC对外源性抗原的加工处理和提呈示意图

在TD抗原诱导的体液免疫应答中，B细胞具有双重身份，即是体液免疫应答的效应细胞，又是APC。B细胞对抗原的摄取与其他APC有所不同，B细胞是通过BCR识别天然抗原分子的表面抗原决定簇，然后和其他APC一样将其进行加工、处理，以抗原肽-MHC-Ⅱ类分子复合物的形式，表达于细胞表面，供CD4$^+$Th细胞对抗原的识别。但B细胞识别抗原后进一步的活化、增殖、分化，则只有得到活化的Th细胞的辅助后才能完成。

2. Th细胞对抗原的识别

CD4$^+$Th细胞以其表面的TCR识别B细胞或其他APC表面的抗原肽-MHC-Ⅱ类分子复合物。TCR识别特异性抗原肽，CD4分子识别MHC-Ⅱ类分子的Ig样区，即T细胞的双识别现象。因此，CD4$^+$Th细胞识别抗原受MHC-Ⅱ类分子的限制。

（二）活化、增殖和分化阶段

活化、增殖和分化阶段指B细胞和Th细胞识别抗原后，进一步的活化、增殖、分化阶段。B细胞活化、增殖、分化成为浆细胞，需要Th细胞的辅助。Th细胞识别抗原后转变为活化的 Th 细胞才能辅助 B 细胞产生抗体。

1. Th 细胞的活化、增殖和分化

Th 细胞活化需要双信号刺激（图 7 - 3）。CD4⁺ Th 细胞通过 T 细胞的双识别现象，即特异性结合 APC 表面的抗原肽 – MHC – Ⅱ类分子复合物，是 Th 细胞活化的第一信号，此时 Th 细胞表达 IL – 1 受体，并与 APC 释放的 IL – 1 结合。Th 细胞活化的第二信号是协同刺激信号，由 APC 和 T 细胞表面的黏附分子相互作用来提供，这些黏附分子也称为协同刺激分子，如 B7 与 CD28、ICAM – 1 与 LFA – 1、LFA – 3（CD58）与 LFA – 2（CD2）相互作用等均为第二信号。其中 B7 与 CD28 被认为是产生协同刺激信号的重要分子。在双信号刺激下，Th 细胞活化、增殖、分化，表达 IL – 2、IL – 4、IL – 12 等多种细胞因子受体，并分泌多种细胞因子与之结合。活化的 Th 细胞在以 IL – 4 为主的细胞因子作用下，分化为 Th2 细胞，形成细胞克隆，细胞增殖分泌更多的细胞因子，如 IL – 2、IL – 4、IL – 5、IL – 6、TNF、IFN 等，为辅助 B 细胞分化为浆细胞产生抗体做好了准备。在此过程中，部分 Th 细胞停止分化，保留对抗原的特异性记忆，成为记忆细胞。如果只有第一信号没有第二信号，Th 细胞不能进行增殖，也不合成细胞因子，而进入免疫耐受状态。在医学免疫治疗方面，如人为地阻断第二信号的产生，可使 T 细胞处于免疫耐受状态，降低机体的免疫应答，有利于防止移植排斥反应的发生和对超敏反应性疾病或自身免疫性疾病的治疗。

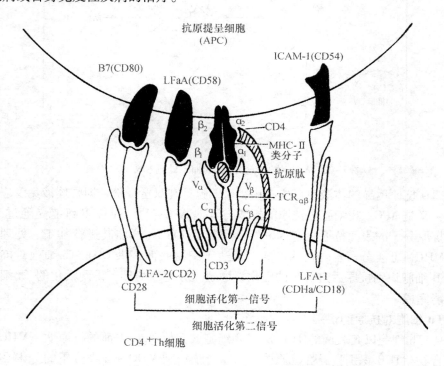

图 7 – 3　CD4⁺Th 细胞与 APC 细胞相互作用示意图

2. B 细胞的活化、增殖和分化

B 细胞活化需要双信号刺激。B 细胞通过 BCR 识别抗原后，产生活化的第一信号，通过与 Th 细胞活化后形成的 Th2 细胞间的多个黏附分子的相互作用产生活化的第二信号（图7-4），其中最重要的是 B 细胞表面的 CD40 与活化的 Th 细胞表面的 CD40L（gp39）。在双信号刺激下，B 细胞活化并表达多种细胞因子的受体，在 Th2 细胞释放的细胞因子如 IL-2、IL-4、IL-5、IL-6 等作用下，B 细胞进一步的活化、增殖、分化为具有分泌抗体功能的浆细胞。部分 B 细胞分化成为记忆细胞，记忆细胞具有再次接触相同抗原迅速增殖分化为浆细胞，合成分泌抗体的功能。

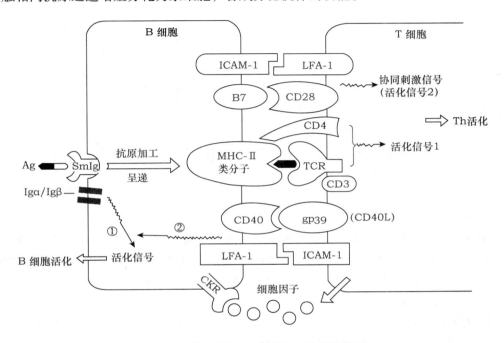

图7-4 B 细胞与 Th 细胞相互作用示意图

（三）效应阶段

效应阶段是指浆细胞合成、分泌抗体发挥免疫效应阶段。浆细胞可合成、分泌 IgM、IgG、IgA、IgE 等，抗体类型与 B 细胞在分化过程中受不同的细胞因子的作用有关，不同细胞因子可促进 Ig 发生转换。如 IL-2、IL-4、IL-5 可促进 IgM 合成，IL-2、IL-4、IL-6 和 IFN-γ 可促进 IgG 合成，IL-5、转化生长因子-β（TGF-β）可诱导 IgA 合成，IL-4 则与 IgE 合成有关。

二、TI 抗原诱导的体液免疫应答

少数抗原物质如细菌脂多糖、荚膜多糖、聚合鞭毛素等，不需要 Th 细胞和 APC 参与，可单独刺激 B 细胞产生抗体，为 TI 抗原。TI 抗原诱导的体液免疫应答与 TD 抗原完全不同。因其不需要 Th 细胞预先活化和克隆扩增，因此，机体对 TI 抗原的免疫应答比对 TD 抗原诱导的免疫应答发生早，在机体抵抗某些细胞外病原体感染中发挥重要作用。TI 抗原单独不能诱导 Ig 类别的转换及记忆 B 细胞的形成，只能产生 IgM 类抗体，不形成免疫记忆，不能发生再次应答。

三、抗体产生的一般规律

机体受抗原刺激所发生的免疫应答可分为初次应答和再次应答两种情况，两者抗体产生的规律有所不同（图7-5）。

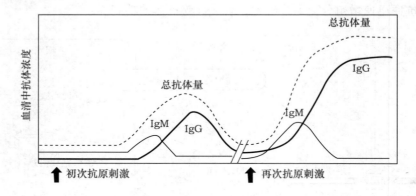

图7-5　初次和再次免疫应答示意图

（一）初次应答

初次应答指抗原物质第一次进入机体时引起的免疫应答。其特点是：①潜伏期长，一般经1~2周的潜伏期血清中才能出现抗体；②抗体效价低；③抗体在体内维持时间短；④抗体以 IgM 为主，IgG 出现相对较晚；⑤抗体亲和力低。

（二）再次应答

再次应答指同一抗原再次进入机体引起的免疫应答。其特点是：①潜伏期短，一般为1~2d；②抗体效价明显增高；③抗体在体内维持时间长；④血清中抗体以 IgG 为主；⑤抗体的亲和力高。在再次应答中，抗体产生快而多的原因与初次应答过程中形成的记忆细胞有关。

了解抗体产生的一般规律具有重要的医学意义：①根据抗体产生的规律可指导预防接种，制定最佳的计划免疫方案，使机体产生高效价、高亲和力的抗体。例如，有些疫苗在初次接种一段时间后，进行再次接种，以获得对某种传染病更强更持久的免疫力。②根据抗体含量变化，可作为疾病免疫学诊断或病情评估依据。如特异性 IgM 检测是某些疾病早期诊断的指标之一；抗体含量的增加可作为感染的诊断指标，一般疾病的早期和恢复期病人血清抗体滴度增长4倍及以上有诊断意义。

四、体液免疫的生物学效应

体液免疫主要通过抗体发挥抗细胞外病原体感染、抗外毒素等多种生物学效应。

（一）中和作用

血清中及黏膜局部存在的中和抗体（主要为 IgG 和 SIgA）与细菌、细菌外毒素、病毒等结合，阻止细菌、外毒素、病毒等侵犯易感细胞。

（二）调理作用

IgG 或 IgM 类抗体与抗原结合后，通过与吞噬细胞表面的 Fc 受体结合，加强吞噬细胞对抗原物质的吞噬作用。

（三）细胞溶解作用

抗体（IgG 或 IgM）与抗原结合后，激活补体发挥溶菌和溶细胞效应；抗体（IgG）与靶细胞结合，与 NK 细胞等表面的 Fc 受体结合，促进 NK 细胞杀伤微生物感染的靶细胞及肿瘤细胞。

（四）引起免疫病理损伤

在某些情况下，抗体可引起 Ⅰ、Ⅱ、Ⅲ型超敏反应，导致免疫病理损伤。

第三节 T 细胞介导的细胞免疫应答

细胞免疫应答是指 T 细胞在受到抗原刺激后，活化、增殖、分化为效应 T 细胞，发挥特异性免疫效应的过程。T 细胞介导的免疫效应有两种基本形式：一是效应 CD8$^+$ TC 细胞介导的特异性细胞毒作用；二是效应 CD4$^+$Th1 通过释放细胞因子，引起的以单核细胞浸润为主的炎症反应。引起细胞免疫的抗原多为 TD 抗原，其应答过程与 B 细胞介导的体液免疫应答过程基本相似。

一、抗原提呈和识别阶段

T 细胞只能识别 APC 表面与 MHC 分子结合的抗原肽。外源性抗原被 APC 摄取、处理后，以抗原肽 – MHC – Ⅱ类分子复合物的形式表达于细胞表面，供 Th 细胞识别，其识别过程前已述及。内源性抗原被病毒感染细胞或肿瘤细胞等靶细胞加工处理后，以抗原肽 – MHC – Ⅰ类分子复合物的形式表达于细胞表面，供 Tc 细胞识别。Tc 细胞为 CD8$^+$T 细胞，其通过 TCR 识别靶细胞表面的抗原肽 – MHC – Ⅰ类分子复合物中的抗原肽，而 CD8 分子识别 MHC – Ⅰ类分子，即 T 细胞的双识别。因此，Tc 细胞对抗原的识别受 MHC – Ⅰ类分子的限制。

二、活化、增殖和分化阶段

活化、增殖和分化阶段指 Th 细胞和 Tc 细胞识别抗原后，活化、增殖、分化为 CD4$^+$效应 Th1 细胞和 CD8$^+$效应 Tc 细胞的阶段。

（一）CD4$^+$效应 Th1 细胞的形成

CD4$^+$Th 在双信号刺激下活化，活化的 CD4$^+$Th 表达 IL – 2、IL – 4、IL – 12 等细胞因子受体，同时自身释放 IL – 2、IL – 4、IL – 5、IL – 6 等细胞因子；APC 细胞释放 IL – 1、IL – 12 等细胞因子。活化的 CD4$^+$T 细胞通过受体与 IL – 12 结合，被诱导分化增殖为 CD4$^+$效应 Th1 细胞，即细胞免疫的效应细胞。

（二）CD8$^+$效应 Tc 细胞的形成

静息的 CD8$^+$Tc 细胞必须经抗原激活，并在 CD4$^+$Th 的协同作用下才能分化发育成活化 CD8$^+$效应 Tc 细胞。Tc 细胞的活化也需要双信号的刺激（图 7 – 6），第一信号包括 Tc 细胞表面的 TCR – CD3 与 APC/靶细胞上抗原肽 – MHC – Ⅰ类分子复合物中的抗原肽结合，CD8 分子与 MHC – Ⅰ类分子结合。第一信号通过 CD3 转达到细胞质内。第二信号是协同刺激信号，主要是 Tc 细胞表面的黏附分子 CD28 与靶细胞表面的黏附分子 B7 结合。在双信号的作用下，Tc 细胞活化。活化的 Tc 细胞表达 IL－2 受体，在 CD4$^+$Th 细胞分泌的 IL－2 等细胞因子的作用下，分化为 CD8$^+$效应 Tc 细胞。

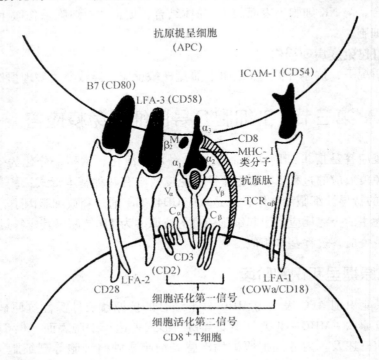

图 7－6　CD8$^+$TC 细胞与 APC（靶细胞）相互作用示意图

三、效应阶段

（一）CD4$^+$效应 Th1 细胞的作用

CD4$^+$效应 Th1 细胞再次接受相同抗原刺激后，可释放多种细胞因子，使局部组织产生以淋巴细胞和单核吞噬细胞浸润为主的慢性炎症反应或迟发型超敏反应。CD4$^+$效应 Th1 细胞释放的主要细胞因子及其作用如下。

1. IFN－γ

IFN－γ 主要作用有：①活化巨噬细胞，增强其吞噬杀伤能力；②增强巨噬细胞等 APC 的 MHC－Ⅱ／Ⅰ类分子的表达，提高其抗原提呈能力；③活化 NK 细胞，增强抗肿瘤和抗病毒能力。

2. IL－2

IL－2 主要作用有：①刺激 CD8$^+$TC 细胞增殖分化为效应 Tc 细胞；②刺激 CD4$^+$Th 细胞增殖分化，分泌 IL－2、IFN－γ、TNF－β；③增强 NK 细胞、巨噬细胞杀伤活性；④诱导细胞因子激活的杀伤细胞（LAK cell）的抗肿瘤活性。

3. TNF－β

TNF－β 主要作用有：①产生炎症作用、杀伤靶细胞；②抗病毒作用；③激活中性粒细胞、巨噬细胞，释放 IL－1、IL－6、IL－8 等细胞因子。

（二）CD8⁺效应 Tc 细胞的作用

效应 Tc 细胞对带有特异性抗原的靶细胞有特异性杀伤作用，并受 MHC－Ⅰ类分子限制。它们只能杀伤表达相应抗原的靶细胞，并且必须与靶细胞密切接触，通过分泌以下几种毒性物质，使靶细胞溶解破坏或发生细胞凋亡（图7－7）。

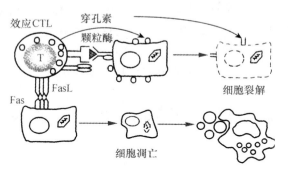

图7－7　效应 Tc 细胞的效应

1. 穿孔素

穿孔素是储存在 Tc 细胞胞质颗粒中的一种蛋白质，又称 C9 相关蛋白，其作用与补体的膜攻击复合物类似，是导致靶细胞溶解的重要介质。当效应 Tc 细胞与靶细胞密切接触相互作用后，可激发 Tc 细胞脱颗粒，释放穿孔素。在 Ca^{2+} 的存在下，穿孔素嵌入靶细胞膜中，聚合成跨膜孔道，使水、电解质进入细胞内，最终导致靶细胞溶解破坏。

2. 颗粒酶

颗粒酶也是储存于 Tc 细胞胞质颗粒中的一种物质，可循穿孔素形成的孔道进入靶细胞内，通过破坏靶细胞的 DNA，介导靶细胞凋亡。颗粒酶也可降解靶细胞内的病毒 DNA，阻止病毒的复制，从而防止病毒释放以及再感染邻近的正常细胞。

3. Fas 抗原与 FasL 结合介导的细胞凋亡

活化后的 Tc 细胞高表达 FasL，可与靶细胞表面的 Fas 分子结合，启动凋亡信号转导而导致靶细胞凋亡。

Tc 细胞杀伤靶细胞有以下特点：①预先由抗原诱导，杀伤作用具有抗原特异性，且受 MHC－Ⅰ类分子的限制；②Tc 细胞必须与靶细胞直接接触才有杀伤作用；③Tc 细胞可连续杀伤靶细胞，杀伤效率高。

四、细胞免疫的生物学效应

（一）抗细胞内感染作用

细胞免疫主要针对细胞内感染的病原体发挥作用，包括细胞内的寄生菌（如结核分枝杆菌、麻风分枝杆菌、伤寒沙门菌等）、病毒、真菌及寄生虫的感染。在细胞免疫建立前，机体对胞内菌多为不完全吞噬，细胞免疫建立后，可活化吞噬细胞，形成完全吞噬。

（二）抗肿瘤作用

通过效应 CD8$^+$Tc 细胞的特异性杀伤以及 CD4$^+$Th1 细胞释放细胞因子发挥直接的和间接的杀瘤效应。

（三）同种移植排斥反应及移植物抗宿主反应

同种异体器官移植后，由于受者与供者之间的组织相容性抗原不同，它们可刺激相互的免疫系统，引起宿主抗移植物反应或移植物抗宿主反应。

（四）引起免疫病理损伤

细胞免疫可引起迟发型超敏反应或某些自身免疫性疾病。

第四节　免疫调节与免疫耐受

一、免疫调节

免疫调节是指机体通过多种调节机制控制免疫应答的强度和时限，使免疫系统在清除抗原后回复到原来的状态。在免疫应答过程中，免疫系统内部各种免疫细胞和免疫分子通过相互促进、相互制约，使机体对抗原刺激产生最适免疫应答。这个过程是在遗传基因的控制和神经–内分泌系统的参与下完成。机体在长期的进化过程中形成了多层面、多系统的调节机制，以使免疫应答控制在最适合的强度，保证其免疫防御、免疫稳定、免疫监视的正常功能。

（一）分子水平的调节

1. 抗原的调节作用

抗原是诱导特异性免疫应答的始动因素，抗原的质和量影响着免疫应答的类型和强度。在一定范围内，免疫应答的强度随进入机体的抗原量增多而增强，但抗原量过高或过低，则可引起免疫耐受。此外，结构相似的抗原可彼此干扰特异性免疫应答，如相隔 1～2d 先后给予两种抗原刺激机体，机体对后一种抗原的免疫应答下调。

2. 抗体的调节作用

在抗原免疫动物前或免疫动物初，输入特异性抗体可使该动物产生特异性抗体的能力下降，说明抗体可对特异性免疫应答产生免疫抑制作用。目前认为，高浓度抗体与相应抗原结合后，可封闭或阻断抗原与 B 细胞表面相应的 BCR 结合，从而中止抗体进一步产生。低浓度抗体的抑制作用可能是由于抗原与抗体结合成免疫复合物后，免疫复合物中的抗原部分结合于 B 细胞的 BCR，抗体部分的 Fc 段又结合于同一 B 细胞的 IgG Fc 受体，导致 B 细胞表面的 BCR 与 IgG Fc 受体发生交联，传入抑制信号，影响 B 细胞活化（图 7－8）。此外，独特型抗体的免疫调节也起到重要作用。其机制为：抗体存在着独特型决定簇，具有免疫原性，可被体内相应 B 细胞克隆识别，产生抗独特型抗体，这种抗独特型抗体可与相应抗体结合并清除该抗体。同时，由于产生该抗体的 B 细胞表面的 BCR 存在着与抗体相同的独特型决定簇，所以，抗独特型抗体也抑制该 B 细胞继续产生抗体。

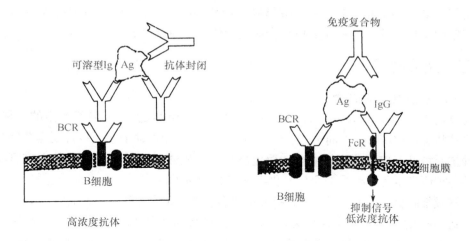

图 7 - 8　抗体的调节作用示意图

（二）细胞水平的调节

1. APC 的调节作用

APC 可通过处理、呈递抗原调节免疫应答。APC 对所吞入的抗原，在加工处理中既可消化过多的抗原，避免引起过高的免疫应答或高剂量免疫耐受；又可浓集有效抗原决定簇，使免疫应答适度。同时 APC 能分泌多种细胞因子，对免疫应答实施正、负调节效应。

2. Th 细胞的调节作用

Th 细胞在细胞因子 IL - 12 和 IL - 4 的作用下，可进一步向 Th1 或 Th2 分化。Th1 细胞主要介导细胞免疫，Th2 细胞则主要促进 B 细胞分化，Th1 细胞大量扩增及其释放的细胞因子，可遏制 Th2 细胞及其介导的免疫效应，Th2 细胞大量扩增及其释放的细胞因子，可遏制 Th1 细胞及其介导的免疫效应（图 7 - 9）。

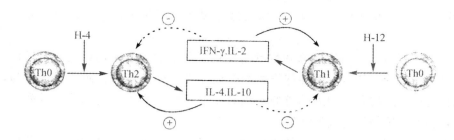

图 7 - 9　Th1 细胞和 Th2 细胞在功能上的拮抗

（三）神经 - 内分泌系统与免疫系统间的相互调节

1. 神经 - 内分泌系统对免疫系统的调节

免疫细胞带有能接受各种激素信号的受体，神经 - 内分泌系统通过释放递质、分泌激素对免疫系统功能进行调节。如糖皮质激素、雄激素等可抑制免疫应答；而雌激素、生长激素、甲状腺素等可增强免疫功能。

2. 免疫系统对神经 - 内分泌系统的调节

免疫系统产生的生物活性分子也可作用于神经 - 内分泌系统，传导相关信息，调节其功能，如 IL－2 可抑制乙酰胆碱释放，TNF－α 可促进星形胶质细胞表达脑啡肽；许多细胞因子也可通过与相应受体结合而上调或下调激素合成。

二、免疫耐受

（一）免疫耐受的概念

免疫耐受（immunologic tolerance）是指免疫系统接触某种抗原后所产生的一种特异性无应答状态。免疫耐受不同于免疫缺陷和免疫抑制，免疫缺陷或免疫抑制是非特异的，对各种抗原均呈不应答或应答减弱；而免疫耐受是机体对某一特定抗原的无应答状态，即对某种抗原产生免疫耐受的个体，再次接受相同抗原的刺激后，不能产生特异性体液免疫应答或细胞免疫应答，但对其他抗原的刺激仍具有正常的免疫应答能力。

引起免疫耐受的抗原称为耐受原。由自身抗原诱导的免疫耐受称为天然耐受（natural tolerance）或自身耐受（self tolerance）；通过外来的抗原诱导免疫耐受，称为获得耐受（acquired tolerance）。

免疫耐受与免疫应答一样是机体免疫功能的重要组成部分。对自身抗原的耐受在维持自身稳定、避免自身免疫性疾病的发生中具有重要意义。

（二）诱导产生免疫耐受的条件

免疫耐受的产生与其他免疫应答的产生是有共性的，即均需抗原的诱导，经过一定的潜伏期，并具有特异性和免疫记忆。但是抗原性物质进入机体后，是引起正相的免疫应答，还是导致免疫耐受取决于多方面因素，主要与抗原物质和机体两方面因素有关。

1. 抗原方面的因素

（1）抗原的种类　一般来说，抗原同诱发耐受动物的亲缘关系越远，分子结构越复杂，分子量越大，其免疫原性越强；反之，则越容易诱发免疫耐受。易被吞噬细胞迅速摄取的抗原常诱发免疫应答，而缓慢或不易被吞噬细胞摄取的抗原则多易诱发免疫耐受。

（2）抗原的性质　抗原的理化性状与免疫耐受的建立也密切相关。一般而言，单体蛋白易诱导耐受，如血清丙种球蛋白聚合体是良好的免疫原，而非聚合体为良好的耐受原；与机体遗传背景相近的抗原易诱导耐受；分子量小的抗原易诱导耐受；可溶性抗原较颗粒性抗原易引起免疫耐受。

（3）抗原的剂量　适宜的抗原剂量能引起正免疫应答，剂量太低或太高均易引起免疫耐受。低剂量诱导的耐受称为低带耐受性（low zone tolerance），高剂量诱导的耐受称为高带耐受性（high zone tolerance）。由于抗原性质及动物的种属、品系及个体、年龄等不同，诱导机体产生免疫耐受不可能是一个固定值。通常 TI 抗原高剂量容易诱导免疫耐受，而 TD 抗原无论是高剂量还是低剂量均可诱导免疫耐受。小剂量抗原引起 T 细胞耐受，而大剂量抗原则引起 T 细胞和 B 细胞都耐受。抗原剂量越大所诱导的耐受越完全、越持久。

（4）抗原的免疫途径　抗原的注入途径也能影响耐受性。一般是口服或静脉注入最易诱导耐受性，腹腔注射动物次之，皮下注射及肌内注射最难。静脉注射的部位不同也可能有不同后果。例如，HGG经颈静脉注入引起免疫应答，经肠系膜静脉注入引起免疫耐受；IgG或清蛋白注入门静脉能致免疫耐受，注入周围静脉则引起免疫应答。

（5）抗原在体内的持续时间 免疫耐受的维持需要体内抗原的持续刺激，一旦抗原在体内消失，已建立起来的免疫耐受则逐渐消退。多次注射抗原可使耐受时间延长。如果抗原是活细胞（如骨髓细胞、淋巴细胞）时，有可能形成嵌合体而产生持久的免疫耐受。对自身抗原的耐受性，则因自身抗原的持续存在而终身保持免疫耐受。

2. 机体方面的因素

（1）机体的免疫状态 机体免疫细胞的发育程度与免疫耐受的建立有密切相关。Owen和Billingham等人的研究资料表明，胚胎期与新生期的机体极易诱导终生或长期的免疫耐受性，而成年期则较难。其原因主要与免疫系统的成熟度有关。免疫应答功能成熟的个体，不易产生免疫耐受性，如欲诱发其耐受，常需大剂量抗原并联合应用其他免疫抑制措施。

（2）动物的种属和品系 多种动物通过抗原诱导都可建立免疫耐受，但其建立的难易程度不同。一般来说，大鼠和小鼠较易建立，在胚胎期和出生后都可诱导成功，而家兔、有蹄类和灵长类则通常在胚胎期才能诱导建立耐受性。同一种属的不同品系，对建立耐受性的敏感程度也有很大差异。

（3）免疫抑制措施的联合应用 对于成年机体，单独使用抗原一般不易诱发耐受性，因此常需要联合应用其他免疫抑制措施，使机体免疫功能暂时处于抑制状态，可有利于诱导耐受性。

（三）研究免疫耐受的意义

有关免疫耐受的研究，在理论和医学实践中都具有重要意义。免疫耐受学说不仅解释了机体何以能够"识别"并"清除"非己异物，对自身组织成分不产生免疫应答，而且还为阐明免疫应答的形成机制和免疫调节的作用原理提供了实验依据、奠定了理论基础。

免疫耐受的诱导、维持和破坏与许多临床疾病的发生、发展和转归有关。例如自身免疫性疾病的发生就是由于自身耐受性终止或破坏所致；对病原体或肿瘤抗原产生免疫耐受，可导致感染迁延不愈或患肿瘤。因此，研究免疫耐受的形成机制和诱导因素，有效地控制机体对某一特定抗原的耐受性将有助于相关疾病的控制。如通过建立或恢复免疫耐受，防治超敏反应、自身免疫性疾病及异体器官移植的排斥反应；打破或终止免疫耐受，激发免疫应答来防治慢性感染和控制肿瘤。

目标检测

1. 简述免疫应答的基本过程。
2. 概述 B 细胞对 TD 抗原的免疫应答。
3. 分析抗体产生的一般规律及其医学意义。
4. 体液免疫和细胞免疫的生物学效应有何不同？

（许郑林）

第八章

抗感染免疫

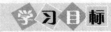

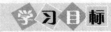

学习目标

1. 概述固有免疫的构成成分及抗感染作用。
2. 说出适应性免疫的抗感染作用。
3. 比较固有免疫和适应性免疫的特点。

本章主要介绍固有免疫的概念、组成及其在抗感染免疫中的作用，适应性免疫的抗感染成分及其作用。

抗感染免疫是机体抵御病原生物及其有害产物，维持机体生理稳定的一种防御功能。抗感染免疫包括固有免疫和适应性免疫，两者互相配合，共同发挥抗感染免疫作用。

第一节　固有免疫

固有免疫又称先天免疫，是机体在长期的种系发育进化过程中，逐渐建立的一系列天然防御功能。其特点是：生来就有，经遗传获得，能传给下一代；其作用并非针对某种病原生物，也称非特异性免疫；免疫力不会因再次接触病原生物而增减。

固有免疫是机体抵御病原生物入侵的第一道防线，具有非特异性抗感染作用，同时在适应性免疫应答的启动、效应和调节等过程中发挥重要作用。

固有免疫由屏障结构、吞噬细胞、固有免疫分子等组成（图8-1）。

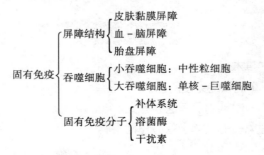

图8-1　固有免疫的组成示意图

一、屏障结构

（一）皮肤黏膜屏障

覆盖于体表的完整皮肤和与外界相通的腔道黏膜共同构成皮肤黏膜屏障，是机体抵抗病原生物入侵的第一道防线。其功能包括以下几方面。

1. 机械阻挡和排除作用

健康完整的皮肤、黏膜能有效地阻挡病原生物的入侵。只有当皮肤、黏膜受损时病原生物才能侵入。皮肤、黏膜表面细胞的脱落和更新，可清除黏附于表面的病原生物；呼吸道黏膜上皮细胞靠表面纤毛的摆动，将病原生物咳出或咽下；肠道蠕动可使细菌随粪便排出，每日约排菌 10^{12} 个；排尿、流泪、唾液等有冲洗和排除病原生物的作用，可排除外来有害生物。

2. 分泌抑菌和杀菌物质

皮肤和黏膜分泌物中含有多种抑菌和杀菌物质。例如汗腺分泌的乳酸、皮脂腺分泌的脂肪酸、胃黏膜分泌的胃酸等有抑制或杀死大多数细菌的作用。

3. 正常菌群的拮抗作用

寄居在人体体表以及与外界相通的腔道中的正常菌群，能通过营养竞争、产生代谢产物或释放抗生素而抑制病原生物的生长。例如肠道中大肠埃希菌产生的大肠菌素和酸性产物能抑制志贺菌、金黄色葡萄球菌、白假丝酵母菌等的生长。

（二）血-脑屏障

血-脑屏障由软脑膜、脉络丛的毛细血管壁和包在壁外的星状胶质细胞形成的胶质膜组成。其结构致密，能有效阻挡血液中病原生物及其他大分子物质进入脑组织及脑室，保护中枢神经系统。婴幼儿、血脑屏障尚未发育完善，易发生中枢神经系统感染。

（三）胎盘屏障

胎盘屏障由母体子宫内膜的基蜕膜和胎儿绒毛膜滋养层细胞共同构成。正常情况下，可阻止母体感染的病原生物及其有害产物进入胎儿体内，保护胎儿免遭感染。但在妊娠早期（前3个月内）此屏障尚不完善，此时孕妇若感染某些病毒（巨细胞病毒、风疹病毒等）容易导致胎儿畸形、流产或死胎等。

二、吞噬细胞

当病原生物突破皮肤黏膜屏障进入机体时，机体的吞噬细胞即可发挥强大的吞噬和杀伤作用，在早期抗感染免疫中发挥重要作用。

（一）吞噬细胞的种类

人类吞噬细胞包括小吞噬细胞和大吞噬细胞。小吞噬细胞即血液中的中性粒细胞，大吞噬细胞即单核-巨噬细胞，包括血液中的单核细胞和各种组织中的巨噬细胞。

（二）吞噬过程

当病原生物穿透皮肤或黏膜到达体内组织后，吞噬细胞首先从毛细血管中逸出，聚集到病原生物所在部位。多数情况下，病原生物被吞噬杀灭。若未被杀死，则经淋巴管到附近淋巴结，在淋巴结内的吞噬细胞进一步把它们消灭。一般只有毒力强、数量多的病原生物才有可能不被完全阻挡而侵入血流及其他脏器，然后再由血液、肝、脾或骨髓等处的吞噬细胞对病原生物继续进行吞噬杀灭。

吞噬和杀菌过程一般分为三个阶段（图8-2）。

1. 吞噬细胞与病原生物接触

吞噬细胞和病原生物的接触可以是偶然相遇，也可通过趋化因子，吸引吞噬细胞向感染部位聚集。

2. 吞入病原生物

吞入病原生物有两种方式：一是吞噬细胞伸出伪足将病原生物包围并摄入细胞内，形成吞噬体，为吞噬作用，主要吞噬较大的病原生物颗粒；另一种是对于较小的病原生物颗粒，由细胞膜内陷将病原生物摄入细胞内，形成吞噬体，为吞饮作用。

3. 杀死和破坏病原生物

当吞噬体形成后，细胞内的溶酶体向吞噬体靠近，并与之融合成吞噬溶酶体。溶酶体中的多种杀菌物质和水解酶将病原生物杀死并分解消化，最后将不能消化的残渣排出吞噬细胞外。

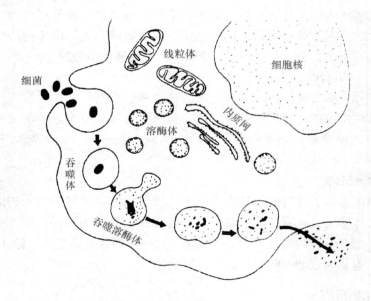

图8-2　吞噬细胞的吞噬过程示意

（三）吞噬结果

吞噬细胞吞噬病原后，其结果与病原生物的类型、毒力和人体免疫力不同而异。

1. 完全吞噬

病原生物被吞噬后，彻底被杀死、消化，称为完全吞噬。

2. 不完全吞噬

某些细胞内寄生菌如结核分枝杆菌、布鲁菌、伤寒沙门菌、军团菌等，在机体尚未产生特异性细胞免疫的情况下，虽被吞噬细胞吞噬，但不被杀死，反而在吞噬细胞内生长繁殖，并损伤、破坏吞噬细胞，甚至导致吞噬细胞死亡；未被杀死或破坏的吞噬细胞可成为病原生物的保护体，使病原生物逃避药物及血清中杀菌物质的作用；病原生物可随游走的吞噬细胞经淋巴液或血流扩散到人体其他部位，引起感染扩散或蔓延，甚至死亡。

3. 引起组织损伤

吞噬细胞在吞噬过程中，可向细胞外释放多种溶酶体酶，破坏邻近的正常组织细胞，造成组织损伤。

4. 提呈抗原

病原生物被吞噬细胞吞入后，通过溶酶体酶的消化降解，将其分解为易被免疫活性细胞识别的小分子抗原肽，并运送表达于吞噬细胞膜上，激发启动免疫应答。

三、固有免疫分子

正常人血液、淋巴液等体液中含有多种杀菌或抑菌物质，主要有补体、溶菌酶、防御素、干扰素等，其中重要的是补体。

1. 补体系统

补体系统是参与固有免疫应答最重要的一类免疫效应分子，其生物学作用在补体系统章节已叙述，这里不再赘述。

2. 细胞因子

病原生物感染机体后，可刺激机体免疫细胞和感染的组织细胞产生多种细胞因子，具有抗病毒、促进炎症反应、增强抗肿瘤等作用。

3. 溶菌酶

溶菌酶是一种不耐热的碱性蛋白质，广泛分布于各种体液和外分泌液中。溶菌酶可以破坏革兰阳性菌细胞壁，导致细菌溶解。革兰阴性菌对溶菌酶不敏感。

4. 干扰素

干扰素是病毒感染的细胞或效应 T 细胞所产生的一类高活性、多功能的糖蛋白，具有广泛的抗病毒、抗肿瘤和免疫调节等多种生物学活性。

第二节 适应性免疫

适应性免疫是出生后经主动或被动免疫方式而获得，是在生活过程中接触某种病原生物及其产物而产生的特异性免疫，也称获得性免疫。其特点是后天获得，不能遗传给下一代；其作用有明显的针对性，又称为特异性免疫；免疫力会因再次接触相同病原生物而增强。适应性免疫分为细胞免疫及体液免疫。

一、体液免疫的抗感染作用

体液免疫在抵抗细胞外微生物感染中起主要作用，其抗感染方式如下。

1. SIgA 抑制病原微生物的黏附

呼吸道、消化道、泌尿生殖道等黏膜表面的 SIgA 可与黏膜表面的病原生物结合，阻止病原微生物在黏膜表面黏附定植，从而阻断感染。

2. 调理作用

IgG 与病原微生物结合，通过 IgG 的 Fc 段与吞噬细胞的 Fc 受体结合，促进吞噬细胞对病原微生物的吞噬消化。此外，抗体与细菌抗原结合形成的免疫复合物与补体 C3b 等成分结合，可进一步增强吞噬细胞的吞噬功能。

3. 抗体与补体联合参与溶细胞作用

IgG 或 IgM 抗体与病原生物抗原结合后形成抗原－抗体复合物，可通过经典途径激活补体系统，导致靶细胞溶解。

4. 抗毒素的中和作用

抗毒素（IgG）与游离的外毒素结合，可以阻断外毒素与易感细胞表面的受体结合，使外毒素失去活性。

5. 中和抗体的抗病毒作用

中和抗体（IgG、IgM、IgA）与病毒结合后，形成免疫复合物，导致：①病毒表面构型改变，阻止病毒吸附、穿入易感组织细胞；②被吞噬细胞吞噬清除；③激活补体，使有包膜病毒溶解。

二、细胞免疫的抗感染作用

细胞免疫在抵抗细胞内微生物感染中起主要作用，其抗感染方式如下。

1. CD4$^+$Th1 细胞的抗感染作用

CD4$^+$Th1 细胞主要通过分泌 IL－1、IFN－γ 和 TNF－β 等细胞因子，促使吞噬细胞向病原菌聚集并增强吞噬细胞的吞噬杀伤功能，产生以淋巴细胞和单核细胞浸润为主的炎症反应和迟发型超敏反应，发挥抗细胞内微生物感染作用。

2. CD8$^+$Tc 细胞的抗感染作用

CD8$^+$Tc 细胞可通过释放穿孔素、颗粒酶等物质，直接杀伤靶细胞，还可以通过 Fas－FasL 等途径诱导靶细胞凋亡，发挥抗胞内微生物感染效应。

在抗感染免疫中，固有免疫首先发挥作用，当适应性免疫建立后，可明显增强固有免疫的抗感染能力。若机体的免疫功能有任何损伤或功能低下，都不能对病原生物发生正常的免疫应答而导致疾病。抗感染免疫通常对人体是有利的，有时也可以出现免疫病理损伤。

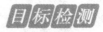

目标检测

1. 简述固有免疫的构成成分及其抗感染作用。
2. 简述适应性免疫抗感染作用。

（马学萍）

第 九 章

临 床 免 疫

学习目标

1. 解释超敏反应的概念，说出超敏反应的类型、特点及常见的超敏反应疾病。
2. 阐明超敏反应的发生机制，比较四型超敏反应。
3. 应用超敏反应防治原则预防临床常见的超敏反应疾病。
4. 说出免疫缺陷病、自身免疫性疾病、肿瘤免疫、移植免疫的特点。

本章主要介绍超敏反应的概念，超敏反应的发生机制、主要特点，常见疾病及防治原则；简要介绍免疫缺陷病、自身免疫性疾病、肿瘤免疫和移植免疫。

第一节 超敏反应

超敏反应（hypersensitivity），即机体受同一抗原持续刺激或再次刺激所发生的以组织细胞损伤或生理功能紊乱为主的病理性免疫应答，又称变态反应（allergy）。

引起超敏反应的抗原称为变应原（allergen）或过敏原（anaphylactogen），可以是完全抗原，也可以是半抗原。

根据超敏反应的发生机制和临床特点，可将其分Ⅰ、Ⅱ、Ⅲ、Ⅳ共四型超敏反应。Ⅰ～Ⅲ型超敏反应由抗体介导，Ⅳ型超敏反应由T细胞介导。

一、Ⅰ型超敏反应

Ⅰ型超敏反应又称速发型超敏反应或过敏反应，临床上最为常见。

（一）参与Ⅰ型超敏反应的主要物质

1. 变应原

引起Ⅰ型超敏反应的变应原种类繁多见表9－1，不同的变应原可通过呼吸道、消化道、皮肤等途径进入机体。

表 9 - 1　常见变应原种类

种类	常见变应原
吸入性变应原	植物花粉、动物皮毛、螨类、霉菌孢子和菌丝、昆虫的毒液及酶类、化学物质、粉尘、生活用品的纤维等
食物类变应原	鸡蛋、牛奶、肉类、鱼、虾、真菌类食物、食物添加剂、防腐剂、调味剂、保鲜剂等
药品类变应原	青霉素、链霉素、磺胺类、普鲁卡因、阿司匹林、抗毒素、有机碘等

2. 抗体

引起Ⅰ型超敏反应的抗体主要是 IgE，其次是 IgG4。IgE 主要由呼吸道、消化道黏膜下固有层淋巴组织中的 B 细胞产生，这些部位也是变应原易于入侵引起超敏反应的好发部位。IgE 正常人血清中含量最少，为亲细胞抗体，可通过其 Fc 段与肥大细胞和嗜碱性粒细胞表面高亲和力 IgE Fc 受体（FcεRⅠ）结合，使机体处于致敏状态。

3. 细胞

参与Ⅰ型超敏反应的主要细胞有肥大细胞、嗜碱性粒细胞和嗜酸性粒细胞。肥大细胞主要分布于皮肤、呼吸道、消化道黏膜下结缔组织中；嗜碱性粒细胞则存在于血液中，数量较少，也可在某些因子的作用下聚集到超敏反应部位发挥作用。肥大细胞和嗜碱性粒细胞表面具有高亲和力的 IgE Fc 受体（FcεRⅠ），细胞质中含有大量的嗜碱性颗粒，颗粒内含有多种生物活性介质。嗜酸性粒细胞在Ⅰ型超敏反应中起负调节作用。近年来研究发现，嗜酸性粒细胞被某些细胞因子激活后，亦可表达高亲和力的 IgE Fc 受体（FcεRⅠ），引发脱颗粒，参与Ⅰ型超敏反应晚期相的形成与维持。

4. 生物活性介质

参与Ⅰ型超敏反应的生物活性介质可分为以下两类。

（1）预先合成并储存在细胞内的介质　如组胺、肝素、激肽原酶等。

（2）新合成的活性介质　肥大细胞和嗜碱性粒细胞活化后，合成新的介质如白三烯、前列腺素、血小板活化因子等，并释放到细胞外发挥作用。嗜酸性粒细胞可通过释放组胺酶、芳基硫酸酯酶、磷脂酶等，灭活生物活性介质。

（二）发生机制

1. 致敏阶段

变应原进入机体后刺激 B 细胞增殖分化为浆细胞，产生 IgE 类抗体，IgE 抗体以其 Fc 段与肥大细胞和嗜碱性粒细胞表面的 IgE Fc 受体（FcεRⅠ）结合，使机体形成对该变应原的致敏状态。此致敏状态通常可维持数月、数年或更长时间，若长时间不接触相同的变应原，致敏状态可逐渐消失。

2. 激发阶段

相同变应原再次进入处于致敏状态的机体，变应原与肥大细胞和嗜碱性粒细胞表面 2 个或 2 个以上的 IgE 分子特异性结合，使膜表面的 IgE Fc 受体（FcεRⅠ）发生交联，激发肥大细胞和嗜碱性粒细胞活化，导致细胞脱颗粒，释放颗粒内预先储备的介质如组胺、激肽原酶等。并迅速合成和释放新介质如白三烯、前列腺素、血小板活化因子等。

3. 效应阶段

生物活性介质与效应器官上相应受体结合后，使机体出现生理功能紊乱，表现为：①毛细血管扩张、通透性增加；②平滑肌收缩，尤以气管、支气管、胃肠道平滑肌为甚；③黏膜腺体分泌增加。

Ⅰ型超敏反应的发生机制（图9-1）。

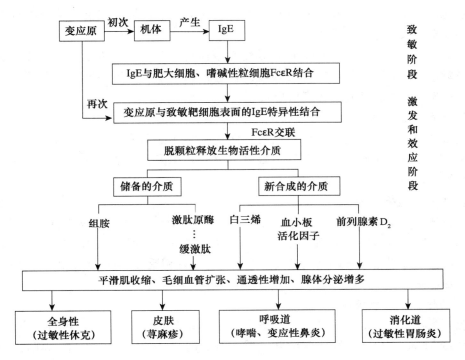

图9-1　Ⅰ型超敏反应的发生机制示意图

Ⅰ型超敏反应又可分为速发相和迟发相两种。速发相的特点为反应发生快，一般在接触变应原后数秒钟至数十分钟内发生，可持续数小时，主要由组胺引起。迟发相的特点为反应发生慢而持久，一般在接触变应原后6～12h发生，可持续数天，主要由白三烯、血小板活化因子等所致。

（三）特点

（1）发生快，消退也快。

（2）主要由IgE抗体介导。

（3）肥大细胞和嗜碱性粒细胞等效应细胞以释放生物活性介质的方式参与。

（4）常表现为生理功能紊乱，无严重的组织细胞损伤。

（5）有明显个体差异和遗传倾向。

（四）常见疾病

1. 过敏性休克

过敏性休克是最严重的Ⅰ型超敏反应性疾病，常见于再次注射药物或抗毒素血清。可出现胸闷、呼吸困难、面色苍白、出冷汗、手足发凉、脉搏细速、血压下降、意识障碍或昏迷等临床症状，若不及时抢救可导致死亡。

（1）药物过敏性休克　以青霉素过敏性休克最为常见，此外，头孢菌素、链霉素、普鲁卡因等也可引起。青霉素分子量较小，本身无免疫原性，在弱碱性环境中容易降解，其降解产物为青霉噻唑醛酸或青霉烯酸等，二者可与组织蛋白结合为青霉噻唑蛋白或青霉烯酸蛋白（完全抗原），可刺激机体产生 IgE 类抗体而致敏。若再次接触青霉素，即可能发生过敏性休克。因此使用青霉素应新鲜配制。少数情况下，初次注射青霉素也可以发生过敏性休克，其可能原因是吸入空气中青霉菌孢子或曾使用过青霉素污染的注射器或其他医疗器材。

（2）血清过敏性休克　临床应用动物免疫血清如破伤风抗毒素、白喉抗毒素进行治疗或紧急预防时，有些患者可因曾经注射过相同的动物血清制剂，机体已处于致敏状态，而发生过敏性休克，重者可导致死亡。

2. 皮肤过敏反应

皮肤过敏反应多由药物、食物或吸入性变应原（如羽毛、花粉、油漆）诱发，也可由某些肠道寄生虫感染或物理性因素（如寒冷）引发，主要表现为皮肤荨麻疹、湿疹和血管神经性水肿等。

3. 呼吸道过敏反应

呼吸道过敏反应可因吸入花粉、病原微生物、动物皮毛和尘螨等抗原物质引起，最常见的是支气管哮喘和过敏性鼻炎。支气管哮喘患者表现为支气管平滑肌痉挛、黏液分泌增多、呼吸道过敏性炎症。其急性发作属速发相反应，48h 后进入迟发相，出现典型的临床表现。

4. 消化道过敏反应

食用动物蛋白（如鱼、虾、蛋、奶等）或服用某些药物后，可发生胃肠道过敏症，出现恶心、呕吐、腹痛、腹泻等症状，严重时可出现过敏性休克。研究表明，可能与患者胃肠道黏膜表面 SIgA 含量明显减少和蛋白水解酶缺乏有关。

（五）防治原则

1. 查明变应原并避免与之接触

查明变应原并避免与之接触是预防 I 型超敏反应最有效的方法。临床上可通过询问病史、皮肤试验查找变应原。

（1）询问过敏史　通过询问过敏史寻找可疑的变应原，明确变应原后应避免与之接触。

（2）检测变应原　临床上检测变应原最常用的方法是皮肤试验。皮肤试验是将容易引起过敏反应的药物、生物制品或其他可疑变应原经稀释后（青霉素 200～500U/ml、抗毒素血清 1:100、花粉 1:10 000、尘螨 1:100 000），取 0.1ml 在受试者前臂掌侧做皮内注射，15～20min 后观察结果。如注射部位局部出现红晕、水肿，直径大于 1cm，或虽无水肿，但注射处有痒感或全身有不适者，为阳性反应。青霉素皮试阳性者忌用青霉素，抗毒素血清皮试阳性者可进行脱敏注射法。

2. 脱敏疗法

某些变应原虽被检出，但难以避免再次接触，临床上常采用脱敏疗法防治 I 型超敏反应的发生。

（1）异种免疫血清脱敏疗法　对抗毒素皮试阳性者，可通过小剂量、短间隔（20～

30min）多次注射进行脱敏治疗。其机制是小剂量变应原进入机体，使肥大细胞和嗜碱性粒细胞脱颗粒释放少量生物活性介质，不足以引起明显临床症状，经多次短间隔注射后，可使致敏的肥大细胞和嗜碱性粒细胞分批脱敏，直至机体致敏状态被解除。但这种脱敏是暂时的，经过一定时间后机体又可重新被致敏。

（2）特异性变应原脱敏疗法　某些患者的变应原虽已确定，但又难以避免与之接触，可考虑应用低剂量变应原，反复多次皮下注射进行脱敏，又称为减敏疗法。其机制可能是反复皮下注射变应原，诱导机体产生大量特异性 IgG 类抗体，与再次进入机体的变应原结合，阻止变应原与肥大细胞和嗜碱性粒细胞上的 IgE 结合，阻断超敏反应的发生。

3. 药物治疗

（1）抑制生物活性介质合成和释放的药物　①肾上腺素、异丙基肾上腺素、前列腺素 E 以及甲基黄嘌呤和氨茶碱等药物均可抑制肥大细胞和嗜碱性粒细胞生物活性介质的释放；②色甘酸二钠可稳定细胞膜，阻止致敏靶细胞脱颗粒释放生物活性介质；③阿司匹林可抑制前列腺素 D_2 等介质合成。

（2）生物活性介质拮抗药物　①马来酸氯苯那敏（扑尔敏）、苯海拉明、赛庚啶、异丙嗪等抗组胺药，具有拮抗组胺作用；②阿司匹林可拮抗缓激肽；③多根皮苷酊磷酸盐可拮抗白三烯。

（3）改善效应器官反应性的药物　①肾上腺素、麻黄碱等可解除支气管平滑肌痉挛、减少腺体分泌，升高血压，对救治过敏性休克有重要意义；②葡萄糖酸钙、氯化钙、维生素 C 等可解痉，还能减轻皮肤与黏膜炎症反应。

知识链接

Ⅰ型超敏反应的免疫新疗法

根据Ⅰ型超敏反应的发生机制和细胞因子对 IgE 产生的调节作用，目前已广泛应用免疫新方法对Ⅰ型超敏反应进行治疗，常用方法包括：①应用人源化抗 IgE 单克隆抗体，可与 IgE 结合，治疗持续性哮喘；②使用重组 IL－4 受体与 IL－4 结合，阻断其生物学效应，减少 IgE 抗体的产生；③IL－12 与变应原共同使用，可使 Th2 型免疫应答向 Th1 型转变，减少 IgE 的产生；④将变应原的编码基因与合适的载体重组制成 DNA 疫苗进行接种，诱导 Th1 型免疫应答。

二、Ⅱ型超敏反应

Ⅱ型超敏反应又称细胞溶解型超敏反应（cytolytic type hypersensitivity）或细胞毒型超敏反应（cytotoxic type hypersensitivity）。Ⅱ型超敏反应是 IgG 或 IgM 类抗体与靶细胞表面相应抗原结合，在补体系统、巨噬细胞和中性粒细胞参与下，造成组织细胞损伤的病理性免疫反应。

（一）发生机制

1. 靶细胞及其表面抗原

正常组织细胞、改变的自身组织细胞和结合有外来抗原或半抗原的自身组织细胞，均可成为Ⅱ型超敏反应被攻击杀伤的靶细胞。靶细胞表面抗原主要包括：①同种异型抗原，如 ABO 血型抗原、Rh 血型抗原、HLA 抗原等；②改变和修饰的自身抗原，在感染、理化因素、辐射、化学制剂等作用下，某些自身成分改变成为被免疫系统识别的"非己"成分，导致自身抗体的产生；③异嗜性抗原，某些病原体与自身组织成分有共同抗原，可发生交叉反应，引起自身组织损伤，如 A 群链球菌与人肾小球基底膜、心肌细胞等存在共同抗原；④吸附于组织细胞表面的外来抗原或半抗原，某些化学药物可作为半抗原进入机体，吸附于血细胞表面成为完全抗原。

2. 抗体、补体及效应细胞的作用

参与Ⅱ型超敏反应的抗体主要是 IgG、IgM，少数为 IgA。抗体与靶细胞表面抗原结合后，通过三条途径损伤靶细胞：①激活补体溶解靶细胞；②激活巨噬细胞，吞噬靶细胞；③激活 NK 细胞，介导 ADCC 效应杀伤靶细胞（图 9 - 2）。

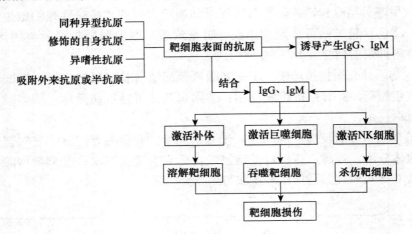

图 9 - 2　Ⅱ型超敏反应的发生机制示意图

（二）特点

（1）介导的抗体主要为 IgG 和 IgM。

（2）补体、巨噬细胞和 NK 细胞参与靶细胞的免疫损伤作用。

（3）靶细胞主要是血细胞或某些自身组织细胞。

（三）常见疾病

1. 输血反应

输血反应多发生于 ABO 血型不符的输血。如将 A 型供血者的血液误输给 B 型受血者，供血者红细胞的 A 抗原与受血者血清中的天然抗 A 抗体（IgM）结合后，激活补体溶解红细胞，可出现溶血、血红蛋白尿等现象，严重者可导致死亡。输血反应也可见于反复输入异型 HLA 血细胞引起的非溶血性输血反应。

2. 新生儿溶血症

新生儿溶血症多见于母亲血型为 Rh 阴性，而胎儿血型为 Rh 阳性的情况。第一胎分娩时，胎儿血型为 Rh 阳性的红细胞可进入母体，刺激母体产生抗 Rh 抗体；若母体第二次妊娠而胎儿血型仍为 Rh 阳性，则母体内 IgG 类抗 Rh 抗体可通过胎盘进入胎儿体内，导致胎儿红细胞溶解。为预防新生儿溶血症的发生，可于初产后 72h 内给母体注射抗 Rh 抗体,以免胎儿 Rh 抗原使母体致敏;对患儿则须立即换输 Rh 阴性血。

另外,新生儿溶血症也可发生于血型为 Rh 阴性的母亲,曾接受过血型为 Rh 阳性者的输血。ABO 血型不符也可引起的新生儿溶血症,但一般症状较轻微。

3. 药物过敏性血细胞减少症

药物过敏性血细胞减少症包括药物过敏性溶血性贫血、药物过敏性粒细胞减少症和药物过敏性血小板减少性紫癜。某些药物如青霉素、磺胺类、氨基比林、奎尼丁、非那西丁、氯丙嗪等可吸附于血细胞刺激机体产生抗体,抗体可与吸附于血细胞的药物结合,也可以是药物与抗体结合形成免疫复合物黏附于血细胞,由巨噬细胞、补体等损伤血细胞。

4. 自身免疫性溶血性贫血

自身免疫性溶血性贫血可能与遗传因素有关,因病毒感染、药物或酶类等作用于红细胞,使其免疫原性发生变化,从而刺激机体发生针对红细胞自身抗原的免疫应答,产生自身抗体而引起红细胞溶解导致溶血性贫血。

5. 抗基底膜型肾小球肾炎和风湿性心肌炎

A 群链球菌与人肾小球基底膜和心肌细胞间有共同抗原,A 群链球菌感染刺激机体产生的抗体除能与链球菌结合外,还可与肾小球基底膜和心肌细胞发生交叉反应,导致肾小球和心肌病变,发生抗基底膜型肾小球肾炎和风湿性心肌炎。

6. 肺 – 肾综合征

又称 Goodpasture 综合征。可能是病毒感染或吸入有机溶剂导致肺泡基底膜抗原改变,刺激机体产生自身抗体。肺泡壁基底膜和肾小球基底膜有共同抗原,抗肺泡基底膜抗体与肾小球基底膜发生交叉反应,造成肾小球损伤,导致肺出血和肾炎。

三、Ⅲ型超敏反应

Ⅲ型超敏反应又称免疫复合物型超敏反应(immune complex type hypersensitivity)。可溶性抗原与相应抗体结合为免疫复合物(immune complex,IC),沉积于毛细血管基底膜等部位,激活补体,在血小板、中性粒细胞等参与下,引起血管及其周围组织炎症和组织损伤。

(一)发生机制

1. 中等大小 IC 的形成与沉积

可溶性抗原与相应的抗体结合后,形成的大分子 IC 易被吞噬细胞吞噬;小分子 IC 易被肾小球滤过随尿液排出;而中等大小分子的 IC 则不易被清除,长期在血循环中存留,在一定条件下沉积于血管基底膜。由于局部解剖、血液动力学、血管通透性等因素,IC 容易沉积于肾小球、关节滑膜、心肌、皮肤等处的血管基底膜。

2. IC 引起的组织损伤

中等大小可溶性免疫复合物沉积后,激活补体系统导致组织细胞溶解并产生有活性的补体片段;C3a、C5a 与肥大细胞或嗜碱性粒细胞上的 C3a 和 C5a 受体结合,使其释放组胺等炎性介质,引起局部组织水肿;C3a 和 C5a 可同时吸引中性粒细胞聚集在免疫复合物沉积的部位,中性粒细胞吞噬免疫复合物的同时释放溶酶体酶引起组织损伤。

此外，活化的血小板凝集，形成微血栓，造成局部组织缺血、出血。

Ⅲ型超敏反应的发生机制见图9－3。

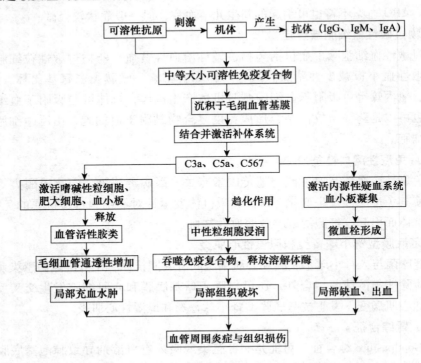

图9－3　Ⅲ型超敏反应的发生机制示意图

（二）特点

（1）介导的抗体为IgG、IgM、IgA。

（2）中等大小可溶性免疫复合物的形成与沉积是引起Ⅲ型超敏反应的关键。

（3）以中性粒细胞浸润、释放溶酶体酶为主要损伤机制。

（4）补体系统、中性粒细胞、嗜碱性粒细胞、血小板等参与反应，导致血管炎症和组织损伤。

（三）常见疾病

1. 局部免疫复合物病

（1）Arthurs反应　又称实验性局部Ⅲ型超敏反应。给家兔皮下多次注射马血清，局部可出现剧烈炎症反应。其原理为：多次注射异种蛋白刺激机体产生大量抗体，局部注射的抗原与过量相应抗体结合形成免疫复合物，沉积于局部血管基底膜，导致病理损伤。

（2）类Arthurs反应　1型糖尿病患者局部反复注射胰岛素后，可在注射部位出现水肿、充血、出血和坏死等反应。注射狂犬病疫苗也可出现类似的反应。

2. 全身免疫复合物病

（1）血清病　初次大剂量注射抗毒素血清（马血清）后1~2周，患者出现发热、皮疹、淋巴结肿大、关节肿痛、一过性蛋白尿等临床症状。其机制是体内产生的抗异种血清抗体与未排除的抗毒素结合，形成IC并沉积所致。

（2）感染后肾小球肾炎　常见于 A 群链球菌感染 2～3 周后，体内产生的抗链球菌抗体与链球菌可溶性抗原结合形成 IC，沉积于肾小球基底膜，引起急性肾小球肾炎。此外，葡萄球菌、肺炎链球菌、乙型肝炎病毒和疟原虫感染也可引发。

（3）类风湿关节炎（rheumatoid arthritis，RA）　发病机制尚不清楚，可能与病毒或支原体持续感染有关。感染可使体内 IgG 变性而成为自身抗原，刺激机体产生抗变性 IgG 的自身抗体（以 IgM 为主），临床上称为类风湿因子（RF）。自身抗体与变性 IgG 结合形成中等大小 IC 沉积在小关节滑膜，引起类风湿关节炎。

（4）系统性红斑狼疮（system lupuserythematosus，SLE）　病因尚不明确，患者体内常出现多种抗 DNA 抗体，该抗体与循环中的 DNA 抗原结合形成可溶性免疫复合物，反复沉积在肾小球、关节、皮肤和其他多种器官的毛细血管壁，引起肾小球肾炎、皮肤红斑、关节炎和多部位的脉管炎。

四、Ⅳ型超敏反应

Ⅳ型超敏反应又称迟发型超敏反应（delayed type hypersensitivity，DTH），是由效应 T 细胞介导的免疫应答。由于反应发生较迟缓，通常于再次接触抗原 24～72h 发生而得名。

（一）发生机制

诱导Ⅳ型超敏反应的抗原进入机体后，可刺激 T 细胞增殖、分化为效应 T 细胞，当相同的抗原再次进入机体时，效应 Th1 细胞释放细胞因子介导炎症反应，加重组织损伤；Tc 细胞通过释放穿孔素和颗粒酶等介质或 Fas - FasL 途径，引起靶细胞溶解和凋亡。

Ⅳ型超敏反应的发生机制见图 9 - 4。

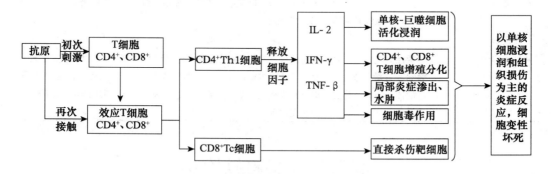

图 9 - 4　Ⅳ型超敏反应的发生机制

（二）特点

（1）由效应 T 细胞介导，无抗体、补体参与。

（2）反应发生慢（24～72h），消退也慢。

（3）病变特征是以单核细胞浸润和组织损伤为主的炎症反应。

（4）无明显的个体差异。

（三）常见疾病

1. 传染性迟发型超敏反应

机体针对细胞内感染病原体产生的细胞免疫应答可诱发Ⅳ型超敏反应，因其在感染过程中发生，故称为传染性迟发型超敏反应。如肺结核患者对结核分枝杆菌产生迟发型超敏反应，可出现肺空洞、干酪样坏死等。

2. 接触性皮炎

小分子化学物质（如油漆、染料、化妆品、农药、药物或塑料制品等）接触皮肤后与皮肤角质蛋白结合，成为完全抗原，使机体致敏，当再次接触相同抗原即发生接触性皮炎，患者皮肤可出现红肿、水疱、皮疹等症状，严重者可发生剥脱性皮炎。

3. 移植排斥反应

进行同种异体组织或器官移植时，由于受者与供者之间 HLA 抗原型别不同，移植后容易发生移植排斥反应，移植的组织或器官发生坏死、脱落。

临床上发生的超敏反应往往非常复杂，常为混合型，以某一型损伤机制为主。如青霉素除引发Ⅰ型超敏反应出现过敏性休克外，还可通过Ⅱ、Ⅲ、Ⅳ型超敏反应机制引发不同病证。

各型超敏反应比较见表9-2。

表9-2 各型超敏反应比较

区别点	Ⅰ型超敏反应	Ⅱ型超敏反应	Ⅲ型超敏反应	Ⅳ型超敏反应
同义名称	速发型超敏反应或过敏反应	细胞毒型超敏反应或细胞溶解型超敏反应	免疫复合物型超敏反应或血管炎型超敏反应	迟发型超敏反应或T细胞介导型超敏反应
参与的抗体	IgE、IgG4	IgM、IgG	IgM、IgG4、IgA	无
参与细胞	肥大细胞、嗜碱性粒细胞、嗜酸性粒细胞	中性粒细胞、巨噬细胞、NK细胞	中性粒细胞、血小板	T细胞、巨噬细胞
补体参与	无	有	有	无
常见疾病	过敏性休克、支气管哮喘、过敏性鼻炎、过敏性胃肠炎、荨麻疹等	输血反应、新生儿溶血症、药物过敏性血细胞减少症、甲状腺功能亢进等	血清病、肾小球肾炎、类风湿关节炎、系统性红斑狼疮等	传染性迟发型超敏反应、接触性皮炎、移植排斥反应等

第二节　免疫缺陷病

免疫缺陷病（immunodeficiency disease，IDD）是由免疫系统先天发育不全或后天遭受损害使免疫细胞的发育、增殖、分化和代谢异常，并导致机体免疫功能降低或出现缺陷所表现出的临床综合征。根据发病原因不同，可分为原发性免疫缺陷病（primary immunodeficiency disease，PIDD）和继发性免疫缺陷病（secondary immunodeficiency disease，SIDD）两大类。

一、原发性免疫缺陷病

原发性免疫缺陷病是由于免疫系统遗传基因异常或先天免疫系统发育障碍导致免疫功能不全引起的疾病。根据免疫缺陷所累及的免疫细胞或免疫分子的不同，分为适应性免疫缺陷和固有免疫缺陷（表9-3）。

表9-3 原发性免疫缺陷病种类

分类	占 PIDD 比例（%）	代表性疾病
适应性免疫缺陷病		
B 细胞免疫缺陷病	50~70	X-性联无丙种球蛋白血症、X-性联高 IgM 综合征、选择性免疫球蛋白亚类缺陷病、Ig 重链缺失
T 细胞免疫缺陷病	5~10	先天性胸腺发育不全（Digeorge 综合征）、T 细胞缺陷伴嘌呤核苷酸酶缺陷、T 细胞缺陷伴膜糖蛋白缺陷、T 细胞缺陷伴 MHC-Ⅰ类或Ⅱ类分子缺陷等
联合免疫缺陷病	10~25	严重联合免疫缺陷病、毛细血管共济失调、Wiskott-Aldrich 综合征
固有免疫缺陷病		
吞噬细胞缺陷病	1~2	慢性肉芽肿病、白细胞黏附缺陷病、髓过氧化物酶缺陷病
补体缺陷	<1	补体固有成分缺陷、补体受体缺陷、C1 抑制物缺陷

二、继发性免疫缺陷病

继发性免疫缺陷病又称获得性免疫缺陷病（acquired immunodeficiency disease，AIDD）是指出生后由于后天因素造成的、继发于某些疾病或使用药物后产生的免疫缺陷性疾病。继发性免疫缺陷病的常见原因包括感染、恶性肿瘤、医源性免疫缺陷等。

获得性免疫缺陷综合征（acquired immunodeficiency syndrome，AIDS）又称艾滋病，是继发性免疫缺陷病的典型代表。AIDS 是由人类免疫缺陷病毒（human immunodeficiency virus，HIV）感染引起的免疫缺陷病。患者以 CD4$^+$T 细胞减少为主要特征，同时伴有反复机会感染、恶性肿瘤以及中枢神经系统退行性病变。

第三节 自身免疫性疾病

自身免疫（autoimmunity）是指机体免疫系统对自身成分发生免疫应答的现象。自身免疫反应存在于所有个体，并非完全是病理性的，在维持机体生理环境的稳定中具有重要作用。

自身免疫性疾病（autoimmune disease，AID）是指机体免疫系统对自身成分发生应答，导致机体出现病理改变和相应临床症状的疾病。

一、自身免疫性疾病的基本特征

（1）患者血清中可检出高滴度的自身抗体和（或）自身效应 T 细胞。

（2）患者自身抗体或自身效应 T 细胞介导对自身成分的免疫应答，造成组织损伤和功能障碍。

（3）病程一般较长，多呈反复发作和慢性迁延的过程。

（4）自身免疫反应强度直接影响病情转归。

二、自身免疫性疾病的相关致病因素

1. 隐蔽性自身抗原释放

在外伤、感染等情况下，隐蔽性自身抗原（如脑、眼晶体、精子等）可释放入血或淋巴系统，诱导相应的自身免疫应答，导致自身免疫性疾病。例如眼外伤引起晶状体释放，可导致健侧眼球发生交感性眼炎。

2. 自身组织改变

一些理化因素（如 X 线或某些药物）可直接引起自身组织改变，诱导自身应答，导致自身免疫性疾病。例如自身免疫性溶血性贫血和特发性血小板减少性紫癜。

3. 共同抗原

某些外源性抗原与人体组织具有类似的抗原结构，这些外源性抗原诱发的免疫应答可以针对相应的抗原发生交叉反应。例如 A 群链球菌感染导致的心肌炎或肾小球肾炎。

4. 免疫系统方面因素

（1）免疫忽视的打破　免疫忽视是指免疫系统对低水平抗原或低亲和力抗原不发生免疫应答的现象。多种因素可打破淋巴细胞克隆对自身抗原的免疫忽视，如细菌超抗原等多克隆激活剂可激活处于免疫耐受状态的 T 淋巴细胞，使其向 B 淋巴细胞发出辅助信号，刺激其产生自身抗体，进而引发自身免疫性疾病。

（2）表位扩展　一个抗原分子可能有两种表位：优势表位和隐蔽表位。优势表位是指首先激发免疫应答的表位；而隐蔽表位是指后续激发免疫应答的表位。免疫系统针对一个优势表位发生免疫应答后，可能对隐蔽表位相继发生免疫应答，这种现象被称为表位扩展。在自身免疫性疾病中，机体的免疫系统不断扩大所识别的自身抗原表位范围，对自身抗原不断发动新的攻击，使疾病迁延不愈并不断加重。在系统性红斑狼疮、类风湿关节炎患者中均可发现表位扩展现象。

5. 遗传因素

遗传因素对自身免疫性疾病的发生也起一定的作用。

三、临床常见自身免疫性疾病

根据病变组织涉及的范围可将自身免疫性疾病分为器官特异性自身免疫性疾病和全身性自身免疫性疾病两大类。

1. 器官特异性自身免疫性疾病

器官特异性自身免疫性疾病病变一般局限于某一特定的器官。典型的器官特异性自身免疫性疾病有桥本甲状腺炎（Hashimoto thyroiditis）、毒性弥漫性甲状腺肿（Graves病）、风湿热和胰岛素依赖型糖尿病（insulin-dependent diabetes mellitus，IDDM）等。

2. 全身性自身免疫性疾病

全身性自身免疫性疾病又称为系统性自身免疫性疾病，由针对多种器官和组织靶抗原的自身免疫反应引起，病变可见于多种器官和组织，如系统性红斑狼疮（systemic lupus erythematosus，SLE）、类风湿关节炎（rheumatic arthritis，RA）。

人类常见的自身免疫性疾病见表 9 - 4。

表 9 - 4 人类常见的自身免疫性疾病

	疾病	自身抗原	主要症状	发病范围
自身抗体诱发的疾病	自身免疫性溶血性贫血	血型抗原与药物	贫血	器官特异性
	自身免疫性血小板减少性紫癜	血小板整合素	异常出血	器官特异性
	肺出血肾炎综合征	基膜Ⅳ型胶原	肾小球肾炎、肺出血	器官特异性
	弥漫性甲状腺肿	甲状腺刺激素受体	甲状腺功能亢进	器官特异性
	桥本甲状腺炎	甲状腺球蛋白、过氧化酶	甲状腺功能低下	器官特异性
	重症肌无力	乙酰胆碱受体	进行性肌无力	器官特异性
	风湿热	与链球菌胞壁抗原交叉的心脏、关节组织成分	关节炎、心肌炎、心瓣膜瘢痕	器官特异性
	不孕症	精子	不孕	
免疫复合物诱发的疾病	强直性脊柱炎	免疫复合物	脊柱骨损坏	系统性
	类风湿关节炎	由类风湿因子形成	关节炎	系统性
	系统性红斑狼疮	由抗核抗体形成	肾小球肾炎、血管炎、红斑	系统性
自身效应 T 细胞诱发的疾病	多发性硬化症	髓磷脂碱性蛋白	神经系统症状	系统性
	桥本甲状腺炎	甲状腺炎抗原	甲状腺功能低下	器官特异性
	胰岛素依赖型糖尿病	胰岛 B 细胞	高血糖	器官特异性
	类风湿关节炎	关节滑膜抗原	关节类症和损伤	系统性

四、自身免疫性疾病的治疗原则

1. 预防和控制微生物感染

控制微生物的持续性感染可减少某些自身免疫性疾病发生。

2. 应用免疫抑制剂

免疫抑制剂是治疗自身免疫性疾病的有效药物，如环孢素 A 和 FK - 506。糖皮质激素可减轻自身免疫性疾病的症状。

3. 应用细胞因子及其受体的抗体或阻断剂

TNF - α 单克隆抗体可用于治疗类风湿关节炎。

第四节 肿瘤免疫

肿瘤免疫学（tumorimmunology）是研究肿瘤的免疫原性、机体的免疫功能与肿瘤发生、发展的相互关系，机体对肿瘤的免疫应答及其抗肿瘤免疫的机制、肿瘤的免疫诊断和免疫防治的科学。

一、肿瘤抗原

肿瘤抗原是指细胞在癌变过程中所出现新抗原物质的总称。肿瘤抗原在肿瘤发生、发展及诱导机体抗瘤免疫中起重要作用，也可以作为肿瘤免疫诊断和免疫治疗的靶分子。根据肿瘤抗原的特异性可分为肿瘤相关抗原和肿瘤特异性抗原两大类。至今已被确定的肿瘤抗原主要是肿瘤相关抗原。

1. 肿瘤相关抗原

肿瘤相关抗原（tumor associated antigen，TAA），指无严格的肿瘤特异性，即并非肿瘤细胞所特有、正常细胞也可以表达的抗原，但在细胞发生癌变时出现量的改变（如某些糖蛋白、胚胎性抗原等），常见的肿瘤相关抗原包括：甲胎蛋白（AFP）、癌胚抗原（CEA）、糖类抗原19-9（CA19-9）、糖类抗原125（CA-125）等。

2. 肿瘤特异性抗原

肿瘤特异性抗原（tumor specific antigen，TSA），指仅表达于某种肿瘤组织而不存在于正常组织或其他肿瘤细胞的抗原。例如黑色素瘤基因编码的产物就是 TSA，可用于肿瘤疫苗的研制。

二、机体抗肿瘤的免疫效应机制

机体对肿瘤的免疫应答机制包括体液免疫和细胞免疫。抗肿瘤免疫一般以细胞免疫为主，参与的免疫细胞包括巨噬细胞、T 细胞、B 细胞和 NK 细胞等。

三、肿瘤的免疫逃逸机制

尽管机体具有抗肿瘤的免疫机制，但是某些肿瘤仍然能够逃避机体免疫系统的攻击，在宿主体内生长、发展甚至转移，这就是肿瘤免疫逃逸。肿瘤细胞的免疫逃逸主要涉及肿瘤和机体两个方面的因素。

1. 肿瘤方面的因素

（1）肿瘤抗原决定簇减少或丢失，降低了免疫原性。

（2）肿瘤细胞 MHC-Ⅰ类分子减少或缺乏。

（3）缺乏 B7 等共刺激信号。

（4）肿瘤的生长超过机体抗肿瘤免疫效应。

（5）肿瘤细胞分泌免疫抑制因子。

2. 与机体有关的因素

（1）机体免疫功能低下或处于免疫耐受状态。

（2）抗体与肿瘤细胞结合阻碍 TC 识别杀伤肿瘤细胞。

四、肿瘤的免疫诊断

目前肿瘤的免疫诊断主要包括：①检测肿瘤抗原；②检查特异性抗体；③检查细胞免疫状态。

五、肿瘤的免疫治疗

肿瘤的免疫治疗主要是激发和增强机体的免疫功能，以达到控制和杀灭肿瘤细胞的目的。目前应用的方法包括非特异性免疫刺激剂和细胞因子治疗以及特异性主动免疫疗法。

1. 非特异性疗法

常用的刺激剂包括卡介苗（BCG）、短小棒状杆菌、内毒素、脂质 A、胸腺肽等。常用的细胞因子包括 IL－2、IFN－γ、GM－CSF、IL－4、IL－6、IL－12、TNF－α，其中以 IL－2 和 IFN－γ 最常用。

2. 特异性主动免疫疗法

包括肿瘤疫苗治疗、过继性免疫细胞治疗、单克隆抗体治疗等。

知 识 链 接

靶向治疗

靶向是指对特定目标（分子、细胞、个体等）采取的行动，如外源基因在宿主细胞基因组 DNA 预期位置上的定向插入；药物分子对效应靶组织或细胞的定向传送或作用。生物靶分子是指外源性物质进入生物体后进攻并与之结合的生物大分子（如蛋白质、脱氧核糖核酸）。

靶向治疗，是利用具有一定特异性的载体，将药物或其他杀伤肿瘤细胞的活性物质选择性地运送到肿瘤部位，把治疗作用或药物效应尽量限定在特定的靶细胞、组织或器官内，而不影响正常细胞、组织或器官的功能，从而提高疗效、减少毒副作用的一种方法。靶向治疗又被称为"生物导弹"。

第五节 移植免疫

在医学上应用自体或异体的正常细胞、组织、器官置换病变的或功能缺损的细胞、组织、器官，以维持和重建机体生理功能，这种方法称为细胞移植、组织移植或器官移植。根据移植物的来源及其遗传背景不同，分为自体移植、同系移植、同种异体移植、异种移植。

在组织移植或器官移植中，受者接受供者的移植物后，受者的免疫系统与供者的移植物相互作用而发生的免疫应答，称为移植免疫。研究移植免疫的主要目的是了解移植排斥反应发生的机制，以预防和控制排斥反应的发生，使移植物能在受者体内长期存活。

一、移植排斥反应

同种不同个体间移植后，因供、受者之间的组织相容性抗原不同而导致的排斥反应，称为同种异体移植排斥反应。移植排斥反应发生与否及其强弱，取决于供、受者之间组织相容性抗原的差异程度、受者的免疫功能状态、移植物种类以及所采取的防治措施等因素。

移植排斥反应包括宿主抗移植物反应（HVGR）和移植物抗宿主反应（GVHR）两大类。前者见于一般器官移植，后者主要发生在骨髓移植或其他免疫细胞移植。

二、引起移植排斥反应的抗原

1. 主要组织相容性抗原

同种异体移植时，引起移植排斥反应最强的移植抗原属于人类白细胞抗原（HLA）。HLA - Ⅰ、HLA - Ⅱ类分子是触发移植排斥反应的首要抗原，尤其是 HLA - DR 抗原。

2. 次要组织相容性抗原

在供者、受者 HLA 完全配型的情况下，引发轻度、缓慢的移植排斥反应。

3. 其他参与排斥反应的抗原

人类 ABO 血型抗原、组织特异性抗原等也在排斥反应中发挥作用。

三、移植排斥反应的防治原则

1. 供体的选择与移植物预处理

组织或器官移植的成败主要取决于供、受者之间的组织相容性。此外，在器官移植时，尽可能清除移植物中的"过路"细胞（存在于组织或器官移植物中的供者白细胞，尤其是树突状细胞等抗原提呈细胞，其在移植术后进入受者血循环，可介导受者对供者移植抗原的免疫应答），有助于减轻或防止 HVGR 的发生。

2. 对受者的处理

除了进行必要的组织配型或交叉配型外，于移植前对受者应用一定剂量的免疫抑制剂（化学类、生物类、中草药类免疫抑制剂），可有效地提高组织或器官移植的成功率。

3. 移植后的免疫监测

移植后对受者进行免疫监测，有助于早期诊断，以便及时采取措施，防止排斥反应的发生和发展。

目标检测

1. 叙述Ⅰ型超敏反应的发生机制。

2. 患者，男，20 岁，血型为 A 型，因外伤导致失血性休克急需输血，由于检验有误，误输了 B 型血，导致了输血反应。属于哪型超敏反应？分析发病机制。

3. 患者，男，14 岁。两周前咽喉肿痛发热，清晨出现眼睛周围水肿，渐波及全身。尿色淡红，尿量进行性减少，尿常规：蛋白（＋），红细胞满视野。疑诊为肾小球肾炎。该病多属于哪型超敏反应？分析其发生机制。

（马学萍）

第十章

免疫学应用

学习目标

1. 列出常见的抗原、抗体反应类型。
2. 解释凝集反应、沉淀反应、免疫标记技术的概念，列举常见的凝集反应、沉淀反应、免疫标记技术的类型。
3. 比较人工主动免疫和人工被动免疫的区别；列出人工主动免疫和人工被动免疫常用的生物制品。
4. 简述免疫治疗及其生物制品。

本章主要介绍免疫学诊断，抗原或抗体的检测，免疫细胞及其功能检测；免疫学预防，人工主动免疫、人工被动免疫；免疫学治疗。

免疫学已广泛应用于临床医学的各个领域，包括应用免疫学理论来阐明某些疾病的发病机制和发展规律以及传染病和非传染病的诊断、预防和治疗。

第一节　免疫学诊断

免疫学诊断是应用免疫学、细胞生物学、分子生物学理论和技术，对抗原、抗体、免疫细胞、细胞因子进行定性或定量检测，用于协助疾病的诊断、探讨疾病的发病机制，进行病情检测和疗效评价。

一、抗原或抗体的检测

（一）抗原、抗体检测的原理

抗原、抗体检测的原理是抗原与相应抗体在体外可发生特异性结合，在适宜的条件下可出现肉眼可见的反应，或借助仪器能检测到各种结果，据此对样品中的抗原或抗体进行定性、定量、定位检测。

（二）常见的抗原－抗体反应类型

1. 凝集反应

细菌、细胞等颗粒性抗原与相应抗体结合，在适宜电解质存在的条件下，形成肉眼可见的凝集物，称为凝集反应（图10-1）。

（1）**直接凝集反应** 细菌或红细胞等颗粒性抗原与相应抗体直接结合出现的凝集反应。主要方法有玻片法和试管法。玻片法为定性试验，方法简便快捷，常用于菌种鉴定、人类 ABO 血型测定等。试管法为半定量试验，常用于检测抗体的滴度（效价）。如临床诊断伤寒和副伤寒用的肥达反应。

（2）**间接凝集反应** 将可溶性抗原或抗体吸附于与免疫无关的载体颗粒上，形成致敏颗粒，再与相应抗体或抗原进行反应，出现肉眼可见的凝集现象，称为间接凝集反应。常用的载体颗粒有红细胞、聚苯乙烯乳胶颗粒、活性炭等。该方法敏感性较高，可用于检测微量的抗体或抗原，如测定类风湿因子、乙型肝炎病毒的 HBsAg 等。

（3）**间接凝集抑制试验** 将可溶性抗原与相应抗体预先混合并充分作用后，再加入致敏颗粒，此时可溶性抗原已与抗体结合，阻断了抗体与致敏颗粒上的抗原结合，不再出现致敏颗粒的凝集现象，称为间接凝集抑制试验。该试验可用于检测抗原或抗体，如早孕试验。

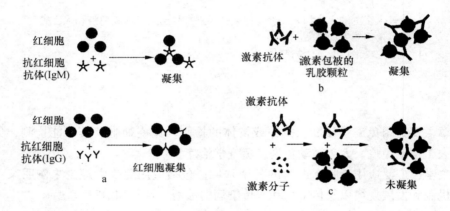

图 10-1　各种凝集反应示意图

a. 直接凝集反应　b. 间接凝集反应　c. 间接凝集抑制反应

2. 沉淀反应

可溶性抗原（血清蛋白质、组织浸出液、细菌裂解液等）与相应抗体结合，在一定条件下，形成肉眼可见的沉淀物，称为沉淀反应。

（1）**免疫比浊法** 在一定量抗体中分别加入相应递增量的可溶性抗原，抗原与抗体结合形成数量不等的免疫复合物，使反应体系呈现不同的浊度。浊度与免疫复合物的量呈正比，利用浊度计测量反应体系的浊度，可依据标准曲线计算样品中抗原的含量。该方法简便快速、灵敏度高，常用于检测尿微量蛋白、转铁蛋白、补体、α 酸性蛋白酶等。

（2）**单向琼脂扩散试验** 将一定量的已知抗体均匀混合于溶化的琼脂中，制成琼脂板，再按一定的要求打孔，并在孔中加入待测抗原（图10-2）。抗原向周围扩散与琼脂中相应的抗体结合后，形成免疫复合物沉积下来，出现白色的沉淀环，沉淀环的直径与抗原含量呈正相关。本法常用于定量测定人或动物血清中 IgG、IgM、IgA 和 C3 的含量。

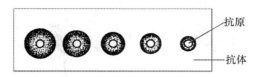

图 10 - 2　单向琼脂扩散试验示意图

（3）双向琼脂扩散试验　将抗原和抗体分别加入琼脂板的不同孔中，二者可同时在琼脂中向周围扩散，在相遇处形成免疫复合物的沉淀线（图 10 - 3）。相应的抗原与抗体结合只形成一条沉淀线。若反应体系中含两种以上抗原 - 抗体系统，则小孔间可出现两条以上沉淀线。本法常用于抗原或抗体的定性检测、两种抗原的相关性分析等。

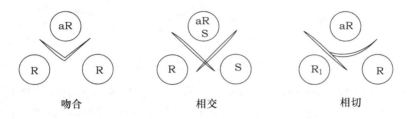

图 10 - 3　双向琼脂扩散试验所显示不同形态的沉淀线

（上孔为抗体，下孔为抗原）

（4）对流免疫电泳　是将双向琼脂扩散与电泳技术相结合的一种方法。试验时将抗原孔置阴极端，抗体孔置阳极端。在电场中抗原与抗体形成对流，当抗原与相应抗体在两孔间相遇时形成沉淀线。该试验所需时间短，敏感性比双向扩散试验强。

3. 免疫标记技术

免疫标记技术（immunolabelling technique）是指用荧光素、酶、放射性核素、发光剂或电子致密物质，如铁蛋白、胶体金等，作为示踪剂标记抗体或抗原进行的抗原 - 抗体反应。免疫标记技术具有高度的灵敏性和特异性，并能够进行定性、定量甚至定位测定，是目前应用最广泛的免疫学检测技术。根据实验中使用的标记物与检测方法不同，免疫标记技术可分为免疫荧光技术、免疫酶技术、放射免疫测定技术和免疫胶体金技术等。

（1）免疫荧光技术（immunofluorescence technique）　该技术是用荧光素标记抗体或抗原，测定待检标本中有无相应的抗原或抗体的方法。常用的荧光素有异硫氰酸荧光素（FITC）、罗丹明（RB200）。其方法有：①直接法，应用特异性荧光抗体直接检测标本中的抗原，在荧光显微镜下进行观察及测定。该方法特异性高，但每检测一种抗原，必须制备相应的荧光抗体。②间接法，先将标记的抗体（第一抗体）与组织或细胞上的抗原结合，充分洗涤后，再加荧光素标记的抗球蛋白抗体（第二抗体），洗涤后在荧光显微镜下观察。该方法优点是灵敏度高、制备一种荧光抗体可用于多种不同抗原的检测（图 10 - 4）。

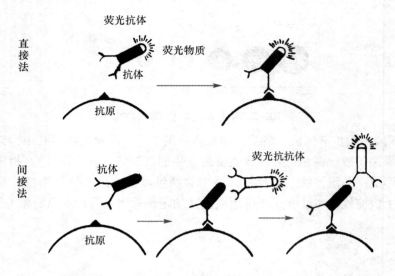

图 10 - 4　免疫荧光技术示意

（2）免疫酶技术（immunoenzymatic technique）　是用酶标记抗体或抗原，将抗原－抗体反应的特异性与酶对底物的高效催化作用结合起来的检测技术。常用的酶有辣根过氧化物酶（HRP）、碱性磷酸酶（ALP）等。常用的方法有酶联免疫吸附试验（enzyme linked immunosorbent assay，ELISA）和酶免疫组化技术。

酶联免疫吸附试验是酶免疫技术中应用最广泛的一种技术。常用的方法有：①双抗体夹心法，将已知抗体包被在固相载体上，洗涤除去未吸附的抗体；加入待检标本孵育，充分作用后，洗涤除去未结合抗原成分；加入已知的酶标抗体，洗涤除去未结合的酶标抗体；加底物，酶分解底物显色（图 10 - 5）。②间接法，将已知抗原包被于固相载体，洗涤后加待检标本，如果标本中有相应的特异性抗体（一抗），即与固相载体上的抗原结合，形成抗原－抗体复合物；洗涤后再加入酶标抗球蛋白抗体（二抗），洗涤后加底物显色（图 10 - 5）。③竞争法，用已知抗体包被于固相载体表面，待检抗原与酶标记抗原同时加入，使二者与固相抗体竞争结合。洗涤除去游离的酶标抗原及其他未结合物后加底物显色。

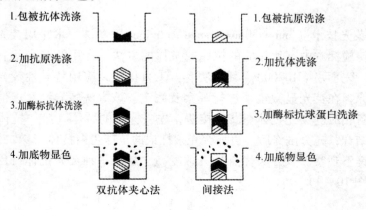

图 10 - 5　ELISA 示意

（3）放射免疫测定技术（radioimmunoassay，RIA） 是用放射性核素标记抗原或抗体进行免疫学检测的方法。该技术将放射性核素显示的高灵敏度与抗原－抗体反应的特异性相结合，使检测的敏感度达到 pg 水平。广泛用于激素、药物以及 IgE 等的测定。

（4）免疫胶体金技术 是用胶体金作为标记物，来检测抗原或抗体的免疫标记技术。胶体金标记的抗体或抗原与相应的抗原或抗体反应后，通过观察颜色等特性，可对被检标本进行定性、定位分析。

二、免疫细胞及其功能检测

（一）免疫细胞数量检测

1. T 细胞数量检测

（1）E 花环试验 人类 T 细胞表面具有绵羊红细胞（SRBC）受体，在体外能与绵羊红细胞结合，使绵羊红细胞黏附于 T 细胞周围，形成花环样结构。试验时将分离的人外周血单个核细胞与绵羊红细胞按一定比例混合，低速离心 5min，置 4℃ 冰箱 2d 后，涂片、染色，计数吸附 3 个以上绵羊红细胞的淋巴细胞的百分率，正常值为 70% ~80%。

（2）T 细胞特异性抗原的检测 CD3 是 T 细胞表面特有的抗原成分，可用相应的单克隆抗体进行检测，常采用间接免疫荧光法。先用鼠抗人 CD3 单克隆抗体和人外周血单个核细胞混合，然后加入荧光素标记的兔抗鼠球蛋白抗体，荧光显微镜下观察细胞膜上发黄绿色斑点状荧光的细胞为阳性细胞。计数 100 个淋巴细胞中阳性细胞的百分率，正常值为 70% ~80%。

2. B 细胞数量检测

SmIg 为 B 细胞所特有，可通过检测 SmIg 来了解成熟 B 细胞的数量。方法是将人单个核细胞用荧光素标记的抗人免疫球蛋白抗体作直接荧光法染色，发荧光的细胞为 SmIg$^+$ 细胞，即 B 细胞。正常人外周血 SmIg$^+$ 细胞一般为 8% ~15%。

（二）免疫细胞功能检测

1. T 细胞功能检测

（1）T 细胞功能的体外检测 ①淋巴细胞转化试验：T 细胞在体外受到非特异性有丝分裂原，如 PHA、ConA 等刺激后，能转化为体积较大，代谢旺盛，且能进行分裂的淋巴母细胞。试验时取外周血分离淋巴细胞，加入一定剂量的 PHA，在培养液中培养 3d，涂片染色，显微镜下形态观察并计数转化细胞的百分率。正常人 T 细胞的转化率为 70% ~80%，转化率在一定程度上可反映细胞免疫功能。也可用同位素掺入法即在终止培养前 8 ~16h，加入氚标记的胸腺嘧啶核苷（^{3}H－Tdr）于培养物中。因细胞转化过程中 DNA 合成增加，^{3}H－Tdr 被转化的细胞摄入，培养结束后，测定细胞内同位素的相对含量。其含量的高低代表了细胞转化的能力。②细胞介导的细胞毒试验：是检测 TC 细胞杀伤功能的一种试验，TC 细胞对其靶细胞有直接的细胞毒作用。检测细胞毒效应常用的方法有 ^{51}Cr（铬）释放法：把受检者外周血单个核细胞与 ^{51}Cr 标记的靶细胞按一定比例混合，37℃ 孵育 4 ~16h，靶细胞被杀伤的越多，释放到上清液中的 ^{51}Cr 越高，用 γ 射线测量仪检测上清液中 ^{51}Cr 的含量，即可计算出被检细胞的杀伤活性。此法可用以测定机体抗肿瘤的免疫功能。

（2）T 细胞功能的体内检测　是用特异性抗原或非特异性有丝分裂原注入皮内，刺激 T 细胞使其分化、增殖，释放淋巴因子，继而引起皮肤炎症的体内试验。细胞免疫功能正常者可出现阳性反应（形成红斑或硬结），细胞免疫功能低下者反应微弱或呈阴性反应。临床上可用于诊断某些病原微生物感染或细胞免疫缺陷病，也可用来观察肿瘤患者的细胞免疫功能在治疗过程中的变化。其检测方法有：①植物血凝素（PHA）皮肤试验，PHA 是一种常用的非特异性有丝分裂原，注射于前臂掌侧皮内，6~12h 后局部出现红斑或硬结，24~48h 后达高峰，硬结直径 >1.5cm 为阳性。PHA 皮肤试验法敏感性强，比较安全可靠，临床常用于检测机体的细胞免疫水平。②特异性抗原皮肤试验，主要有结核菌素试验、假丝酵母菌素试验等，结核菌素试验应用最普遍。特异性抗原皮试法简便易行，但受试者对所试抗原过去的致敏情况，可直接影响试验结果。若受试者从未接触过该抗原，则不会出现阳性反应。因此阴性者不一定表示细胞免疫功能低下，应结合临床进行综合判断分析结果。

2. B 细胞功能检测

有两种方法：一种是测定血清中的抗体；另一种是 B 细胞增殖试验。B 细胞受丝裂原（如金黄色葡萄球菌 A 蛋白）刺激后进行分裂增殖，温育一定时间后检测抗体形成细胞的数目。

第二节　免疫学防治

免疫学防治是依据免疫学的基本原理，应用免疫制剂或免疫调节剂诱导和调节机体的免疫功能，以达到预防和治疗疾病的目的。免疫学防治包括免疫学预防和免疫学治疗。

一、免疫学预防

适应性免疫的获得方式有自然免疫和人工免疫两种。自然免疫主要指机体感染病原体后建立的适应性免疫，也包括胎儿或新生儿经胎盘或乳汁从母体获得抗体。人工免疫则是人为地使机体获得适应性免疫，是免疫预防的重要手段，包括人工主动免疫和人工被动免疫。

（一）人工主动免疫

人工主动免疫是指给机体接种疫苗、类毒素等抗原物质，使机体产生适应性免疫力的方法。人工主动免疫的特点是免疫力出现较晚，接种后 1~4 周才能产生免疫力，但维持时间较长，可达数月至数年，主要用于传染性疾病的特异性预防。人工主动免疫常用的生物制品有以下四种。

1. 灭活疫苗

灭活疫苗是选用免疫原性强的病原微生物，经人工培养后，用物理或化学的方法将其杀死而制成的制剂。灭活疫苗中的病原微生物失去了生长繁殖的能力，但仍保留有免疫原性，故进入机体后能刺激机体产生特异性抗体。灭活疫苗具有性能稳定、容易保存、无毒力回复突变的优点。其缺点是在人体内不能繁殖，所以需反复多次注射、接种剂量大、注射局部和全身反应较重，且无法诱导 TC 细胞的活化，有一定的局限性。常用的灭活疫苗有乙脑疫苗、伤寒疫苗、百日咳疫苗、狂犬病疫苗等。

2. 减毒活疫苗

减毒活疫苗是用减毒或无毒的病原微生物制成。传统制备活疫苗的方法是将病原微生物接种在培养基或易感动物的细胞中反复传代，使其失去毒力，但仍保留免疫原性。减毒活疫苗在人体内能够繁殖，在体内留存时间长，一般只需接种一次，接种剂量小，且免疫效果良好，持续时间长，除诱导产生体液免疫外，还可产生细胞免疫。其缺点是稳定性差，不易保存，在体内有毒力回复突变的可能性。常用的活疫苗有卡介苗、麻疹疫苗、脊髓灰质炎疫苗等。

灭活疫苗与减毒活疫苗的比较见表 10 - 1。

表 10 - 1　灭活疫苗与减毒活疫苗的比较

区别点	灭活疫苗	减毒活疫苗
制剂特点	死，强毒株	活，无毒或弱毒株
接种量及次数	较大，2～3 次	较小，1 次
保存及有效期	易保存，1 年	不易保存，4℃数周
免疫效果	较差，维持数月～2 年	较好，维持 3～5 年甚至更长

3. 类毒素

细菌的外毒素用 0.3% ～0.4% 甲醛处理后，失去毒性保留免疫原性，即成类毒素。常用的类毒素有破伤风类毒素、白喉类毒素，这两种类毒素常和百日咳疫苗混合，制成白百破三联疫苗，用于白喉、百日咳、破伤风的预防。

4. 新型疫苗

近年来，随着免疫学、生物化学和分子生物学技术的发展，已研制出许多高效、安全的新型疫苗。主要有：①亚单位疫苗，提取病原微生物中有效的抗原成分制备成的疫苗，即亚单位疫苗（subunit vaccine）。目前已使用的亚单位疫苗有腺病毒衣壳亚单位疫苗、流感病毒血凝素和神经氨酸酶亚单位疫苗、麻疹亚单位疫苗、乙肝疫苗等。②合成疫苗，把能诱导机体产生保护性免疫的人工合成的抗原肽结合于载体上，再加入佐剂制成的疫苗称为合成疫苗。优点是氨基酸序列一旦合成即可大量生产，无需进行微生物培养，无毒力回复突变的危险性，也无血源疫苗潜在传染的可能性。③结合疫苗，是将细菌荚膜多糖的水解物联接于白喉类毒素，为细菌荚膜多糖提供蛋白质载体，使其成为 TD 抗原而获得良好的免疫原性，如肺炎链球菌疫苗、脑膜炎奈瑟菌疫苗等。④基因工程疫苗，是利用基因工程技术，将编码有效抗原成分的目的基因与载体重组后导入宿主细胞，随着宿主细胞的增殖，目的基因表达大量有效的抗原成分。这一过程制备的疫苗称基因工程疫苗。如将编码乙型肝炎表面抗原（HBsAg）的基因插入到酵母菌基因组中，制成 DNA 重组疫苗，在我国已广泛应用。这种高纯度的基因工程疫苗将取代传统疫苗。

知识链接

基因免疫和基因疫苗

基因免疫是 20 世纪 90 年代发展起来的一种全新的免疫技术。它是将编码有某一蛋白质抗原的基因的裸露 DNA 利用物理手段（基因枪等）将其转移到动物体内，通过目的基因在机体内表达所生成的蛋白质作抗原诱导机体产生特异性免疫应答，相应疫苗被称之为"基因疫苗"。同传统疫苗相比，基因免疫和基因疫苗有以下几方面的优点：①安全性好；②免疫作用持久、效果好；③适用于某些常规免疫禁忌的患者；④适合于构造多价疫苗；⑤方法简便，价格低廉。

（二）人工被动免疫

给机体输入含有特异性抗体的免疫血清、细胞因子等，使其直接获得特异性免疫力的方法称为人工被动免疫。人工被动免疫的特点是免疫力出现快，但维持时间短，一般 2～3 周，临床上多用于疾病的治疗或紧急预防。人工被动免疫常用的生物制品有以下三种。

1. 抗毒素

抗毒素是用类毒素免疫动物制备的免疫血清，具有中和外毒素的作用。抗毒素主要用于治疗或紧急预防外毒素所致疾病。抗毒素使用前应进行皮肤试验，以防止超敏反应的发生。常用的有破伤风抗毒素、白喉抗毒素等。

2. 人免疫球蛋白制剂

人免疫球蛋白制剂是从正常人血浆或健康产妇胎盘血中分离制成的免疫球蛋白浓缩剂。由于多数成人隐性或显性感染过甲型肝炎、麻疹、脊髓灰质炎等多种病原体，故血清中含有一定量的相应抗体。免疫球蛋白肌内注射制剂主要用于上述传染病的预防，可防止发病、减轻症状、缩短病程。静脉注射用免疫球蛋白，多用于原发性或继发性免疫缺陷病的治疗。特异性免疫球蛋白主要来源于含高效价特异性抗体供血者的血浆，用于特定病原微生物感染的预防，如乙型肝炎免疫球蛋白。

3. 细胞因子与单克隆抗体制剂

细胞因子与单克隆抗体制剂为近年来研制的新型免疫治疗剂，已应用于肿瘤、感染、自身免疫性疾病的治疗。

人工主动免疫和人工被动免疫的区别见表 10 – 2。

表 10 – 2　人工主动免疫和人工被动免疫的区别

区别点	人工主动免疫	人工被动免疫
输入物质	抗原（疫苗、类毒素）	抗体、细胞因子等
免疫力出现的时间	慢，1～4 周	快，注入后立即生效
免疫力维持时间	长，数月～数年	较短，2～3 周
用途	主要用于预防	主要用于紧急预防或治疗

（三）计划免疫

计划免疫（planed immunization）是根据特定传染病的疫情监测和人群免疫状况分

析，按照规定的免疫程序有计划地进行人群预防接种，以提高人群免疫水平，达到控制以至消灭相应传染病的重要措施。目前，我国推荐的儿童免疫程序见表10-3。

表 10-3 我国推荐的儿童免疫程序

年龄	疫苗	年龄	疫苗
出生时	卡介苗、乙肝疫苗	6个月	乙肝疫苗
1个月	乙肝疫苗	8个月	麻疹疫苗
2个月	三价脊髓灰质炎疫苗$_1$	1.5~2岁	白百破三联疫苗$_4$
3个月	三价脊髓灰质炎疫苗$_2$ 白百破三联疫苗$_1$	4岁	三价脊髓灰质炎疫苗$_4$
4个月	三价脊髓灰质炎疫苗$_3$， 白百破三联疫苗$_2$	7岁	卡介苗，麻疹疫苗，白喉破伤风二联疫苗
5个月	白百破三联疫苗$_3$	12岁	卡介苗（农村）

二、免疫学治疗

免疫学治疗是指利用免疫学原理，针对疾病的发生机制，用各类生物制品或药物来增强或抑制免疫应答，以调整机体的免疫功能，达到治疗疾病的目的所采取的措施。免疫学治疗可分为免疫增强疗法和免疫抑制疗法。

（一）免疫增强疗法

免疫增强疗法包括免疫刺激、过继免疫和免疫重建。免疫刺激疗法即应用免疫刺激剂激发免疫系统，而达到增强免疫功能的目的；过继免疫是用同种异体的淋巴细胞输给受者，使受者的免疫功能得到补偿；免疫重建是通过骨髓干细胞或脐血干细胞移植，用于治疗原发性和继发性免疫缺陷病。这些具有免疫增强作用的制剂称为免疫增强剂。

1. 化学制剂

（1）左旋咪唑 对免疫力低下的机体具有很好的免疫增强作用。

（2）西咪替丁 可以增强正常或免疫缺损机体的免疫功能，并明显抑制肿瘤的生长。

2. 微生物制剂

（1）卡介苗 具有较强的非特异性免疫刺激作用，可活化巨噬细胞，促进多种细胞因子的释放，增强 NK 细胞的杀伤活性。

（2）短小棒状杆菌 可活化巨噬细胞，非特异性增强机体的免疫功能。

3. 免疫因子

免疫因子有胸腺肽、转移因子、免疫核糖核酸、白细胞介素、干扰素、肿瘤坏死因子等。

4. 中药材及其提取物

中药材及其提取物，如真菌多糖、灵芝、银黄、黄芪、党参、人参、枸杞子等。

（二）免疫抑制疗法

免疫抑制疗法是指使用各种制剂及方法抑制或降低免疫反应的治疗方法。可用于抗炎、自身免疫性疾病或各型超敏反应等疾病，也适用于抑制组织或器官移植后的排斥反应。

1. 化学制剂

（1）糖皮质激素　具有明显的抗炎和免疫抑制作用，对单核－巨噬细胞、中性粒细胞、T细胞、B细胞具有较强的抑制作用，因此在临床广泛应用于抗炎及各型超敏反应等疾病的治疗。

（2）烷化剂　如氮芥、苯丁酸氮芥、环磷酰胺等，能抑制T细胞、B细胞的增殖，从而抑制机体的免疫功能。环磷酰胺主要用于治疗自身免疫性疾病。

（3）抗代谢药　如硫唑嘌呤、甲氨蝶呤等，对淋巴细胞有较强的选择性抑制作用，常用于防治移植排斥反应。

2. 真菌代谢产物

如环孢素、雷帕霉素等，对T细胞有较好的选择性抑制作用，在抗组织或器官移植排斥反应中取得了很好的疗效，也用于自身免疫性疾病的治疗。

3. 中药及其有效成分

如雷公藤多苷是效果较为肯定的免疫抑制剂，在临床应用治疗肾炎、红斑狼疮、类风湿关节炎等都取得了明显疗效。

目标检测

1. 简述抗原抗体反应的原理及常见类型。
2. 比较人工主动免疫和人工被动免疫。
3. 列出人工主动免疫和人工被动免疫的常用生物制品。
4. 简述免疫增强疗法和免疫抑制疗法在临床上的应用及常用制剂。

（贾淑平）

第二篇

医学微生物学

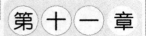

第十一章

医学微生物学概述

学习目标

1. 复述微生物的概念。
2. 说出微生物三大类型的种类及特点。
3. 概述医学微生物学发展概况。

本章主要介绍微生物的概念和种类，微生物与人类的关系，医学微生物学发展概况。

一、微生物的概念和种类

（一）微生物的概念

微生物是一群体形微小，结构简单，肉眼不能直接看到，必须借助光学显微镜或电子显微镜放大几百倍、几千倍甚至几万倍才能观察到的微小生物。

（二）微生物的种类

微生物按其结构和组成可分为三大类型。

1. 非细胞型微生物

这类微生物无细胞结构，能通过滤菌器，缺乏产生能量的酶系统，必须寄生在活的易感细胞内生长繁殖，如病毒、亚病毒。

2. 原核细胞型微生物

这类微生物由单细胞组成，细胞核分化程度低，无核膜、核仁，染色体为裸露的DNA分子，细胞质中缺乏完整的细胞器，包括细菌、支原体、衣原体、立克次体、螺旋体和放线菌。

3. 真核细胞型微生物

这类微生物细胞核分化程度高，有核膜、核仁和染色体，细胞质内有完整的细胞器。如真菌。

二、微生物与人类的关系

微生物种类繁多，有10万种以上，广泛存在于自然界的土壤、空气、水中，同时人体的体表以及与外界相通的腔道中，也存在着许多种类的微生物。微生物与人类关系密切，在工业、农业、医药等方面都发挥了重要的作用。

三、医学微生物学发展概况

医学微生物学是一门古老而现代的学科，它的起源与发展经历了漫长的时期，发展阶段可大致分为三个时期。

1. 经验时期

人类早在古代就已经运用微生物的知识于工农业生产和疾病的防治中。我国在公元前 3 世纪，已经通过酿制的方法制备酱、醋、酒等食品，北宋末年就认识到"肺痨"由"虫"引起。明朝李时珍在《本草纲目》中已指出，"疫瘟"患者的衣服蒸过后，家人再穿则不会感染到疾病。这些充分说明我国古代劳动人民和医学家已经认识到通过消毒可以预防传染病，以及对微生物学的发展作出了重要贡献。

2. 实验时期

17 世纪，荷兰人列文·虎克发明了显微镜并用其观察到了微生物，标志着微生物学实验时期的开始。随后，法国学者巴斯德用实验证明了有机物的腐败是由微生物发酵所引起，并创立了巴氏消毒法。德国学者郭霍用固体培养基从环境和病人标本中分离出细菌，并创立了染色方法和实验性动物感染方法，为发现各种病原体提供了实验手段，他还提出了著名的郭霍法则：①在同样的疾病中可发现同一病原菌；②这种病原菌可在体外获得纯培养；③将纯培养接种易感动物可发生相同疾病；④从人工感染的实验动物体内可重新分离到该菌的纯培养。在这一法则的指导下，人们相继分离出了许多细菌性疾病的病原体。20 世纪电子显微镜的问世，使人类发现了另一类更加微小的微生物——病毒，应用电子显微镜、组织培养、超速离心等新技术，病毒学的实验研究也蓬勃发展起来。免疫学的兴起，为人们提供了从抗原、抗体角度对微生物进行检验的另一类方法。

3. 现代微生物学时期

近年来随着科学的不断发展，微生物检验技术有了很大的变化，细菌的分类鉴定更侧重于用基因型方法分析待检菌的遗传性特征；分子生物学方法的利用，可通过核酸扩增将微生物的检测水平提高到 pg 甚至 fg 水平；而系列商品试剂盒和自动化仪器的使用，使微生物常规检验的速度有了很大的提高。微生物检验技术正不断向着更准确、更微量、更快速的方向发展。

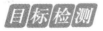

1. 微生物的概念中体现了与其他生物的哪些区别？
2. 列表比较三大类微生物的区别和主要种类。

（郭积燕）

第十二章

细菌的形态与结构

本章主要介绍细菌的大小和形态，细菌的基本结构和特殊结构的特点和意义，细菌形态检查法。

细菌是一类具有细胞壁的单细胞原核细胞型微生物。在适宜的环境条件下各种细菌具有相对恒定的形态结构。

第一节 细菌的大小和形态

一、细菌的大小

细菌个体微小，测量单位为微米（μm，$1\mu m = 1/1000mm$），需用显微镜放大数百倍乃至上千倍才能看见。菌体大小可因不同种类而不同，同种细菌也可因菌龄和环境因素影响而出现大小的差异。

二、细菌的形态

细菌的基本形态有三种：即球形、杆形和螺形，分别称为球菌、杆菌、螺形菌（图12-1）。

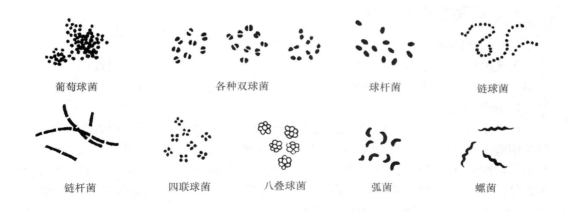

| 葡萄球菌 | 各种双球菌 | 球杆菌 | 链球菌 |
| 链杆菌 | 四联球菌 | 八叠球菌 | 弧菌 | 螺菌 |

图 12 - 1　细菌的各种形态

1. 球菌

球菌一般呈球形，某些球菌可呈肾形、矛头形或半球形。按其在显微镜下排列方式的不同可分为双球菌、链球菌、葡萄球菌、四联球菌和八叠球菌等。

2. 杆菌

杆菌一般呈直杆状。按照杆菌的长短、粗细等菌体形状呈现的差异，分为球杆菌、棒状杆菌；按其分裂后排列方式的不同可分为单杆菌、双杆菌、链杆菌和分枝杆菌。

3. 螺形菌

螺形菌菌体弯曲，根据弯曲的不同分为两类：①弧菌，菌体较短，只有一个弯曲，呈弧形或逗点状；②螺菌，菌体较长，有多个弯曲。

第二节　细菌的结构

细菌的结构包括基本结构和特殊结构。细菌的基本结构是指所有细菌都共有的结构，由外向内依次为细胞壁、细胞膜、细胞质和核质；细菌的特殊结构是某些细菌特有的结构，包括鞭毛、菌毛、荚膜和芽孢（图 12 - 2）。

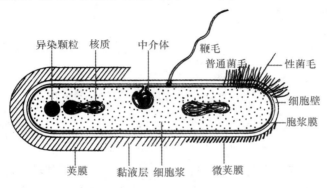

异染颗粒　核质　中介体　鞭毛　普通菌毛　性菌毛　细胞壁　胞浆膜

荚膜　黏液层　细胞浆　微荚膜

图 12 - 2　细菌细胞结构模式

一、细菌的基本结构

（一）细胞壁

细胞壁位于细菌细胞的最外层，是坚韧而富有弹性的结构，革兰阳性菌（G^+菌）和革兰阴性菌（G^-菌）的细胞壁化学组成既有相同又有不同的成分。

1. 细胞壁的组成

（1）肽聚糖　又称黏肽或糖肽，是细菌细胞壁的主要组分。革兰阳性菌和革兰阴性菌细胞壁均有肽聚糖，但结构有差异，革兰阳性菌的肽聚糖由三部分构成，即聚糖骨架、四肽侧链和五肽交联桥，而革兰阴性菌的肽聚糖只有两部分构成，聚糖骨架和四肽侧链（图12－3）。聚糖骨架由$N-$乙酰葡糖胺、$N-$乙酰胞壁酸交替间隔排列，由$\beta-1，4-$糖苷键相互连接而成。四肽侧链由四种氨基酸组成，其组成与联结方式随菌种不同而各有差异，革兰阳性菌的四肽侧链依次由L－丙氨酸、D－谷氨酸、L－赖氨酸和D－丙氨酸四种氨基酸组成，而革兰阴性菌四肽侧链的第一、二、四位氨基酸与革兰阳性菌相同，只有第三位氨基酸由二氨基庚二酸（DAP）取代，且其与相邻四肽侧链上的第四位氨基酸直接相连，即革兰阴性菌的肽聚糖为二维结构，较为疏松。革兰阳性菌的交联桥由5个甘氨酸组成，将相邻聚糖骨架上的四肽侧链互相连接，形成了网状的三维结构。肽聚糖是细菌细胞壁的主要成分，凡能破坏肽聚糖结构或抑制其合成的物质，则能损伤细胞壁而抑制细菌生长。溶菌酶、青霉素和头孢菌素类能抑制肽聚糖的合成，使细菌不能合成完整的细胞壁，从而导致细菌死亡。

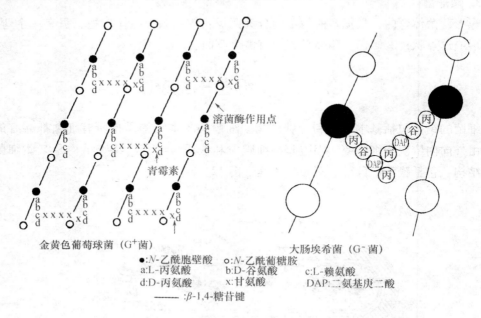

金黄色葡萄球菌（G^+菌）　　　　　　　　　大肠埃希菌（G^-菌）

●:N-乙酰胞壁酸　　○:N-乙酰葡糖胺
a:L-丙氨酸　　　　b:D-谷氨酸　　　　c:L-赖氨酸
d:D-丙氨酸　　　　x:甘氨酸　　　　　DAP:二氨基庚二酸
——— :β-1,4-糖苷键

图12－3　细菌细胞壁肽聚糖结构模式图

（2）磷壁酸　是革兰阳性菌细胞壁所独有的成分，按照其结合部位的不同，分为壁磷壁酸和膜磷壁酸。两种磷壁酸分子的一端游离于细胞壁外，壁磷壁酸另一端与肽聚糖连接，是革兰阳性菌的重要表面抗原，可用于细菌的血清学分型，膜磷壁酸的另

一端与细胞膜磷脂分子结合，与细菌致病性有关（图12－4a）。

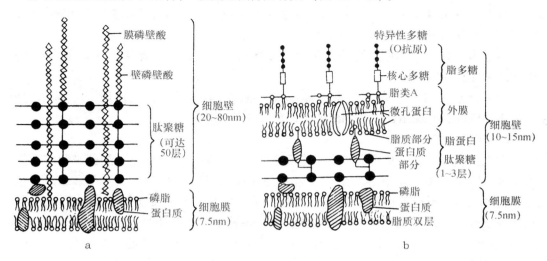

图12－4 两类细菌细胞壁结构模式图
a. 革兰阳性菌（金黄色葡萄球菌）　　b. 革兰阴性菌（大肠埃希菌）

（3）外膜　是革兰阴性菌细胞壁的特殊成分。位于细胞壁肽聚糖的外侧，从外向内依次由脂多糖、脂质双层、脂蛋白三部分组成。①脂多糖：由脂质A、核心多糖、特异性多糖组成，其中脂质A为革兰阴性菌内毒素的主要成分和毒性部分；②脂质双层：是革兰阴性菌细胞壁的主要结构，为典型的磷脂双层，中间镶嵌着一些具有特异功能的蛋白质，可帮助细菌进行物质交换，具有屏障作用，能阻止青霉素、溶菌酶和多种大分子物质进入，因此革兰阴性菌对青霉素、溶菌酶等不敏感；③脂蛋白：由脂质和蛋白质构成，连接在外膜与肽聚糖间，使两者组成一个整体，具有稳定外膜的功能（图12－4b）。

革兰阳性菌和革兰阴性菌的细胞壁结构有明显的不同见表12－1，导致这两类细菌在染色、抗原性、毒性和对药物的敏感性等方面均有很大差异。

表12－1 革兰阳性菌和革兰阴性菌细胞壁比较

细胞壁结构	革兰阳性菌（G⁺）	革兰阴性菌（G⁻）
细胞壁厚度	厚，20～80nm	薄，10～15nm
强度	强，较坚韧	弱，较疏松
肽聚糖组成	聚糖骨架、四肽侧链、五肽交联桥	聚糖骨架、四肽侧链
肽聚糖层数	多，达50层	少，1～3层
肽聚糖含量	多，占细胞壁干重50%～80%	少，占细胞壁干重5%～20%
磷壁酸	有	无
外膜	无	有

2. 细胞壁的功能

（1）维持菌体固有形态和抵抗低渗作用　细胞壁可使细菌承受细胞内的高渗透压，

而在低渗透压环境中不易破裂。

（2）物质交换作用　通过细胞壁上的微孔，与细胞膜共同完成菌体内外的物质交换。

（3）屏障作用　可防止药物渗入。

（4）免疫作用　细菌细胞壁上含有多种抗原决定簇，决定着其免疫原性，可诱发机体产生免疫应答。

（5）致病作用　G^-菌细胞壁的脂多糖即是内毒素，具有致病作用，G^+菌细胞壁上的膜磷壁酸具有黏附性，与细菌的致病作用相关。

3. 细菌 L 型

在人工诱导（如少量青霉素、头孢菌素的存在）或自然情况下，细菌细胞壁受损，称为细胞壁缺陷型，即细菌 L 型。细菌 L 型在体内或体外均能产生，在形态、染色、培养特性及生化反应等生物学性状上都与原菌有明显差异，细菌 L 型因缺失细胞壁，故呈高度多形性，可见球状、杆状和丝状，大多被染成革兰阴性，在含 10% ~ 20% 人或马血清的高渗培养基中能缓慢生长，形成中间较厚、四周较薄的"荷包蛋"样细小菌落，细菌 L 型对 β - 内酰胺类或其他作用于细胞壁的抗生素具有抵抗力。细菌 L 型仍有致病能力，通常引起慢性感染，如尿路感染、骨髓炎、心内膜炎等。

（二）细胞膜

细胞膜位于细胞壁内侧，紧密包绕着细胞质，是一层柔软富有弹性的半渗透性双层脂质生物膜，在脂质双层中镶嵌多种蛋白质，多为酶类和载体蛋白，此外还有少量的多糖类。细胞膜的主要功能为控制细胞内外物质的转运与交换，参与细菌代谢，与细菌分裂有关。

中介体是细胞膜内陷折叠形成的囊状结构，多见于革兰阳性菌，与细菌分裂、呼吸及生物合成功能有关。

（三）细胞质

细胞质是由细胞膜包裹的无色透明胶状物。主要成分有水、蛋白质、核酸和脂类，同时还有一些重要的有形成分。

1. 核糖体

核糖体是细菌合成蛋白质的场所，细菌核糖体的沉降系数与人体不同，链霉素、红霉素可与细菌核糖体结合而干扰其蛋白质的合成而导致细菌死亡，但对人的核糖体无作用。

2. 胞质颗粒

胞质颗粒是细胞质中含有的各种颗粒的总称，多为细菌暂时贮存的营养物质，包括多糖、脂类和磷酸盐等。如白喉棒状杆菌细胞质中的胞质颗粒，主要成分是核糖核酸和多偏磷酸盐，嗜碱性强，用特殊染色可染成与菌体不同的颜色，称为异染颗粒，对鉴别白喉棒状杆菌有重要意义。

3. 质粒

质粒是细菌染色体外的遗传物质，为闭合环状双股 DNA，携带遗传信息，控制细菌某些特定的遗传性状，如耐药性、性菌毛和细菌素等，能独立自行复制，随细菌分裂转移到子代细菌中。

（四）核质

细菌属于原核细胞，无核膜和核仁，故称核质。核质由一条细长的闭环双股 DNA 反复缠绕卷曲而成，是细菌生存必需的遗传物质，控制着细菌遗传变异。

二、细菌的特殊结构

（一）鞭毛

鞭毛是某些细菌菌体表面附着的细长呈波状弯曲的丝状物。鞭毛需经特殊染色法才能在光学显微镜下看到，电子显微镜下可直接观察鞭毛。根据鞭毛的数目、位置不同，可将有鞭毛的细菌分为单毛菌、双毛菌、丛毛菌和周毛菌（图 12 – 5）。

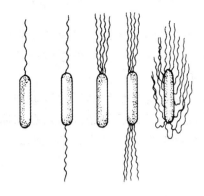

图 12 – 5　细菌鞭毛类型模式图

鞭毛的功能：①鞭毛是细菌的运动器官，细菌依靠鞭毛的摆动而运动；②某些细菌的鞭毛与致病性相关；③细菌鉴定的依据，可根据鞭毛的有无、类型和鞭毛蛋白质抗原性（H 抗原）的不同来鉴别不同的细菌。

（二）菌毛

菌毛是许多细菌菌体表面具有的比鞭毛细、短而直的丝状物。菌毛主要在革兰阴性菌中存在，需用电子显微镜才能看见。菌毛根据功能的不同分为普通菌毛和性菌毛两类。

1. 普通菌毛

普通菌毛短而直，遍布菌体表面，约数百根。普通菌毛具有黏附宿主细胞并定居其表面的能力，故普通菌毛与细菌的致病性密切相关。

2. 性菌毛

性菌毛比普通菌毛长而粗，一般有 1～4 根，呈中空管状，是两菌之间传递遗传物质的通道。大肠埃希菌等某些细菌的雄性菌株，表面有性菌毛，在细菌耐药性及毒力因子的转移中发挥作用。

（三）荚膜

荚膜是某些细菌在细胞壁外包绕的一层较厚（厚度≥0.2μm）的黏液状物质（图 12 –6）。厚度＜0.2μm 者称为微荚膜。荚膜用革兰染色法不易着色，在普通光学显微镜下可见菌体周围有一层透明圈，用荚膜特殊染色法可使荚膜染成与菌体不同的颜色。

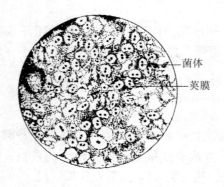
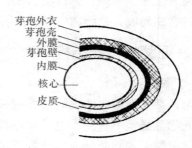

图 12 – 6　细菌的荚膜　　　　　图 12 – 7　细菌的芽孢结构

荚膜的形成受遗传控制和环境因素的影响。通常在机体内和营养丰富的培养基中易形成荚膜。荚膜的化学成分随菌种而异，常为多糖物质，如肺炎链球菌的荚膜；少数由多肽组成，如炭疽芽孢杆菌。

荚膜的功能：①抗吞噬，荚膜有保护细菌抵抗吞噬细胞的吞噬作用；②抗杀伤能力，荚膜能保护细菌免受溶菌酶、补体、抗菌药物、噬菌体等的杀伤作用；③黏附作用；④鉴别细菌，荚膜可作为细菌鉴别的依据；⑤免疫原性，荚膜具有免疫原性，可刺激机体产生相应的抗体。

（四）芽孢

芽孢是某些细菌在一定环境条件下，胞质脱水浓缩，在菌体内形成一个圆形或卵圆形的小体（图 12 – 7）。芽孢不易着色，需用芽孢染色法才能着色。芽孢在菌体中的位置、形状、大小因菌种不同而各异（图 12 – 8）。

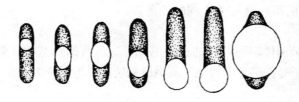

图 12 – 8　细菌芽孢的各种形状和位置

芽孢的形成受环境影响大，当细菌生长环境中缺乏碳源、氮源和某些生长因子时易形成芽孢。有些细菌芽孢的形成与环境中氧的含量有关，如炭疽芽孢杆菌的芽孢需在有氧条件下形成，而破伤风梭菌的芽孢则在无氧条件下形成。芽孢不能分裂繁殖，是细菌适应不良环境而形成的休眠体。当环境适宜时，芽孢可发芽成为菌体。一个细菌形成一个芽孢，一个芽孢发芽也只生成一个菌体，故芽孢的形成不是细菌的繁殖方式。

芽孢的功能：①增强细菌的抵抗力，芽孢具有坚硬而致密的多层膜，通透性低，可阻止化学药物的渗入；含水量少，并含有大量的吡啶二羧酸，提高了芽孢的耐热性和稳定性；故其对干燥、高温和消毒剂等理化因素的抵抗力强，可在自然界存活多年，且一旦污染各种用品，不易将其杀死，目前，杀灭芽孢最有效的方法是高压蒸汽灭菌法。②判定灭菌效果的指标，由于芽孢耐高温，在适宜条件下可转变为菌体，故常将杀灭芽孢作为灭菌是否彻底的指标。③鉴别细菌，可根据芽孢的形状与位置鉴别细菌。

第三节　细菌的形态检查法

细菌的个体微小，观察其形态需借助显微镜，一般形态和结构可用光学显微镜观察，超微结构和活菌可用电子显微镜和暗视野显微镜等观察。根据检查目的和方法不同，细菌的形态检查法分为染色标本检查法和不染色标本检查法。

一、染色标本检查法

细菌为无色半透明的微小生物，用光学显微镜直接进行观察通常显示不清。为了更好的观察细菌的形态、排列和某些结构等特点，常将细菌标本制片染色后再进行镜检，染色方法可分为单染色法和复染色法。

（一）单染色法

单染色法是只用一种染料对细菌进行染色，如吕氏亚甲蓝或稀释复红。染色后可显示细菌的形态、大小、排列及简单结构，但无法显示细菌不同的染色特性。

（二）复染色法

复染色法需用两种或两种以上的染料先后染色，染色后既可观察细菌的大小、形态，还可观察不同细菌或同一细菌不同结构的染色特性。常用的有革兰染色法和抗酸染色法。

1. 革兰染色法

（1）革兰染色法的操作方法　是将细菌标本经涂片、干燥固定后，先用结晶紫液初染，再加卢戈碘液媒染，然后用95%乙醇脱色，最后用稀释复红复染。经染色后，可将细菌分为两大类：分别是不被乙醇脱色保留紫色者，为革兰阳性（G^+）菌；被乙醇脱色复染为红色者，为革兰阴性（G^-）菌。

（2）革兰染色法具有的重要医学意义　①鉴别细菌：革兰染色法可将细菌分成革兰阳性菌和革兰阴性菌两类，可初步识别细菌，并确定进一步的鉴定方法。②选择药物：革兰阳性菌和革兰阴性菌因细胞壁结构的区别，使之对抗生素和化学药剂的敏感性不同。如大多数革兰阳性菌对青霉素、头孢菌素、红霉素等敏感；而大多数革兰阴性菌对链霉素、氯霉素、庆大霉素等敏感。临床上根据病原菌革兰染色的不同性，选择有效的药物治疗。③与细菌致病性有关：大多数革兰阳性菌以外毒素致病，而革兰阴性菌多以内毒素致病，两者的致病机制和治疗方法都不同。因此，区别细菌的染色性可指导临床上采用针对性的治疗方案。

2. 抗酸染色法

此染色法主要用于鉴定抗酸染色阳性菌。操作方法是细菌标本涂片经自然干燥固定后，先用石炭酸复红加温染色，再用3%盐酸乙醇脱色，最后用碱性亚甲蓝液复染。结果是染成红色的是抗酸染色阳性菌，而背景、细胞和非抗酸菌被染成蓝色。

二、不染色标本检查法

不染色标本检查法是细菌不经染色直接进行观察的方法，常用的方法有悬滴法和压滴法。悬滴法是取菌液滴至盖玻片中央，然后在凹玻片凹窝四周涂抹少许凡士林，接着将凹玻片的凹孔对准盖玻片中央的菌液并盖于其上，迅速翻转玻片后置光学显微镜下观察。压滴法是取菌液至载玻片中央，然后用盖玻片压住菌液后置光学显微镜下观察。不染色标本检查法主要用于观察细菌的动力和运动形式。

目标检测

1. 细菌大小的测量单位与观察细菌的方法有何关系？
2. 细菌有几种基本形态？
3. 革兰阳性菌和革兰阴性菌细胞壁的共有成分和特有成分有哪些？
4. 中介体、核糖体、胞质颗粒、质粒分别在医学上有何意义？
5. 细菌的特殊结构有哪些，分别有何主要功能？

（郭积燕）

细菌的生理

本章主要介绍细菌的化学组成和物理性状，细菌的生长繁殖与培养，细菌的代谢产物及意义。

第一节 细菌的化学组成和物理性状

一、细菌的化学组成

细菌和其他生物细胞的化学组成相似，包括水、无机盐、蛋白质、糖类、脂类、核酸等。水是细菌的重要组成部分，占菌体重量的80%左右，固体成分仅占15% ~ 20% 。其中蛋白质占细菌固体成分的50% ~80% ，大部分为复合蛋白如核蛋白、糖蛋白和脂蛋白等。核酸包括核糖核酸（RNA）和脱氧核糖核酸（DNA）两种。细菌尚含一些原核细胞型微生物所特有的化学组成，如肽聚糖、磷壁酸、D 型氨基酸，二氨基庚二酸、吡啶二羧酸等。

二、细菌的物理性状

1. 带电现象

细菌的蛋白质和其他生物细胞的蛋白质一样，具有两性游离的性质，在溶液中可电离成带正电荷的氨基（NH_4^+）和带负电荷的羧基（COO^-）。当正电荷与负电荷相等时，为等电点。革兰阳性菌等电点为 pH2 ~ 3，革兰阴性菌的等电点为 pH 4 ~ 5。在中性和弱碱性环境中，其 pH 高于细菌的等电点，细菌均带负电荷，尤以革兰阳性菌带负电荷更多。细菌的带电现象与细菌的染色反应、凝集反应、抑菌和杀菌作用有密切关系。

2. 表面积

细菌体积微小，但单位体积的表面积大，有利于细菌同外界进行物质交换，因此细菌的代谢旺盛、繁殖迅速。

3. 光学性质

细菌细胞为半透明体，当光线照射至细菌，部分被吸收，部分被折射，因此细菌悬液呈混浊状态。菌数越多，浊度越大。

4. 半透性

细菌的细胞壁和细胞膜均为半透性膜，可允许水分子和小分子物质通过，有利于营养物质的吸收和代谢产物的排出。

5. 渗透压

细菌体内含有高浓度的营养物质和无机盐，一般 G^+ 菌的渗透压高达 2.03 ~ 2.53MPa（20~25）个大气压，G^- 菌为 0.51~0.61MPa（5~6 个大气压）。细菌所处一般环境相对低渗，但细菌有坚韧的细胞壁保护，能耐受菌体内的高渗透压，并能保护细菌在低渗透压环境中不致膨胀破裂。

第二节　细菌的生长繁殖与培养

一、细菌的生长繁殖

（一）细菌生长繁殖的条件

1. 营养物质

（1）水　是细菌代谢活动必需的。细菌代谢过程中所有的化学反应、营养的吸收和渗透、分泌以及排泄都需要有水才能进行。

（2）碳源　各种碳的无机物或有机物都能被细菌吸收和利用，作为合成菌体组分的原料，同时也作为细菌代谢的主要能量来源。病原菌主要从糖类中获得碳。

（3）氮源　多数病原菌主要从氨基酸、蛋白质等有机氮化物获得氮，少数细菌能以空气中的游离氮或无机氮为氮源，主要用于合成菌体结构蛋白、功能蛋白及核酸等。

（4）无机盐　钾、钠、钙、镁、硫、磷、锰、锌、钴、铜等是细菌生长代谢中所需的无机盐成分。各类无机盐的作用为：构成菌体成分；调节菌体内外渗透压；促进酶的活性或作为某些辅酶组分；某些元素与细菌的生长繁殖及致病作用密切相关。

（5）生长因子　某些细菌生长所必需的但自身又不能合成的化合物，称为生长因子。主要包括维生素、某些氨基酸、脂类、嘌呤、嘧啶等。少数细菌还需要特殊的生长因子，如流感嗜血杆菌需要 X、V 两种因子，X 因子是高铁血红素，V 因子是辅酶 I 或辅酶 II，二者均为细菌呼吸所必需。

2. 温度

各类细菌对温度的要求不同。大多数病原菌的最适生长温度为37℃，故实验室一般采用37℃恒温箱培养细菌。

3. 酸碱度

多数病原菌最适 pH 为 7.2~7.6。个别细菌在碱性条件下生长良好，如霍乱弧菌最适 pH 为 8.4~9.2；也有的细菌最适 pH 偏酸，如结核分枝杆菌的最适 pH 为 6.5~6.8。

4. 气体

细菌生长繁殖需要的气体是 O_2 和 CO_2。根据细菌对氧的需求不同，可将细菌分为四类：①专性需氧菌，必须在有氧的环境中才能生长，如结核分枝杆菌；②微需氧菌，需在低氧压（5%~6%）的环境中生长，如幽门螺杆菌、空肠弯曲菌；③专性厌氧菌，必须在无氧环境中才能生长，如破伤风梭菌、脆弱类杆菌；④兼性厌氧菌，在有氧及无氧环境中均能生长繁殖，但在有氧时生长更好，大多数病原菌属于此类，如葡萄球菌、伤寒沙门菌等。一般细菌在代谢过程中产生的 CO_2 即可满足需要。有些细菌，如脑膜炎奈瑟菌、淋病奈瑟菌在初次分离培养时需要较高浓度的 CO_2（5%~10%）才能生长。

（二）细菌繁殖的方式与速度

细菌以二分裂方式进行无性繁殖。在适宜条件下，多数细菌繁殖速度快，繁殖一代需要 20~30min。个别细菌繁殖较慢，如结核分枝杆菌需 18~20h 才能繁殖一代。

（三）细菌的繁殖规律

细菌的繁殖速度很快，但事实上，由于细菌繁殖中营养物质的消耗，有害代谢产物的积聚及环境 pH 的改变，细菌不可能始终保持高速度的无限繁殖，经过一段时间后，细菌繁殖速度逐渐减慢，死亡细菌数增多，活菌增长率随之下降并趋于停滞。

将一定数量的细菌接种于适宜的液体培养基中，连续定时取样检查活菌数，以培养时间为横坐标，培养物中活菌数的对数为纵坐标，可绘制出一条反映细菌繁殖规律的曲线，称为生长曲线（图 13-1）。

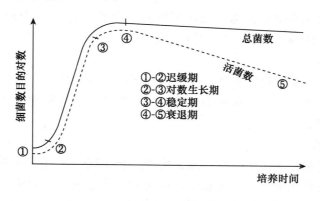

图 13-1 细菌的生长曲线

根据生长曲线，细菌的群体生长繁殖可分为四期。

1. 迟缓期

迟缓期为细菌进入新环境后的短暂适应阶段，一般为 1~4h。此期细菌体积增大，代谢活跃，主要是合成各种酶、辅酶和代谢产物，为今后的繁殖准备必要的条件，但分裂迟缓，繁殖极少。

2. 对数期

细菌在培养后 8~18h，生长迅速，活菌数以恒定的几何级数快速增长，在生长曲线上，活菌数的对数呈直线上升达到顶峰状态。此期细菌的形态、染色性、生理活性等都较典型，对外界环境因素的作用敏感，因此研究细菌的生物学性状应选用此期的细菌。

3. 稳定期

由于培养基中营养物质的消耗，有害代谢产物的积聚，该期细菌的繁殖速度渐减，死亡数逐渐增加。细菌繁殖数和死亡数渐趋平衡，使活菌数保持相对稳定。此期细菌形态、染色性和生理特性常有改变。一些细菌的芽孢、外毒素、抗生素等代谢产物多在此期产生。

4. 衰亡期

稳定期后细菌繁殖速度越来越慢，死菌数越来越多，并超过活菌数。此期细菌形态显著改变，出现衰退型或菌体自溶，难以辨认，生理代谢活动也趋于停滞。

二、细菌的人工培养

（一）培养基

培养基是人工配制的适合于细菌生长繁殖的营养基质。培养基按物理性状不同可分为液体、半固体和固体培养基三类。培养基按其营养组成和用途不同，可分为以下五类。

1. 基础培养基

基础培养基含有一般细菌生长繁殖所需要的基本营养成分。它是配制特殊培养基的基础，也可作为一般培养基用，如肉汤培养基、普通琼脂培养基。

2. 营养培养基

营养培养基是在基础培养基中加入葡萄糖、血液、血清、酵母浸液等营养物质，可供营养要求较高的细菌生长，如血琼脂平板、血清肉汤培养基等。

3. 选择培养基

在培养基中加入某种化学物质，使之抑制某些细菌的生长，而有利于另一些细菌生长，从而将目的菌从混杂的标本中分离出来，这类培养基称为选择培养基。如培养肠道致病菌的 SS 琼脂培养基。

4. 鉴别培养基

利用细菌分解糖和蛋白质的能力及其代谢产物不同，在培养基中加入特定的作用底物和指示剂，观察细菌在其中生长后对底物的分解情况，从而鉴别细菌。如常用的糖发酵管、伊红－亚甲蓝培养基、双糖铁培养基等。

5. 厌氧培养基

专供厌氧菌的分离、培养和鉴别用的培养基称为厌氧培养基。常用的有庖肉培养基、硫乙醇酸盐肉汤培养基等。

（二）细菌在培养基中的生长现象

1. 细菌在液体培养基中的生长现象

细菌在液体培养基中可以呈现三种现象：①浑浊生长，大多数细菌在液体培养基中生长后呈均匀浑浊状态，如葡萄球菌；②沉淀生长，少数呈链状生长的细菌或粗糙型细菌在液体培养基底部形成沉淀，如链球菌；③菌膜生长，专性需氧菌在液体培养基中生长时浮在液体表面生长，形成菌膜，如枯草芽孢杆菌。

2. 细菌在半固体培养基中的生长现象

半固体培养基常用来检查细菌的动力。有鞭毛的细菌可沿穿刺线向四周扩散，呈羽毛状或云雾状浑浊生长，穿刺线模糊不清。无鞭毛的细菌只沿穿刺线生长，周围培养基澄清透明。

3. 细菌在固体培养基中的生长现象

将标本或培养物划线接种在固体培养基的表面，因划线的分散作用，使许多原混杂的细菌在固体培养基表面上散开，称为分离培养。一般经过18～24h培养后，由单个细菌分裂繁殖形成肉眼可见的细菌集团，称为菌落。多个菌落融合成片，形成菌苔。各种细菌在固体培养基上形成的菌落，在大小、形状、颜色、气味、透明度、表面光滑或粗糙、湿润或干燥、边缘整齐与否，以及在血平板上的溶血情况均不相同（图13－2），可帮助识别和鉴定细菌。

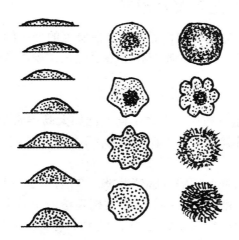

图13－2 细菌菌落形态

（三）细菌人工培养的实际意义

1. 在医学中的应用

（1）感染性疾病的诊断和治疗 感染性疾病常需取患者标本分离培养出病原菌，并进行鉴定，才能作出确切的诊断。同时对分离出的病原菌作药物敏感试验，指导临床合理使用抗生素。

（2）细菌的鉴定和研究 研究细菌的生理、遗传变异、致病性、免疫性和耐药性等，均需人工培养细菌。

（3）生物制品的制备 供防治用的疫苗、类毒素、抗毒素、免疫血清及供诊断用的菌液、抗血清等均来自人工培养的细菌及其代谢产物。

2. 在工农业生产中的应用

细菌在培养过程中产生多种代谢产物，经过加工处理，可制成抗生素、维生素、氨基酸、有机溶剂、酒、酱油、味精等产品。细菌培养物还可生产酶制剂、处理废水和垃圾、制造菌肥和农药等。

3. 在基因工程中的应用

因为细菌具有繁殖快、易培养的特点，所以大多数基因工程的实验和生产首先在细菌中进行。将带有外源性基因的重组 DNA 转化给受体菌，使其在菌体内获得表达，现在用此方法已成功制备出胰岛素、干扰素等生物制剂。

第三节　细菌的代谢产物及意义

细菌的新陈代谢是分解代谢和合成代谢的总和。分解代谢是将复杂的营养物质分解为简单化合物的过程，同时伴有能量释放。合成代谢是将简单的小分子化合物合成复杂的菌体成分和酶的过程，这一过程需要消耗能量。细菌在分解和合成代谢中能产生多种代谢产物，在细菌的鉴定、生化反应及医学上具有重要意义。

一、细菌的分解代谢产物及意义

各种细菌具有的酶不完全相同，对糖、蛋白质等的分解能力以及分解后的产物各有差异，可借此鉴别细菌。各种代谢产物可通过生化试验的方法检测，通常称为细菌的生化反应。

1. 糖发酵试验

不同细菌分解糖的能力和代谢产物不同。例如大肠埃希菌能分解葡萄糖和乳糖，产酸产气；伤寒沙门菌分解葡萄糖产酸不产气，不能分解乳糖，可借此鉴别细菌。

2. V－P 试验

大肠埃希菌和产气肠杆菌均能分解葡萄糖，产酸产气，但产气肠杆菌能使二分子丙酮酸脱羧生成中性的乙酰甲基甲醇。后者在碱性溶液中被空气氧化生成二乙酰，二乙酰与培养基中含胍基化合物反应生成红色化合物，称为 V－P 试验阳性。大肠埃希菌不能生成乙酰甲基甲醇，V－P 试验阴性。

3. 甲基红试验

产气肠杆菌分解葡萄糖产生丙酮酸，经脱羧后生成中性的乙酰甲基甲醇，培养液 pH＞5.4，甲基红试剂呈橘黄色，为甲基红试验阴性。大肠埃希菌分解葡萄糖产生丙酮酸，培养液 pH＜5.4，甲基红试剂呈红色，为甲基红试验阳性。

4. 枸橼酸盐利用试验

某些细菌（如产气肠杆菌）能利用枸橼酸盐作为惟一碳源，可在枸橼酸盐培养基上生长，分解枸橼酸盐生成碳酸盐，并分解铵盐生成氨，使培养基由酸性变为碱性，而使指示剂变色，称为枸橼酸盐试验阳性。大肠埃希菌不能利用枸橼酸盐为惟一碳源，故在该培养基上不能生长，枸橼酸盐试验阴性。

5. 吲哚试验

有些细菌如大肠埃希菌、变形杆菌、霍乱弧菌等能分解培养基中的色氨酸生成吲哚，加入对二甲基氨基苯甲醛试剂，与吲哚结合，形成玫瑰吲哚，呈红色，称为吲哚试验阳性。

6. 硫化氢试验

有些细菌如变形杆菌、沙门菌等能分解含硫氨基酸如胱氨酸、甲硫氨酸等，生成硫化氢，硫化氢遇铅或铁离子生成黑色的硫化物，为硫化氢试验阳性。

7. 尿素酶试验

变形杆菌等具有尿素酶，能分解培养基中的尿素产生氨，使培养基变为碱性，以酚红为指示剂检测为红色，为尿素酶试验阳性。

吲哚（I）、甲基红（M）、V-P（V）和枸橼酸盐利用（C）四种试验，常用于鉴定肠道杆菌，合称为IMViC试验。例如大肠埃希菌这四种试验的结果是+ + - -，产气肠杆菌则为 - - + +。

二、细菌的合成代谢产物及意义

1. 热原

细菌合成的一种注入人体或动物体内能引起发热反应的物质，称为热原。产生热原的细菌大多为革兰阴性菌，热原是细菌细胞壁中的脂多糖，耐高温，高压蒸汽灭菌（121.3℃、20min）不能使其破坏，250℃高温干烤才能被破坏。用吸附剂和特殊石棉滤板可除去液体中大部分热原，蒸馏法效果最好。因此在制备和使用生物制品、注射液、抗生素等过程中应严格无菌操作，防止产生热原的细菌污染。

2. 毒素和侵袭性酶

细菌产生的毒素有内毒素和外毒素两类。外毒素是多数革兰阳性菌和少数革兰阴性菌在生长繁殖过程中释放到菌体外的蛋白质；内毒素是革兰阴性菌细胞壁中的脂多糖，当菌体死亡裂解后释放出来。某些细菌还能合成侵袭性酶，损伤机体组织，促进细菌的侵袭和扩散，是细菌重要的致病物质。如金黄色葡萄球菌产生的血浆凝固酶，A群链球菌产生的透明质酸酶等。

3. 抗生素

某些微生物在代谢过程中产生的一类能抑制或杀死某些其他微生物或肿瘤细胞的物质，称为抗生素。抗生素多由放线菌和真菌产生，细菌仅产生少数几种，如多黏菌素、杆菌肽等。

4. 细菌素

细菌素是某些细菌产生的一类具有抗菌作用的蛋白质。细菌素与抗生素相比，其作用范围狭窄，仅对有近缘关系的细菌有杀伤作用，现多用于细菌分型和流行病学调查。

5. 色素

某些细菌能产生不同颜色的色素，有助于鉴别细菌。细菌的色素有两类，一类为水溶性色素，能扩散到培养基或周围组织，如铜绿假单胞菌产生的绿色色素使培养基和脓汁呈绿色；另一类为脂溶性色素，不溶于水，只存在于菌体，使菌落显色而培养基颜色不变，如金黄色葡萄球菌产生的金黄色色素。

6. 维生素

某些细菌可合成维生素，除供自身需要外，还能分泌到周围环境中。例如人体肠道内的大肠埃希菌能合成 B 族维生素和维生素 K，可被人体吸收利用。

知识链接

热原的检查

《中华人民共和国药典》(2010 年版) 规定热原的检测采用家兔法，细菌内毒素检测采用鲎试剂法。热原检查法系将一定剂量的供试品，静脉注入家兔体内，在规定的时间内，观察家兔体温升高的情况，以判定供试品中所含热原的限度是否符合规定。细菌内毒素检查法系利用鲎试剂来检测或量化由革兰阴性菌产生的细菌内毒素，以判断供试品中细菌内毒素的限量是否符合规定的一种方法。

目标检测

1. 列出细菌生长繁殖所需要的条件。
2. 叙述细菌在培养基中的生长现象。
3. 细菌的合成代谢产物有哪些，在医学上有何意义？

（贾淑平）

第十四章

细菌的遗传与变异

学习目标

1. 解释细菌遗传、变异的概念。
2. 举例说明细菌常见的变异现象。
3. 简述细菌变异的机制。
4. 说明细菌遗传变异在医学上的意义。

本章主要介绍细菌遗传与变异的概念，细菌的变异现象，细菌遗传、变异的物质基础及变异机制，细菌遗传变异在医学上的意义。

细菌同其他生物一样具有遗传和变异的生命特征。在一定环境条件下，细菌将其生物学性状传给子代，而且代代相传，保持相对稳定，称为遗传（heredity）。在一定条件下，子代与亲代之间或子代与子代之间的生物学性状出现差异，称为变异（variation）。遗传使细菌的生物学性状保持相对稳定，以维持其种属的稳定性；而变异则能使细菌不断产生变种和新种，有利于细菌物种的发展与进化。

细菌的变异分为遗传性变异和非遗传性变异。遗传性变异是由细菌的基因结构发生变化而引起，故又称基因变异。这种变异相对稳定，可以遗传，不可逆转，不受环境影响。非遗传性变异是细菌在一定环境条件影响下引起的变异，无基因结构的改变，故又称表型变异。这种变异不能遗传，除去影响因素后，变异又可恢复原状。

第一节 细菌的变异现象

一、形态结构变异

细菌的形态、结构均可因外界环境因素的影响发生变异。例如，鼠疫耶尔森菌为卵圆形短杆菌，将其接种在3% ~6%氯化钠琼脂培养基上，可出现大小不等的球状、棒状、哑铃状等多形性改变。细菌在青霉素、溶菌酶、补体、免疫血清等作用下，胞壁合成受阻，使细胞壁缺陷而成为多形性细菌，此现象首先由 Lister 研究院发现，故称为细菌 L 型。

细菌的特殊结构如荚膜、芽孢、鞭毛等也可变异。如致病性肺炎链球菌在机体内或含有血清的培养基上能形成荚膜，但在普通培养基上培养，荚膜逐渐消失，毒力也减弱。炭疽芽孢杆菌在 42℃ 下培养 10～20d 后，可失去形成芽孢的能力，毒力也随之减弱。有鞭毛的变形杆菌在含 0.1% 苯酚的琼脂培养基中培养可失去鞭毛，通常将这种鞭毛从有到无的变异，称为 H－O 变异。

二、菌落变异

细菌的菌落有光滑型（S 型）和粗糙型（R 型）两种。从人体内新分离的细菌多为 S 型菌落，其表面光滑、湿润，边缘整齐。经人工多次培养后，S 型菌落可变为表面粗糙、干皱、边缘不整齐的菌落，即为 R 型菌落。这种光滑型与粗糙型之间的变异，称为 S－R 变异，变异后，细菌的毒力、免疫原性、生化反应性等也发生改变。大多数 S 型菌落的细菌，致病性强；但也有少数例外，细菌是 R 型菌落致病性强，如结核分枝杆菌。

三、毒力变异

细菌的毒力变异表现为毒力的减弱或增强。将有毒细菌长期人工培养，或在培养基中加入某些特殊成分，细菌的毒力可减弱或消失。如卡－介（Calmette 和 Guerin）二人将毒力强的牛型结核分枝杆菌接种在含甘油、胆汁、马铃薯的培养基中，经 13 年 230 代转种，获得毒力减弱但仍保持免疫原性的变异菌株，即卡介苗（BCG），广泛用于结核病的预防。白喉棒状杆菌无毒株，被噬菌体感染后，可获得产生白喉外毒素的能力，成为产毒的白喉棒状杆菌株。

四、耐药性变异

细菌对某种抗菌药物由敏感变成耐药，这种变异称为耐药性变异。由于临床上广泛使用抗生素，耐药菌株逐年增多。如金黄色葡萄球菌对青霉素的耐药菌株已上升到 80% 以上、对甲氧西林的耐药菌株已超过 70%。此外，对链霉素敏感的志贺菌发生变异后，成为依赖链霉素菌株或被媒体称为"超级病菌"。有的细菌还表现为同时对多种抗菌药物产生耐受性，称为多重耐药菌株。细菌的耐药性变异给临床治疗带来很大困难，并成为当今医学上的重要问题。为减少耐药菌的出现，应避免滥用抗生素。

第二节　细菌遗传变异的物质基础

细菌遗传变异的物质基础是细菌的染色体、质粒、转位因子和噬菌体。

一、染色体

细菌的染色体存在于胞内的核质中，由是环状双螺旋 DNA 分子组成，在菌体内高度盘旋缠绕成丝团状，无组蛋白，无核膜包围。如大肠埃希菌，染色体长 1300～

2000μm，相当于菌体长度的 1 000 倍，共含 4 000～5 000 个基因。

二、质粒

质粒是细菌染色体外的遗传物质，存在于细胞质中，是环状闭合的双股 DNA，基因可编码细菌一些重要的遗传性状。质粒的基本特征有：①质粒具有自我复制的能力，并随细菌分裂传给下一代；②质粒编码的产物赋予细菌某些生物学性状，例如致病性、耐药性、致育性；③质粒可丢失或消除，但不影响细菌的生存；④质粒可通过转导、接合等方式转移；⑤质粒有相容性和不相容性两种，几种不同质粒可共存于一个细菌内，称为相容性；结构相似的质粒不能共存于一个细菌内称为不相容性。

医学上重要的质粒有：①F 质粒，又称致育质粒，编码性菌毛；②R 质粒，又称耐药质粒，编码细菌对抗菌药物的耐药性；③Col 质粒，又称大肠菌素质粒，带有 Col 质粒的大肠埃希菌能产生大肠菌素；④Vi 质粒，又称毒力质粒，编码与细菌致病有关的毒力因子，如破伤风毒素、炭疽毒素、肠毒素的毒力质粒。

三、转位因子

转位因子是存在于细菌染色体或质粒 DNA 分子上的一段特异性核苷酸序列片段，它能在 DNA 分子中不断移动，改变它们在基因组的位置，能从一个基因组转移到另一个基因组中。转位因子有 3 类，即插入序列、转座子、转座噬菌体。

四、噬菌体

噬菌体广泛分布于自然界，是能侵染细菌、放线菌、真菌、螺旋体等微生物的病毒。因在宿主菌内复制导致敏感菌裂解故称噬菌体。

1. 噬菌体的生物学性状

噬菌体个体微小，需用电子显微镜观察。形态有蝌蚪形、微球形和细杆形三种，以蝌蚪形居多。蝌蚪形噬菌体由头部和尾部组成，中间由尾领、尾须连接。头部由核酸和衣壳构成，呈六棱柱形；尾部呈管状，内为尾髓、外包尾鞘，末端为尾板。尾板上的尾刺和尾丝有吸附作用，与识别、侵染宿主菌有关（图 14-1）。

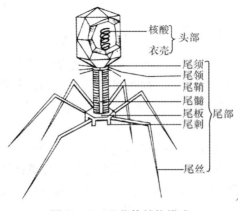

图 14-1　噬菌体结构模式

　　噬菌体无细胞结构，必须在活的宿主菌内复制增殖，有严格的寄生性。一种噬菌体只能侵染某一种甚至某一型微生物，因此，利用噬菌体这一特性可进行细菌的鉴定与分型。噬菌体对理化因素的抵抗力比细菌繁殖体强，一般在 70℃、30min 的环境中仍不失活性，在低温条件下能长期存活。

2. 噬菌体与宿主菌的关系

　　根据噬菌体侵染宿主菌后产生的结果不同，将噬菌体分为两种类型。

　　（1）毒性噬菌体　能侵入宿主菌内复制，引起宿主菌裂解的噬菌体称为毒性噬菌体。毒性噬菌体通过尾刺和尾丝识别并吸附于宿主菌的相应受体上，尾髓收缩将头部中的核酸注入宿主菌内，蛋白质外壳留于菌外。噬菌体的核酸在宿主菌内复制产生许多子代噬菌体，细菌被迅速裂解，释放的噬菌体再感染其他敏感细菌，重复裂解宿主菌的周期。

　　（2）温和噬菌体　温和噬菌体又称溶原性噬菌体。噬菌体侵染细菌后不复制，其核酸与宿主菌染色体整合，这种被整合在宿主菌染色体上的噬菌体的核酸（基因）称为前噬菌体，染色体上带有前噬菌体的细菌称溶原性细菌。前噬菌体可随宿主菌染色体复制而复制，并可分配至子代细菌染色体中，建立溶原性周期。溶原性周期可因某种原因被打破，前噬菌体可脱离宿主菌染色体而独立复制，导致宿主菌裂解。

第三节　细菌变异的机制

　　细菌的遗传性变异是由于基因结构发生改变所致，主要是通过基因突变、基因的转移与重组两种方式来实现。

一、基因突变

　　突变（mutation）是细菌遗传物质的结构发生突然而稳定的改变，导致细菌性状的遗传性变异。突变包括点突变和染色体突变，可以自然发生，也可以诱导形成。点突变是细菌基因中一个或几个碱基置换、插入或丢失，只影响到一个或几个基因，引起少数细菌发生较少的性状变异；染色体突变是大片段 DNA 的改变，常引起细菌性状显著变异甚至导致细菌死亡。

二、基因的转移与重组

　　将供体菌遗传物质转移给受体菌的过程，称为基因转移；转移的基因与受体菌的 DNA 整合，导致受体菌基因型改变，称为基因重组。细菌基因转移和重组的方式有转化、接合、转导、溶原性转换。

1. 转化

　　受体菌直接摄取供体菌游离 DNA 片段，并与自身的 DNA 重组，获得供体菌某些遗传性状，称为转化（transformation）。如活的无荚膜肺炎链球菌（ⅡR 型）摄取死的有荚膜的肺炎链球菌（ⅢS 型）的 DNA 片段，与自身基因重组后，获得了形成荚膜的能力，使细菌从ⅡR 型转变成了ⅢS 型（图 14－2）。

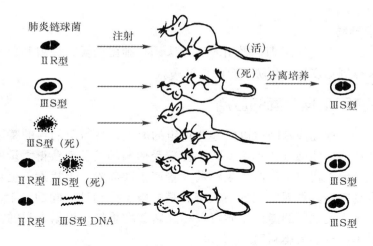

图 14 - 2　小鼠体内肺炎链球菌的转化试验

2. 接合

遗传物质通过性菌毛由供体菌传递给受体菌，使受体菌遗传性状发生改变，称为接合（conjugation）。常见有 F 质粒接合和 R 质粒接合。

3. 转导

以温和噬菌体为载体，将供体菌的一段 DNA 转移到受体菌体内，使受体菌获得新性状，称为转导（transduction）。

4. 溶原性转换

温和噬菌体感染宿主菌时，以前噬菌体形式整合入宿主菌，使其获得噬菌体基因编码的某些遗传性状，称为溶原性转换（lysogenic conversion）。

第四节　细菌遗传变异在医学上的意义

一、在疾病诊断、治疗及预防中的应用

1. 病原学诊断

通常情况下，可根据细菌的形态、结构、免疫原性、生化反应等特点进行病原学诊断。细菌发生变异后，失去典型的生物学性状，给临床细菌学检测带来困难。如致病性强的金黄色葡萄球菌能产生金黄色色素，变异成耐药菌后产生灰白色色素；血浆凝固酶试验可作为判断葡萄球菌有无致病性的重要指标，但变异后的葡萄球菌血浆凝固酶试验阴性亦具有致病性；新分离的伤寒沙门菌有 10% 的菌株无鞭毛，无动力，在患者体内亦不产生鞭毛抗体，肥达试验表现为阴性，给鉴定细菌带来困难。

2. 临床治疗

由于抗生素的广泛应用，耐药菌株日益增多，细菌性传染病的治疗难度增大。为防止耐药菌株的形成，在临床治疗中应合理使用抗生素，通过药物敏感试验选择有效药物，早期、足量、足疗程的使用。必要时采取合理配伍、联合用药，以提高抗生素

的疗效。

3. 传染病预防

应用细菌的毒力变异原理，采用人工方法诱导细菌变异，保留其免疫原性，获得减毒或无毒菌株制备疫苗，预防相应的传染病。

二、在基因工程方面的应用

基因工程是根据细菌基因可以转移并重组的原理，将需要的目的基因通过质粒等载体转移到合适的受体菌（工程菌）内，随着受体菌的繁殖而获得大量所需的基因产物。目前通过基因工程技术已能使工程菌大量产生胰岛素、干扰素、生长激素和乙型肝炎疫苗等生物制品。基因工程的最大特点是打破了生物种属间的界限，使动物、植物、微生物甚至人类之间的遗传物质可以相互转移和重组，根据人类的需要选择目的基因，获得基因产品供人类利用。

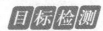

1. 解释细菌遗传、变异的概念。
2. 说出细菌常见的变异现象。
3. 简述细菌变异在医学中的意义。

（贾秀艳）

第十五章

细菌与外界环境

学习目标

1. 理解细菌在自然界和正常人体的分布。
2. 解释正常菌群的概念,明确正常菌群与人体间的相互关系。
3. 复述消毒、灭菌及无菌操作的概念。
4. 描述常用热力消毒灭菌法及适用范围。
5. 概述紫外线杀菌原理、作用特点及适用范围。
6. 举例说明常用化学消毒剂的用途以及影响因素。

本章主要介绍细菌在自然界和正常人体的分布情况以及正常菌群与人体间的相互关系,消毒、灭菌的基本概念,物理消毒灭菌法和化学消毒灭菌法。

细菌广泛分布于自然环境和正常人体。在土壤、水、空气、动植物和人体的体表以及与外界相通的腔道中,都有细菌和其他微生物的存在。了解细菌的分布情况,认识人体正常菌群的作用,对建立无菌观念,严格无菌操作,正确使用消毒、灭菌方法,以及预防医院内感染等方面都具有十分重要的意义。

第一节 细菌的分布

一、细菌在自然界的分布

(一) 土壤中的细菌

土壤具备细菌及其他微生物生长、繁殖所需的条件,因此土壤中微生物种类多、数量大。其中以细菌最多,而且多数为非致病菌,它们在自然界的物质循环等方面发挥重要作用。土壤中的致病菌来自人和动物的排泄物和尸体,但多数致病菌抵抗力弱,在土壤中易死亡,只有能形成芽孢的细菌如破伤风梭菌、产气荚膜梭菌、炭疽芽孢杆菌等才能长期在土壤中生存,多通过伤口使人感染。因此,在处理被泥土污染的创伤时应特别注意防止破伤风和气性坏疽等疾病的发生。

(二) 水中的细菌

水中的细菌主要来自土壤以及人、畜排泄物等。水中细菌的种类、数量随水源不同而异。靠近居民区的不流动水易被粪便污染，含菌量相对较多。水中病原菌可能有志贺菌、伤寒沙门菌、霍乱弧菌等。所以水源的污染常是引起消化系统传染病传播的重要途径。因此，搞好水源卫生管理，注意饮水卫生，是控制和预防消化道传染病的重要措施。

（三）空气中的细菌

空气中缺乏营养物质和水分，且有日光照射，故空气中细菌的种类和数量比土壤和水中少。空气中的细菌主要来自土壤、尘埃及人畜呼吸道的飞沫。在人口密集的公共场所、医院等处，空气中细菌的种类和数量相对较多。常见的病原菌有金黄色葡萄球菌、化脓性链球菌、结核分枝杆菌、白喉棒状杆菌及脑膜炎奈瑟菌等，可引起呼吸道传染病。空气中的非致病性细菌也是培养基、医药制剂、生物制品以及手术室等污染的主要来源。因此，对手术室、病房、制剂室、细菌接种室等均应采取不同方法进行空气消毒，以防止呼吸道传染病的发生及手术后的感染。

二、细菌在正常人体的分布

（一）正常菌群的概念与分布

正常人体的体表以及与外界相通的口腔、鼻咽腔、肠道、泌尿生殖道等腔道中存在着不同种类和一定数量的细菌及其他微生物，这些微生物通常对人体无害，称为正常菌群或正常微生物群。正常情况下，正常菌群与人体之间以及菌群之间，相互依存，相互制约，保持着一定的生态平衡。

分布于人体各部位的正常菌群见表 15 – 1。

表 15 – 1　正常人体各部位常见微生物

部位	常见微生物
皮肤	葡萄球菌、类白喉棒状杆菌、铜绿假单胞菌、痤疮丙酸杆菌、白假丝酵母菌等
口腔	葡萄球菌、甲型链球菌、丙型链球菌、肺炎链球菌、卡他布兰汉菌、乳杆菌、梭菌、白假丝酵母菌、螺旋体等
鼻咽腔	葡萄球菌、甲型链球菌、丙型链球菌、肺炎链球菌、卡他布兰汉菌、类白喉棒状杆菌、嗜血杆菌等
外耳道	葡萄球菌、铜绿假单胞菌、类白喉棒状杆菌等
胃	一般无菌
肠道	类杆菌、双歧杆菌、乳杆菌、大肠埃希菌、产气肠杆菌、变形杆菌、铜绿假单胞菌、破伤风梭菌、产气荚膜梭菌、葡萄球菌、肠球菌、白假丝酵母菌等
尿道	葡萄球菌、类白喉棒状杆菌、非致病性分枝杆菌、大肠埃希菌、白假丝酵母菌等
阴道	乳杆菌、类白喉棒状杆菌、类杆菌、白假丝酵母菌等
眼结膜	葡萄球菌、干燥棒状杆菌等

（二）正常菌群的生理作用

1. 生物拮抗作用

病原菌侵入人体，首先要突破皮肤和黏膜屏障，而寄居在这些部位的正常菌群可以通过营养竞争或产生有机酸、细菌素及过氧化氢等物质，阻止入侵病原菌的定居。如口腔中的唾液链球菌产生的过氧化氢，能抑制白喉棒状杆菌和脑膜炎奈瑟菌的入侵和生长。大肠埃希菌产生大肠菌素可抑制志贺菌的生长。

2. 营养作用

正常菌群参与宿主的物质代谢、营养转化和合成。如寄居在肠道的大肠埃希菌可以合成 B 族维生素和维生素 K 等，除供细菌自身利用外，还可被人体吸收利用，起到营养作用。

3. 免疫作用

正常菌群作为抗原可促进机体免疫器官的发育，另外，正常菌群具有免疫原性，可刺激机体免疫系统发生免疫应答，产生的效应物质如 SIgA 对具有交叉抗原的病原菌有一定抑制或杀灭作用。

4. 抗衰老作用

正常菌群中的双歧杆菌具有抗衰老作用，其抗衰老机制与该菌产生的超氧化物歧化酶（SOD）的抗氧化损伤作用有关。

（三）条件致病菌

正常菌群之间、正常菌群与人体之间的生态平衡，在某些情况下可遭到破坏，此时某些正常寄居人体的菌群，就可以引起疾病。这些在正常情况下不致病，在特定条件下可引起疾病的细菌，称为条件致病菌或机会致病菌。其引起疾病的特定条件有：①正常菌群寄居部位改变，如肠道的大肠埃希菌由于手术、外伤、留置导尿管等原因进入腹腔、泌尿道或血液等，可引起腹膜炎、泌尿道感染或败血症；②机体免疫功能低下，如大面积烧伤患者、使用大剂量皮质激素、抗肿瘤药物以及放射治疗等，可造成机体免疫功能低下，引起机会性感染的发生；③菌群失调，宿主某部位正常菌群中各种细菌间的比例发生大幅度改变，称为菌群失调。严重的菌群失调可使机体产生一系列的临床症状，称为菌群失调症。菌群失调症多见于长期使用广谱抗生素治疗的某些病人，正常菌群中的敏感菌被抑制或杀死，而对抗生素不敏感的菌株，如金黄色葡萄球菌、白假丝酵母菌等乘机大量繁殖成为优势菌，引起假膜性肠炎、肺炎、鹅口疮等疾病。这种在抗菌药物治疗原有感染疾病中诱发的感染又称二重感染。若发生二重感染，应停用原来的抗菌药物，选用合适的抗菌药物，同时可使用微生态调节剂，协助调整正常菌群的种类和数量，以恢复正常菌群的生态平衡。

知识链接

怎样合理使用抗生素

合理使用抗生素应注意：①病毒性疾病不宜使用抗生素治疗。②应根据细菌培养和药敏试验结果选用抗生素。③抗生素可以治病，同时也会产生副作用，如链霉素、庆大霉素等可损害第八对脑神经而造成耳聋，青霉素可发生过敏性休克。应用广谱抗生素如四环素等会使体内耐药细菌大量生长繁殖，而引起新的更严重的感染，因此使用抗生素应有的放矢，不可滥用。④用药量要足，还要保证坚持按疗程用药，"蜻蜓点水"式地用药对治疗不利。但如果是老年人、儿童、孕妇、体弱消瘦和肝、肾功能不好者，则抗生素的剂量和用药时间要酌减。使用抗生素绝不能自作主张，一定要经医生诊断后凭处方购买。

第二节　消毒和灭菌

微生物广泛分布于自然界，极易受到外界因素的影响。在适宜的环境条件下，细菌能进行正常的新陈代谢而生长、繁殖；若环境条件改变，细菌可因代谢障碍而停止生长甚至死亡。因此，在医学实践中可利用物理或化学方法造成不利于微生物生长的环境，来抑制或杀死微生物，以达到控制传染病传播及防止医院感染发生等目的。

一、基本概念

1. 消毒

消毒是指杀死物体上病原微生物的方法，并不一定杀死细菌的芽孢或某些非病原微生物。用以消毒的化学药物称为消毒剂。一般消毒剂在常用浓度下只对细菌的繁殖体有效，若要杀灭芽孢则需提高消毒剂的浓度和延长作用时间。

2. 灭菌

灭菌是指杀灭物体上所有微生物（包括病原微生物、非病原微生物以及细菌的芽孢）的方法。通常采用物理方法如用高压蒸汽灭菌法进行手术器械和敷料的灭菌。

3. 防腐

防腐是指防止或抑制微生物生长、繁殖的方法。用以防腐的化学药物称为防腐剂。同一种化学药物高浓度时为消毒剂，低浓度时为防腐剂。

4. 无菌和无菌操作

无菌是指不含活的微生物，是灭菌的结果。防止微生物进入机体或物体的操作技术称无菌操作。在进行外科手术、换药、注射、插管以及微生物实验时，必须严格无菌操作，以防微生物的侵入。

二、物理消毒灭菌法

常用于消毒灭菌的物理方法包括热力消毒灭菌法、辐射杀菌法和滤过除菌法等。

（一）热力消毒灭菌法

高温可使细菌蛋白质及酶类变性凝固，核酸结构破坏，细胞膜功能受损，导致细菌死亡。热力消毒灭菌法分为干热灭菌法和湿热消毒灭菌法两大类。在同一温度下，湿热的效力大于干热。其原因是：①湿热中细菌菌体易吸收水分，蛋白质含水量越多，遇热后越容易凝固；②湿热的穿透力比干热大；③湿热的蒸汽与灭菌物品接触时由气态变成液态，释放出潜热能提高灭菌物品的温度。

1. 干热灭菌法

（1）焚烧法　直接点燃或在焚烧炉内焚烧，是一种彻底的灭菌方法，适用于废弃的污染物品或死于传染病的人或动物尸体等。

（2）烧灼法　直接用火焰灭菌，适用于微生物实验室的接种环、接种针、试管口、瓶口等的灭菌。

（3）干烤法 干烤灭菌法需在密闭的干烤箱内进行，利用热空气达到灭菌目的，一般加温至 160～170℃，维持 2h。此法适用于耐高温的物品，如玻璃器皿、瓷器、某些粉剂药品等。

2. 湿热消毒灭菌法

（1）煮沸法 煮沸 100℃经 5min，可杀灭一般细菌的繁殖体，但要杀死芽孢则需煮沸 1～2h 甚至更长时间。本法适用于饮水、食具、注射器和刀、剪等的消毒，如在水中加入 2% 碳酸氢钠可提高沸点至 105℃，既可促进芽孢死亡，又可防止金属生锈。

（2）巴氏消毒法 巴氏消毒法是利用较低的温度杀死病原菌同时又不破坏消毒物品的营养成分。此法由巴斯德创立用以消毒酒类得名，目前主要用于牛奶、酒类等消毒。方法有两种：一是加热 61.1～62.8℃ 30min；另一种是 71.7℃ 15～30s，现广泛采用后一种方法。

（3）流通蒸汽消毒法 流通蒸汽消毒法是利用阿诺蒸锅或普通蒸笼，加热 100℃ 15～30min，可杀死细菌繁殖体，但不能保证杀死芽孢。本法适用于一些不耐高温的营养物质，如含糖、血清或蛋黄的培养基的消毒。

（4）间歇灭菌法 间歇灭菌法是利用反复多次流通蒸汽间歇加热的方式以达到灭菌目的。方法是将需灭菌物置于阿诺蒸锅内，100℃加热 15～30min，可杀灭其中的繁殖体，待物品冷却后，放置 37℃温箱中过夜，使未被杀死的芽孢发育成繁殖体，次日再通过流通蒸汽加热使之死亡，如此重复 3 次，可达到灭菌的目的。本法适用于一些不耐高温的营养物质，如含糖、血清或蛋黄的培养基的灭菌。

（5）高压蒸汽灭菌法 高压蒸汽灭菌法是目前最常用、最有效的灭菌方法。灭菌器械采用密闭的高压蒸汽灭菌器。加热时需先排出锅内冷空气后再密闭，使蒸汽不能外溢。锅内的温度可随蒸汽压力的增高而上升，从而提高杀菌效力。通常在 103.4kPa（1.05kg/cm² 或 15 磅/平方英寸）的压力下，温度可达 121.3℃，维持 15～30min 可杀死包括细菌繁殖体和芽孢在内的所有微生物。凡耐高压、耐高温、耐潮湿的物品均可用此法灭菌，如普通培养基、生理盐水（0.9% 氯化钠溶液）、手术器械、敷料、手术衣等。

常用热力消毒灭菌法比较见表 15－2。

表 15－2 常用热力消毒灭菌法

	种类	方法	用途
干热法	焚烧法	用焚烧炉燃烧	废弃的污物或死于传染病的人或动物尸体等的灭菌
	烧灼法	用火焰烧灼	接种环、接种针、试管口、瓶口等的灭菌
	干烤法	用干烤箱 160～170℃，2h	玻璃器皿、瓷器、某些粉剂药品等的灭菌
湿热法	巴氏消毒法	61.1～62.8℃，30min；71.7℃，15～30s	牛奶、酒类的消毒
	煮沸法	100℃，5～10min	饮水、食具、注射器和刀剪等的消毒

种类		方法	用途
温热法	流通蒸汽消毒法	阿诺蒸锅或普通蒸笼，100℃，15～30min	不耐高温的营养物质，如含糖、血清、蛋黄的培养基的消毒
	间歇灭菌法	流通蒸汽灭菌15～30min，移入37℃温箱过夜，如此连续3次	不耐高温的营养物质，如含糖、血清或蛋黄的培养基的灭菌
	高压蒸汽灭菌法	用高压蒸汽灭菌器，压力103.4kPa（1.05kg/cm² 或 15 磅/平方英寸），达121.3℃，15～30min	耐高压、高温、耐潮湿的物品，如普通培养基、生理盐水、手术器械、敷料、手术衣等的灭菌。

（二）辐射杀菌法

1. 紫外线

紫外线的波长在 200～300nm 时有杀菌作用，尤其以 265～266nm 最强，易被细菌 DNA 吸收。细菌 DNA 吸收紫外线后，DNA 分子构型发生改变，其复制受到干扰，导致细菌死亡或发生变异。紫外线穿透力弱，普通玻璃或纸张、空气中的尘埃、水蒸气等均可阻挡其作用，因此，紫外线只适用于手术室、传染病房、烧伤病房、婴儿室、微生物无菌室等的空气消毒或一些不耐热物品的表面消毒。应用人工紫外线灯进行室内空气消毒时，有效照射距离 < 2m，照射时间为 30～60min。紫外线对眼睛和皮肤有损伤作用，使用时应注意防护。

2. 电离辐射

电离辐射包括高速电子、X 射线和 γ 射线等。这些射线可破坏细菌 DNA。电离辐射适用于不耐热的塑料注射器、导管、中草药和食品的消毒与灭菌。

3. 微波

微波是波长在 0.001～1m 左右的电磁波。可通过热效应达到灭菌作用。微波可穿透玻璃、陶瓷和薄塑料等物质，但不能穿透金属表面。主要用于食品、药杯、耐热非金属器械、无菌室和病室中食品用具等的消毒灭菌。

（三）滤过除菌法

滤过除菌法是用物理阻留方法除去液体或空气中的细菌。所用器具为滤菌器。滤菌器含有微细小孔，只能使液体或空气中小于滤孔孔径的物质通过，而大于孔径的细菌等颗粒被阻留。常用于不耐高温的血清、毒素、抗生素、抗毒素等制品的除菌，此法一般不能除去病毒、支原体和细菌 L 型。常用的滤菌器有薄膜滤菌器、蔡氏（Seitz）滤菌器和玻璃滤菌器等。

（四）干燥和低温抑菌法

1. 干燥

干燥可使细菌脱水，菌体蛋白变性和盐类浓缩，从而妨碍细菌的代谢、生长、繁殖，导致细菌死亡。不同细菌的繁殖体对干燥抵抗力不同，如脑膜炎奈瑟菌、霍乱弧菌等在空气干燥时会很快死亡，但结核分枝杆菌在干燥的痰中可保持传染性数月，细菌的芽孢可耐干燥达数年之久。干燥常用于保存食品、中药材等，通过晒干、烘干防止霉变，或用盐腌和糖渍处理食物，使食物中细菌脱水而停止生命活动，延长食品保存期。

2. 低温

低温可使细菌新陈代谢减慢，当温度回升至适宜范围时，又能恢复生长繁殖，因此低温常用作保存细菌菌种。

三、化学消毒灭菌法

化学消毒剂通过影响细菌的化学组成、物理结构和生理活动，从而发挥防腐、消毒甚至灭菌的作用。消毒剂一般都对人体组织有害，故只能外用或用于环境的消毒，不能内服。

（一）化学消毒剂的种类和应用

1. 化学消毒剂的种类

（1）根据消毒剂杀灭微生物的能力分类　①高效消毒剂：可杀灭所有微生物（包括细菌芽孢），如甲醛、过氧乙酸等；②中效消毒剂：能杀灭细菌繁殖体（包括结核分枝杆菌）、大多数病毒和真菌，但不能杀灭细菌的芽孢，如碘伏、乙醇等；③低效消毒剂：可杀灭多数细菌繁殖体，但不能杀死细菌芽孢、结核分枝杆菌及某些抵抗力较强的真菌和病毒，如苯扎溴铵（新洁尔灭）、氯己定（洗必泰）等。

（2）根据消毒剂的杀菌机制不同分类　①促进细菌菌体蛋白质变性或凝固，如重金属盐类（高浓度）、醇类、醛类、酸碱类等；②干扰细菌的酶系统和代谢，如某些氧化剂、重金属盐类等；③损伤细菌的细胞壁和细胞膜，如表面活性剂、酚类等。

2. 化学消毒剂的应用

（1）手的消毒　用肥皂和流动水经常并正确洗手是预防许多病原微生物感染的有效方法。常用的消毒剂包括75%乙醇、0.4%~0.5%氯己定溶液、0.2%~0.4%过氧乙酸水溶液、含有效碘10g/L的碘伏配制液以及卫生行政部门批准用于手消毒的其他消毒剂等。

（2）皮肤的消毒　一般皮肤消毒用2%碘酊涂擦，待干后用70%~75%乙醇脱碘，或用0.5%碘伏、75%乙醇等。

（3）黏膜的消毒　黏膜不能用刺激性太强的消毒剂。如新生儿用1%硝酸银或2%蛋白银滴眼预防淋菌性眼结膜炎；0.1%高锰酸钾或0.01%~0.1%氯己定可用于冲洗尿道、阴道及膀胱；3%过氧化氢可用于口腔黏膜消毒。

（4）患者排泄物与分泌物的消毒　粪、尿、脓、痰等，一般多用等量的10%~20%漂白粉、5%石炭酸或2%甲酚皂溶液（来苏儿），搅拌均匀，作用2h再倾去。

（5）医疗器械物品的消毒　呼吸机、麻醉机、胃镜及阴道窥镜等，可采用2%戊二醛浸泡10~30min，经过浸泡的物品用前必须彻底清洗，以免发生超敏反应等副作用。体温计、雾化吸入器及管道等可用0.2%~1%过氧乙酸浸泡30min。

（6）空气的消毒　包括使用化学消毒剂喷雾和熏蒸。过氧乙酸喷雾可用0.5%水溶液，剂量为 $30ml/m^3$，喷后密闭 1h；过氧化氢喷雾可用 0.3% 溶液，$30ml/m^3$ 1h；还可用甲醛溶液加热法：$12.5 \sim 25ml/m^3$ 熏蒸 $12 \sim 24h$；或甲醛混合高锰酸钾法：甲醛 40ml 加高锰酸钾 $30g/m^3$，熏蒸 $12 \sim 24h$。

知识链接

正确洗手，"手"筑健康

联合国儿童基金会规定每年的 10 月 15 日为世界洗手日。首个世界联合国洗手日是 2008 年 10 月 15 日。世界洗手日是由国际知名的健康促进组织——促进用肥皂洗手公私伙伴组织（PP-PHW）发起，旨在响应联合国改善世界亿万人卫生状况的呼吁，在全球范围内建立经常洗手的良好卫生习惯与文化。

正确洗手是预防经手传播疾病的有效办法。根据世界卫生组织的界定，正确洗手需要同时满足 4 条标准：①每次进餐、如厕、接触钱币等情境下都要洗手；②洗手时要使用流动水；③洗手时要使用香皂或洗手液等清洁用品；④洗手时长不少于 20s。世界卫生组织推荐了一种标准洗手方法，又叫六步搓洗法，六步洗手法可简化为小口诀："一搓手掌，二洗手背，三擦指缝，四扭指背，五转大弯，六揉指尖"。

（7）饮水的消毒 自来水常用氯气消毒，少量饮用水可用漂白粉消毒。

常用消毒剂的种类和用途参见表 15－3。

表 15－3 常用消毒剂的种类和用途

类别	名称	常用浓度	用途	备注
重金属盐类	红汞	2%	皮肤、黏膜、小创伤消毒	
	升汞	0.05% ~1%	非金属器皿浸泡消毒	
	硫柳汞	0.01%	生物制品防腐	
	硝酸银	1%	新生儿滴眼，预防淋病奈瑟菌感染	
氧化剂	高锰酸钾	0.1%	皮肤、尿道的消毒和蔬菜、水果等的消毒	随用随配
	过氧化氢	3%	创口、皮肤、黏膜消毒，厌氧菌感染消毒	
	过氧乙酸	0.2% ~0.5%	塑料、玻璃器皿消毒，皮肤消毒（洗手）	对金属有腐蚀性，不宜用于手术器械的消毒
卤素及其他化合物	氯	0.2 ~0.5ppm	饮水及游泳池水消毒	
	漂白粉	10% ~20% 乳状液放置 24h 后取上清液使用	地面、厕所、排泄物消毒，饮水消毒	
	碘伏	0.5% ~1%	术前洗手、皮肤消毒	同碘酊，但刺激性小
	氯胺	0.2% ~0.5%	室内空气及物品表面消毒浸泡消毒衣服（0.1% ~1.2%）	
醇类	乙醇	70% ~75%	皮肤、体温计等的消毒	

续表

类别	名称	常用浓度	用途	备注
醛类	甲醛	10%	浸泡物品、空气消毒	
	戊二醛	2%	精密仪器、内镜、反复用塑料导管等消毒	
酚类	石炭酸	3%～5%	地面、器皿的表面消毒	
	甲酚皂溶液	1%～5%	地面，也常用于皮肤消毒（2%）	
烷化剂	环氧乙烷	50mg/L	手术器械、敷料及手术用品等的消毒和灭菌	有毒，易燃易爆，用塑料袋法或环氧乙烷灭菌柜消毒
	氯己定	0.05%～0.1%	手术前洗手，膀胱、阴道冲洗	
表面活性剂	苯扎溴铵	0.05%～0.1%	手术前洗手，皮肤、黏膜消毒，手术器械浸泡消毒	
染料	甲紫	2%～4%	浅表创伤消毒	
酸碱类	醋酸	5～10ml/m³加等量水蒸发	空气消毒	
	生石灰	加水按1:4或1:8配成糊状	排泄物及地面消毒	

注：$1ppm = 10^{-6}$

（二）影响消毒剂作用的因素

1. 消毒剂的性质、浓度和作用时间

不同的消毒剂其理化性质不同，对细菌的作用大小也有所差异，如表面活性剂对革兰阳性菌的杀菌效果强于革兰阴性菌。同一种消毒剂浓度不同时，消毒效果也不一致。一般消毒剂的浓度越大，杀菌效果越强，但乙醇例外，70%～75%乙醇消毒效果最好。另外，消毒剂在一定浓度下，消毒效果的强弱与作用时间的长短呈正比。

2. 细菌的种类、数量和状态

不同种类的细菌对消毒剂的敏感性不同。例如，结核分枝杆菌对酸碱、染料的抵抗力较其他细菌强；同种细菌其芽孢比繁殖体抵抗力强，老龄菌比幼龄菌抵抗力强。一般菌量越大，所需消毒剂的浓度越高，作用时间越长。

3. 环境中有机物的存在

环境中有机物的存在，能够影响消毒剂的作用效果。一般情况下病原菌常与排泄物、分泌物一起存在，这些物质如脓、血液和痰可阻碍消毒剂与病原菌的接触，并消耗药品，从而减弱其杀菌作用。因此，消毒皮肤和器械时，必须洗净后再消毒。对于粪便、呕吐物、痰的消毒，宜选用受有机物影响较小的消毒剂，如漂白粉、酚类化合物等。

目标检测

1．说出正常人体的有菌部位和无菌部位。

2．什么是正常菌群和条件致病菌，以大肠埃希菌为例说明正常菌群的生理和病理学意义。

3．简述常用热力灭菌法及适用范围。

4．说出紫外线的杀菌原理、特点及应用。

5．影响化学消毒剂作用的因素有哪些？

（王燕梅）

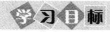

第十六章

细菌的感染

学习目标

1. 概述细菌的毒力，比较内、外毒素的区别。
2. 解释感染和医院感染的概念，举例说明感染的类型。
3. 概述感染的方式和途径，说出感染的来源、医院感染的特点。

本章主要介绍细菌的致病因素，感染的概念、来源、方式和途径、感染类型，医院感染的概念、类型及其他相关知识。

第一节　细菌的致病性

细菌的致病性是指细菌引起机体感染的能力。具有致病性的细菌称为病原菌或致病菌。细菌的致病性是对特定的宿主而言，有的细菌只对人类有致病性，有的细菌仅对动物有致病性，而有的细菌则对人和动物都有致病性。病原菌不同，所致疾病也不同，例如结核分枝杆菌引起结核病，而伤寒沙门菌可引起人类伤寒，这是由细菌的种属特性所决定的。

细菌侵入机体能否致病，取决于细菌的致病因素、机体的免疫力和环境因素等。细菌的致病因素与细菌的毒力、侵入数量和侵入门户等密切相关。

一、细菌的毒力

细菌致病性的强弱程度称为细菌的毒力，构成细菌毒力的物质基础是侵袭力和毒素。

（一）侵袭力

病原菌突破宿主的防御功能，进入机体并在体内定植、繁殖和扩散的能力，称为侵袭力。构成细菌侵袭力的物质主要包括荚膜及微荚膜、黏附素、侵袭性物质等。

1. 荚膜及微荚膜

荚膜具有抗吞噬和抵抗体液中杀菌物质的作用，使病原菌能在宿主体内大量繁殖和扩散，引起病变。此外，有些细菌表面有类似荚膜的物质，如 A 群链球菌的 M 蛋白、伤寒沙门菌的 Vi 抗原、大肠埃希菌的 K 抗原等都是位于细菌细胞壁外层的结构，统称为微荚膜，其功能与荚膜相同。

2. 黏附素

黏附素是具有黏附作用的细菌结构或组分，黏附是病原菌侵入机体引起感染的第一步。黏附素有两类：一类是菌毛黏附素，由细菌菌毛分泌的蛋白质；另一类是非菌毛黏附素，是细菌细胞表面的蛋白质或其他组分。如志贺菌黏附于肠黏膜，淋病奈瑟菌黏附于泌尿生殖道黏膜等。

3. 侵袭性物质

侵袭性物质包括侵袭素和侵袭性酶。①侵袭素：有些致病菌，例如志贺菌、肠侵袭型大肠埃希菌，能编码侵袭素，使这些细菌能入侵上皮细胞；福氏志贺菌能产生侵袭性蛋白，能使该菌向邻近细胞扩散；②侵袭性酶：许多细菌可释放侵袭性胞外酶，可协助病原菌抗吞噬作用或利于细菌在机体组织中扩散。如金黄色葡萄球菌产生的血浆凝固酶；A 群链球菌产生的透明质酸酶、链激酶和链道酶（脱氧核糖核酸酶）等。

（二）毒素

细菌毒素是细菌在生长、繁殖中合成的对机体有毒害作用的物质，按其来源、性质和作用等不同，可分为外毒素和内毒素两类。

1. 外毒素

（1）来源　主要是由革兰阳性菌和部分革兰阴性菌合成及分泌到菌体外的毒性蛋白质。大多数外毒素是在细菌细胞内合成并分泌至细胞外，如厌氧芽孢梭菌、A 群链球菌、金黄色葡萄球菌、炭疽芽孢杆菌等革兰阳性菌产生的外毒素；少数外毒素存在于菌体内，待菌体溶解后才释放出来，如痢疾志贺菌、肠产毒素型大肠埃希菌等革兰阴性菌产生的外毒素属于此类。

（2）化学成分　外毒素的化学成分是蛋白质。

（3）性质　不稳定、不耐热，易被酸、碱及蛋白酶破坏，如白喉外毒素加热 58～60℃经 1～2h、破伤风外毒素在 60℃下经 20min 即可被破坏。

（4）免疫原性　外毒素免疫原性强，经 0.3%～0.4% 甲醛处理，脱去毒性保留免疫原性可成为类毒素。注入类毒素可刺激机体产生抗毒素，抗毒素能中和外毒素的毒性。因此，类毒素可用于人工主动免疫，预防疾病；抗毒素常用于治疗或紧急预防某些传染疾病。

（5）毒性作用　外毒素毒性强，极少量即可使易感动物死亡。例如 1mg 纯化的肉毒毒素，可杀死 2 亿只小鼠，其毒性比 KCN（氰化钾）强 10000 倍。不同细菌产生的外毒素对组织器官有高度选择性毒性作用，引起特殊的病变。如肉毒毒素能阻断胆碱能神经末梢释放乙酰胆碱，引起运动神经末梢功能失调，导致肌肉麻痹；破伤风痉挛毒素对中枢神经系统有高度的亲和力，能阻止抑制性神经介质的释放，使肌肉活动的兴奋与抑制失调，引起骨骼肌强直性痉挛。

根据外毒素对宿主细胞的亲和性及作用方式不同，可把外毒素分为神经毒素、细胞毒素和肠毒素三大类见表 16-1。

表 16 - 1　外毒素的种类及作用

类型	细菌	外毒素	所致疾病	作用机制	症状和体征
神经毒素	破伤风梭菌	痉挛毒素	破伤风	阻止抑制性神经介质释放	骨骼肌强直性痉挛
	肉毒梭菌	肉毒毒素	肉毒中毒	抑制胆碱能运动神经释放乙酰胆碱	肌肉松弛性麻痹
细胞毒素	白喉棒状杆菌	白喉毒素	白喉	抑制细胞蛋白质合成	肾上腺出血、心肌损伤、外周神经麻痹
	金黄色葡萄球菌	毒性休克综合征毒素1、	毒性休克综合征	增强对内毒素作用的敏感性	发热、皮疹、休克
		表皮剥脱毒素	烫伤样皮肤综合征	表皮与真皮脱离	表皮剥脱性病变
肠毒素	乙型溶血性链球菌	致热外毒素	猩红热	破坏毛细血管内皮细胞	发热、皮疹
	霍乱弧菌	肠毒素	霍乱	激活肠黏膜腺苷环化酶，增高细胞内 cAMP 水平	小肠上皮细胞内水分和钠离子大量丢失、腹泻、呕吐
	产毒型大肠埃希菌	肠毒素	腹泻	不耐热肠毒素同霍乱肠毒素，耐热肠毒素使细胞内 cGMP 增高	同霍乱肠毒素
	产气荚膜梭菌	肠毒素	食物中毒	同霍乱肠毒素	呕吐、腹泻
	金黄色葡萄球菌	肠毒素	食物中毒	作用于呕吐中枢	呕吐为主、腹泻

2. 内毒素

（1）来源　革兰阴性菌细胞壁中的脂多糖（LPS）组分，细菌裂解后才被释放出来。

（2）化学成分　为脂多糖（LPS），由 O 特异性多糖、核心多糖和脂质 A 三部分组成。其中脂质 A 是毒性部分。

（3）性质　耐热，加热 100℃、1h 不被破坏，加热 160℃、2～4h 或用强碱、强酸或强氧化剂加热煮沸 30min 才被灭活。

（4）免疫原性　弱，虽可刺激机体产生相应抗体，但中和作用较弱。不能用甲醛脱毒制成类毒素。

（5）毒性作用　相对较弱，且对组织选择性不强，各种革兰阴性菌产生的内毒素其致病作用基本相似。主要有：①发热反应，极微量（1～5ng/kg）内毒素就能引起人体体温升高，维持约 4h。其机制是内毒素作用于单核巨噬细胞，使之释放 IL - 1、IL - 6、TNF - α 等内源性热原质作用于下丘脑体温调节中枢，引起发热反应。②白细胞反应，内毒素刺激骨髓释放大量中性粒细胞进入血液，使白细胞数量显著增多。但伤寒沙门菌内毒素例外，使血循环中白细胞总数减少，机制尚不清楚。③内毒素血症与内毒素休克，当血液中有革兰阴性菌大量繁殖（败血症）或病灶内细菌释放大量内毒素入血时，可引起内毒素血症。内毒素作用于中性粒细胞、血小板、内皮细胞、补体系统等，可诱生组胺、前列腺素、白细胞介素、激肽等生物活性介质，使小血管功能紊乱而造成微循环障碍，表现为毛细血管扩张、通透性增加、有效循环血量减少、血压下降、重要组织器官的血液灌注不足、缺氧、酸中毒等，严重时则发展为以微循环衰竭和低血压为特征的内毒素休克。④弥散性血管内凝血（DIC），内毒素可以激活凝血系统，使血液凝固。在凝血过程中，由于凝血因子和血小板大量消耗和减少，同时内毒素还能激活纤溶系统，使血管内的凝血又被溶解，造成皮肤瘀斑和内脏广泛出血，严重者可因重要器官出血坏死、功能衰竭而死亡。

细菌外毒素与内毒素的主要区别见表 16-2。

表 16-2　细菌外毒素与内毒素的主要区别

区别要点	细菌外毒素	细菌内毒素
来源	革兰阳性菌与部分革兰阴性菌	革兰阴性菌
存在部位	由活菌分泌或溶解后释放到菌体外	细胞壁组分，菌体裂解后释放
化学成分	蛋白质	脂多糖
稳定性	不耐热，60~80℃、30min 被破坏	耐热，160℃、2~4h 才被破坏
免疫原性	强，刺激机体产生抗毒素，经甲醛处理可脱毒制成类毒素	弱，刺激机体产生抗体，保护作用弱，不能脱毒成类毒素
毒性作用	强，对组织器官有选择性毒害作用，引起特殊临床表现	较弱，各菌内毒素的毒性作用大致相同，引起发热、白细胞变化、休克、DIC 等

二、侵入数量

病原菌侵入机体后，能否引起感染，除必须具有一定的毒力外，还与侵入机体的细菌数量有关。病原菌的致病数量与其毒力呈反比，一般是毒力愈强，所需细菌数量愈小；反之则需细菌数量大。此外，病原菌的致病数量还与宿主免疫力的强弱有关。例如毒力强的鼠疫耶尔森菌，进入无特异性免疫力的机体中，需数个细菌侵入就可引起鼠疫；而某些毒力弱的沙门菌，常需食入数亿个细菌才能引起急性胃肠炎。

三、侵入门户

有了一定毒力和足够数量的病原菌，若侵入易感机体的途径或部位不适宜，仍不能引起感染。一般来说，一种致病菌只有一种侵入途径。例如破伤风梭菌及其芽孢必须进入深而污染的伤口，在厌氧环境下才能致病；脑膜炎奈瑟菌只有通过呼吸道吸入才能致病。也有一些病原菌有多种侵入途径，如结核分枝杆菌，可经呼吸道、消化道、皮肤创伤等途径感染机体。各种病原菌都有其特定的侵入途径，这与病原菌生长繁殖所需特定的微环境有关。

细菌的致病因素可概括如下：

$$
\text{细菌的致病因素}\begin{cases}\text{细菌的毒力}\begin{cases}\text{侵袭力}\\\text{毒素}\end{cases}\\\text{侵入数量}\\\text{侵入门户}\end{cases}
$$

第二节　感染概述

一、感染的概念

病原体（病原微生物与人体寄生虫）在一定环境条件下，突破机体的防御功能，侵入机体一定部位后，进行生长、繁殖、扩散、释放毒性物质等引起不同程度损害的病理过程称为感染。其中外源性病原体在宿主间传播引起的感染称为传染。

二、感染的来源

感染按其来源可分为外源性感染和内源性感染。

1. 外源性感染

来源于宿主体外的感染称为外源性感染，包括患者、病原体携带者和病畜或带菌动物。

（1）患者　患者在疾病潜伏期一直到病后的一段恢复期内，都有可能将致病菌传播给周围正常人。对患者及早作出诊断并采取相应防治措施，是控制和预防传染病的根本措施之一。

（2）病原体携带者　按病原体种类不同分为带病毒者（带毒者）、带菌者及带虫者等。按其发生于隐性感染或显性感染之后而分为健康携带者和恢复期携带者。如脑膜炎奈瑟菌、乙型肝炎病毒等常有健康携带者；伤寒患者痊愈后一段时间内可成为恢复期携带者。由于健康携带者较恢复期携带者有更大的隐蔽性，故健康携带者是非常危险的传染源。因此，进行健康普查及流行病学调查对及早发现病原体携带者，尤其是健康携带者，将传染病控制在萌芽状态有着特别重要的意义。

（3）病畜和带菌动物　有些病原菌是人兽共患病的致病菌，当动物感染或带菌，也可通过适当途径传给人类，引起严重的疾病。例如鼠疫耶尔森菌、布鲁菌、炭疽芽孢杆菌等均可引起人兽共患传染病。此外，某些寄生虫病，如血吸虫病、绦虫病等，保虫宿主也是这些寄生虫病的传染源之一。

2. 内源性感染

来自患者自身体内或体表的感染称为内源性感染。引起内源性感染的病原体多为机体的正常菌群，少数是以隐伏状态存在于体内的病原体，如水痘－带状疱疹病毒的潜伏感染。

三、感染方式与途径

病原体离开传染源后，到达另一个易感者的渠道或途径，称为传播途径。

1. 呼吸道感染

病原体由患者或病原体携带者通过咳嗽、喷嚏、大声说话等排出的痰液或喷出的飞沫散布到周围空气中，经呼吸道途径感染他人。此外，土壤表层沾有病原体的尘埃，亦可随风飘扬在空气中，直接被人体吸入感染，如肺结核、白喉、百日咳、麻疹、军团病等。

2. 消化道感染

伤寒、菌痢、霍乱、食物中毒等胃肠道传染病，大多是人畜粪便污染了饮水、食物后，经口进入消化道所致。水、食物、手指和苍蝇、蟑螂等是消化道传染病的重要传播媒介。

3. 接触感染

病原体通过人与人或人与动物密切接触而感染。其途径可为直接接触（包括性接触）和通过用具等间接接触。常见传染病有淋病、梅毒、艾滋病、麻风、钩端螺旋体病等。

4. 皮肤、黏膜创伤感染

任何原因引起的皮肤、黏膜的创伤或破损，均可导致病原体入侵。如金黄色葡萄球菌、铜绿假单胞菌、A群链球菌等常可侵入皮肤、黏膜的细小破损处，引起化脓性感染。泥土、人畜粪便中，有破伤风梭菌、产气荚膜梭菌等芽孢存在，若机体发生严重创伤，这些细菌的芽孢便可进入伤口深部组织，当微环境适宜时就会发芽、繁殖，产生外毒素而引起严重的感染。

5. 节肢动物叮咬感染

节肢动物叮咬感染又称虫媒传播，是通过吸血节肢动物为传播媒介的一种感染方式。例如人类鼠疫由鼠蚤传播，恙虫病由恙螨幼虫传播，疟疾由蚊传播等。

6. 多途径及其他途径感染

有些病原体可通过多种途径感染，例如结核分枝杆菌、炭疽芽孢杆菌等可通过呼吸道、消化道、皮肤等途径感染。有些细菌还可经其他途径感染，如孕妇患淋病可经产道使新生儿感染。

四、感染的类型

感染的发生、发展和结局，是病原体的致病作用和机体的抗感染免疫相互作用的复杂过程。根据双方力量的对比和作用的结果，感染类型可出现不感染、隐性感染、显性感染、潜伏感染和病原体携带状态等。

1. 不感染

当机体具有很强的免疫力，或侵入的病原体毒力很弱或数量不足或侵入门户不适宜，病原体迅速被机体的免疫系统消灭，不发生感染。

2. 隐性感染

当机体的抗感染免疫力较强，或侵入的病原体数量较少、毒力较弱，感染后对机体造成的损害较轻，不出现或出现不明显的临床症状，称为隐性感染或亚临床感染。隐性感染后，大多数机体可获得不同程度的特异免疫力，能防御同种病原体的再次感染。例如结核分枝杆菌、白喉棒状杆菌、伤寒沙门菌等常有隐性感染。

3. 潜伏感染

当机体的抗感染免疫力与病原体的致病力处于暂时的平衡状态，病原体潜伏在病灶内或某些特殊的组织中，一般不出现在血液、分泌物或排泄物中。一旦机体免疫力下降，则病原体在潜伏部位大量繁殖而引起疾病，称为潜伏感染。例如结核分枝杆菌的潜伏感染。

4. 显性感染

当机体抗感染的免疫力较弱，或侵入的病原体毒力较强、数量较多，以致机体组织细胞受到不同程度的病理损害和（或）生理功能发生改变，并出现明显的临床症状和体征，称为显性感染或临床感染。由外源性病原体引起的显性感染则称为传染病。

（1）显性感染根据病情缓急不同分类

①急性感染　发病急，病程较短，一般是数日至数周。如霍乱、流行性脑脊髓膜炎等疾病，病愈后，病原菌常从机体内清除。

②慢性感染　发病缓慢，病程长，常持续数月至数年。胞内寄生菌往往引起慢性感染，如结核分枝杆菌、麻风分枝杆菌等。

（2）显性感染按感染部位及轻重不同分类

①局部感染　病原菌侵入机体后，局限在机体的某一部位生长繁殖，引起局部病变的一种感染类型。如化脓性球菌引起的疖、痈等。

②全身感染　感染发生后，病原菌或其毒性代谢产物进入血流，向全身扩散，引起全身急性症状的一种感染类型。临床上常见的有以下几种类型。

毒血症：病原菌侵入机体后，只在局部生长繁殖，不进入血流，但其产生的外毒素进入血流，损害特定的靶器官和组织，引起特殊的中毒症状，例如破伤风梭菌和白喉棒状杆菌引起的毒血症。

内毒素血症：革兰阴性菌感染后侵入血流，并在其中大量繁殖，菌体崩解后释放出大量内毒素入血，或由局部感染病灶内大量革兰阴性菌崩解、死亡所释放出的内毒素入血所致。其症状可轻可重，轻者发热或轻微不适，重者引起 DIC、休克甚至死亡，例如痢疾志贺菌引起的急性中毒型细菌性痢疾。

菌血症：病原菌在局部生长繁殖，一时性或间断性地侵入血流，但未在血液中繁殖，引起轻微症状，例如和伤寒早期的菌血症。

败血症：病原菌侵入血流，在其中大量繁殖，产生毒性代谢产物，引起全身严重的中毒症状，如高热、皮肤黏膜瘀斑，肝、脾肿大，肾衰竭等，例如鼠疫耶尔森菌、炭疽芽孢杆菌等引起的败血症。

脓毒血症：化脓性病原菌侵入血流后，在其中大量生长、繁殖，并通过血流扩散至机体的其他组织或器官，产生新的化脓性病灶。例如金黄色葡萄球菌所致的脓毒血症，常可引起多发性肝脓肿、肾脓肿、皮下脓肿、肺脓肿等。

5. 病原体携带状态

病原体在显性或隐性感染后，有时并未消失，而在机体内继续存留一段时间，与机体免疫力处于相对平衡状态，称为病原体携带状态。处于病原体携带状态的人称为病原体携带者。例如伤寒、白喉等痊愈后一段时间内常可出现带菌状态。病原体携带者常不断或间歇排出病原体，成为重要的传染源之一。

第三节　医院感染

一、医院感染的概念

医院感染（nosocomial infection）又称医院内感染（nosocomial infections），是指医院内活动的各类人群（包括患者、医院工作人员、陪护者和探视者）在医院内获得的感染，主要是指患者在住院期间发生的感染和在医院内获得而在出院后发生的感染，或患者入院时已发生的直接与前次住院有关的感染。

二、医院感染的类型

医院感染的类型一般分为四种。

1. 交叉感染

交叉感染是指患者与患者、患者与工作人员间通过直接或间接传播引起的感染。

2. 自身感染

自身感染又称内源性感染，指病原体来自于患者本身的感染。因长期使用抗生素、免疫抑制剂或激素等，导致全身抵抗力降低，可引起自身感染。例如术后伤口感染的葡萄球菌来自于自身皮肤，链球菌来自于口腔。

3. 医源性感染

医源性感染是指在诊断治疗或预防过程中由于所用器械、材料及场所的消毒不严，或由于制剂不纯而造成的感染。

4. 带入传染

患者入院时已处于一种感染的潜伏期，住院后发病，传染给其他患者。如痢疾患者入院前已感染上流行性腮腺炎病毒，入院后发病，致使流行性腮腺炎病毒在医院内传播。

三、常见的医院感染

1. 肺部感染

肺部感染常发生在严重影响病人防御功能的一些慢性疾病，如癌症、白血病、慢性阻塞性肺炎，或行气管切开术、安置气管导管等患者。肺部感染对危重患者、免疫抑制状态患者及免疫力衰弱等患者的威胁性大，病死率可达 $30\% \sim 50\%$。

2. 尿路感染

患者在入院时没有尿路感染的症状，而在其住院期间 24h 后出现症状如发热、排尿困难等，尿培养有细菌生长，或虽无症状，但尿标本中的白细胞在 10 个/ml 以上，细菌多于 10^5 个/ml，都可判为尿路感染。我国统计，尿路感染的发生率在医院感染中占 $20.8\% \sim 31.7\%$，$66\% \sim 86\%$ 尿路感染的发生与导尿管的使用有关。

3. 伤口感染

伤口感染包括外科手术及外伤性事件中的伤口感染，判断伤口感染主要看伤口及附近组织有无炎性反应或出现脓液，更确切的是细菌培养。据统计，伤口感染发生率在医院感染中约占25%。

4. 皮肤及其他部位感染

患者在住院期间可发生皮肤或皮下组织化脓、各种皮炎、压疮感染、菌血症、静脉导管及针头穿刺部位感染、子宫内膜感染、腹腔内感染等。

住院患者中凡有气管插管、多次手术或延长手术时间、留置导尿、应用化疗、放疗或免疫抑制剂者以及老年病人，均应视为预防医院感染的重点对象。

四、医院感染的特点

（1）易感人群抵抗力低，病死率高 很多住院患者由于患有原发性疾病，或接受某些治疗造成抵抗力下降。另外，老年人和新生儿一般抵抗力较低，一旦发生感染很容易传播，造成严重后果。

（2）医院中病原体来源广泛、外环境污染严重，因此容易发生交叉感染。

（3）医院中流行的菌株大多为多重耐药菌，难以治疗。

知识链接

难缠的"超级病菌"

近年来，世界多个国家都相继出现了"超级病菌"的感染或致死病例，"超级病菌"逐渐成为21世纪影响最为深远的公共卫生问题之一。我国检测出的"超级病菌"呈现出"来路不明，致病性不强"的特点，但"超级病菌"的真正威胁在于"耐药性"的传播，而非"致病力"的强弱。

"超级病菌"是对所有抗生素有抗药性细菌的统称，陆续发现的"超级病菌"主要有：耐甲氧西林金黄色葡萄球菌（MRSA）、耐万古霉素肠球菌（VRE）、耐万古霉素葡萄球菌（VRSA）、耐碳青霉烯类肠杆菌科细菌（包括NDM－1）等。事实上，所有的"超级病菌"都是由普通细菌变异而来的。由于滥用抗生素，变异细菌进行了自然选择，从而产生了"超级病菌"。

五、医院感染的预防和控制

发生医院感染的原因虽然多种多样，但只要加强管理，采取行之有效的措施，将近2/3的医院感染是可预防的。

（1）进入人体组织、无菌器官的医疗器械、器具、物品必须达到灭菌水平；接触皮肤、黏膜的医疗器械、器具和物品必须达到消毒水平。

（2）严格执行无菌操作技术，各种用于注射、穿刺、采血等有创操作的医疗器具必须一用一灭菌。

（3）医院内所用的消毒器械、一次性医疗器械和器具应当符合国家有关规定，一次性使用的医疗器械和器具不得重复使用。

（4）医院制定具体措施，保证医务人员的手卫生、诊疗环境条件、无菌操作技术和职业卫生防护工作符合规定要求，对医院感染的危险因素进行控制。

（5）制定医务人员职业防护工作的具体措施，提供必要的防护用品，保障医务人员的职业健康。医护人员还应做好个人防护，一是防止将病菌传给自身或带出病房；二是防止将病菌传给病房内的易感者。

（6）加强清洁卫生工作，包括灰尘、污垢的擦拭和清除，还包括对蚊虫、苍蝇、蟑螂、鼠类等的防控。

（7）医院应当严格执行隔离技术规范，根据病原体传播途径，采取相应的隔离与消毒措施。

（8）医院应当及时诊断医院感染病例，建立有效的医院感染监测制度，分析医院感染的危险因素，并针对导致医院感染的危险因素实施预防与控制措施。

医院感染的控制与预防措施，为控制医院感染提供了依据，有效地提高了医院卫生学指标的合格率，有效地控制了高危人群的感染。我们必须采取综合性措施，确保每次消毒、灭菌、隔离达到预定的要求，以预防和控制医院感染的发生。

目标检测

1. 叙述病原菌引起全身感染的几种临床表现。
2. 列表比较内毒素与外毒素的主要区别。
3. 什么是医院感染？简述医院感染的类型、特点和常见的医院感染。

（马学萍）

化脓性细菌

学习目标

1. 描述葡萄球菌、A群链球菌、肺炎链球菌、脑膜炎奈瑟菌、淋病奈瑟菌的主要生物学性状。
2. 解释葡萄球菌、A群链球菌、肺炎链球菌、脑膜炎奈瑟菌、淋病奈瑟菌的致病性与免疫性。
3. 简述葡萄球菌、A群链球菌、肺炎链球菌、脑膜炎奈瑟菌、淋病奈瑟菌的实验诊断及防治原则。
4. 比较铜绿假单胞菌、肠球菌、卡他布兰汉菌的主要生物学性状，致病物质，所致疾病，防治原则。

本章主要介绍葡萄球菌、A 群链球菌、肺炎链球菌、脑膜炎奈瑟菌、淋病奈瑟菌的生物学性状，致病性，实验诊断，防治原则，铜绿假单胞菌、肠球菌、卡他布兰汉菌的主要生物学性状，致病物质，所致疾病及防治原则。

化脓性细菌是一类能够引起机体化脓性炎症的细菌。根据革兰染色的不同，可分为革兰阳性菌和革兰阴性菌两类。革兰阳性菌有葡萄球菌属、链球菌属、肺炎链球菌、肠球菌属等；革兰阴性菌有奈瑟菌属、假单胞菌属、莫拉菌属（卡他布兰汉菌）等。

第一节　葡萄球菌属

葡萄球菌属（*Staphylococcus*）广泛分布于自然界、人与动物的皮肤及与外界相通的腔道中，大部分不致病，少数为致病菌。致病性葡萄球菌是最常见的化脓性细菌，也是医院内交叉感染的重要传染源。

一、生物学性状

（一）形态与染色

菌体呈球形或椭圆形，直径约 1μm，呈葡萄串状排列（图 17－1）。无鞭毛，无芽孢，体外培养时一般不形成荚膜。革兰染色阳性，但衰老、死亡或被中性粒细胞吞噬后的菌体常转为革兰阴性。

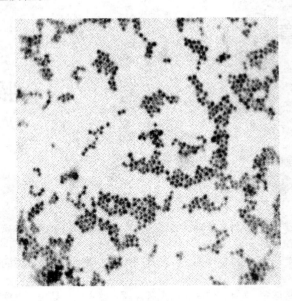

图 17 - 1　葡萄球菌

（二）培养特性与生化反应

需氧或兼性厌氧。营养要求不高，在普通培养基上生长良好。耐盐性强，能在含 10%~15% NaCl 培养基中生长。在肉汤培养基中呈均匀混浊生长；在普通琼脂平板上形成圆形、隆起、表面光滑、湿润、边缘整齐、不透明的菌落。不同菌种可产生金黄色、白色或柠檬色等脂溶性色素，并使菌落着色，有鉴别意义。在血琼脂培养基上多数致病性葡萄球菌的菌落周围有透明溶血环（β 溶血）。

多数菌株能够分解葡萄糖、麦芽糖和蔗糖，产酸不产气。致病性葡萄球菌能分解甘露醇，产酸。触酶试验阳性。

（三）抗原结构

葡萄球菌抗原构造复杂，已发现的抗原有 30 多种，其中有意义的主要有以下几种。

1. 葡萄球菌 A 蛋白

葡萄球菌 A 蛋白（staphylococcal protein A，SPA）是存在于细胞壁表面的一种蛋白质，90% 以上的金黄色葡萄球菌有此抗原。SPA 能与人和多种哺乳动物的 IgG 的 Fc 段非特异性结合，而 IgG 的 Fab 段仍能与相应抗原发生特异性结合。因此，SPA 可用于协同凝集试验，用于多种微生物抗原的检测。在体内，SPA 与 IgG 结合后的复合物具有抗吞噬、促细胞分裂、引起超敏反应、损伤血小板等多种生物学活性。

2. 荚膜多糖抗原

机体内的大多数金黄色葡萄球菌表面有荚膜多糖，有利于细菌黏附到细胞或生物合成材料（如生物性瓣膜、导管、人工关节等）表面。

3. 多糖抗原

多糖抗原具有群特异性，存在于细胞壁，借此可以分群。

（四）分类

根据色素、生化反应等不同，可将葡萄球菌分为金黄色葡萄球菌、表皮葡萄球菌和腐生葡萄球菌三种。三种葡萄球菌的主要性状见表17-1。此外，根据有无凝固酶，可将葡萄球菌分为凝固酶阳性菌株和凝固酶阴性菌株两大类。

表17-1　三种葡萄球菌的主要性状比较

性状	金黄色葡萄球菌	表皮葡萄球菌	腐生葡萄球菌
色素	金黄色	白色	白色或柠檬色
凝固酶	+	-	-
α 溶血素	+	-	-
耐热核酸酶	+	-	-
分解甘露醇	+	-	-
SPA	+	-	-
致病性	强	弱	无

（五）抵抗力

葡萄球菌在无芽孢细菌中抵抗力最强。耐干燥，在干燥脓汁、痰液中可存活2~3个月；耐热，加热80℃、30min才被杀死；对甲紫等碱性染料敏感；对青霉素、红霉素和庆大霉素等抗生素敏感。临床上耐青霉素G的金黄色葡萄球菌菌株高达90%以上，已经成为医院内感染最常见的致病菌。

二、致病性与免疫性

（一）致病物质

金黄色葡萄球菌可产生多种侵袭性酶和外毒素，主要有以下几种。

1. 凝固酶

凝固酶（coagulase）是使含有枸橼酸钠或肝素抗凝剂的人或兔的血浆发生凝固的酶类物质。多数致病菌株能产生凝固酶，可作为鉴定葡萄球菌有无致病性的重要指标。

凝固酶可使血浆中的纤维蛋白原变为纤维蛋白，使血浆凝固。菌体周围血液或血浆中的纤维蛋白沉积于细菌表面或周围，阻碍吞噬细胞的吞噬、消化以及血清中杀菌物质的破坏。此外，由于病灶周围有纤维蛋白的凝固和沉积，使葡萄球菌感染易于局限化和形成血栓。

2. 葡萄球菌溶素

致病性葡萄球菌能产生 α、β、γ、δ 等多种葡萄球菌溶素（staphylolysin），对人类有致病作用的主要是 α 溶素。α 溶素对多种哺乳动物的红细胞有溶血作用，对白细胞、血小板、肝细胞、皮肤细胞等也有损伤破坏作用。

3. 杀白细胞素

杀白细胞素（leukocidin）能破坏中性粒细胞和巨噬细胞，抵抗吞噬，增强细菌的侵袭力。

4. 肠毒素

肠毒素（leukocidin）是外毒素，耐热，100℃、30min 不被破坏，并能抵抗胃肠液中蛋白酶的水解作用。食用被肠毒素污染的食品可引起以呕吐为主要症状的急性胃肠炎，称为食物中毒。

5. 表皮剥脱毒素

表皮剥脱毒素（exfoliatin）又称表皮溶解毒素，该毒素能分离皮肤表层细胞，使表皮与真皮分离，引起烫伤样皮肤综合征，又称剥脱性皮炎。

6. 毒性休克综合征毒素－1

毒性休克综合征毒素－1（toxic shock syndrome toxin 1，TSST－1）可引起机体发热、休克及脱屑性皮疹，并增强机体对内毒素的敏感性，是引起毒性休克综合征（TSS）的主要物质。

（二）所致疾病

葡萄球菌引起的疾病有侵袭性和毒素性两种类型。

1. 侵袭性疾病

（1）局部感染　可引起皮肤及软组织感染，如疖、痈、毛囊炎、蜂窝织炎、伤口化脓等，其特点是脓汁黄而黏稠，病灶局限，与周围组织界限明显；也可引起气管炎、肺炎、脓胸、中耳炎、脑膜炎、心包炎等内脏器官感染。

（2）全身感染　如败血症、脓毒血症等。

2. 毒素性疾病

（1）食物中毒　食入葡萄球菌肠毒素污染的食物 1～6h 后，患者出现恶心、呕吐、腹痛、腹泻等急性胃肠炎症状。大多数患者于 1～2d 内恢复，预后良好。

（2）假膜性肠炎　由于长期大量使用广谱抗生素，造成肠道内菌群失调，耐药性葡萄球菌乘机在肠道内大量繁殖，产生肠毒素，引起以腹泻为主的临床症状。其病理特点是肠黏膜被一层由炎性渗出物、坏死肠黏膜和细菌组成的炎性假膜所覆盖，故称假膜性肠炎。

（3）烫伤样皮肤综合征　由表皮剥脱毒素引起，表现为皮肤红斑、水疱，继而表皮大片脱落。多见于婴幼儿。

（4）毒性休克综合征　主要由 TSST－1 引起，病死率高。患者主要表现为高热、呕吐、腹泻、弥漫性红疹、低血压，严重时出现心、肾衰竭，甚至发生休克。

（三）免疫性

人类对葡萄球菌有一定的天然免疫力。只有当皮肤、黏膜受损或宿主免疫力降低时，才易引起葡萄球菌感染。病愈后免疫力不牢固，难以防止再次感染。

三、实验诊断

（一）标本采集

不同病情采取不同标本，如脓汁、脑脊液、血液、呕吐物、粪便等。取材应无菌操作，避免污染。

（二）直接涂片镜检

标本直接涂片，革兰染色后镜检，根据细菌形态、排列和染色特性可作出初步诊断。

（三）分离培养和鉴定

将标本接种于血琼脂平板，37℃孵育 18～24h，挑选可疑菌落进行形态染色、生化反应等鉴定。致病性葡萄球菌鉴定的主要依据有：①菌落一般呈金黄色；②菌落周围有透明溶血环；③凝固酶试验阳性；④耐热核酸酶试验阳性；⑤发酵甘露醇产酸。

四、防治原则

注意个人卫生，对皮肤创伤及时消毒处理，防止感染。加强食品卫生管理，防止金黄色葡萄球菌引起的食物中毒。加强医院管理，严格无菌操作，防止医院感染。由于葡萄球菌耐药菌株日益增多，治疗时应依据药敏试验选择敏感的抗生素。对反复发作的顽固性疖病患者，可使用自身菌苗疗法。

第二节　链球菌属

链球菌属（*Streptococcus*）细菌是另一大类常见的化脓性细菌，广泛分布于自然界、人体鼻咽部、胃肠道中，大多数为正常菌群，少数为致病菌。对人致病的主要有 A 群链球菌和肺炎链球菌。

链球菌的分类常有以下两种方法。

1. 根据溶血现象分类

根据链球菌在血琼脂平板上的溶血现象分为三类。

（1）甲型溶血性链球菌　菌落周围有 1～2mm 宽的草绿色溶血环，称为甲型溶血或 α 溶血，这类链球菌亦称为草绿色链球菌，多为条件致病菌。

（2）乙型溶血性链球菌　菌落周围有 2～4mm 宽的完全透明的溶血环，称为乙型溶血或 β 溶血，这类细菌亦称为溶血性链球菌，致病力强，常引起人类和动物的多种疾病。

（3）丙型链球菌　不产生溶血素，菌落周围无溶血环，亦称不溶血性链球菌。一般不致病，常存在于乳类和粪便中。

2. 根据抗原结构分类

根据链球菌细胞壁中多糖抗原的不同，将链球菌分为 A～H、K～V 20 群，对人致病的链球菌 90％ 属于 A 群。

一、A 群链球菌

（一）生物学性状

1. 形态与染色

菌体呈球形或椭圆形，直径 0.6～1.0μm，呈链状排列，长短不一，革兰染色阳性（图 17－2）。无鞭毛，无芽孢，多数菌株在培养早期形成透明质酸的荚膜，随着培养时间的延长，细菌自身产生透明质酸酶而使荚膜消失。

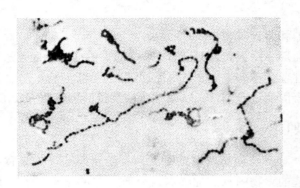

图 17 – 2　链球菌

2. 培养特性与生化反应

需氧或兼性厌氧。营养要求较高，在含有血液、血清、葡萄糖的培养基上生长良好。在血琼脂平板上形成灰白色、表面光滑、边缘整齐的细小菌落。不同菌株溶血情况不一。触酶试验阴性。链球菌一般不分解菊糖，不被胆汁溶解，可用这两个特性来鉴别甲型溶血性链球菌和肺炎链球菌。

3. 抗原结构

链球菌的抗原结构较复杂，主要有多糖抗原、蛋白质抗原、核蛋白抗原。

4. 抵抗力

链球菌抵抗力较弱。一般加热 60℃、30min 即可被杀死。对常用消毒剂敏感。乙型链球菌对青霉素、红霉素、四环素、磺胺类药等敏感。

（二）致病性与免疫性

1. 致病物质

A 群链球菌致病力最强，可产生多种外毒素和胞外酶。

（1）侵袭性物质　包括细菌细胞壁成分和侵袭性酶。①细菌细胞壁成分：主要有脂磷壁酸、F 蛋白、M 蛋白等，其中 M 蛋白抗原与急性肾小球肾炎、风湿热等超敏反应性疾病的发生有关。②侵袭性酶包括透明质酸酶、链激酶及链道酶。透明质酸酶又名扩散因子，能分解细胞间质的透明质酸，使细菌易于在组织中扩散；链激酶能使血液中的纤维蛋白酶原转变为纤维蛋白酶，溶解血块和阻止血浆凝固，有利于细菌扩散；链道酶又称链球菌 DNA 酶，能降解脓汁中具有高度黏性的 DNA，使脓汁稀薄，有利于细菌扩散。

（2）外毒素类　①链球菌溶血素（streptolysin）：具有溶解红细胞、破坏白细胞和血小板的作用。根据对氧的稳定性不同，分为两种，一种是链球菌溶血素 O（streptolysin O，SLO），一种含有巯基（—SH）的蛋白质，对氧敏感，免疫原性强，85% ~90% 链球菌感染的患者，于感染后 2 ~3 周至病愈后数月到 1 年内可检出 SLO 抗体。风湿热尤其是活动性患者血清中 SLO 抗体显著增高。因此，测定 SLO 抗体效价，可作为链球菌新近感染和风湿热及其活动性的辅助诊断。另一种为链球菌溶血素 S（streptolysin S，SLS），SLS 是小分子糖肽，对氧稳定，无免疫原性，链球菌在血琼脂平板上菌落周围的 β 溶血环是由 SLS 所致。②致热外毒素：又称红疹毒素或猩红热毒素，是引起人类猩红热的主要毒性物质。

2. 所致疾病

A 群链球菌引起的疾病约占人类链球菌感染的 90%，传染源为患者和带菌者，主要通过空气飞沫、皮肤伤口等途径传播，引起人类多种疾病。主要有以下几种。

（1）化脓性感染　可引起皮肤及皮下组织感染，如淋巴管炎、淋巴结炎、蜂窝织炎、痈、脓疱疮等；还可引起扁桃体炎、咽炎、咽峡炎、鼻窦炎、产褥感染、中耳炎、乳突炎等其他系统的感染。

（2）中毒性疾病　猩红热、链球菌毒素休克综合征。

（3）超敏反应性疾病　主要有风湿热和急性肾小球肾炎等。

3. 免疫性

A 群链球菌感染后，血清中出现多种抗体，机体可获得对同型链球菌的特异性免疫力。链球菌的型别多，各型之间无交叉免疫力，故常反复感染。

（三）实验诊断

1. 标本采集

根据不同疾病可采取脓汁、血液、呕吐物、粪便等，取材时要注意无菌操作避免污染。

2. 直接涂片镜检

标本经直接涂片革兰染色后镜检，发现典型的链状排列革兰阳性球菌时，可作出初步诊断。

3. 分离培养与鉴定

将标本接种于血琼脂培养基培养，若出现 β 溶血菌落，应与葡萄球菌区别；若出现 α 溶血菌落，应与肺炎链球菌鉴别，挑取可疑菌落进行鉴定。

4. 血清学试验

抗链球菌溶血素 O 试验，简称抗 O 试验，是检测患者血清中抗 O 抗体的试验，常用于风湿热、急性肾小球肾炎的辅助诊断。

（四）防治原则

对患者和带菌者应及时治疗，以减少传染源。对急性咽峡炎和扁桃体炎患者应早期、彻底治疗，以防止急性肾小球肾炎、风湿热以及亚急性细菌性心内膜炎的发生。治疗 A 群链球菌感染，首选青霉素 G。

二、肺炎链球菌

肺炎链球菌（*S. pneumoniae*），俗称肺炎球菌，常寄居于正常人的鼻咽腔中。多数不致病，仅少数有致病力，可引起大叶性肺炎、脑膜炎、支气管炎等疾病。

（一）生物学特性

菌体呈矛头状，宽端相对，尖端向外，多成双排列，在痰液、脓汁、病变肺组织中亦可呈单个或短链状。无鞭毛，无芽孢，在机体内或含血清的培养基中能形成荚膜。革兰染色阳性。肺炎链球菌在血平板上形成灰白色细小菌落，并伴有草绿色 α 溶血环。培养时间超过 48h 后，由于细菌产生自溶酶可使菌体溶解，菌落中央下陷呈肚脐状。

多数菌株分解菊糖，胆汁溶解试验阳性，所以常用菊糖发酵试验和胆汁溶解试验来鉴别肺炎链球菌与甲型溶血性链球菌。肺炎链球菌抗原成分有荚膜多糖、菌体多糖、M蛋白。本菌抵抗力较弱，加热56℃、20min即死亡，对一般消毒剂和抗生素敏感。有荚膜菌株抗干燥能力较强，在干燥痰中可存活1～2个月。

（二）致病性与免疫性

肺炎链球菌主要致病物质是荚膜，具有抗吞噬作用。此外，肺炎链球菌溶素O、脂磷壁酸、神经氨酸酶也与致病有关。肺炎链球菌主要引起大叶性肺炎，其次是支气管炎，可继发胸膜炎、脓胸，也可引起中耳炎、乳突炎和脑膜炎等。

病后可获得牢固的型特异性免疫，同型细菌再次感染者少见。

（三）实验诊断

根据病变部位不同，采集痰液、脓汁、脑脊液等标本，直接涂片镜检，若发现矛头状、有荚膜、革兰阳性的双球菌，即可作出初步诊断。分离培养时将标本接种于血琼脂平板（血液、脑脊液需先增菌），挑选有草绿色溶血环的可疑菌落，涂片染色镜检，并进行胆汁溶菌试验和菊糖发酵试验，以与甲型溶血性链球菌鉴别，必要时可作小鼠毒力试验加以鉴别。

（四）防治原则

加强锻炼，提高机体免疫力。预防接种多价肺炎链球菌荚膜多糖疫苗，对儿童、老年人和慢性病患者有较好的预防效果。治疗可用青霉素G，耐药者可选用万古霉素等敏感药物。

第三节　奈瑟菌属

奈瑟菌属（Neisseria）为一群革兰阴性双球菌，对人致病的有脑膜炎奈瑟菌和淋病奈瑟菌。

一、脑膜炎奈瑟菌

脑膜炎奈瑟菌（N.meningitidis）俗称脑膜炎球菌，是引起流行性脑脊髓膜炎（简称流脑）的病原体。

（一）生物学特性

菌体呈肾形或豆形，凹面相对，成双排列，革兰染色阴性（图17－3）。在患者脑脊液中，细菌多位于中性粒细胞内，形态典型。新分离的菌株大多有荚膜和菌毛。营养要求较高，常用巧克力血琼脂培养基培养，菌落呈蓝灰色、半透明、光滑、边缘整齐呈露滴状。专性需氧，初次分离培养需供给5%～10%CO_2。抗原构造主要有荚膜多糖群特异性抗原、外膜蛋白型特异性抗原及脂寡糖抗原三种。根据荚膜多糖抗原的不同，将该菌分为13个血清群，对人致病的

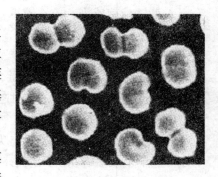

图17－3　脑膜炎奈瑟菌

多为 A、B、C 群，我国以 A 群为主。抵抗力很弱，对干燥、热、寒冷、消毒剂等十分敏感。对磺胺类、青霉素、链霉素均很敏感。

（二）致病性与免疫性

1. 致病物质

致病物质有荚膜、菌毛和内毒素。荚膜有抗吞噬作用，菌毛有利于细菌黏附和侵入。内毒素是主要致病物质，可致高热、白细胞升高，严重时引起弥散性血管内凝血和休克。

2. 所致疾病

引起流行性脑脊髓膜炎。传染源是患者和带菌者，主要通过飞沫传播。细菌侵入易感者机体，在鼻咽部繁殖，多数人无症状或只表现上呼吸道炎症。当机体抵抗力降低时，细菌大量繁殖后侵入血流引起菌血症或败血症，患者突然寒战高热、恶心呕吐、皮肤黏膜出现出血点或瘀斑。少数患者细菌突破血－脑屏障侵犯脑脊髓膜，引起化脓性炎症，出现剧烈头痛、喷射性呕吐、颈项强直等脑膜刺激征。严重者可出现微循环障碍、DIC、肾上腺出血、导致中毒性休克，甚至死亡。

3. 免疫性

机体对脑膜炎奈瑟菌的免疫以体液免疫为主。

（三）实验诊断

根据临床病程采集患者的脑脊液、血液、瘀斑渗出液，带菌者取鼻咽分泌物，立即送检。直接涂片染色后镜检，若发现中性粒细胞内、外有革兰阴性双球菌，可初步诊断。血液或脑脊液标本先增菌后接种于巧克力血琼脂培养基，置 5% ~ 10% CO_2 环境中，37℃ 培养 18 ~ 24h 后，挑选可疑菌落涂片镜检，并进行生化反应和血清学反应鉴定。此外，也可用对流免疫电泳、乳胶凝集、SPA 协同凝集、ELISA 等进行快速诊断。

（四）防治原则

预防的关键是控制传染源、切断传播途径和提高人群免疫力。对易感儿童接种流脑荚膜多糖疫苗进行特异性预防。治疗首选药物为青霉素 G。

二、淋病奈瑟菌

淋病奈瑟菌（*N.gonorrhoeae*）俗称淋球菌，是淋病的病原体。淋病是我国目前发病率最高的性传播疾病。

（一）生物学特性

菌体呈肾形，成双排列，似一对咖啡豆，革兰染色阴性。有荚膜和菌毛，无芽孢和鞭毛。专性需氧，营养要求较高，常用巧克力血琼脂培养基，初次分离时需供给 5% ~ 10% CO_2，培养 48h 可形成灰白色、圆形、凸起、光滑型菌落。抵抗力很弱，对热、寒冷、干燥及消毒剂均敏感。

（二）致病性与免疫性

1. 致病物质

致病物质有菌毛、外膜蛋白、IgA1 蛋白酶、内毒素等。

2. 所致疾病

人是淋病奈瑟菌的惟一宿主，主要引起人类淋病，是目前我国发病率最高的性病。主要通过性接触传播，引起男、女泌尿生殖道化脓性感染。男性表现为尿道炎、前列腺炎、输精管炎、附睾炎等。女性表现为尿道炎、子宫颈炎、输卵管炎、盆腔炎或不孕症。新生儿可通过产道感染导致淋球菌性眼结膜炎，眼内有大量脓性分泌物，又称脓漏眼。

3. 免疫性

病后免疫力不持久，再感染和慢性感染现象普遍。

（三）实验诊断

取泌尿生殖道脓性分泌物或眼结膜分泌物直接涂片，革兰染色后镜检，在中性粒细胞内发现革兰阴性双球菌，有诊断价值。将标本接种于巧克力血琼脂培养基中，于 $5\% \sim 10\% CO_2$ 环境中，37℃培养 $24 \sim 48h$，挑取可疑菌落涂片染色镜检，并做生化反应鉴定或协同凝集试验、免疫荧光试验、PCR 等进行快速诊断。

（四）防治原则

淋病是一种性传播疾病。预防的重要措施是开展宣传教育，杜绝不正当的两性关系，取缔娼妓。婴儿出生时，应用 1% 硝酸银溶液滴眼，以预防淋球菌性眼结膜炎。治疗可选用青霉素、磺胺类等药物。近年来耐药菌株不断增加，应作药敏试验，合理选择药物。

第四节　其他菌属

其他菌属的生物学性状、致病性及防治原则见表 17−2。

表 17−2　其他菌属的生物学性状、致病性及防治原则

菌名	主要生物学性状	致病物质	所致疾病	防治原则
铜绿假单胞菌	G^- 杆菌，单端有 1~3 根鞭毛，有荚膜，能产生水溶性的绿色色素，对多种抗生素不敏感	内毒素、荚膜、菌毛、胞外酶、外毒素	继发感染	严格无菌操作，防止医源性感染；合理用药，防止耐药性产生
肠球菌	G^+ 球菌，呈链状排列，无芽孢、无荚膜，对多种抗生素表现为固有耐药	糖类黏附素、聚合物、细胞溶素、多形核白细胞、趋化因子	尿路感染、腹腔感染、盆腔感染、败血症、心内膜炎	彻底消毒灭菌，严格无菌操作，合理使用抗生素
卡他布兰汉菌	G^- 球菌，常呈肾形双球菌，无鞭毛、无芽孢，抵抗力强	内毒素	黏膜卡他性炎症、急性咽喉炎、支气管炎、肺炎等	加强锻炼，提高机体免疫力，根据药敏试验选择敏感抗生素

目标检测

1. 金黄色葡萄球菌的致病物质有哪些，引起哪些疾病？

2. A 群链球菌的致病物质及所致疾病有哪些？

3. 脑膜炎奈瑟菌、淋病奈瑟菌的传播途径、致病物质及所致疾病分别是什么？

（安　艳　周淑敏）

第十八章

肠道感染细菌

本章主要，介绍引起肠道感染的主要细菌的生物学性状、致病性与免疫性、实验诊断和防治原则，包括埃希菌属、志贺菌属、沙门菌属、弧菌属、螺杆菌属、弯曲菌属、克雷伯菌属、变形杆菌属和肠杆菌属。

肠道感染细菌在细菌分类上分别属于肠杆菌科、弧菌属、螺杆菌属和弯曲菌属，共同特点是经消化道侵入机体，引起肠道或肠道外其他部位感染。

第一节　埃希菌属

埃希菌属属于肠杆菌科，包括五个种，其中大肠埃希菌俗称大肠杆菌，在临床标本中最常见，其他四种菌偶可检出。

一、生物学性状

1. 形态与染色

大肠埃希菌为革兰阴性短杆菌，多数有周鞭毛，能运动，有菌毛、荚膜或微荚膜，无芽孢。

2. 培养与生化

大肠埃希菌可在普通培养基上形成较大的圆形、光滑、湿润、灰白色菌落。在 SS 琼脂平板上多不生长，少数生长者因分解乳糖呈红色菌落，在伊红亚甲蓝琼脂平板上，菌落呈紫黑色并有金属光泽，在麦康凯琼脂平板上呈红色菌落。大肠埃希菌能发酵葡萄糖、乳糖、麦芽糖、甘露醇，产酸产气，靛基质试验和甲基红试验阳性，V－P 试验和枸橼酸盐利用试验阴性，即 IMViC 结果为 + + − −。

3. 抗原构造

大肠埃希菌有菌体抗原（O）、鞭毛抗原（H）、荚膜抗原（K），目前已知 O 抗原有 171 种，H 抗原有 56 种，K 抗原有 100 种，根据所含三种抗原种类不同，大肠埃希菌被分成若干血清型，血清型按 O：K：H 顺序排列，例如 O_6：K_{15}：H_{16}。

4. 抵抗力

大肠埃希菌抵抗力较强，在水和土壤中可存活数周至数月。对漂白粉和氯气较敏感，胆盐、煌绿对该菌有选择性抑制作用。该菌对氯霉素、链霉素、卡那霉素、磺胺类等药物均敏感，但易产生耐药性。

二、致病性与免疫性

（一）致病物质

1. 菌毛

菌毛又称为黏附素，能帮助细菌黏附于泌尿道和肠道细胞上，避免因黏膜表面的冲刷作用而被排出体外。

2. 肠毒素

大肠埃希菌主要可产生两种肠毒素：一种是不耐热肠毒素（LT），在 65℃、30min 时即被破坏；另一种是耐热肠毒素（ST），对热稳定。

（二）所致疾病

1. 肠道外感染

该菌是人类泌尿系感染的主要病原菌，可引起菌血症、胆囊炎、肺炎和新生儿脑膜炎等。

2. 肠道感染

大肠埃希菌是肠道中大量存在的正常菌群之一，但其中某些菌型可引起肠道感染。根据致病机制和临床表现不同分为五类。

（1）肠产毒素型大肠埃希菌（ETEC） 肠产毒素型大肠埃希菌能产生两种肠毒素，即耐热肠毒素（ST）和不耐热肠毒素（LT），LT 是主要毒素。

（2）肠致病型大肠埃希菌（EPEC） 肠致病型大肠埃希菌不产生肠毒素，大多数具有黏附因子，能黏附在肠道黏膜细胞上。此类菌主要引起婴幼儿腹泻。

（3）肠侵袭型大肠埃希菌（EIEC） 肠侵袭型大肠埃希菌不产生肠毒素，但有侵袭力，能侵入肠黏膜上皮细胞生长繁殖，形成炎症和溃疡。

（4）肠出血型大肠埃希菌（EHEC） 肠出血型大肠埃希菌能产生类志贺菌毒素，可致出血性肠炎，少数病例可并发溶血性尿毒症。此类大肠埃希菌的感染主要由于食用消毒不完全的牛奶和肉类，可发生于任何年龄。

（5）肠集聚型大肠埃希菌（EAEC） 肠集聚型大肠埃希菌能产生损伤肠细胞的类志贺菌样的外毒素，引起小儿顽固性腹泻和旅游者腹泻。

三、实验诊断

（一）临床细菌学检查

1. 标本采集

根据不同疾病采集尿液、血液、脓汁、创伤渗出液、脑脊液、痰、粪便等标本。

2. 分离培养和鉴定

血液标本取肉汤培养基增菌物，尿液等体液标本取离心沉淀物，脓、痰、分泌物等直接划线接种于血平板和肠道弱选择培养基上，粪便标本直接划线接种于肠道选择培养基，35℃培养18～24h，观察菌落特征，根据生化反应进行鉴定。尿液标本除了分离培养外，还应做细菌总数测定，每毫升尿液超过10万个细菌，才有诊断意义。致病性大肠埃希菌需要进一步用血清学方法作分群定型。

（二）卫生细菌学检查

大肠埃希菌随粪便排出体外，可污染环境、水源和食品，因此以大肠菌群数和细菌总数一起作为卫生细菌学监测指标，若样品中检出大肠菌群数越多，表明被粪便污染越严重。

> **知识链接**
>
> **我国的卫生标准**
>
> 我国的卫生标准：每1ml饮水、汽水、果汁中细菌总数不得超过100个，每1000ml饮水中大肠菌群数不得超过3个，每100ml瓶装汽水、果汁等饮料中大肠菌群数不得超过5个。

四、防治原则

预防医源性感染是防止普通大肠埃希菌感染的主要方面，尿道插管与膀胱镜检查应严格进行无菌操作。对于致病性大肠埃希菌的预防主要是将食品充分烹饪，以减少感染的危险。大肠埃希菌中耐药性非常普遍，故抗生素的使用应在药物敏感试验的指导下进行。

第二节　志贺菌属

志贺菌属是主要的肠道病原菌之一，引起人类细菌性痢疾（简称菌痢）。志贺菌属通称痢疾杆菌。

一、生物学性状

1. 形态与染色

志贺菌属为革兰阴性短小杆菌，无鞭毛，不能运动。无芽孢、无荚膜。某些菌型有菌毛，易吸附在肠黏膜细胞上。

2. 培养与生化

志贺菌为兼性厌氧菌，在普通培养基上能够生长，形成圆形、微隆起、边缘整齐、表面光滑、湿润、半透明的菌落，在SS和麦康凯琼脂平板上，由于大多不分解乳糖，形成无色菌落。志贺菌属能分解葡萄糖，产酸不产气，不产生硫化氢，不分解尿素，

IMViC - + - -。

3. 抗原构造与分类

志贺菌属的抗原主要有菌体抗原（O）和表面抗原（K），无鞭毛抗原。K抗原可阻挡O抗原和相应抗体的凝集，但K抗原加热100℃、1h可被破坏。O抗原分为两种，群特异性抗原和型特异性抗原。根据抗原构造，志贺菌属分为痢疾志贺菌（A群）、福氏志贺菌（B群）、鲍特志贺菌（C群）和宋内志贺菌（D群）四个群和若干血清型。志贺菌属中，痢疾志贺菌引起的菌痢症状最重，而宋内志贺菌引起的菌痢症状最轻。我国以福氏志贺菌和宋内志贺菌引起的菌痢最为多见。

二、致病性与免疫性

（一）致病物质

志贺菌属的致病因素主要有侵袭力和毒素。

1. 侵袭力

志贺菌的菌毛可黏附在回肠末端和结肠的黏膜上皮细胞上，进而在上皮层繁殖并扩散至上皮下层，在黏膜固有层形成局部病灶。

2. 内毒素

志贺菌具有内毒素，作用于肠壁使其通透性增加，促进毒素的吸收，志贺菌的内毒素作用强烈，可引起发热、白细胞增加、微循环障碍、中毒性休克及DIC等一系列症状，还可破坏肠黏膜，形成炎症、溃疡，出现典型的黏液脓血便。内毒素尚能作用于肠壁的自主神经系统，使肠道功能紊乱，出现肠痉挛、腹痛、腹泻及里急后重等症状。

3. 外毒素

志贺菌A群的Ⅰ型菌株还可产生外毒素，同时具有细胞毒素、神经毒素和肠毒素三种毒性，可引起细胞坏死、神经麻痹和水样腹泻。

（二）所致疾病

志贺菌经粪-口途径传播，引起的细菌性痢疾，有三种临床表现型。

1. 急性菌痢

起病急，主要症状有发热、腹痛、腹泻、脓血便和里急后重等。及时治疗，预后好。

2. 慢性菌痢

急性菌痢治疗不彻底，可转为慢性。因起病时症状不典型易被误治、漏治。

3. 中毒性菌痢

中毒性痢疾常无明显的消化道症状，主要表现为全身中毒症状，如高热、惊厥、昏迷，病死率较高，多见于儿童。

（三）免疫性

志贺菌感染后虽有一定免疫力，但维持时间较短，且不稳定，可能与菌型多，菌型间缺乏交叉免疫有关。志贺菌一般不入血，故抗感染主要依赖于局部SIgA的作用。

三、实验诊断

在发病早期和用抗生素治疗前采集新鲜粪便，应选择带有黏液和脓血部分，立即送检，对于留取粪便有困难者，可用肛拭采集，置无菌容器或保存液内。标本接种于肠道选择培养基上培养后，挑取可疑菌落，通过生化反应和血清学鉴定，确定菌群和菌型。也可进行荧光免疫试验、PCR 技术等进行鉴定。

四、防治原则

志贺菌属感染的预防主要是对水、食物的卫生学监测、环境卫生的监测与治理、病人的隔离和排泄物的处理。志贺菌对四环素、链霉素、氯霉素、磺胺类药物都可产生耐药性，给治疗带来一定困难，但对链霉素耐药的菌株常常伴有毒力减弱，保留免疫原性，可作为口服疫苗，预防细菌性痢疾。

第三节　沙门菌属

沙门菌属是一群寄居在人类和动物肠道中，生化反应和抗原结构相似的革兰阴性杆菌。沙门菌属广泛分布于自然界，对人致病的只占少数，主要是伤寒沙门菌、甲型副伤寒沙门菌、肖氏沙门菌（原称乙型副伤寒沙门菌）、希氏沙门菌（原称丙型副伤寒沙门菌）、鼠伤寒沙门菌、猪霍乱沙门菌和肠炎沙门菌。

一、生物学性状

1. 形态与染色

革兰阴性杆菌。无芽孢，一般无荚膜、有菌毛、多数有周鞭毛。

2. 培养特性与生化反应

兼性厌氧，营养要求不高。在普通琼脂培养基上 37℃ 培养 18～24h，形成中等大小、无色半透明光滑型菌落。在肠道选择培养基上形成无色菌落。产生 H_2S 的细菌在 SS 琼脂培养基上形成中心黑色菌落。分解葡萄糖产酸产气（伤寒沙门菌只产酸不产气）。不分解乳糖和蔗糖。甲基红试验阳性。多数细菌 H_2S 试验、枸橼酸盐试验阳性。吲哚试验、V－P 试验、尿素分解试验阴性。

3. 抗原构造

沙门菌属主要有菌体（O）抗原、鞭毛（H）抗原和表面抗原。

（1）O 抗原　为细菌细胞壁的脂多糖，性质稳定，100℃ 数小时亦不被破坏。O 抗原至少有 58 种，以阿拉伯数字顺序排列，现已排至 67（其中有 9 种被删除）。每个沙门菌的血清型含一种或多种 O 抗原。将含有相同 O 抗原的血清型归为一个血清群，则可将沙门菌属分成 A～Z、$O_{51}～O_{63}$、$O_{65}～O_{67}$ 共 42 个血清群。引起人类疾病的沙门菌大多数在 A～F 群。

（2）H 抗原　细菌鞭毛抗原，化学成分为蛋白质，性质不稳定，加热 60℃、30min 或用乙醇处理可将其破坏。H 抗原分第Ⅰ相和第Ⅱ相两种。第Ⅰ相特异性高，又称特异相，以 a、b、c⋯⋯表示。第Ⅱ相特异性低，可为多种沙门菌共有，故亦称非特异相，以 1、2、3⋯⋯表示。同时有第Ⅰ相和第Ⅱ相 H 抗原的细菌称双相菌，仅有一相的为单相菌。根据 H 抗原的差异，可将每群沙门菌进一步分成不同的血清型。

（3）表面抗原　新分离的伤寒沙门菌和希氏沙门菌有 Vi 抗原。是一种不耐热的酸性多糖复合体，加热 60℃、30min 可被破坏，经培养传代也易消失。Vi 抗原具有抗吞噬及阻止 O 抗原与相应抗体凝集的作用。

二、致病性与免疫性

（一）致病因素

沙门菌属的致病因素主要有侵袭力和内毒素，有些血清型可产生肠毒素，如鼠伤寒沙门菌。

1. 侵袭力

侵袭力表现在以菌毛吸附肠黏膜上皮细胞，并穿过上皮细胞到达皮下组织。细菌在此部位可被吞噬，但由于 Vi 抗原的保护作用，被吞噬后的细菌不被破坏，反而在细胞内继续生长、繁殖。

2. 内毒素

内毒素可引起发热、白细胞改变、中毒性休克等多种生物学效应。

（二）所致疾病

1. 伤寒与副伤寒

伤寒与副伤寒又称肠热症，是由伤寒或甲型副伤寒沙门菌、肖氏沙门菌、希氏沙门菌感染而引起，以持续发热、相对缓脉、神经系统中毒症状、脾肿大、玫瑰疹及白细胞减少为特征的急性传染病。

病原菌经口侵入小肠下部，穿过小肠黏膜，进入黏膜下层被吞噬细胞吞噬后在细胞内增殖。大量繁殖后通过淋巴系统入血，引起第一次菌血症。细菌随血液播散至肝、脾、胆囊、肾和骨髓等实质性器官并在其中繁殖后再次入血，引起第二次菌血症，释放内毒素引起相应的症状。该菌再次侵入肠壁淋巴结组织使已致敏的组织发生Ⅳ型超敏反应，导致局部坏死和溃疡，严重者可出血甚至并发肠穿孔。

2. 食物中毒

引起食物中毒的沙门菌有鼠伤寒沙门菌、猪霍乱沙门菌、肠炎沙门菌等。食入含大量沙门菌的食品 6～24h 后，可出现恶心、呕吐、腹痛、腹泻和发热等症状，一般持续 2～3d。

3. 败血症

败血症多见于儿童和免疫力低下的成人，多由猪霍乱沙门菌、鼠伤寒沙门菌、肠炎沙门菌和希氏沙门菌引起，主要表现为高热、寒战、厌食和贫血等。

（三）免疫性

肠热症沙门菌是细胞内寄生菌，主要是细胞免疫发挥作用。而存在于细胞外和血流阶段的细菌，则由特异性抗体发挥作用。

三、实验诊断

（一）细菌学检查
1. 标本采集
根据不同的疾病采集不同的标本。伤寒与副伤寒患者，不同病期的各种标本细菌培养的阳性率不同，第一周宜采集外周血，第二周起采集粪便和尿液，骨髓中的细菌消失最晚，可全程采集。食物中毒取粪便、呕吐物和可疑食物。败血症取血液。

2. 分离培养与鉴定
标本接种于肠道选择培养基，若标本含菌量少应先进行增菌培养。选择可疑菌落进行革兰染色，若为革兰阴性，则进行触酶、氧化酶和硝酸盐还原试验，触酶阳性、氧化酶阴性、硝酸盐还原试验阳性者接种 KIA 和 MIU 培养基，结果符合者，初步确定为沙门菌属细菌，进一步通过生化反应和血清学玻片凝集试验进行鉴定。

（二）免疫学诊断
由于抗生素的普遍使用，肠热症的症状常不典型，临床标本阳性分离率低，故血清学试验有协助诊断意义。临床上常用肥达试验作为辅助诊断方法。

肥达试验是用已知伤寒沙门菌菌体（O）抗原和鞭毛（H）抗原，以及引起副伤寒的甲型副伤寒沙门菌、肖氏沙门菌和希氏沙门菌 H 抗原的诊断菌液与受检血清做试管或微孔板凝集试验，测定受检血清中有无相应抗体及其效价的试验。

肥达试验结果的解释必须结合临床表现、病程、病史，以及地区流行病学情况。一般伤寒沙门菌 O 凝集效价≥1∶80，H 凝集效价≥1∶160，副伤寒沙门菌 H 效价≥1∶80时有诊断价值。有时单次效价增高不能定论，病程中逐周复查。若效价逐次递增或恢复期效价比初次检查高 4 倍有诊断意义。

四、防治原则

对沙门菌感染的预防，应控制传染源，隔离治疗患者，对患者和带菌者的排泄物彻底消毒。在餐饮服务业普查带菌者。做好饮食服务业的卫生管理，执行严格的市场准入制度。接种伤寒 Vi 荚膜多糖疫苗，可提高人群免疫力。治疗患者目前使用的有效药物主要是环丙沙星。

第四节　弧菌属

弧菌属是一群广泛分布于自然界，菌体弯曲成弧状的革兰阴性菌。其中主要对人致病的有霍乱弧菌和副溶血性弧菌。

一、霍乱弧菌

霍乱弧菌是引起烈性传染病霍乱的病原体。该菌分为古典生物型和埃尔托（ElTor）生物型。霍乱发病急，传染性强，病死率高。自 1817 年以来，已发生过 7 次世界性霍乱大流行，前 6 次均由霍乱弧菌古典生物型引起，1961 年开始的第 7 次大流行由霍乱弧菌 ElTor 生物型引起。1992 年在印度、孟加拉等国发现一个新的流行株 O_{139}。

（一）生物学性状

1. 形态与染色

从患者体内新分离的霍乱弧菌形态典型，菌体弯曲呈弧形或逗点状，革兰染色阴性，菌体的一端有长为菌体 3 ~ 5 倍的单鞭毛，在米泔水样粪便标本中排列呈鱼群状。该菌运动活泼，呈穿梭样或流星状。

2. 培养和生化

霍乱弧菌耐碱不耐酸，营养要求不高，在 pH8.8 ~ 9.0 碱性蛋白胨水或碱性琼脂平板上生长良好，经 18 ~ 24h 培养，形成较大、圆形、扁平、无色透明或半透明似水滴状的菌落，氧化酶阳性是霍乱弧菌与肠杆菌科细菌的鉴别依据之一，发酵葡萄糖等多种糖类，霍乱红试验阳性。

3. 抗原结构与分型

霍乱弧菌具有耐热的 O 抗原和不耐热的 H 抗原。H 抗原为弧菌属所共有，无特异性。O 抗原特异性高，根据 O 抗原的不同可把霍乱弧菌分为 200 多个血清群，其中 O1 群霍乱弧菌包括霍乱弧菌的古典生物型和 ElTor 生物型。

非 O_1 血清群的霍乱弧菌广泛分布于地面水中，可引起人类胃肠炎，但从未引起过霍乱流行。O_{139} 群既不被 O_1 群抗血清所凝集，亦不被 O_2 ~ O_{138} 群抗血清凝集，目前认为它可能是霍乱弧菌 ElTor 生物型菌株 O 抗原变异株。

4. 抵抗力

霍乱弧菌对热、日光、干燥、酸、消毒剂敏感，但耐碱力较强。100℃煮沸 1 ~ 2min 可杀灭细菌。在正常胃酸中仅可存活 4min。

（二）致病性与免疫性

1. 致病物质

（1）鞭毛和菌毛　霍乱弧菌的单鞭毛运动活泼，可穿过黏膜表面的黏液层，菌毛可黏附于肠壁上皮细胞并迅速生长繁殖。

（2）霍乱肠毒素　包括 1 个 A 亚单位和 5 个 B 亚单位，A 亚单位为毒素的活性部分，B 亚单位是毒素与小肠黏膜结合的部位，结合后使 A 亚单位穿过细胞，引起细胞内腺苷酸环化酶的活性增加，从而使腺苷酸环化，即 ATP 转化为 cAMP，cAMP 的升高促进了肠道黏膜细胞分泌 Na^+、K^+、HCO_3^- 和水，导致肠液分泌增加。

知识链接

O_{139} 群霍乱弧菌

1992 年 10 月，O_{139} 型霍乱首先发生于印度马德拉斯；1993 年初，又在印度加尔各答流行，发病者 13 000 人以上，死亡 434 人，病死率 3.2%。1993 年 1 ~ 2 月，在孟加拉南部发生 O_{139} 型霍乱流行，患者约 10 000 例，死亡 500 人，病死率 5%，至 3 月底疫情进一步发展到该国中部和北部，并沿孟加拉湾海岸向东蔓延。此后陆续报告 O_{139} 型霍乱流行的国家还有泰国、马来西亚、尼泊尔、沙特阿拉伯、巴基斯但、斯里兰卡、缅甸与中国。此外，美国、英国、新加坡、香港、日本、爱沙尼亚、德国和瑞士等国家和地区也有病例报告。

2. 所致疾病

霍乱弧菌引起烈性肠道传染病霍乱，霍乱为我国法定的甲类传染病。人类是惟一易感者。传染源是患者和带菌者。细菌通过污染的水或食物经口进入机体而感染，在霍乱肠毒素的作用下，使患者出现剧烈腹泻与呕吐，泻出物与呕吐物呈米泔水样，可致严重脱水、电解质紊乱和代谢性酸中毒。如治疗不及时，患者常因肾衰竭和休克而死亡，若及时补充液体和电解质，则大多数患者可在数日内恢复。

霍乱弧菌古典生物型所致疾病较 ElTor 生物型严重。近年来，由 O_{139} 群霍乱弧菌所引起的霍乱暴发流行有上升趋势，应给予高度重视。

3. 免疫性

霍乱病后可获得牢固免疫力，主要是体液免疫。患者血清中出现抗肠毒素抗体和肠道局部出现抗菌抗体 SIgA。

（三）实验诊断

在发病早期及使用抗菌药物前采集患者米泔水样粪便、呕吐物或肛拭子等标本，标本应立即送检。悬滴法观察标本中有穿梭样运动细菌、革兰染色法观察有鱼群状排列的革兰阴性弧菌，可初步诊断。进一步诊断需用生化反应和血清学方法。

（四）防治原则

加强水源和食品管理，建立良好的个人饮食习惯是防止霍乱弧菌感染和流行的重要措施。使用 O_1 群霍乱弧菌疫苗肌内注射可对高危人群起到一定的预防作用，目前疫苗预防重点已转至研制口服菌苗方向。预防大量失水，及时补充液体和电解质是治疗霍乱患者的关键。

二、副溶血性弧菌

副溶血性弧菌是一种嗜盐性弧菌，广泛分布于近海的海水、海底沉积物和鱼类、贝类海产品中，主要引起食物中毒。

（一）生物学性状

副溶血性弧菌为革兰阴性菌，有卵圆形、棒状、球杆状、梨状、弧形等多种形态，有单鞭毛，无芽孢，无荚膜。营养要求不高，在 3.5% 氯化钠的培养基中生长良好，无盐或氯化钠浓度高于 8% 不生长。

该菌对氯、苯酚（石炭酸）、甲酚皂溶液等消毒剂敏感，不耐热，65℃、30min 即被杀死。在淡水中生存不超过 2d，但在海水中能生存 47d 以上，盐渍酱菜中可存活 30d 以上。耐碱不耐酸，在 2% 冰醋酸或食醋中 5min 死亡。对氯霉素敏感，对新霉素、链霉素、多黏菌素、呋喃西林、吡哌酸中度敏感，对青霉素、磺胺嘧啶耐药。

（二）致病性与免疫性

从致病性副溶血性弧菌中分离出两种致病因子：一种是耐热直接溶血素，其作用是通过增加上皮细胞内的 Ca^{2+} 而引起 Cl^- 的分泌，实验表明，该溶血素还具有细胞毒和心脏毒作用；另一种为耐热相关溶血素，其作用与耐热直接溶血素相似。此外，黏附素与黏附素酶也与致病性有关。

人因食入被副溶血性弧菌污染而烹饪不当的海产品，如海蜇、海鱼、海虾、海贝等，或盐渍食物，如咸菜、咸肉、咸鱼等而引起食物中毒。潜伏期平均 24h，患者可出现腹痛、腹泻、呕吐、发热等症状，粪便多为水样或糊状，少数为血水样。多发于夏秋季节，一般恢复较快。病后免疫力不强。治疗多用庆大霉素等抗生素。

（三）实验室诊断

标本为患者粪便、肛拭子、可疑食物，采集后立即送检，应将标本接种到含 3.5% NaCl 培养基中增菌培养和分离培养，取可疑菌落进行嗜盐性试验、生化反应和血清学鉴定。

第五节　其他菌属

一、弯曲菌属

弯曲菌属是一组呈 S 形或弧形的革兰阴性菌。对人致病的主要是空肠弯曲菌和胎儿弯曲菌的胎儿亚种，前者可引起人和动物的腹泻，后者可在免疫力低下时引起败血症。

空肠弯曲菌形态细长，革兰染色阴性，菌体有弯曲呈逗点、螺旋形、S 形，有单鞭毛，无芽孢、无荚膜，营养要求高，微需氧，适宜在 43℃ 生长，生化反应不活泼，抵抗力弱，对冷、热都敏感，对红霉素、庆大霉素等多种抗生素敏感。

空肠弯曲菌寄居于禽类肠道，人接触禽类和患者粪便、污染的食物和水而感染，引起急性肠炎，致病因素主要是内毒素，能侵袭小肠和大肠黏膜导致腹泻和腹痛，偶可引起呕吐、脱水，还可通过肠黏膜进入血液引起败血症和其他脏器感染。

空肠弯曲菌的实验室诊断可通过直接镜检查找可疑形态特征的菌体，用选择培养基放置微需氧环境 42℃ 培养，根据生化反应进一步鉴定。

预防空肠弯曲菌感染主要应注意食品卫生，加强对人和禽类粪便的管理，治疗可用红霉素等。

二、幽门螺杆菌

幽门螺杆菌原属弯曲菌属，后因生物学特点将其从弯曲菌属划分出来，目前认为其与慢性胃炎、胃和十二指肠溃疡密切相关，并与胃癌有一定关联。

幽门螺杆菌革兰染色阴性，菌体有弯曲，呈螺旋状，一端有多根鞭毛，运动活泼，显微镜下呈鱼群状排列。营养要求高，微需氧，生长缓慢，生化反应不活泼，不分解糖类，快速分解尿素是本菌的主要特点之一。抵抗力弱，但对酸性环境有特殊的耐受性。

幽门螺杆菌感染非常普遍，主要引起胃炎和消化道溃疡，传染源主要是患者，致病机制未完全阐明，活泼的运动帮助细菌穿过胃黏膜表面到达黏膜上皮细胞，产生的尿素酶迅速分解食物中的尿素产生氨，中和胃酸，减弱了局部的抗菌作用，并造成对组织细胞的毒性作用，这可能是主要的致病机制。同时胃内亚硝基化合物增多可使细胞发生病变，可能与致病性有关。另外，产生的空泡细胞毒素导致胃黏膜受损，是引起慢性胃炎、消化道溃疡的重要原因。

幽门螺杆菌的实验室诊断主要是采集胃、十二指肠溃疡处的组织标本，直接镜检观察菌体形态特征为初步诊断。活检组织接种培养基在微需氧环境下培养后，取可疑菌落进行尿素酶试验进行鉴定。目前用于本菌的快速诊断方法有：血清中抗幽门螺杆菌抗体和抗尿素酶抗体的检测及 PCR 方法检测细菌核酸。

幽门螺杆菌感染的预防尚无有效措施，疫苗正在研制中。治疗使用多种抗生素及铋盐，但应注意耐药菌株的增多。

三、变形杆菌属

变形杆菌在自然界广泛存在，为肠道正常菌群细菌，在一定条件下可引起感染，是医源性感染的重要细菌。

变形杆菌属细菌为革兰阴性杆菌，两端钝圆，有明显的多形性，可呈球形、丝状。无荚膜，无芽孢，有周身鞭毛，运动活泼。普通培养基中即可生长，大多数菌株呈迁徙生长现象，即由接种点向外弥漫形成同心圆形波纹状菌膜，布满整个培养基。变形杆菌属分解葡萄糖产酸产气，不分解乳糖，硫化氢试验阳性，迅速分解尿素，动力阳性，苯丙氨酸脱氨酶阳性。

变形杆菌属有 O 抗原和 H 抗原，一般以 O 抗原分群、H 抗原分型。该属细菌的某些菌株如 X_{19}、X_2、X_K 的 O 抗原与某些立克次体有共同抗原成分，可发生交叉凝集反应，故可用变形杆菌的抗原代替立克次体的抗原做外斐反应，协助诊断立克次体感染。

变形杆菌是泌尿系感染的主要病原菌之一，可进一步引起菌血症，还可引起伤口、呼吸道等感染，也可引起食物中毒。由于变形杆菌耐药菌株多，治疗应依据药敏试验结果。

四、克雷伯菌属

克雷伯菌广泛存在于自然界和人的呼吸道，是常见的条件致病菌，其中肺炎克雷伯菌最常见。

肺炎克雷伯菌为革兰阴性杆菌，单个、成双或短链状排列，无鞭毛，无芽孢，有荚膜。培养物的菌体较长，呈多形性或丝状。营养要求不高，在血琼脂培养基上，形成圆形、突起、灰白色、不溶血的较大菌落，菌落有黏性，相邻菌落可融合，用接种环挑取时，可有拉丝。在肠道选择培养基上为乳糖发酵菌落，其色泽和混浊度与大肠埃希菌类似。

肺炎克雷伯菌是临床标本中常见的细菌，该菌在正常人口咽部的带菌率为 1%～6%，但在住院患者中可达 20%，可引起某些慢性患者并发肺部感染及婴儿肠炎、脑膜炎、败血症、腹膜炎、外伤感染等。该菌也是医院感染的主要病原菌之一。治疗应选用敏感抗生素。

五、肠杆菌属

肠杆菌属广泛分布于自然界，是重要的条件致病菌。肠杆菌属细菌为革兰阴性短而粗的杆菌，有周鞭毛，某些菌株有荚膜，无芽孢。需氧或兼性厌氧，营养要求不高，在普通培养基上形成大而湿润的黏膜状菌落；在血平板上不溶血；在肠道选择培养基上形成乳糖发酵菌落。

肠杆菌属是最常见的环境菌群，广泛分布于自然界的土壤、水中，在人的肠道中偶尔可见，故进行饮水和食品细菌学检验时，应注意区分是大肠埃希菌还是肠杆菌，若为前者，应视为被粪便污染指标。肠杆菌属中的某些种类为条件致病菌，可引起呼吸道、泌尿生殖道的感染，也可引起菌血症等。

目标检测

1. 总结肠道感染细菌的生物学性状的共同特点和主要区别。
2. 简述霍乱肠毒素的主要致病机制和引起的临床症状。
3. 解释肥达试验和外斐试验的原理及临床应用。
4. 简述肠热症和细菌性痢疾的致病机制。

（郭积燕）

第十九章

厌氧性细菌

学习目标

1. 描述破伤风梭菌、产气荚膜梭菌、肉毒梭菌的主要生物学性状。
2. 解释破伤风梭菌、产气荚膜梭菌、肉毒梭菌的致病性与免疫性。
3. 简述破伤风梭菌、产气荚膜梭菌、肉毒梭菌的实验诊断与防治原则。
4. 概述无芽孢厌氧菌的致病条件、致病物质、感染特征及防治原则。

本章主要介绍破伤风梭菌、产气荚膜梭菌、肉毒梭菌的生物学性状，致病性，实验诊断，防治原则，无芽孢厌氧菌的致病条件、致病物质、感染特征及防治原则。

厌氧性细菌（anaerobic bacteira）是一群必须在无氧环境中才能生长、繁殖的细菌。根据能否形成芽孢，可将厌氧性细菌分为厌氧芽孢梭菌属和无芽孢厌氧菌两大类。

第一节　厌氧芽孢梭菌属

厌氧芽孢梭菌（*Clostridum*）是一群革兰染色阳性，能形成芽孢的大杆菌，芽孢直径比菌体宽，使菌体膨大呈梭形，故得名。主要分布于自然界的土壤、人和动物的肠道中，大多数为腐生菌，少数为致病菌，主要有破伤风梭菌、产气荚膜梭菌、肉毒梭菌等。

一、破伤风梭菌

破伤风梭菌（*C. tetani*）是破伤风的病原菌。破伤风梭菌寄生于人和动物肠道中，经粪便排出污染土壤，并可形成芽孢而长期生存。当机体受到外伤，创口被污染，或分娩时使用不洁器械剪断脐带时，本菌可侵入局部伤口生长、繁殖，产生毒素，引起破伤风。发病后病死率为20%。在发展中国家，新生儿破伤风病死率高达90%。

（一）生物学性状

1. 形态与染色

菌体细长呈杆状，大小为（0.5~1.7）μm×（2~18）μm。有周鞭毛，无荚膜。芽孢正圆形，宽于菌体，位于菌体顶端，使细菌呈鼓槌状（图19-1），为本菌典型特征。

革兰染色阳性。

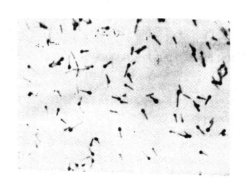

图 19－1 破伤风梭菌的形态

2. 培养特性

严格厌氧。常用疱肉培养基培养，生长后肉汤均匀混浊，疱肉变色，有腐败臭味。在血琼脂平板上形成薄膜状爬行生长物，伴 β 溶血。在普通琼脂平板上厌氧培养后，形成中心紧密、周边疏松、不整齐呈锯齿状的菌落。

3. 抵抗力

芽孢抵抗力强，在土壤中可存活数十年，耐煮沸 1h。高压蒸汽灭菌 121.3℃、103.4kPa、15～30min，干热 160～170℃、1～2h，可将芽孢杀死。

（二）致病性与免疫性

1. 致病条件

破伤风梭菌经伤口感染人体引起破伤风。其感染的重要条件是伤口局部形成厌氧微环境。伤口窄而深，有泥土或异物污染；大面积创伤，坏死组织多，局部组织缺血；同时有需氧菌或兼性厌氧菌混合感染的伤口，均易造成厌氧微环境，有利于破伤风梭菌的生长繁殖。

2. 致病物质及致病机制

破伤风梭菌能产生两种外毒素：破伤风痉挛毒素和破伤风溶血毒素。破伤风痉挛毒素是引起破伤风的主要致病物质，属神经毒素，毒性极强，对脑干神经细胞和脊髓前角神经细胞有高度亲和力，毒素能阻止抑制性神经介质（甘氨酸、γ－氨基丁酸）的释放，从而阻断上下神经元之间的抑制性冲动的传递，导致屈肌和伸肌同时发生强烈收缩，骨骼肌出现强直性痉挛。

3. 所致疾病

破伤风。潜伏期不定，可从几天到几周，平均 7～14d，潜伏期与原发感染部位距离中枢神经系统的远近有关。发病早期有发热、头痛、全身不适、肌肉酸痛、漏口水、出汗、激动等前驱症状，继而出现局部骨骼肌强直性痉挛，咀嚼肌痉挛，出现张口困难、牙关紧闭、苦笑面容；颈部、躯干、四肢肌肉发生强直性痉挛出现角弓反张。若呼吸肌痉挛，可导致呼吸困难、窒息而死亡。

4. 免疫性

机体对破伤风的免疫属体液免疫，主要是抗毒素的中和作用。病后一般不会获得牢固免疫力。

（三）实验诊断

根据典型的症状和病史即可作出诊断。伤口直接涂片镜检和病菌分离培养阳性率很低，故一般不采集标本进行微生物学检查。

（四）防治原则

破伤风一旦发病，治疗效果不佳，故以预防为主。

1. 非特异性预防

正确处理伤口，及时清创扩创，用3%过氧化氢溶液彻底冲洗，防止伤口形成厌氧微环境。

2. 特异性预防

（1）人工主动免疫　目前我国常规采用含有白喉类毒素、百日咳死疫苗、破伤风类毒素的白百破三联疫苗，对3～6个月的儿童进行免疫，可同时获得对这三种常见疾病的免疫力。对军人和易受创伤的人群，必要时可加强注射一针破伤风类毒素，其血清中抗毒素滴度可迅速升高。

（2）人工被动免疫　对伤口污染严重而又未经过基础免疫者，可立即注射破伤风抗毒素（TAT）以获得被动免疫进行紧急预防，剂量为1 500～3 000U。TAT为马血清制剂，注射前应先做皮肤试验，以防超敏反应的发生。

3. 治疗

对已发病者应早期、足量使用TAT，因毒素一旦与细胞受体结合，抗毒素就不能中和其毒性作用，一般剂量为10万～20万U。目前国内外大多已采用人抗破伤风免疫球蛋白制剂，效果良好、安全。同时应用青霉素、红霉素等抗生素，抑制破伤风梭菌在伤口中的繁殖。

二、产气荚膜梭菌

产气荚膜梭菌（*C. perfringens*）广泛分布于自然界及人和动物肠道中，能引起人和动物多种疾病，是气性坏疽的主要病原菌。

（一）生物学性状

1. 形态与染色

革兰阳性粗大杆菌，大小为（0.6～2.4）$\mu m \times$（3.0～19.0）μm。芽孢椭圆形，位于菌体中央或次极端，直径小于菌体横径（图19－2）。无鞭毛，在机体内可形成明显的荚膜。

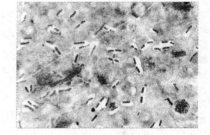

2. 培养特性

厌氧生长，但不十分严格。繁殖速度快，45℃

图19－2　产气荚膜梭菌的形态

时每8min繁殖一代。在血琼脂平板上，多数菌株有双层溶血环，内环为完全溶血，外环为不完全溶血。本菌代谢十分活跃，可分解多种糖类，产酸产气。在庖肉培养基中可分解肉渣中糖类产生大量气体。在牛奶培养基中分解乳糖产酸，使其中的酪蛋白凝固，同时产生大量的气体（H_2和CO_2），可将凝固的酪蛋白冲成蜂窝状，将液面凝固的凡士林层往上推，甚至冲走试管口棉塞，气势凶猛，称为"汹涌发酵"现象，是鉴别本菌的主要特征。

3. 分型

根据产气荚膜梭菌产生外毒素（α、β、ε、ι）种类的差别，可将产气荚膜梭菌分为 A、B、C、D、E 五个血清型，对人致病的主要是 A 型。

（二）致病性

1. 致病物质

产气荚膜梭菌能产生多种外毒素与侵袭性酶，重要的有：①α 毒素（卵磷脂酶），是本菌最重要的毒素，能分解细胞膜的磷脂，溶解破坏细胞膜，引起溶血、组织坏死与血管内皮损伤，使血管通透性增加，导致组织水肿；②κ 毒素（胶原酶），能分解肌肉与皮下胶原蛋白，使组织崩解；③μ 毒素（透明质酸酶），能分解细胞间质中的透明质酸，使局部组织疏松，有利于细菌的扩散；④ν 毒素（DNA 酶），能使细胞 DNA 降解，降低坏死组织的黏稠度；⑤β 毒素，可引起组织坏死；⑥肠毒素，为不耐热的蛋白质，能改变肠黏膜细胞的通透性，引起腹泻。

2. 所致疾病

（1）气性坏疽 致病条件与破伤风梭菌相同。潜伏期 8～48h。细菌在局部组织繁殖，因毒素和酶的分解破坏作用，造成局部组织水肿、气肿、出血、坏死，并伴有恶臭。表现为局部组织剧烈疼痛，触摸有捻发感。若病菌产生的毒素和组织坏死的毒性产物吸收入血，可引起毒血症、休克，病死率高。

（2）食物中毒 主要由 A 型产气荚膜梭菌污染食物（主要为肉类食品）引起。食入后潜伏期约 10h，临床表现为腹痛、腹胀、水样腹泻；无发热、恶心、呕吐，1～2d 可自愈。

（3）坏死性肠炎 C 型产气荚膜梭菌产生的 β 毒素可引起坏死性肠炎。

（三）实验诊断

1. 直接涂片镜检

直接涂片镜检是极有价值的快速诊断法。从深部创口取材涂片，革兰染色镜检可见革兰阳性大杆菌，白细胞少且形态不典型，并伴有其他杂菌等特点即可作出初步诊断。

2. 分离培养

取坏死组织制成悬液，接种血平板、庖肉培养基或牛奶培养基，厌氧培养，观察生长情况，取培养物涂片镜检。

3. 动物试验

必要时可取细菌培养液 0.5～1ml 静脉注射小鼠，10min 后处死，置 37℃、5～8h，如动物躯体膨胀，解剖后可见脏器和肌肉组织内有大量气泡，以肝最明显，呈泡沫肝，取肝或腹腔渗出液涂片镜检并分离培养。

（四）防治原则

1. 预防

及时处理伤口，清创扩创，局部用 3% 过氧化氢溶液（双氧水）冲洗，破坏或消除厌氧微环境。

2. 治疗

对局部感染尽早施行手术，切除坏死组织，必要时截肢以防止病变扩散。感染早期可使用气性坏疽多价抗毒素血清，并使用大剂量抗生素治疗。近年来用高压氧舱法治疗气性坏疽，有抑制厌氧菌生长、繁殖及毒素产生的作用。

三、肉毒梭菌

肉毒梭菌（*C. botulinum*）主要存在于土壤中，在厌氧条件下，该菌能产生肉毒毒素，人和动物食入含肉毒毒素的食物，可引起肉毒中毒和婴儿肉毒病。

（一）生物学性状

1. 形态与染色

革兰阳性粗短杆菌，大小为（4~6）μm × 0.9μm。芽孢呈椭圆形，位于菌体的次极端，宽于菌体，使细菌呈网球拍状（图19-3）。有周鞭毛，无荚膜。

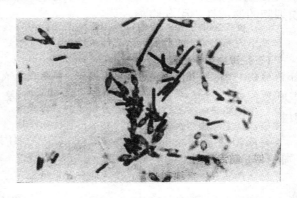

图19-3 肉毒梭菌的形态

2. 培养特性与生化反应

严格厌氧，营养要求不高，可在普通琼脂平板上生长，在血琼脂平板上形成大而不规则的菌落，有β溶血环；在疱肉培养基上，可消化肉渣，使之变黑，有腐败恶臭。本菌能分解葡萄糖、麦芽糖，产酸产气，能液化明胶。

3. 抵抗力

芽孢可耐热100℃ 1h 以上，干热180℃、2h。肉毒毒素不耐热，56℃、30min 或100℃、1min 即可灭活。

（二）致病性

1. 致病物质

肉毒梭菌的致病物质主要是肉毒毒素。肉毒毒素是毒性极强的神经外毒素，是目前已知最剧烈的毒物，毒性比氰化钾强1万倍，对人的致死量约为0.1μg。肉毒毒素经胃肠道吸收，由淋巴和血流扩散，作用于中枢神经系统的脑神经核和外周神经-肌肉接点处以及自主神经末梢，以内化作用进入细胞内由细胞膜形成的小泡中，并留在神经肌肉接点处，阻碍乙酰胆碱的释放，引起运动神经末梢功能失调，导致肌肉弛缓性麻痹。

2. 所致疾病

（1）食物中毒　食入肉毒毒素污染的食品，如罐头、腊肠、香肠、发酵豆制品等引起。其临床主要表现为神经末梢麻痹，胃肠道症状很少见。开始为眼部肌肉麻痹，出现复视、斜视、眼睑下垂；继而咽部肌肉麻痹出现吞咽困难、口齿不清；严重者因呼吸肌、心肌麻痹而死亡。

（2）婴儿肉毒中毒　婴儿因食入被肉毒梭菌芽孢污染的食品（如蜂蜜）后，芽孢发芽、繁殖，产生毒素被吸收而致病。症状与肉毒毒素食物中毒相似，早期症状是便秘，吸乳、啼哭无力。

（3）创伤感染中毒　若伤口被肉毒梭菌芽孢污染后，芽孢在局部厌氧环境中发芽释放肉毒毒素，机体吸收后导致创伤感染中毒。

（三）实验诊断

食物中毒、婴儿肉毒中毒患者可取粪便、剩余食物分离病菌，同时检测粪便、食物和患者血清中毒素活性。粪便、食物等标本先置80℃加热10min，杀死标本中的细菌繁殖体，然后再进行厌氧培养分离本菌。毒素检查可取培养滤液或食物悬液的上清液分成两份，其中一份与抗毒素混合，然后分别注射小鼠腹腔，如有毒素，则小鼠一般在2d内死亡。如果经抗毒素处理的小鼠得到保护，也表明有相应毒素存在。

（四）防治原则

加强食品卫生管理与监督；低温保存食品，防止芽孢发育为繁殖体；80℃加热食品20min破坏毒素。对肉毒中毒患者应早期足量注射A、B、E三型多价抗毒素血清，同时加强护理和对症治疗。

知识链接

肉毒毒素的临床应用

肉毒毒素有其有害的一面，是人类安全的大敌，但是，以毒攻毒，自古有之。在了解了肉毒毒素的结构与功能以及作用机制后，人类开始用肉毒毒素作为有效药物。1980年，Scott首次将肉毒毒素注射入人眼肌，治疗斜视，成功纠正了眼位，开始了将其用于治疗人类疾病的探索。1989年，美国食品药品管理局（FDA）批准A型肉毒毒素作为新药投产，用以治疗12岁以上人的肌肉紊乱性斜视、偏侧面肌痉挛和眼睑痉挛，还可用于许多其他肌张力障碍和运动失调等疾病的实验性治疗。A型肉毒毒素局部注射是目前治疗痉挛性发音困难的最有效的方法，还有一些与不自主肌肉震颤有关的其他疾病也可用肉毒毒素治疗，肉毒毒素对运动功能亢进和肌肉紧张性失调也有作用。

第二节　无芽孢厌氧菌

无芽孢厌氧菌是一大类寄居在人和动物体内的正常菌群，在人体正常菌群中占有绝对的优势。在一定条件下，无芽孢厌氧菌可作为条件致病菌导致内源性感染。在临床厌氧菌感染中，无芽孢厌氧菌的感染占90%，以混合感染多见。

一、种类

无芽孢厌氧菌包括革兰阳性及阴性的杆菌和球菌，其中以革兰阴性脆弱类杆菌、产黑色素类杆菌及革兰阳性消化链球菌引起的感染最为多见。而脆弱类杆菌的感染在临床上占首位。

二、致病性

1. 致病条件

无芽孢厌氧菌的致病条件主要有：①寄居部位的改变；②机体免疫功能下降；③菌群失调；④局部形成厌氧微环境。

2. 致病物质

无芽孢厌氧菌的致病物质主要是：①菌体表面结构，菌毛、荚膜；②毒素和侵袭性酶类，如肠毒素、溶血素、胶原酶、蛋白酶等；③改变其对氧的耐受性，以适应新的致病生态环境。

3. 感染特征

无芽孢厌氧菌引起的感染具有以下特征：①内源性感染，感染部位可遍及全身，多呈慢性过程；②无特定病型，大多为化脓性感染，形成局部脓肿或组织坏死；③分泌物或脓液呈血色、黑色、乳白色或粉红色，有恶臭，有时有气体；④分泌物直接涂片镜检可见细菌，但普通培养法无细菌生长；⑤使用氨基糖苷类抗生素长期治疗无效。

4. 所致疾病

无芽孢厌氧菌主要引起化脓性感染，可遍及全身各组织器官，如中枢神经系统、口腔和牙齿、女性生殖道及盆腔、呼吸道、腹腔的组织感染及败血症。

三、防治原则

目前尚无特异性预防方法。手术时严格无菌操作，防止厌氧菌污染创口。外科清创引流是预防厌氧菌感染的重要措施。多数无芽孢厌氧菌对氯霉素、哌拉西林、甲硝唑等敏感。

目标检测

1. 叙述破伤风梭菌的致病条件和致病机制。
2. 比较肉毒食物中毒和一般细菌性食物中毒的不同点。
3. 简述无芽孢厌氧菌的致病条件和感染特征。

（贾淑平）

第二十章

呼吸道感染细菌

学习目标

1. 描述结核分枝杆菌的主要生物学性状。
2. 解释结核分枝杆菌的致病性与免疫性。
3. 简述结核分枝杆菌的实验诊断及防治原则。
4. 概述麻风分枝杆菌、白喉棒状杆菌、嗜肺军团菌、百日咳鲍特菌、流感嗜血杆菌的主要生物学性状，致病性与免疫性，实验诊断与防治原则。

本章主要介绍结核分枝杆菌、麻风分枝杆菌、白喉棒状杆菌、嗜肺军团菌、百日咳鲍特菌、流感嗜血杆菌的生物学性状，致病性与免疫性，实验诊断，防治原则。

呼吸道感染细菌是指经呼吸道传播、主要引起呼吸道器官或呼吸道以外器官病变的一类细菌，主要包括结核分枝杆菌（*M. tuberculosis*）、麻风分枝杆菌（*M. leprae*）、白喉棒状杆菌（*C. diphtheriae*）、嗜肺军团菌（*L. pneumophila*）、百日咳鲍特菌（*B. pretussis*）及流感嗜血杆菌（*H. influenzae*）等。

第一节 分枝杆菌属

分枝杆菌属（*Mycobacterium*）是一类细长略弯曲的杆菌，因有分枝生长趋势而得名。本属细菌的细胞壁中含有大量脂质，主要是分枝菌酸，一般不易着色，但经加温或延长染色时间着色后能抵抗盐酸乙醇的脱色，故又称抗酸杆菌。对人致病的主要有结核分枝杆菌和麻风分枝杆菌。

一、结核分枝杆菌

结核分枝杆菌（*M. tuberculosis*），俗称结核杆菌，是引起结核病的病原菌。该菌可侵犯全身各组织器官，但以肺结核最为多见。随着抗结核药物的不断发展和卫生状况的改善，世界各国结核病的发病率和死亡率曾大幅度下降，但20世纪80年代后，由于艾滋病、吸毒、免疫抑制剂的应用、酗酒、贫困以及结核分枝杆菌耐药菌株的出现等原因，结核病的发病率又有不断升高趋势。目前全球每年新发结核病例约900万，每年死于结核病的人数达300万之多，其中发展中国家占95%。近年来我国肺结核的发病率和死亡人数在27种法定报告传染病中排第一位，每年死于结核病的人数约有25万。因此，结核病再次成为亟待解决的全球性公共卫生问题。

（一）生物学性状

1. 形态与染色

结核分枝杆菌菌体细长稍弯曲，大小为（1~4）μm×0.4μm，在痰或组织中呈单个或分枝状排列，常聚集成团。无鞭毛、无芽孢。近年来发现结核分枝杆菌在细胞壁外尚有一层荚膜，一般因制片时遭受破坏而不易看到。结核分枝杆菌常用齐－尼抗酸染色法，结核分枝杆菌染成红色，而其他非抗酸菌及细胞则被染成蓝色。

2. 培养特性

结核分枝杆菌为专性需氧菌，最适温度为37℃，最适酸碱度为pH 6.5~6.8。营养要求高，常用含蛋黄、甘油、马铃薯和门冬酰胺等的罗氏培养基培养，其生长缓慢，18~20h繁殖一代，接种后培养3~4周才可见菌落生长。菌落干燥、坚硬、表面呈颗粒状、乳白色或黄色，形似菜花样。在液体培养基中，呈粗糙皱纹状菌膜生长。

3. 抵抗力

结核分枝杆菌细胞壁中含大量脂质，故对某些理化因素有较强的抵抗力。在干燥的痰中可存活6~8个月；在6%硫酸、3%盐酸或4%氢氧化钠中30min仍有活力；对孔雀绿或结晶紫等染料有抵抗力。但是结核分枝杆菌对紫外线、湿热及乙醇抵抗力较弱。日光直射2~3h、加热62~63℃、15min、75%乙醇消毒数分钟即可被杀死。

4. 变异性

本菌可发生形态、菌落、毒力及耐药性等变异。卡介苗（BCG）就是毒力变异株，是1908年Calmette和Guerin将有毒的牛型结核分枝杆菌培养于含甘油、胆汁、马铃薯的培养基中，经13年230次传代而获得的减毒活菌株，现广泛用于人类结核病的预防。结核分枝杆菌对异烟肼、链霉素、利福平等抗结核药物较易产生耐药性。

（二）致病性

1. 致病物质

结核分枝杆菌无内毒素，也不产生外毒素和侵袭性酶类，其致病作用主要依靠菌体成分，特别是胞壁中所含的大量脂质。

（1）脂质　与致病性有关的有：①磷脂，能促进单核细胞增生，形成结核结节，并能抑制蛋白酶对病变组织的分解作用，使病灶组织溶解不完全，形成干酪样坏死；②脂肪酸，能使细菌在液体培养基中生长时紧密黏成索状，故又称索状因子，脂肪酸能破坏细胞线粒体膜，影响细胞呼吸；抑制中性粒细胞的游走和吞噬，引起慢性肉芽肿；③蜡质D，是肽糖脂与分枝菌酸的复合物，可诱发机体发生Ⅳ型超敏反应；④硫酸脑苷脂，可抑制吞噬细胞中吞噬体与溶酶体的融合，使结核分枝杆菌能在吞噬细胞内长期存活。

（2）蛋白质　结核分枝杆菌菌体内含有多种蛋白质，其中重要的是结核菌素。结核菌素与蜡质D结合后，能刺激机体发生较强的Ⅳ型超敏反应。

（3）多糖　多糖常与脂质成分结合存在于细胞壁中，主要有半乳糖、甘露醇、阿拉伯糖等。多糖可使中性粒细胞增多，引起局部病灶细胞浸润。

（4）荚膜　结核分枝杆菌荚膜的主要成分是多糖，部分是脂质和蛋白质。荚膜对结核分枝杆菌有一定的保护作用，主要包括：①黏附作用，荚膜能与吞噬细胞表面的补体受体结合，有助于结核分枝杆菌黏附并侵入宿主细胞；②荚膜中有多种酶可降解宿主组织中的大分子物质，为入侵的结核分枝杆菌提供所需要的营养；③荚膜能阻止宿主的有害物质进入菌体内。

2. 所致疾病

结核分枝杆菌可通过呼吸道、消化道、破损的皮肤、黏膜等途径进入机体，侵犯多种组织器官，引起相应器官的结核病，以肺结核最为常见。其致病机制主要与细菌在组织细胞内大量增殖引起的炎症反应、菌体成分的毒性作用以及诱导机体产生迟发型超敏反应有关。

（1）肺部感染　通过飞沫或尘埃，结核分枝杆菌经呼吸道极易进入肺泡，故肺部感染最多见。肺结核可分为原发感染与原发后感染两大类：①原发感染，结核分枝杆菌初次感染在肺内形成病灶，称为原发性肺结核，多见于儿童。当结核分枝杆菌经呼吸道侵入肺泡后，被巨噬细胞吞噬，由于菌体含有大量的脂质，能抵抗巨噬细胞的吞噬杀菌作用而在巨噬细胞内大量繁殖，最终导致巨噬细胞裂解死亡，释放出大量结核分枝杆菌而引起肺泡渗出性炎症，形成原发灶。初次感染由于机体缺乏抗结核免疫，原发灶内细菌常沿淋巴管扩散至肺门淋巴结，引起淋巴管炎和肺门淋巴结肿大，原发灶、淋巴管炎和肿大的肺门淋巴结称为原发综合征。随着机体特异性免疫力的建立，原发感染大多可经纤维化和钙化而自愈。极少数免疫力低下者，结核分枝杆菌可经淋巴、血流扩散至全身，导致全身粟粒性结核或结核性脑膜炎。②原发后感染，由潜伏于病灶中的结核分枝杆菌（内源性感染）或外界再次侵入的结核分枝杆菌（外源性感染）引起，多见于成年人。原发后感染时机体已有特异性抗结核免疫力，因此病灶多局限，一般不累及邻近的淋巴结，也不易全身播散，主要表现为慢性肉芽肿性炎症，形成结核结节，发生纤维化或干酪样坏死。

（2）肺外感染　部分肺结核患者体内的结核分枝杆菌可经血液、淋巴液扩散侵入肺外组织器官，引起相应的脏器结核，如结核性脑膜炎、肾结核、骨结核、关节结核和生殖器官结核；痰中细菌被咽下进入消化道引起肠结核、结核性腹膜炎；经破损皮肤引起皮肤结核。

（三）免疫性与超敏反应

1. 免疫性

人类对结核分枝杆菌的感染率很高，但发病率却较低，这表明人类对结核分枝杆菌有一定的免疫力。机体感染结核分枝杆菌后可产生多种特异性抗体，但这些抗体仅能对细胞外的细菌发挥一定作用，而对细胞内细菌不起作用。结核分枝杆菌为胞内寄生菌，其免疫主要是细胞免疫，属有菌免疫或称感染免疫，即特异性细胞免疫力有赖于结核分枝杆菌在体内的存在。

2. 细胞免疫与超敏反应

机体产生抗结核细胞免疫的同时，也发生迟发型超敏反应，两者均为 T 细胞介导的免疫应答的结果。此可用郭霍现象说明，将结核分枝杆菌注入未曾受染的健康豚鼠皮下，10～14d 后，注射局部发生溃疡，病灶深而不易愈合，附近淋巴结肿大，细菌扩散至全身，表现为原发感染的特点。若用相同剂量的结核分枝杆菌经皮下注入曾感染过本菌的豚鼠，1～2d 局部发生溃疡，浅而易愈合，附近淋巴结不肿大，细菌很少扩散，表现为原发后感染的特点。由此说明，原发感染时机体尚未形成特异性细胞免疫和超敏反应，故病变发生缓慢，病菌易扩散。而原发后感染时机体已建立特异性细胞免疫，所以表现为病灶局限、表浅而易愈合；而溃疡迅速形成，则说明在产生细胞免疫的同时有迟发型超敏反应的发生。

近年来实验研究证明，抗结核的细胞免疫和迟发型超敏反应是由不同的结核分枝杆菌抗原诱导，由不同的 T 淋巴细胞亚群介导和不同的淋巴因子承担的，是独立存在的两种反应。

3. 结核菌素试验

结核菌素试验是用结核菌素来测定机体对结核分枝杆菌是否有迟发型超敏反应的一种皮肤试验，以判断机体对结核分枝杆菌有无免疫力。

（1）原理 属于局部Ⅳ型超敏反应。

（2）试剂 结核菌素试剂有两种，一种为旧结核菌素（OT），为含有结核分枝杆菌的甘油肉汤培养物加热过滤液，含有结核分枝杆菌蛋白。另一种为纯蛋白衍生物（PPD），是 OT 经三氯醋酸沉淀后的纯化物。PPD 有两种：PPDC 和 BCGPPD，前者是由人结核分枝杆菌提取，后者由卡介苗制成。

（3）方法 目前多采用 PPD 法。规范实验方法是取 PPDC 和 BCGPPD 各 5 单位分别注入受试者两前臂掌侧皮内（目前仍有沿用单侧注射 PPD 的方法），48～72h 后观察局部反应情况。

（4）结果与分析 若红肿硬结直径＜5mm 者为阴性，≥5mm 者为阳性，≥15mm 者为强阳性。阳性反应表明机体曾感染过结核分枝杆菌或卡介苗接种成功，对结核分枝杆菌有免疫力。强阳性反应则表明可能有活动性结核，应进一步检查。阴性反应表明机体可能未感染过结核分枝杆菌或未接种过卡介苗，对结核分枝杆菌无免疫力，但应注意以下情况，一是原发感染早期，尚无致敏 T 细胞；二是正患严重结核病或患其他严重疾病致细胞免疫功能低下者，也可能出现阴性反应。

（5）应用 选择卡介苗接种对象及免疫效果的测定；作为婴幼儿结核病的辅助诊断；测定肿瘤患者的细胞免疫功能；结核分枝杆菌感染的流行病学调查。

（四）实验诊断

1. 标本采集

根据感染部位选择不同的标本，如痰、尿、脑脊液、胸腔积液、腹水等。无杂菌标本（如脑脊液及胸腔积液、腹水）可直接离心沉淀集菌。含杂菌的标本（痰、支气管灌洗液、尿、粪便等）需经 4% NaOH 或 3% HCl 处理后，再离心沉淀（需培养者应先用酸或碱中和后再离心沉淀）。取沉淀物进行检测。

2. 涂片染色镜检

标本直接涂片或经离心沉淀集菌后涂片，抗酸染色后镜检，若发现抗酸杆菌即可初步诊断。

3. 分离培养

将处理后的标本接种于固体培养基上，应以蜡封口防止干燥，37℃培养，3~4周后检查结果。根据菌落特点、涂片染色镜检进行鉴定。亦可采用液体快速玻片培养法，将浓缩集菌的沉淀物涂于玻片上，干燥后置于含血清的结核分枝杆菌专用液体培养基中37℃培养1~2周，可见管底有颗粒生长，取沉淀物或取涂菌培养的玻片进行染色镜检。

4. 动物试验

将集菌后的材料注入豚鼠腹股沟皮下，3~4周后若局部淋巴结肿大，结核菌素试验阳性，即可进行剖检，观察淋巴结、肝、脾、肺等器官有无结核病变，并可进行涂片染色镜检或分离培养鉴定。

5. 快速诊断

聚合酶链反应（PCR）、结核分枝杆菌抗体检测等技术已用于结核分枝杆菌的快速鉴定。

（五）防治原则

1. 预防

接种卡介苗是预防结核病最有效的措施。接种对象主要是新生儿及结核菌素试验阴性的儿童。我国规定新生儿出生后即接种卡介苗，7岁时复种，在农村12岁时再复种一次。1岁以上应先做结核菌素试验，阴性者接种卡介苗。卡介苗接种后6~8周结核菌素试验转为阳性，表示接种者对结核已产生免疫力，试验阴性者应再行接种。接种后获得的免疫力可维持5年左右。

2. 治疗

常用的抗结核药物有链霉素、异烟肼、利福平、乙胺丁醇等。联合用药可提高疗效、减少毒性、降低耐药性的产生。

二、麻风分枝杆菌

麻风分枝杆菌（*M. leprae*），俗称麻风杆菌，可引起麻风病，该病是一种慢性传染病，在世界各地均有流行。

（一）生物学性状

麻风分枝杆菌的大小、形态、染色性与结核分枝杆菌相似，常在患者破溃皮肤渗出液的细胞中发现，呈束状排列，胞质呈泡沫状，称为麻风细胞。麻风分枝杆菌至今仍不能人工培养成功。麻风分枝杆菌对干燥和低温有抵抗力，但对紫外线和湿热较敏感。

（二）致病性与免疫性

麻风患者（瘤型）是麻风的主要传染源。患者鼻咽腔分泌物、痰、阴道分泌物及精液中均有麻风分枝杆菌排出，通过呼吸道、破损的皮肤黏膜和密切接触等方式传播，以家庭内传播多见。本病潜伏期长，平均为2~5年，长者达数十年。发病缓慢，病程长，迁延不愈。麻风分枝杆菌侵入机体后可经末梢神经、淋巴液、血液扩散至全身。

根据机体的免疫状态、病理变化、临床表现和细菌学检查，可将大部分患者分为瘤型麻风、结核样型麻风。介于两型之间的少数患者，又可再分为两类，即未定类和界限类，两类可向两型转化。

1. 瘤型麻风

瘤型麻风是麻风的进行性和严重临床类型，而且传染性强。细菌主要侵犯皮肤、黏膜，严重时累及神经、眼及内脏，病理镜检可见大量麻风细胞和肉芽肿。常在皮肤或黏膜下有红斑或结节形成，称为麻风结节，是由于机体产生的自身抗体与破损组织抗原形成的免疫复合物沉积而致。面部的结节可融合呈"狮面容"，是瘤型麻风的典型特征。本型麻风患者的细胞免疫功能低下或免疫抑制，超敏反应皮肤试验（麻风菌素试验）阴性。

2. 结核样型麻风

结核样型麻风常为自限性疾病，较稳定，损害可自行消退。细菌侵犯真皮浅层，病变主要在皮肤，早期病变为小血管周围淋巴细胞浸润，以后出现上皮细胞和多核巨细胞浸润，也可累及神经，使受累处皮肤丧失感觉。患者体内不易检出麻风分枝杆菌，故传染性小。患者的细胞免疫功能正常，麻风菌素试验阳性。

（三）实验诊断

麻风病的诊断主要靠微生物学检查。常刮取患者鼻黏膜或皮肤破损处病变组织涂片，经抗酸染色法镜检，根据麻风细胞、麻风分枝杆菌特点进行诊断。

（四）防治原则

无特异性预防方法，主要依靠早发现、早隔离和早治疗。治疗药物主要是砜类，如氨苯砜、苯丙砜等，应采用多种药物联合治疗，以防止耐药性的产生。

第二节　白喉棒状杆菌

棒状杆菌属（*Corynebacterium*）是一类革兰染色阳性、菌体一端或两端膨大呈棒状的杆菌。能引起人类疾病的主要是白喉棒状杆菌（*C. diphtheriae*），俗称白喉杆菌，是人类白喉的病原菌。白喉是一种急性呼吸道传染病。

一、生物学性状

（一）形态与染色

白喉棒状杆菌菌体细长略弯曲，一端或两端膨大呈棒状，排列不规则，呈 L、V、Y 型或栅栏状。无荚膜，无鞭毛，不产生芽孢。革兰染色阳性，用亚甲蓝或 Albert 染色后，可见着色较深的异染颗粒，是本菌的主要特征，有鉴定意义。

（二）培养特性

需氧或兼性厌氧。在含有凝固血清的吕氏培养基上生长迅速，培养 12～18h 形成灰白色、光滑湿润的小菌落。在含有 0.03%～0.04% 亚碲酸钾血琼脂平板上，能使亚碲酸钾还原为元素碲，菌落呈黑色。

（三）抵抗力

本菌对湿热抵抗力弱，煮沸 1min 死亡，但对干燥、寒冷和日光抵抗力强。在衣服、玩具上可存活数天至数周。5%石炭酸1min，3%甲酚皂溶液10min可杀死。对青霉素、红霉素敏感。

二、致病性与免疫性

（一）致病物质

1. 白喉外毒素

白喉外毒素由携带β棒状杆菌噬菌体的白喉棒状杆菌产生。毒素由A、B两个肽链构成，A链是白喉外毒素的毒性功能区，B链本身无毒性，但能与心肌细胞、神经细胞等表面受体结合，协助A链进入易感细胞内，A链能使细胞内肽链合成中必需的延长因子2（EF-2）灭活，从而抑制细胞蛋白质的合成。

2. 索状因子

索状因子是菌体表面的一种毒性糖脂，能破坏细胞中的线粒体，影响细胞呼吸与磷酸化。

3. K抗原

K抗原是细胞壁外面的一种不耐热糖蛋白，具有抗吞噬作用。白喉棒状杆菌的K抗原有利于细菌在黏膜表面的定植。

（二）所致疾病

白喉棒状杆菌可引起白喉。传染源是白喉患者和带菌者。主要经飞沫传播，也可经污染物品直接接触传播。细菌通常在鼻咽部黏膜表面生长繁殖，产生白喉外毒素引起局部炎症，表现为黏膜上皮细胞坏死、血管扩张、炎性细胞浸润。由血管渗出的纤维蛋白将炎性细胞、黏膜坏死组织和细菌凝聚在一起，形成灰白色膜状物称为假膜。若病变逐渐扩展到喉部或气管，黏膜水肿及假膜脱落，可引起呼吸道阻塞，甚至窒息而死。本菌不入血，但白喉外毒素易被吸收入血，迅速与易感组织如心肌、外周神经、肾上腺等结合，引起细胞变性坏死，导致中毒性心肌炎、周围神经麻痹及肾上腺功能障碍等。

（三）免疫性

隐性感染、患病或预防接种后，均可产生白喉抗毒素而获得免疫力。

三、实验诊断

（一）涂片镜检

用无菌棉拭子从患者鼻咽假膜边缘取材，制涂片两张，分别用亚甲蓝或Albert法染色和革兰染色后镜检。若发现典型的革兰阳性棒状杆菌，并有异染颗粒，结合临床表现可作初步诊断。

（二）分离培养

将标本接种于吕氏血清斜面及亚碲酸钾血平板上，培养后依据菌落特点、生化反应、涂片染色镜检等作出最后鉴定。

（三）毒力试验

毒力试验是鉴别白喉棒状杆菌与其他棒状杆菌的重要方法。检测方法：体外法常用琼脂 Elek 平板毒力试验，也可用 SPA 协同凝集法、对流免疫电泳法；体内法可用豚鼠作体内中和试验。

四、防治原则

（一）人工主动免疫

采用白喉类毒素（常用白百破三联疫苗）进行人工主动免疫，效果良好。出生后 3 个月初种，共接种 3 次，间隔 4~6 周，3~4 岁和 6~8 岁时各加强注射 1 次。

（二）人工被动免疫

对密切接触白喉患者的易感儿童需肌内注射 1000~2000U 白喉抗毒素进行紧急预防，同时应注射白喉类毒素以延长免疫力。对白喉患者应早期足量注射白喉抗毒素，一般用 2 万~10 万 U 做肌内注射。在注射白喉抗毒素前应先做皮肤试验。

在抗毒素治疗的同时还应进行抗菌治疗，常用青霉素、红霉素等。

第三节 嗜肺军团菌

嗜肺军团菌（*L. pneumophila*）属军团菌属，该菌属包括 46 个菌种。自然界普遍存在，特别易存在于各种天然水源及人工冷、热水管道系统中。

一、生物学性状

嗜肺军团菌为革兰阴性杆菌，但不易着色。菌体形态易变，在组织中呈短杆菌，人工培养基上呈多形性。常用 Giemsa 染色（呈红色）或 Dieterle 镀银染色（呈黑褐色）。有菌毛和鞭毛，有微荚膜，无芽孢。专性需氧菌，2.5%~5% CO_2 可促进生长。最适生长温度 35℃，适宜 pH6.4~7.2。营养要求较高，生长时需要半胱氨酸、甲硫氨酸和铁离子等。在活性炭酵母浸出液琼脂（BCYE）培养基上，3~5d 可形成 1~2mm 灰白色有光泽的 S 型菌落。若在 BCYE 培养基中加入 0.1% 溴甲酚紫，菌落呈浅绿色。本菌主要有菌体（O）抗原和鞭毛（H）抗原。根据 O 抗原将本菌分为 14 个血清型。在适宜的环境中细菌可长期存活。在相对湿度为 80% 的环境中更稳定。对常用化学消毒剂、干燥、紫外线较敏感，但对氯或酸有一定抵抗力。

二、致病性与免疫性

嗜肺军团菌的致病物质主要是产生的多种酶类、毒素和溶血素，如蛋白水解酶、磷酸酶、核酸酶和细胞毒素等。这些物质可抑制吞噬体与溶酶体的融合，使嗜肺军团菌不仅不被吞噬细胞杀死，反而容易在吞噬细胞内生长、繁殖而导致吞噬细胞死亡。此外，菌毛的黏附作用、微荚膜的抗吞噬作用及内毒素毒性作用也参与发病过程。

嗜肺军团菌主要引起军团菌病，也可引起医院内感染。多流行于夏秋季节。主要经飞沫传播，带菌飞沫、气溶胶被直接吸入下呼吸道引起以肺为主的全身性感染。军团菌病临床上有 3 种感染型，即流感样型、肺炎型和肺外感染型。

嗜肺军团菌是胞内寄生菌。细胞免疫在抗菌感染过程中起重要作用。抗体及补体能促进中性粒细胞对胞外细菌的吞噬和杀菌作用。

三、实验诊断

一般取下呼吸道分泌物、肺活检组织或胸腔积液等标本进行细菌学检查。可直接涂片，镀银法染色或特异荧光抗体染色后镜检。培养常用 BCYE 培养基，根据培养特性、菌落特征、生化反应作出鉴定。

四、防治原则

目前尚无嗜肺军团菌特异性疫苗。加强水源管理及人工输水管道和设施的消毒处理，防止嗜肺军团菌造成空气和水源的污染，是预防军团菌病扩散的重要措施。治疗可首选红霉素。

第四节　百日咳鲍特菌

百日咳鲍特菌（*Bordetella pertussis*）俗称百日咳杆菌，是引起人类百日咳的病原菌。百日咳以儿童多见。

一、生物学性状

百日咳鲍特菌是革兰阴性卵圆形短小杆菌，大小为（0.2~0.5）μm×（0.5~2.0）μm，有毒菌株有荚膜和菌毛，无鞭毛，不形成芽孢。专性需氧，营养要求高，初次分离培养时需用含甘油、马铃薯、血液的鲍-金培养基。在鲍-金培养基上培养 2~3d 后，形成细小、光滑、不透明、银灰色、珍珠状菌落，周围有不明显的溶血环。百日咳鲍特菌抵抗力弱，对一般消毒剂和多种抗生素敏感。

二、致病性与免疫性

百日咳鲍特菌致病物质有荚膜、菌毛及产生的多种毒素等。传染源为早期患者和带菌者，主要通过飞沫经呼吸道传播。潜伏期 7~14d，侵入呼吸道的细菌在气管、支气管黏膜上生长、繁殖并产生毒素，引起局部炎症和发热反应，破坏上皮细胞纤毛的清除作用，影响黏性分泌物的排出，在局部刺激支气管黏膜神经末梢，反射性引起剧烈的、连续性的痉挛性咳嗽，并伴有特殊的高音调鸡鸣样吼声。病程分为三期，即卡他期、痉咳期及恢复期。由于临床上以痉挛性阵咳症状为主，病程较长，故名百日咳。

病后可获得持久免疫力，很少再次感染。目前认为局部黏膜免疫起主要作用，局部 SIgA 具有抑制病菌黏附气管上皮细胞的作用。

三、实验诊断

实验诊断主要依靠细菌的分离鉴定。取鼻咽拭子接种于鲍-金培养基进行分离培养，观察典型菌落并进行涂片染色镜检和生化反应进行鉴定，也可用免疫学方法进行快速诊断。

四、防治原则

预防百日咳主要依靠疫苗接种。我国选用百日咳死疫苗与白喉类毒素、破伤风类毒素混合，制成"白百破"（DPT）三联疫苗进行免疫，效果较好。治疗首选红霉素、氨苄西林等。

第五节　流感嗜血杆菌

流感嗜血杆菌（*H. influenzae*）俗称流感杆菌，是嗜血杆菌属（*Haemophilus*）中对人有致病性的最常见的病原菌。本菌首先从流感患者鼻咽部分离出，当时被误认为是流行性感冒（流感）的病原菌，因此而得名。直至流感病毒分离成功，才明确流感嗜血杆菌只是在流感流行时，是引起呼吸道继发感染的常见病原菌。

一、生物学性状

流感嗜血杆菌为革兰阴性小杆菌，大小为（0.3~0.4）μm×（1.0~1.5）μm，无芽孢，无鞭毛；多数菌株有菌毛，有毒菌株具有荚膜。人工培养时需供给新鲜血液（含X因子与V因子），故名嗜血杆菌。流感嗜血杆菌在巧克力琼脂平板上，培养24h后生成细小、无色透明、露滴状菌落。若将流感嗜血杆菌与金黄色葡萄球菌同时培养于血琼脂平板上，因金黄色葡萄球菌能合成V因子供给流感嗜血杆菌生长，因此，在金黄色葡萄球菌菌落周围的流感嗜血杆菌菌落较大，距离金黄色葡萄球菌菌落越远的流感嗜血杆菌菌落越小，这种现象称为"卫星现象"，有助于流感嗜血杆菌的鉴定。

二、致病性与免疫性

流感嗜血杆菌的致病因素有内毒素、菌毛、荚膜与IgA蛋白酶等。所致疾病包括原发感染和继发感染。原发性感染（外源性）多为有荚膜菌株引起的急性化脓性感染，如化脓性脑膜炎、鼻咽炎、咽喉会厌炎、化脓性关节炎、心包炎等，以小儿多见。继发性感染（内源性）多由呼吸道寄居的无荚膜菌株引起。常继发于流感、麻疹、百日咳、结核病等，临床表现有慢性支气管炎、鼻窦炎、中耳炎等，以成人多见。机体对流感嗜血杆菌以体液免疫为主。

三、实验诊断

根据临床症状采集相应标本，如脑脊液、鼻咽分泌物、痰、脓汁及血液等。直接涂片染色镜检，或将标本接种于巧克力色琼脂平板或含脑心浸液的血琼脂平板上分离培养，根据培养特性、菌落形态、卫星现象、生化反应、荚膜肿胀试验等进行鉴定。

乳胶凝集试验、免疫荧光及荚膜肿胀试验检测荚膜抗原，有助于脑膜炎的快速诊断。

四、防治原则

有些国家制备b型流感嗜血杆菌荚膜多糖疫苗进行预防接种，据报道其有效保护率可达93%。也有将 b 型流感嗜血杆菌荚膜多糖疫苗与白喉类毒素或脑膜炎奈瑟菌外膜蛋白制成联合菌苗用于特异性预防。治疗可选用广谱抗生素或磺胺类药物。

目标检测

1. 叙述结核分枝杆菌的生物学特性、致病性及免疫性。
2. 叙述白喉棒状杆菌的生物学特性、致病性及防治原则。
3. 简述嗜肺军团菌主要生物学特性及致病性。
4. 简述流感嗜血杆菌主要生物学特性及致病性。

（贾淑平）

第二十一章

动物源性细菌

学习目标

1. 描述布鲁菌属、炭疽芽孢杆菌、鼠疫耶尔森菌的主要生物学性状。
2. 解释布鲁菌属、炭疽芽孢杆菌、鼠疫耶尔森菌的致病性与免疫性。
3. 简述布鲁菌属、炭疽芽孢杆菌、鼠疫耶尔森菌的实验诊断和防治原则。

本章主要介绍布鲁菌属、炭疽芽孢杆菌、鼠疫耶尔森菌的生物学性状，致病性与免疫性，实验诊断和防治原则。

动物源性细菌是人兽共患病的病原菌。其宿主动物在自然界中广泛存在，人类通过直接接触病畜及其污染物，以及媒介动物叮咬等途径感染而致病，主要发生在畜牧区或自然疫源地。动物源性细菌主要有布鲁菌属、炭疽芽孢杆菌、鼠疫耶尔森菌等。

第一节　布鲁菌属

布鲁菌属（*brucella*）是一类革兰阴性的短小杆菌，有 6 个生物种、19 个生物型，其中对人致病的有羊、牛、猪、犬 4 种布鲁菌，在我国流行的主要是羊布鲁菌，其次为牛布鲁菌。

一、生物学性状

（一）形态与染色
布鲁菌呈球状或球杆状，革兰染色阴性。无鞭毛，无芽孢，光滑型菌株有荚膜。

（二）培养特性
专性需氧，初次分离培养时需 5%～10% CO_2。营养要求较高，常用肝浸液培养基培养，生长缓慢，37℃培养 48h 长出无色、透明、光滑型小菌落。布鲁菌在血琼脂平板上不溶血。大多能分解尿素和产生 H_2S。

（三）抗原构造与分型
布鲁菌含有两种抗原物质，即 M 抗原（羊布鲁菌菌体抗原）和 A 抗原（牛布鲁菌菌体抗原）。两种抗原在不同的布鲁菌中含量不同，根据两种抗原量的比例，可鉴别不同的布鲁菌，如牛布鲁菌 A: M = 20: 1，而羊布鲁菌 A: M = 1: 20，猪布鲁菌 A: M = 2: 1。

（四）抵抗力

布鲁菌抵抗力较强，在土壤、皮毛、病畜的脏器和分泌物、乳制品中可生存数周至数月，但对日光、热、常用消毒剂、常用广谱抗生素均较敏感。

二、致病性与免疫性

（一）致病物质

布鲁菌的致病物质主要是内毒素，此外，荚膜及侵袭性酶（透明质酸酶、过氧化氢酶等）增强了该菌的侵袭力，使细菌能突破皮肤、黏膜的屏障作用进入宿主体内，并在机体脏器内大量繁殖和快速扩散入血液。

（二）所致疾病

哺乳类动物中主要是牛、羊、猪等家畜最易感染，常引起母畜流产。人类通过接触病畜或接触被污染的畜产品，通过皮肤、消化道、呼吸道、眼结膜等不同途径感染。布鲁菌侵入机体后，即被吞噬细胞吞噬，因其荚膜能抵抗吞噬细胞的吞噬裂解而成为胞内寄生菌，并经淋巴管到达局部淋巴结，在其中生长繁殖形成原发灶。当细菌繁殖到一定数量，突破淋巴结而侵入血流时出现发热等症状。随后细菌进入肝、脾、骨髓和淋巴结等脏器，形成新的感染灶。血液中的布鲁菌逐渐消失，体温也逐渐恢复正常。细菌在新感染灶内繁殖到一定数量时，再次进入血流，又出现菌血症而致体温升高。如此反复形成的菌血症，使患者出现不规则的波浪状热型，临床上称为波浪热。感染易转成慢性，在全身各处引起迁徙性病变，伴随发热、关节痛和全身乏力等症状，体征有肝、脾肿大。病程较长。

（三）免疫性

机体感染布鲁菌后，以细胞免疫为主。病后机体产生的 IgG 和 IgM 型抗体，可发挥免疫调理作用。各菌种和生物型之间可出现交叉免疫。

三、实验诊断

（一）分离培养与鉴定

急性期采集血液标本，慢性期采集骨髓标本。将标本接种于双向肝浸液培养基，置 37℃、5% ~10% CO_2 孵箱中培养。菌落大多在 4 ~7d 形成，若 30d 时仍无细菌生长可报告阴性。若有细菌生长，可根据涂片染色镜检、CO_2 的要求、H_2S 产生能力、染料抑菌试验、玻片血清凝集等确定型别。

（二）血清学试验

发病后 1 周，患者血清中开始出现抗体，其含量随病程逐渐增高，可用凝集试验和补体结合试验进行测定。

（三）皮肤试验

取布鲁菌素 0.1ml 注入受试者前臂掌侧皮内，24 ~48h 观察结果，局部红肿浸润直径 1 ~2cm 者为弱阳性，>2 ~3cm 为阳性，>3 ~6cm 为强阳性。若红肿在 4 ~6d 内消退者为假阳性。皮肤试验阳性可诊断为慢性或曾感染过布鲁菌病。

四、防治原则

控制和消灭家畜布鲁菌病、切断传播途径和免疫接种是预防布鲁菌感染的三项主要措施。免疫接种以畜群为主,疫区人群也应接种减毒活疫苗。急性期和亚急性期患者,以利福平与多西环素等联合用药进行治疗。

第二节　炭疽芽孢杆菌

炭疽芽孢杆菌（*B. anthracis*）是引起炭疽病的病原菌。

一、生物学性状

（一）形态与染色

炭疽芽孢杆菌是致病菌中最大的细菌,为革兰阳性粗大杆菌,长 $5 \sim 10 \mu m$,宽 $1 \sim 3 \mu m$。两端截平,单个或短链状排列,人工培养后呈竹节状长链排列（图 21 – 1）。有毒菌株能形成荚膜。芽孢椭圆形,位于菌体中央,直径小于菌体宽度,无鞭毛。

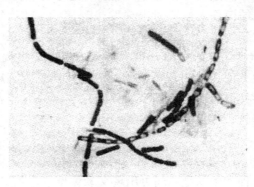

图 21 – 1　炭疽芽孢杆菌的形态

（二）培养特性

需氧或兼性厌氧,在普通培养基中生长良好,形成灰白色、干燥、不透明的粗糙型菌落。在肉汤培养基中呈絮状沉淀生长。在明胶培养基中可使表面液化呈漏斗状,由于细菌沿穿刺线向四周扩散而成为倒松树状。

（三）抵抗力

芽孢的抵抗力强,在干燥土壤或皮毛中能存活数年至 20 余年,牧场一旦被污染,传染性可持续数十年。芽孢对化学消毒剂的抵抗力也很强,如用 5% 石炭酸需 5d 才被杀死。但对碘及氧化剂较敏感,1∶2500 碘液 10min、0.5% 过氧乙酸 10min 可杀死芽孢。高压蒸汽灭菌法 121.3℃、103.4kPa、15min 能杀死芽孢。本菌对青霉素、红霉素、氯霉素等均敏感。

二、致病性与免疫性

（一）致病物质

炭疽芽孢杆菌的致病物质为荚膜及炭疽毒素。荚膜有抗吞噬作用，有利于细菌在宿主组织内繁殖扩散。炭疽毒素主要的毒性作用是直接损害微血管内皮细胞，增加血管壁的通透性，使有效血容量减少，微循环灌注量不足，易发生 DIC 和感染性休克而死亡。

（二）所致疾病

炭疽芽孢杆菌主要为草食动物（羊、牛、马等）炭疽病的病原菌，可经皮肤、呼吸道和消化道侵入机体，引起人类炭疽病。临床类型有三种。

1. 皮肤炭疽

最多见，约占炭疽病的 95% 以上。人因接触患病动物或受染毛皮而引起皮肤炭疽，细菌由颜面、四肢等皮肤小伤口侵入，约 1d 左右局部形成小疖，继而周围形成水疱、脓疱、最后出现坏死和黑色焦痂，故名炭疽。患者常伴有高热、寒战等全身症状，如不及时治疗可发展为败血症而死亡。

2. 肺炭疽

因吸入本菌芽孢而感染。患者常表现为寒战、高热、呼吸困难、胸痛及全身中毒症状，病情严重，病死率高。

3. 肠炭疽

因食入未煮熟的病畜肉类、奶或被污染食物而感染。起病急，出现连续性呕吐、便血、腹胀、腹痛及肠麻痹等，全身中毒症状严重，发病后 2～3d 可因毒血症而死亡。

（三）免疫性

炭疽病后可获得持久免疫力，再次感染者少见。

三、实验诊断

（一）标本采集

根据炭疽的不同类型，可采取病灶渗出液、血液、痰、粪便、脓液送检。采取标本时要注意个人防护，炭疽动物尸体严禁在室外解剖，必要时可在无菌条件下割取耳朵或舌尖组织送检。

（二）直接涂片镜检

将标本直接涂片、干燥、固定后，再用 1∶1000 升汞固定 5min 以杀死芽孢，革兰染色镜检。若发现有荚膜的呈竹节状排列的革兰阳性大杆菌，结合临床症状即可作出初步诊断。

（三）分离培养与鉴定

将标本接种于血琼脂平板和碳酸氢钠琼脂平板，37℃培养 24h 后，观察菌落特征。用青霉素串珠试验、噬菌体裂解试验等进行鉴定。青霉素串珠试验的原理是炭疽芽孢杆菌在含微量（0.05～0.5U/ml）青霉素的培养基中培养后，菌体肿胀成圆球形，呈串珠状排列，而其他需氧芽孢杆菌无此现象。

四、防治原则

预防炭疽病的根本措施是加强病畜管制。及时发现病畜，严格隔离或处死后深埋，死畜严禁剥皮或煮食，必须焚毁或深埋。特异性预防用炭疽减毒活疫苗。治疗首选青霉素。

第三节　鼠疫耶尔森菌

鼠疫耶尔森菌（*Y. pestis*）俗称鼠疫杆菌，是引起鼠疫的病原菌。鼠疫是一种自然疫源性烈性传染病。人类鼠疫是因被感染的鼠蚤叮咬或直接接触、剥食染有鼠疫的动物（旱獭、绵羊等）而受染。

一、生物学性状

（一）形态与染色

鼠疫耶尔森菌为两端钝圆，两极浓染的卵圆形短小杆菌（图21-2），革兰染色阴性。在陈旧培养物或在含高盐的培养基中则呈多形性，可见到球形、杆形、丝状、哑铃状等。有荚膜，无鞭毛，无芽孢。

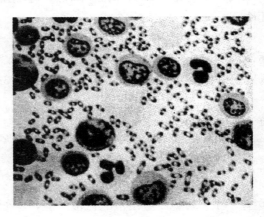

图21-2　鼠疫耶尔森菌形态

（二）培养特性

兼性厌氧。最适生长温度为27～30℃，最适pH为6.9～7.2。在血液琼脂平板上，28℃培养48h可形成细小、黏稠的粗糙型菌落。在肉汤培养基中，开始培养基底部出现絮状沉淀物，48h肉汤表面形成菌膜，稍加摇动菌膜呈"钟乳石"状下沉，此特征有一定的鉴别意义。

（三）抗原构造

鼠疫耶尔森菌的抗原构造复杂，重要的有以下几种。

1. F1抗原

F1抗原化学成分为糖蛋白，是鼠疫耶尔森菌的荚膜抗原，具有抗吞噬作用，故与其毒力有关。F1 抗原免疫原性强，其相应的抗体有免疫保护作用。

2. V/W 抗原

V 抗原存在于细胞质中，为可溶性蛋白。W 抗原位于菌体表面，是一种脂蛋白。两种抗原常同时存在，具有抗吞噬作用，与细菌的毒力有关。

3. 鼠毒素

鼠毒素为可溶性蛋白，对鼠类有剧烈的毒性，1μg 即可使鼠致死。但对人的致病作用尚不清楚。鼠毒素免疫原性强，经甲醛处理可制成类毒素，用于免疫动物制备抗毒素。

4. 外膜蛋白

外膜蛋白能使细菌突破宿主的防御机制，导致感染的发生。

（四）抵抗力

鼠疫耶尔森菌对理化因素的抵抗力弱。湿热 70～80℃、10min 或 100℃、1min 死亡，5% 甲酚皂溶液或苯酚 20min 可将痰液中的本菌杀死。但鼠疫耶尔森菌在自然环境中能存活较长时间，如在蚤粪和土壤中可存活 1 年左右，在冻尸中能存活 4～5 个月。

二、致病性与免疫性

（一）致病物质

鼠疫耶尔森菌的致病物质主要有 F1 抗原、V/W 抗原、外膜蛋白和鼠毒素等，致病性极强。

（二）所致疾病

鼠疫是自然疫源性传染病。鼠疫耶尔森菌主要寄生于鼠类和其他啮齿类动物体内，通过鼠蚤在野生啮齿类动物间传播。当大批病鼠死亡后，失去宿主的鼠蚤转向人群，引起人类鼠疫。这种鼠→蚤→人之间的传播是鼠疫的主要传播方式。人类鼠疫有三种临床类型。

1. 腺鼠疫

主要为严重的急性淋巴结炎，好发于腹股沟淋巴结，其次是腋下及颈部淋巴结，引起局部肿胀、化脓和坏死。

2. 肺鼠疫

由呼吸道感染引起原发性肺鼠疫，也可由腺鼠疫或败血症型鼠疫蔓延而导致继发性肺鼠疫。患者寒战、高热、咳嗽、胸痛、咯血、多因呼吸困难或心力衰竭而死亡。死亡患者的皮肤常呈黑紫色，故有"黑死病"之称。

3. 败血症型鼠疫

重症腺鼠疫或肺鼠疫患者的病原菌可侵入血流，导致败血症型鼠疫。患者体温升高可达 39～40℃，发生休克和 DIC，皮肤、黏膜出血点与广泛性瘀斑，全身中毒症状和神经系统症状明显，病死率高。

（三）免疫性

机体感染鼠疫耶尔森菌后可获得牢固免疫力，再次感染罕见。

三、实验诊断

（一）标本采集

鼠疫为法定甲类传染病，传染性极强，标本应送到有严格防护措施的专用实验室检测。按不同病型可采取淋巴结穿刺液、痰、血液、咽喉分泌物等。

（二）直接涂片镜检

标本直接涂片，进行革兰染色或亚甲蓝染色，镜检观察鼠疫耶尔森菌典型形态与染色性。

（三）分离培养与鉴定

将标本接种于血琼脂平板，挑取可疑菌落进行涂片镜检、生化试验、血清凝集试验等进一步鉴定。

（四）血清学试验

可用间接血凝、反向间接血凝、ELISA 等方法检测鼠疫耶尔森菌抗原和抗体。

四、防治原则

灭鼠、灭蚤是切断鼠疫传播环节、消灭鼠疫的根本措施。一旦发现鼠疫患者应尽快隔离，并立即以紧急疫情向疾病预防控制机构报告。加强国境、海关检疫。在流行地区接种鼠疫疫苗，以增强人群免疫力。早期应用抗生素可降低病死率。

目标检测

1. 简述布鲁菌的主要生物学性状和致病性。
2. 叙述炭疽芽孢杆菌的主要生物学性状和致病性。
3. 叙述鼠疫耶尔森菌的主要生物学性状和致病性。
4. 归纳动物源性细菌的防治原则。

（贾淑平）

第二十二章

其他原核细胞型微生物

学习目标

1. 解释放线菌、螺旋体、支原体、立克次体、衣原体的概念。
2. 描述放线菌、螺旋体、支原体、立克次体、衣原体的主要生物学性状，主要致病种类及致病特点。
3. 简述主要螺旋体的血清学诊断及防治原则。
4. 简述放线菌、支原体、立克次体、衣原体的实验诊断及防治原则。

本章主要介绍放线菌、螺旋体、支原体、立克次体、衣原体的主要生物学性状，致病性，实验诊断及防治原则。

第一节 放线菌

放线菌（actinomycete）是一类丝状、呈分枝状生长、主要以无性孢子繁殖、革兰染色阳性的原核细胞型微生物。由于菌丝体呈放射状排列，故称为放线菌。放线菌与人类的生产和生活关系极为密切，目前广泛应用的抗生素约70%是各种放线菌所产生。一些种类的放线菌还能产生各种酶制剂（蛋白酶、淀粉酶和纤维素酶等）、维生素和有机酸等。少数放线菌也会对人类构成危害，引起人和动植物病害。对人致病的放线菌主要是放线菌属和诺卡菌属中的少数放线菌。

一、放线菌属

放线菌属（Actinomyces）正常寄居人和动物的口腔、上呼吸道、胃肠道和泌尿生殖道。致病的有衣氏放线菌（A. israelii）、黏液放线菌（A. uiscous）、内氏放线菌（A. naeslundii）和龋齿放线菌（A. odontolyticus）等。其中对人致病较强的主要为衣氏放线菌。

（一）生物学性状

放线菌为革兰阳性、非抗酸性丝状菌，菌丝细长无隔、有分枝，直径 0.5 ~ 0.8μm。菌丝有时断裂成链球或链杆状，有的形似类白喉杆菌。在患者病灶组织的脓性分泌物中可找到肉眼可见的黄色小颗粒，称为硫黄样颗粒，是放线菌在组织中形成的菌落。将硫黄样颗粒制成压片或组织切片，在显微镜下可见颗粒呈菊花状，由棒状长丝呈放射状排列组成。硫黄样颗粒核心由菌丝交织组成，周围部分长丝排列成放射状，菌丝末端有胶质样物质组成的鞘包围，膨大呈棒状。放线菌以菌丝断裂方式繁殖，培养比较困难，大部分需厌氧培养。

（二）致病性与免疫性

放线菌多存在于正常人口腔等与外界相通的腔道，属正常菌群。当机体抵抗力减弱或拔牙、口腔黏膜损伤时，可引起内源性感染，导致软组织的化脓性炎症，病灶中央常坏死形成脓肿，并在组织内生成多发性瘘管。脓液中可查见硫黄样颗粒为其特征，称为放线菌病。根据感染途径和涉及的器官不同，临床分为头颈部、胸部、腹部、盆腔和中枢神经系统放线菌病。放线菌还与龋齿和牙周炎有关。机体对放线菌的免疫以细胞免疫为主。

（三）实验诊断

采集脓液、痰液等标本，显微镜下观察到硫黄样颗粒，有助于放线菌感染的诊断。也可取组织切片经苏木精伊红染色镜检。必要时可将标本接种沙保培养基或血平板上，放置 $5\%\ CO_2$ 孵箱中 $37℃$ 分离培养。

（四）防治原则

注意口腔卫生，及时治疗牙周病等是预防放线菌病的主要措施。对患者的脓肿和瘘管应及时进行外科清创处理，同时应用大剂量青霉素长时间治疗。

二、诺卡菌属

诺卡菌属（*Nocardia*）广泛分布于土壤中，不属于人体正常菌群。对人致病的主要有星形诺卡菌（*N. Asteriodes*）和巴西诺卡菌（*N. brasiliensis*）。我国最常见的是星形诺卡菌，其发病率近年来有上升趋势。

（一）生物学性状

形态与放线菌属相似，革兰染色阳性，但着色不均匀，菌丝末端不膨大，有时可见杆状与球杆状同时存在（图 22 – 1）。部分诺卡菌具有弱抗酸性。为专性需氧菌，能形成气中菌丝。在普通培养基或沙保培养基上，在室温或 $37℃$ 下均可生长。但繁殖速度慢，1 周以上长出黄、白色的菌落且表面干皱。

（二）致病性与免疫性

诺卡菌感染为外源性感染。星形诺卡菌主要由呼吸道或创口侵入机体，引起化脓性感染。尤其是抵抗力低下者，如艾滋病患者、肿瘤患者及长期使用免疫抑制剂患者，感染后可引起肺炎、肺脓肿，慢性者类似肺结核、肺真菌病。诺卡菌易通过血行播散，约 1/3 患者引起脑膜炎与脑脓肿。经皮肤创伤感染，侵入皮下则引起慢性化脓

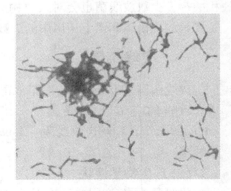

图 22 – 1　诺卡菌属

性肉芽肿与瘘管的形成。瘘管脓液中可见小颗粒，即诺卡菌的菌落。巴西诺卡菌可侵犯皮下组织引起慢性化脓性肉芽肿，好发部位为足和腿部。

（三）实验诊断

在脓液、痰等标本中查找黄色或黑色颗粒状的诺卡菌菌落。将标本涂片及压片染色镜检，脓液中可见革兰阳性和部分抗酸性分枝菌丝，其抗酸性弱，可与结核分枝杆菌区别。分离培养可用沙保培养基或血平板，然后再染色镜检及生化反应进一步鉴定。

（四）防治原则

无特异性预防方法。局部治疗主要为手术清创，切除坏死组织。各种感染应用磺胺类药、红霉素等治疗，一般治疗时间不少于6周。

第二节 螺旋体

螺旋体（*Spirochaeta*）是一类细长、柔软、弯曲呈螺旋状，运动活泼的原核细胞型微生物。因其具有细胞壁、原始核质、以二分裂方式繁殖及对抗生素的敏感等特性与细菌相似，故分类学上属于广义的细菌范畴。螺旋体在细胞壁与细胞膜之间有屈伸自如的轴丝，使其能自由活泼运动，此特征与原虫类似。

螺旋体广泛存在于自然界和动物体内，种类繁多。通常根据螺旋的大小、数目、规则程度、两螺旋间的距离等特性进行分类。对人致病的主要有钩端螺旋体属、密螺旋体属和疏螺旋体属。

一、钩端螺旋体

钩端螺旋体（*Leptospira*）简称钩体，归属于钩端螺旋体属。本属种类很多，包括问号钩端螺旋体和双曲钩端螺旋体。问号钩端螺旋体能引起人类和动物的钩端螺旋体病，简称钩体病。双曲钩端螺旋体一般无致病性。

（一）生物学性状

1. 形态与染色

呈圆柱形，螺旋细密、规则，长 6～20μm，直径 0.1～0.2μm，菌体一端或两端弯曲呈钩状，常为"C"或"S"形状，运动活泼。在光学显微镜下很难看清其螺旋，暗视野显微镜下观察，似细小珍珠排列的细链（图 22－2）。革兰染色阴性，但不易着色。常用 Fontana 镀银染色，钩体呈棕褐色。

2. 培养特性

钩端螺旋体可以在人工培养基上生长，但营养要求高，常用柯氏（Korthof）培养基培养，内含10%兔血清或牛血清，血清可促进钩体生长及中和钩体在代谢过程中产生的毒性物质，

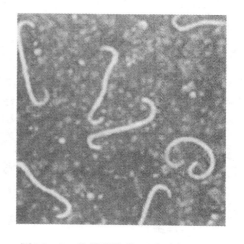

图 22－2 钩端螺旋体（暗示野）

经 1 ~ 3 周孵育后，可形成透明、不规则、细小的菌落；孵育 1 ~ 2 周后，在液体培养基中肉眼可见呈半透明云雾状生长。生化反应不活泼，不分解糖类和蛋白质。

3. 抗原构造与分类

钩端螺旋体有属、群、型三种特异性抗原。应用显微镜凝集试验（MAT）和凝集素吸收试验（AAT），可将钩端螺旋体属进行血清群及血清型的分类。目前全世界已发现有 25 个血清群、273 个血清型，其中由我国学者发现的有 37 个血清型。到目前为止，我国至少已发现有 19 个血清群。

4. 抵抗力

钩端螺旋体抵抗力较弱，对热、干燥、日光直射、多种消毒剂（如石炭酸、甲酚皂溶液等）及抗生素（如青霉素、庆大霉素等）均敏感。钩端螺旋体在水和湿土中可存活数月，这在疾病的传播上有重要意义。

（二）致病性与免疫性

1. 致病物质

（1）内毒素样物质　在钩端螺旋体细胞壁中有类似于内毒素的脂多糖类物质，其性质不同于一般细菌的内毒素，但注入动物体内后，可引起发热，出现炎症或坏死。

（2）溶血素　有类似磷脂酶的作用，可破坏红细胞膜。注入小羊体内，可出现贫血、出血、肝肿大与黄疸等。

（3）细胞毒因子　在钩体病患者或受感染的动物血浆中存在。注入小鼠脑内，1 ~ 2h 后出现肌肉痉挛，呼吸困难，甚至死亡。

2. 所致疾病

钩端螺旋体引起的钩端螺旋体病，是一种自然疫源性的人畜共患传染病。在自然界中主要感染野生动物和家畜。我国已在 50 多种动物体内检出了钩端螺旋体，其中以鼠类和猪为主要的传染源和储存宿主。动物大多为隐性感染，钩端螺旋体可在感染动物的肾中生长、繁殖，并不断从尿中排出，污染水源和土壤。当人与疫水或疫土接触，如防洪、田间劳动、捕鱼等，钩端螺旋体可经完整或破损的皮肤、黏膜侵入机体而引起感染。其侵入机体后，在局部迅速繁殖，然后经血流或淋巴进入血液引起钩体血症，出现中毒症状，如发热、乏力、全身酸痛、眼结膜充血、腓肠肌疼痛、淋巴结肿大等。可概括为"寒热、酸痛、一身乏，眼红、腿痛、淋巴结大"。随后钩端螺旋体随血流侵入肝、肾、心、肺及中枢神经系统，引起相关组织器官的损害和体征。常见的临床类型有流感伤寒型、黄疸出血型、脑膜脑炎型、肺出血型、肾衰竭型和胃肠型等，其中肺大出血最为严重。此外，钩端螺旋体还可导致孕妇流产。

3. 免疫性

感染钩端螺旋体 1 ~ 2 周后血中出现特异性抗体，可杀伤或溶解血液中的钩体。但抗体对肾中的钩端螺旋体作用小，故尿中排菌可达数月。隐性感染或病后可获得对同型菌株持久免疫力。

（三）实验诊断

1. 标本采集

发病 1 周内取血，第 2 周后取尿，有脑膜炎症状者取脑脊液，以上标本均应置于无菌容器内送检。

2. 检验方法

（1）直接镜检 采用暗视野显微镜观察临床各种标本中钩端螺旋体的形态和运动，也可采用 Fontana 镀银染色、酶免疫染色法及直接免疫荧光法等。

（2）分离培养 将标本接种于柯氏培养基中，置 28～30℃ 培养 2～3 周，若发现培养基呈云雾状混浊，用暗视野显微镜观察有钩端螺旋体存在时，即可用已知诊断血清进行群和型的鉴定。若培养 40d 后仍未发现生长，可作阴性结果处理。

（3）动物试验 适用于被杂菌污染标本的分离，可以得到纯化株。常用动物有幼龄豚鼠和金地鼠。通常将标本接种于动物腹腔内，3～5d 后取血、腹腔液镜检及培养。动物死后，剖检可见皮下、肺部有大小不等的出血斑，内脏中有大量钩端螺旋体存在。

（4）抗体检测 通常在发病初期和发病第 2～4 周各取 1 份血清，检测抗体滴度的变化。有脑膜刺激症状者可取脑脊液检测抗体。常用方法有显微镜凝集试验（MAT）、间接凝集试验、间接免疫荧光法、ELISA 等。

（5）核酸检测 可用 PCR 技术或 DNA 探针法，其敏感性很高，常作为快速诊断方法。

（四）防治原则

做好防鼠和灭鼠工作，加强对家畜的管理，对易感人群可接种钩端螺旋体外膜亚单位疫苗。治疗首选青霉素、庆大霉素等。

二、梅毒螺旋体

梅毒螺旋体（*Treponema pallidum*）属于密螺旋体属中对人有致病作用的苍白密螺旋体的苍白亚种，是人类梅毒的病原体。梅毒是性传播疾病之一，在许多国家仍然相当流行。

（一）生物学性状

1. 形态与染色

梅毒螺旋体菌体纤细，长为 6～20μm，宽 0.1～0.2μm，两端尖直，有 8～14 个规则致密的螺旋，运动活泼。常用 Fontana 镀银染色，被染成棕褐色且变粗，光镜下易见。新鲜标本不用染色，可直接在暗视野显微镜下观察梅毒螺旋体的形态与运动方式（图 22-3）。

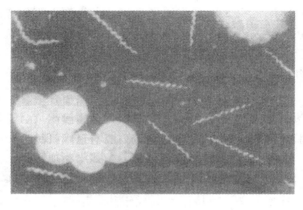

图 22-3 梅毒螺旋体（暗视野）

2. 培养特性

梅毒螺旋体尚不能在人工培养基上生长繁殖。培养一般接种在家兔睾丸或眼前房内，但生长缓慢，且不能多次传代。

3. 抵抗力

梅毒螺旋体的抵抗力极弱。对干燥、热、冷及一般消毒剂均很敏感。离体后 1~2h 即死亡。血液中的梅毒螺旋体如放在 4℃ 冰箱储存 3d 后即可死亡，故在 4℃ 血库冷藏 3d 以上的血液无传染梅毒的危险。对青霉素、四环素、红霉素等敏感。

（二）致病性与免疫性

1. 致病物质

梅毒螺旋体的表面有似荚膜样的黏多糖和唾液酸，可有抗吞噬作用；其产生的透明质酸酶能分解宿主组织细胞的透明质酸，有利于扩散并造成组织坏死；免疫病理损伤也是致病的主要原因之一。

2. 所致疾病

在自然情况下，梅毒螺旋体只感染人，人是惟一的传染源。根据感染方式不同可分为先天性梅毒和获得性梅毒。前者是患梅毒的孕妇经胎盘感染胎儿；后者主要通过性接触直接传播，少数经输血等间接途径感染。

（1）先天性梅毒　又称胎传梅毒。梅毒螺旋体可引起胎儿全身感染，在内脏及组织中大量繁殖，可导致流产、早产或死胎，或在出生后出现马鞍鼻、锯齿形牙、间质性角膜炎和神经性耳聋等梅毒儿具有的特殊体征。

（2）获得性梅毒　又称后天性梅毒，分为三期，第一期为硬下疳期，约 1 个月，在外生殖器感染局部形成丘疹硬结，进而变为无痛性溃疡，其溃疡渗出物中含有大量梅毒螺旋体，传染性极强。下疳常自愈。第二期为梅毒疹期，约 3 周至 3 个月，全身皮肤黏膜常出现梅毒疹，伴淋巴结肿大，也可累及关节、骨、眼及其他脏器。梅毒疹和肿大淋巴结中有大量梅毒螺旋体，有较强传染性。第三期为晚期梅毒，病变可累及全身组织和器官，可引起心血管及中枢神经系统病变。此期传染性小，破坏性强，可危及生命。

3. 免疫性

梅毒螺旋体的抗感染免疫是以细胞免疫为主。人受梅毒螺旋体感染后，在患者血清中可以查到两种抗体：一种是对机体有保护作用的梅毒特异性抗体；另一种是抗脂质抗体，称反应素，无保护作用。两者均可用于血清学试验检测。

（三）实验诊断

1. 标本采集

一期梅毒可采集硬下疳分泌物，二期梅毒取梅毒疹渗出液、淋巴结抽出液等做直接镜检。血清学试验可采集血液，分离血清检测相应抗体和反应素。

2. 检验方法

（1）直接镜检　取新鲜标本制成湿片，置暗视野显微镜下检查，若观察到运动活泼的密螺旋体，即有诊断意义；或将标本制成干片，用镀银染色，镜下可见棕褐色密螺旋体。也可用直接免疫荧光法检查。

（2）血清学试验 测定患者血清中的特异性抗体或反应素。以非密螺旋体抗原试验进行初筛试验，以密螺旋体抗原试验做确证试验（表22-1）。

表22-1 梅毒螺旋体血清学常用试验

试验类型	试验名称（英文缩写）
非密螺旋体抗原	不加热血清反应素试验（USR）
	性病研究实验室试验（VDRL）
	快速血浆反应素环状卡片试验（RPR）
	甲苯胺红不加热血清试验（TRUST）
密螺旋体抗原	荧光密螺旋体抗体吸收试验（FTA-ABS）
	抗梅毒螺旋体血凝试验（TPHA）
	ELISA
	免疫印迹试验

另外，还可用 PCR、核酸探针等试验辅助诊断。

（四）防治原则

加强性卫生宣传教育和严格社会管理是预防梅毒的根本措施。梅毒确诊后，应及时彻底治疗，首选青霉素，但要剂量足。

三、其他常见螺旋体

其他常见螺旋体主要特点见表22-2。

表22-2 其他常见螺旋体主要特点

种类	形态特点	所致疾病	实验诊断
伯氏螺旋体	疏螺旋体，长10~40μm，宽0.2~0.25μm。有5~10个不规则的螺旋，两端稍尖	主要引起莱姆（Lyme）病，是一种自然疫源性传染病。贮存宿主主要是野生哺乳动物。经蜱传播。表现游走性红斑、皮损为特征，可伴有头痛、发热、肌痛和关节痛等	暗视野显微镜下可见扭曲或翻转运动的螺旋体，但不易检出。常用免疫荧光和 ELISA 检测特异性抗体，也可用 PCR 技术检查伯氏疏螺旋体 DNA 片段
奋森螺旋体	疏螺旋体，形态纤细，有3~8个大而不规则的螺旋，革兰阴性	与梭杆菌共生，寄居在人类口腔牙龈部，当机体抵抗力下降时，协同引起牙龈炎、咽峡炎等	采集局部病变标本，直接涂片革兰染色，可见革兰阴性螺旋体和梭杆菌共存
回归热螺旋体	疏螺旋体，与伯氏螺旋体相似，呈波状	以节肢动物为传播媒介引起回归热。分为以虱为传播媒介的流行性回归热和以蜱为传播媒介的地方性回归热两类。主要症状为高热、头痛、肝脾肿大，发热持续约1周左右后消退，间隔1~2周，又再次发热。反复发作与缓解交替可达3~10次，故称为回归热	发热时，取外周血制片暗视野或染色后见螺旋体可初步诊断。必要时做小白鼠试验

第三节 支原体

支原体（mycoplasma）是一类无细胞壁、呈高度多形性，能通过滤菌器、可在无生命培养基中生长、繁殖的最小的原核细胞型微生物。

支原体广泛分布于自然界，种类繁多，常见的有支原体属和脲原体属。支原体属约有 119 个种，而脲原体属只有 7 个种。目前从人体中分离出的支原体有 16 个菌种，其中对人致病的主要有肺炎支原体、人型支原体、生殖道支原体和解脲脲原体等。

一、生物学性状

1. 形态与染色

支原体个体微小，大小一般为 0.2～0.3μm。因无细胞壁，故呈高度多形性，如球形、杆形、丝状等。革兰染色阴性，但不易着色，常用 Giemsa 染色，呈淡紫色。电镜下可见其细胞膜分为内、中、外三层。内、外层含蛋白质和糖类，中间层为脂质，其中胆固醇含量较多，故凡能作用于胆固醇的物质如皂素、两性霉素 B 等均可破坏支原体的细胞膜，使之死亡。有的支原体在细胞膜外有一层由多聚糖构成的荚膜。有些支原体具有一种特殊的顶端结构，有助于支原体黏附上皮细胞表面，与其致病性有关。

2. 培养特性

支原体的营养要求较一般细菌高，培养时须在培养基内加入 10%～20% 人或动物血清等以提供胆固醇及其他长链脂肪酸。最适 pH7.6～8.0，但解脲脲原体最适 pH 为 6.0～6.5。主要以二分裂方式繁殖，支原体生长缓慢，在琼脂含量较少的固体培养基上孵育 2～3d 甚至几周后才可出现微小菌落。在显微镜低倍镜下观察，菌落呈圆形、中心较厚，向下长入培养基，周边为一层薄薄的透明区，呈典型的"油煎蛋"样菌落（图22－4）。

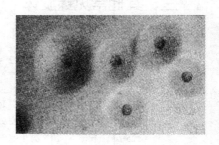

图 22－4 支原体菌落

支原体与细菌 L 型有许多特性相似，如无细胞壁，呈多形性、能通过滤菌器、"油煎蛋"样菌落。主要区别在于支原体在遗传上与细菌无关，而细菌 L 型在脱离诱导因素后易返祖为原菌。

3. 抵抗力

支原体对理化因素影响比较敏感，但对醋酸铊、结晶紫有较强的抵抗力，可用于分离培养时抑制其他细菌生长。支原体因缺乏细胞壁，故对青霉素、头孢菌素等不敏感，但对影响蛋白质合成的抗生素敏感，如多西环素、红霉素等。

二、致病性与免疫性

支原体广泛存在于人、动物体内，大多不致病。少数致病性支原体主要引起呼吸道及泌尿生殖道感染。此外，支原体也是造成细胞培养污染的一个重要因素。

1. 支原体肺炎

支原体肺炎亦称原发性非典型性肺炎，是由肺炎支原体引起的呼吸道和肺部的急性炎症。主要通过呼吸道传播，夏秋季多见，儿童和青年易感。临床症状一般较轻，主要表现为咳嗽、发热、头痛、咽痛和肌肉痛等。病理改变以间质性肺炎为主。临床症状可于 5～10d 后消退，但肺部 X 线改变可持续 4～6 周才能消失。个别患者可伴有呼吸道以外的并发症，如心血管、神经系统症状和皮疹。

2. 泌尿生殖道感染

解脲脲原体、生殖道支原体和人型支原体等主要通过性行为传播，是引起泌尿生殖道感染的常见病原体。解脲脲原体是人类非淋菌性尿道炎的主要病原体之一，还可通过胎盘感染胎儿，引起早产、流产和死胎等；此外，尚可引起附睾炎、前列腺炎和阴道炎等。现已证明解脲脲原体可吸附于精子表面，阻碍精子与卵子的结合或造成精子的免疫损伤，从而引起不育。人型支原体除引起人类非淋菌性尿道炎外，还可引起宫颈炎、盆腔炎、慢性前列腺炎等。持续性、复发性非淋菌性尿道炎、急性盆腔炎等可能与生殖道支原体感染有关。

三、实验诊断

1. 标本采集

应根据感染部位采集不同标本。分离培养肺炎支原体，可采取患者的咽拭子、痰等。若分离培养泌尿生殖道感染的支原体，可采取尿道、阴道、宫颈分泌物或前列腺分泌物等，也可取中段尿，需离心后取沉淀物进行培养。

2. 检验方法

（1）肺炎支原体鉴定　①分离培养：将标本接种于液体培养基或固体培养基中，一般 10d 左右长出菌落，呈致密圆形，常不出现典型"油煎蛋"样菌落，需经多次传代后才开始典型。分离的支原体可经形态学检查、生化反应、血细胞吸附及特异性抗血清做生长抑制试验（GIT）等进行鉴定。②血清学检查：临床上常用冷凝集试验，但仅 50% 左右的患者出现阳性，此反应为非特异性，故只能作为辅助诊断。

（2）解脲脲原体鉴定　解脲脲原体的培养可用含有尿素和酚红的血清肉汤，因其能分解尿素产氨，使酚红指示剂变红但培养液澄清，表示阳性。此时，再转种固体培养基，2d 后可见典型"油煎蛋"样菌落为阳性结果。此外，还可经生化反应、代谢抑制试验（MIT）及生长抑制试验（GIT）等做进一步鉴定。

第四节　立克次体

立克次体（Rickettsia）是一类以节肢动物为传播媒介、严格细胞内寄生的原核细胞型微生物。立克次体是在 1909 年首先由美国病理学家立克次（Howard Taylor Ricketts，1871～1910 年）发现，并在研究斑疹伤寒时不幸感染而牺牲，为纪念他的贡献，故以其名字命名。

立克次体的共同特点为：①专性活细胞内寄生；②以二分裂方式繁殖；③含 DNA

和 RNA 两类核酸；④大小介于细菌和病毒之间，普通光学显微镜下可见；⑤有多种形态，常为杆状，革兰染色阴性；⑥对抗生素敏感；⑦多数是人畜共患病的病原体。

在立克次体目中对人有致病作用的有 3 个属，即立克次体属、东方体属及埃立克体属。

一、生物学性状

1. 形态与染色

立克次体呈多形性，多为球杆状，其长 $0.8 \sim 2.0 \mu m$，宽 $0.3 \sim 0.6 \mu m$，具有细胞壁。革兰染色阴性，但着色不均。常用 Giemsa 染色，呈紫色或蓝色。

2. 培养特性

因专性活细胞内寄生，故常用的培养方法有动物（豚鼠、小鼠）接种、鸡胚（卵黄囊）接种和细胞（鸡胚成纤维细胞、Vero 细胞）培养。

3. 抗原构造

立克次体有群特异性和种特异性两种抗原。群特异性抗原与细胞壁所含的脂多糖有关，种特异性抗原与外膜蛋白有关。群特异性抗原与变形杆菌某些 X 菌株的菌体抗原有相同的成分，可出现交叉反应。故临床上常用变形杆菌 OX_K、OX_2、OX_{19} 等菌株代替立克次体作为相应抗原检测人或动物血清中相应抗体，这种交叉凝集试验称为外 – 斐反应（Weil – Felix reaction），可协助诊断立克次体病。

4. 抵抗力

耐干燥和低温，在干燥的虱粪中立克次体能保持传染性在半年以上。一般消毒剂短时间内可将其杀灭。对四环素、氯霉素等抗生素敏感。磺胺类药物不仅对立克次体无抑制作用，反而可促进其生长，故治疗时禁用。

二、致病性与免疫性

立克次体的致病物质主要有脂多糖和磷脂酶 A，前者具有与细菌内毒素相似的毒性，后者能溶解宿主细胞膜，有利于立克次体的穿入和生长、繁殖。立克次体侵入血流后可形成两次立克次体血症，继而出现毒血症，同时引起超敏反应，加重病变发展。表现为急性发热、皮疹、相应实质器官的损害和其他中毒症状。

1. 流行性斑疹伤寒

流行性斑疹伤寒由普氏立克次体引起。患者是惟一传染源，传播媒介是人虱，通过虱 – 人 – 虱方式传播，故又称虱传斑疹伤寒。当受染虱叮咬人体后，立克次体可随虱粪排泄于皮肤上，粪中立克次体经抓破的伤口进入机体而引起感染。此外，干虱粪中的立克次体还可经飞沫侵入呼吸道或眼结膜使人受染。人受染后约经 2 周左右的潜伏期骤然发病，出现高热、头痛、皮疹等症状，有的还伴有神经系统、心血管系统或其他脏器的损害等。抗感染以细胞免疫为主，病后免疫力持久。

2. 地方性斑疹伤寒

地方性斑疹伤寒由莫氏立克次体（亦称斑疹伤寒立克次体）引起。鼠是储存宿主和重要传染源，通过鼠蚤、鼠虱为媒介在鼠间传播，故又称鼠型斑疹伤寒。鼠蚤叮咬吸血时，粪便中的立克次体可经破损的皮肤侵入人体而致感染。干燥蚤粪中的立克次体也可经口、鼻、眼结膜进入机体而致病。该病的临床症状与体征较流行性斑疹伤寒轻，病程较短，很少累及神经系统、心肌等。抗感染以细胞免疫为主，病后能获得牢固的免疫力。

3. 恙虫病

恙虫病由恙虫病立克次体引起。主要流行于东南亚、西南太平洋岛屿，故又称东方立克次体病，国内主要见于东南和西南地区。恙虫病是一种自然疫源性疾病，主要流行于啮齿动物。野鼠和家鼠为主要传染源。恙螨是传播媒介又是储存宿主。恙螨幼虫叮咬人时，立克次体随其唾液进入人体而引起感染。患者在被叮咬处出现红色丘疹，成水疱后破裂，中央溃疡形成黑色焦痂，是恙虫病的特征之一。立克次体在局部繁殖后经淋巴系统入血，释放毒素，引起全身中毒症状，表现为发热、皮疹，全身淋巴结肿大及各内脏器官病变。抗感染以细胞免疫为主，病后获得较为牢固的免疫力。

三、实验诊断

1. 标本采集

主要采集患者血液。

2. 检验方法

（1）分离培养　将检材接种至易感动物（常用雄性豚鼠）腹腔分离。若接种后豚鼠体温 >40℃，同时有阴囊红肿，表明有立克次体感染，可进一步对分离出的毒株用免疫荧光法鉴定。

（2）血清学试验　最常用外 – 斐反应，一般抗体效价≥1∶160 或恢复期抗体效价比早期增高 4 倍以上才有诊断意义。

四、防治原则

改善生活条件，讲究个人卫生，消灭虱、蚤等传播媒介，是主要的预防措施。常用氯霉素、四环素等抗生素治疗。

第五节　衣原体

衣原体（chlamydia）是一类能通过滤菌器，严格细胞内寄生，有独特发育周期的原核细胞型微生物。

衣原体有多种特性与细菌相似，如含有 RNA 和 DNA 两种类型核酸；具有原核细胞型微生物结构，细胞壁含有肽聚糖；以二分裂方式进行繁殖；对多种广谱抗生素敏感等，故现已归属于广义的细菌范畴。

衣原体广泛寄生于人类、哺乳动物及禽类，对人致病的衣原体主要是沙眼衣原体、肺炎衣原体、鹦鹉热衣原体等。其中沙眼衣原体又包括 3 个生物变种，即沙眼生物变种、性病淋巴肉芽肿生物变种和鼠生物变种。

"衣原体之父"——汤飞凡

沙眼衣原体是由我国微生物学家汤飞凡在1956年首先应用鸡胚接种方法从沙眼患者的眼结膜刮屑物中分离出来的，他是世界上第一个分离出沙眼衣原体的人。为了进一步确定所分离的病原体就是沙眼病原体，汤飞凡将分离培养出的病原体滴入自己的眼睛，造成沙眼。在其后的40d内，他坚持不做治疗，红肿着眼睛，收集了可靠的临床资料，彻底地解决了数十年来关于沙眼病原体的争论，汤飞凡也由此被称为"衣原体之父"。

一、生物学性状

1. 发育周期与形态染色

衣原体在宿主细胞内增殖时，有独特的发育周期，存在两种不同的形态。

（1）原体　圆形或卵圆形，直径$0.2 \sim 0.4 \mu m$，Giemsa染色呈紫色。原体是发育成熟的衣原体，无繁殖能力，具有高度感染性，能吸附于易感细胞表面。

（2）始体　亦称网状体，圆形或卵圆形，体积较大，直径$0.5 \sim 1.0 \mu m$，Giemsa染色呈深蓝色或暗紫色。始体是衣原体的繁殖型，其代谢活跃，在宿主细胞内可进行二分裂繁殖，无感染性。

衣原体具有独特的发育周期，原体首先吸附于有特异性受体的易感细胞表面，然后被细胞吞入其内，由于细胞膜包在原体周围而形成空泡，原体在空泡内逐渐发育、增大形成始体。始体在空泡中开始进行二分裂繁殖，逐渐成熟为原体，随宿主细胞的破裂而释出，再去感染新的易感细胞（图22-5）。

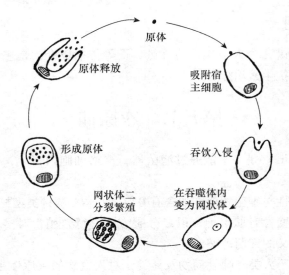

图22-5　衣原体的发育周期

衣原体感染宿主细胞后，在其细胞质内可形成各种形态的斑块，称为包含体。经染色后在普通光学显微镜下可见，有助于衣原体的鉴别。

2. 培养特性

衣原体只有在专性的活细胞内才能生长、繁殖，常用的培养方法有鸡胚培养、动物接种和细胞培养。衣原体在 6~8 日龄鸡胚卵黄囊中生长繁殖后，可在卵黄囊膜中找到包含体、原体和始体颗粒。目前临床最常用的方法为细胞培养法。

3. 抵抗力

衣原体抵抗力较弱，耐冷不耐热，60℃、5~10min 灭活。−70℃可存活数年，冷冻干燥法可保存活力 30 年以上。对四环素、红霉素等抗生素敏感。

二、致病性与免疫性

1. 致病物质

衣原体细胞壁含有脂多糖，其毒性作用与革兰阴性菌内毒素相似。此外，衣原体外膜蛋白有抗吞噬作用，有利于其在宿主细胞内繁殖。

2. 所致疾病

衣原体可引起人类多种疾病，主要包括以下几种。

（1）沙眼　主要由寄生于人类的沙眼衣原体中的沙眼生物变种引起，通过公用毛巾、脸盆等间接接触，引起眼-手-眼传播。主要在眼结膜上皮细胞内繁殖，并形成包含体，引起局部炎症。早期表现为流泪、结膜充血、滤泡增生及黏液脓性分泌物等，后期可出现结膜瘢痕、眼睑内翻、倒睫及角膜血管翳等，重者可致盲。

（2）包含体结膜炎　由沙眼衣原体沙眼生物变种某些血清型引起。成人经手-眼途径或因污染的游泳池水而受染。新生儿可经产道受染引起脓漏眼。

（3）泌尿生殖道感染　由沙眼衣原体沙眼生物变种某些血清型引起，经性接触传播，感染率占非淋菌性泌尿生殖道感染的 50%~60%。衣原体感染引起的男性尿道炎最常见，在女性也可引起尿道炎、宫颈炎、盆腔炎、输卵管炎等，与妇女不孕症有关。

（4）性病淋巴肉芽肿　由沙眼衣原体性病淋巴肉芽肿生物变种引起。主要通过性接触传播。衣原体主要侵犯男性腹股沟淋巴结，引起化脓性淋巴结炎和慢性淋巴肉芽肿，常形成瘘管。女性多侵犯会阴、肛门、直肠等，引起会阴、肛门、直肠组织狭窄。

（5）上呼吸道感染　是由肺炎衣原体和鹦鹉热衣原体引起。肺炎衣原体只有一个血清型，可引起人类，尤其是青少年急性呼吸道感染，可导致肺炎、支气管炎等。鹦鹉热衣原体随鸟类粪便和上呼吸道的分泌物排出，通过呼吸道或接触引起人类感染，多突然发病，出现寒战、发热、咳嗽、胸痛等症状，称鹦鹉热。

3. 免疫性

衣原体感染后可诱发体液免疫和细胞免疫，但保护性不强，因而常造成持续感染和反复感染。

三、实验诊断

1. 标本采集

根据病情可分别采集泌尿生殖道分泌物、结膜刮片、鼻咽拭子分泌物、痰、血液及其他活组织标本。

2. 检验方法

（1）直接镜检　沙眼急性期可从患者结膜病灶刮片，经 Giemsa 染色或碘液染色，用暗视野或高倍镜观察上皮细胞内的始体、原体及包含体。还可采取直接荧光抗体技术检查有无包含体或衣原体。

（2）分离培养　标本接种于鸡胚卵黄囊或经放线菌酮处理的传代细胞（如 McCoy 细胞等）进行分离培养，35℃培养 48～72h，取卵黄囊膜做 Giemsa 染色，镜检原体。也可用直接免疫荧光法或 ELISA 检测衣原体。

（3）血清学检测　常用微量免疫荧光法（推荐方法）和 EIA 检测抗体。

四、防治原则

沙眼的预防主要是注意个人卫生，尤其是眼部卫生，不共用毛巾、浴巾等，避免直接或间接接触感染。鹦鹉热的预防主要是避免与病鸟接触。泌尿生殖道衣原体感染的预防应加强性传播疾病知识的宣传，积极治疗患者，可选取磺胺类、红霉素等药物。

目标检测

1. 主要病原性支原体、立克次体有哪些，分别能引起哪些疾病？
2. 能引起人类疾病的衣原体有哪些，可引起哪些疾病？
3. 梅毒螺旋体的血清学诊断方法有哪些？

（王燕梅）

第二十三章

病毒的基本性状

学习目标

1. 解释病毒的概念。
2. 描述病毒的大小、形态；叙述病毒的结构与化学组成。
3. 复述病毒的增殖方式、增殖过程及异常增殖。
4. 叙述病毒变异的机制。
5. 简述理化因素对病毒的影响。

本章主要介绍病毒的概念，病毒的形态与结构，病毒的增殖，病毒的遗传与变异及理化因素对病毒的影响。

病毒（virus）是一类个体微小、结构简单、仅含一种类型核酸（DNA 或 RNA）、必须在活的易感细胞内以复制方式进行增殖的非细胞型微生物。

病毒在医学微生物中占有十分重要地位。在微生物引起疾病中，由病毒引起的约占 75%。常见的病毒性疾病有病毒性肝炎、流行性感冒、乙型脑炎和艾滋病等。病毒性疾病传染性强、传播迅速、传播途径广泛、并发症复杂、后遗症严重、病死率高。某些病毒还与肿瘤、自身免疫性疾病的发生密切相关。此外，近年来还不断发现引起人类疾病的新病毒。病毒对抗生素不敏感，目前尚缺乏有效的抗病毒药物，特异性预防接种是目前人类控制病毒性疾病最有效的措施。

第一节　病毒的形态与结构

一、病毒的大小与形态

病毒大小的测量单位是纳米（nm）。各种病毒大小相差悬殊，最大的病毒直径约为 300nm，如痘病毒；最小的病毒直径仅有 20～30nm，如微小病毒；大多数病毒直径在 150nm 以下，必须用电子显微镜放大数千倍至数万倍后才能观察到（图 23–1）。

病毒的形态多种多样。多数呈球形或近似球形，少数为杆状、丝状、弹状、砖块状、蝌蚪状。对人和动物致病的病毒多为球形（图 23–1）。

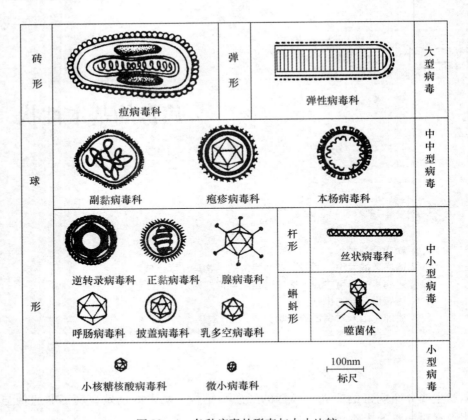

图 23 – 1 各种病毒的形态与大小比较

二、病毒的结构与化学组成

病毒的基本结构由核心和衣壳组成，称为核衣壳。有些病毒在核衣壳外还有一层包膜（图 23 – 2）。有包膜的病毒称为包膜病毒，无包膜的病毒称为裸露病毒。

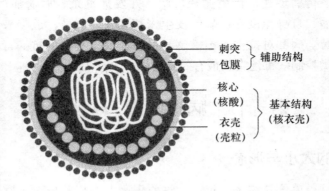

图 23 – 2 病毒的结构模式

（一）核心

核心位于病毒体的中心，主要成分是核酸（DNA 或 RNA），构成病毒的基因组，控制着病毒的遗传变异、复制增殖及感染性。有些病毒的核心还含有少量功能性蛋白质，如核酸聚合酶、逆转录酶等。

（二）衣壳

衣壳是包绕在病毒核心外面的一层蛋白质结构，由一定数量的壳粒（亚单位）组成。不同病毒体衣壳所含壳粒的数目、对称排列方式不同，可作为病毒鉴别和分类依据之一，其对称类型主要有螺旋对称型、二十面体对称型、复合对称型（图23－3）。

衣壳的主要功能有：①保护病毒核酸，衣壳包绕着核酸，使其免受核酸酶和其他理化因素的破坏；②参与病毒的感染过程，无包膜病毒通过衣壳吸附于易感细胞表面，与易感细胞表面受体结合，介导病毒进入宿主细胞；③具有免疫原性，衣壳蛋白是病毒体的主要抗原成分，可刺激机体产生免疫应答。

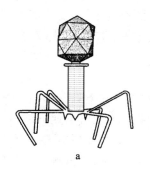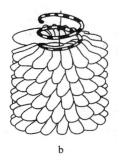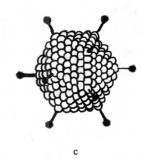

图23－3　病毒的对称结构

a. 噬菌体复合对称型　b. 裸露螺旋对称型　c. 腺病毒二十面体对称型

（三）包膜

包膜是某些病毒在成熟过程中穿过宿主细胞，以出芽方式向宿主细胞外释放时获得的，含有宿主细胞膜或核膜成分，包括脂类和少量糖类。包膜表面常有不同形状的突起，称为包膜子粒或刺突，其化学成分为糖蛋白。

包膜的功能主要有：①保护核衣壳，维持病毒结构完整性；②参与病毒感染过程，与病毒吸附、感染宿主细胞有关；③具有免疫原性，包膜蛋白是病毒重要的抗原物质，可刺激机体发生免疫应答。

第二节　病毒的增殖

一、病毒的复制周期

病毒以其独特的复制方式进行增殖，整个过程包括吸附、穿入、脱壳、生物合成、组装、成熟和释放等步骤，称为一个复制周期（图23－4）。

（一）吸附

病毒体通过其衣壳或包膜表面的某些蛋白质分子与易感细胞表面受体结合，称为吸附。吸附是特异的，这种特异性决定了病毒嗜组织的特征，如脊髓灰质炎病毒的衣壳蛋白可与灵长类动物细胞表面的脂蛋白受体结合，但不吸附兔或小鼠的细胞；HIV包膜糖蛋白gp120与CD4[+]T细胞表面的CD4分子结合，选择性地侵犯CD4[+]T细胞，而不侵犯 CD8$^+$T 细胞。

（二）穿入

吸附在易感细胞上的病毒，通过不同方式进入细胞内的过程称为穿入。无包膜病毒通过易感细胞的胞饮或病毒体直接穿入的方式进入细胞，有包膜病毒多数通过包膜与宿主细胞膜融合后进入细胞。

（三）脱壳

进入易感细胞的病毒脱去蛋白质衣壳，使病毒基因组核酸裸露的过程称为脱壳。多数病毒在细胞溶酶体酶的作用下脱壳并释放病毒核酸。

（四）生物合成

病毒基因组经脱壳释放后，病毒利用宿主细胞提供的低分子物质大量合成病毒核酸和蛋白质的过程，称为生物合成。此期在细胞内找不到完整的病毒体，称为隐蔽期。病毒的核酸类型不同，其生物合成的方式也不同。

1. DNA 病毒的合成

人与动物的 DNA 病毒的基因组多为双链 DNA（dsDNA）。这类病毒首先以病毒 DNA 为模板，依靠宿主细胞核内的依赖 DNA 的 RNA 聚合酶，转录出早期 mRNA，在胞质核糖体翻译成早期蛋白。这些早期蛋白是非结构蛋白，主要为合成病毒子代 DNA 所需要的 DNA 聚合酶及脱氧胸腺嘧啶激酶，然后以亲代 DNA 为模板，依赖早期蛋白复制出大量子代 DNA，再以子代 DNA 为模板转录晚期 mRNA，继而在核糖体上翻译出晚期蛋白即结构蛋白，包括衣壳蛋白及其他结构蛋白。单链 DNA 病毒种类很少。其生物合成需要以亲代 DNA 为模板，在 DNA 聚合酶的作用下，产生互补链，并与亲代单链 DNA 形成 DNA 双链的复制中间体，然后解链分别进行转录与翻译合成病毒蛋白质。

2. RNA 病毒的合成

人与动物的 RNA 病毒多为单股正链 RNA 病毒。单股正链 RNA 病毒核酸本身具有 mRNA 功能，可直接附着于宿主细胞的核糖体上转译出早期蛋白——依赖 RNA 的 RNA 聚合酶。在此酶作用下，转录出与亲代 RNA 互补的负链 RNA，形成双链 RNA，其中正链 RNA 起 mRNA 作用翻译出晚期蛋白，负链 RNA 起模板作用，转录出与负链 RNA 互补的子代病毒 RNA。单股负链 RNA 病毒含有依赖 RNA 的 RNA 聚合酶，病毒在此酶的作用下，首先转录出互补正链 RNA，形成 RNA 复制中间型，再以正链 RNA 为模板，转录出与其互补的子代负链 RNA，同时翻译出病毒的结构蛋白与酶蛋白。

3. 逆转录病毒的合成

逆转录病毒是带有逆转录酶（依赖 RNA 的 DNA 聚合酶）的 RNA 病毒。此病毒在逆转录酶的作用下，以病毒 RNA 为模板，合成出互补的 DNA 链，并形成 RNA：DNA 中间体。中间体中的 RNA 由 RNA 酶水解，在 DNA 聚合酶的作用下，由 DNA 复制成双链 DNA。该双链 DNA 以前病毒（provirus）的形式整合于宿主细胞的 DNA 中，再由其转录出子代 RNA 和 mRNA。mRNA 在胞质核糖体上翻译出子代病毒的蛋白质。

（五）组装、成熟与释放

子代病毒的核酸和蛋白质合成之后装配成病毒体的过程称为组装。除痘病毒外，DNA 病毒均在细胞核内组装；除正黏病毒外大多数 RNA 病毒在细胞质内组装。成熟病毒从宿主细胞内释出的过程称为释放。不同病毒释放的方式有所不同。无包膜病毒随宿主细胞破裂而全部释放到细胞外，称为爆破释放；有包膜病毒多通过出芽方式释放到细胞外，称为芽生释放；有些病毒很少释放到细胞外，而是通过细胞融合或细胞间桥在细胞之间传播；还有些与肿瘤相关的病毒，其基因组与宿主细胞染色体整合，随细胞分裂而出现在子代细胞中。

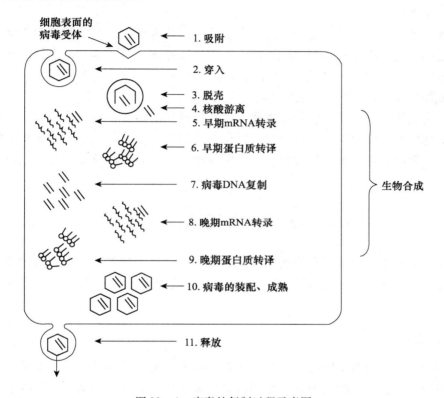

图 23 - 4　病毒的复制过程示意图

二、病毒的异常增殖

病毒在宿主细胞内复制时，并非都能形成完整的病毒体，可发生异常增殖，常见的类型有以下几种。

（一）顿挫感染

病毒进入宿主细胞后，若细胞不能为病毒增殖提供所需的酶、能量和原料等，则不能复制出完整的有感染性的病毒颗粒，称为顿挫感染。这种不能为病毒复制提供必要条件的细胞称为非容纳细胞。

（二）缺陷病毒

由于病毒基因组不完整或基因位点改变，致使病毒在宿主细胞内复制不出完整的有感染性的病毒颗粒，此病毒称为缺陷病毒。但当与另一种病毒共同培养时，若后者能为前者提供所缺乏的物质，就能使缺陷病毒完成正常的增殖，这种具有辅助作用的病毒被称为辅助病毒。如腺病毒伴随病毒就是缺陷病毒，在任何细胞内都不能增殖，只有和腺病毒共同感染细胞时才能完成复制。

三、病毒的干扰现象

两种病毒同时或先后感染同一宿主细胞时，可发生一种病毒抑制另一种病毒增殖的现象，称为干扰现象。干扰现象可发生在异种病毒之间，也可发生于同种、同型甚至同株病毒之间。

干扰现象的发生机制可能与下列因素有关：①病毒诱导宿主细胞产生干扰素，抑制被干扰病毒的生物合成；②一种病毒破坏宿主细胞的表面受体，阻止另一种病毒的吸附与穿入；③一种病毒的感染可能改变宿主细胞的代谢途径或者消耗了宿主细胞的生物合成原料及酶等，从而影响另一种病毒的增殖。

病毒之间的干扰现象能够阻止发病，也可以使感染中止，导致宿主康复，是构成机体固有免疫的重要组成部分。应用干扰现象可指导疫苗合理使用，如减毒活疫苗诱生干扰素，能阻止毒力较强的病毒感染。但在使用疫苗时应注意干扰现象，以免影响免疫效果。

第三节　病毒的遗传与变异

病毒同其他生物一样具有遗传和变异的特征。常见的病毒变异包括毒力变异、耐药性变异、免疫原性变异、温度敏感性变异等。病毒发生变异的机制主要有以下几方面。

一、基因突变

基因突变是由病毒基因组中核苷酸链发生碱基置换、缺失或插入引起的。基因突变可自发发生，也可经物理因素和化学药物诱发突变。病毒基因突变产生的病毒突变株，可呈多种表型，如病毒的形态、免疫原性、宿主范围、营养要求、致病性等均可发生改变。例如温度敏感突变株（temperature sensitive mutant，ts 突变株）在 $28 \sim 35\,^{\circ}\mathrm{C}$ 条件下可增殖，而在 $37 \sim 40\,^{\circ}\mathrm{C}$ 条件下不能增殖。这是因为引起 ts 突变株变异的基因所编码的蛋白质或酶在较高温度下失去功能，病毒不能增殖，这种变异又称条件致死性突变。ts 突变株常具有减低毒力而保持其免疫原性的特点，是生产减毒活疫苗的理想株。脊髓灰质炎减毒活疫苗就是这种稳定性 ts 突变株。

二、基因重组

两种病毒感染同一宿主细胞时，可发生基因的交换，称为基因重组。其子代病毒称为重组体，具有两个亲代病毒的特征，并能继续增殖。基因重组不仅能发生于两种活病毒之间，也可发生于一种活病毒和另一灭活病毒之间，甚至发生于两种灭活病毒之间。对于基因分节段的 RNA 病毒（如流感病毒、轮状病毒等）发生基因重组的频率明显高于其他病毒。已灭活的病毒在基因重组中可成为具有感染性的病毒，称为交叉复活；当两种或两种以上的近缘关系的灭活病毒感染同一细胞时，经过基因重组而出现感染性的子代病毒称为多重复活。

三、基因整合

在病毒感染宿主细胞的过程中，有时病毒基因组中 DNA 片段可插入宿主染色体 DNA 中，这种病毒基因组与宿主细胞基因组的重组过程称为基因整合。多种 DNA 病毒、逆转录病毒等均有整合宿主细胞染色体的特性，整合既可引起病毒基因的变异，也可引起宿主细胞染色体基因的改变，导致细胞转化发生肿瘤等。

四、基因产物的相互作用

当两种病毒感染同一细胞时，除可发生基因重组外，也可发生基因产物的相互作用，包括互补、表型混合与核壳转移等，产生子代病毒的表型变异。互补作用是指两种病毒感染同一细胞时，其中一种病毒的基因产物（如结构蛋白和代谢酶等）促使另一病毒增殖。表型混合是指两种病毒感染同一细胞时，一种病毒复制的核酸被另一病毒所编码的蛋白质衣壳或包膜包裹，一些子代病毒可以同时获得两种亲代病毒的表型特征。表型混合获得的新性状不稳定，经细胞传代后可恢复为亲代表型。无包膜病毒发生的表型混合称为核壳转移，如脊髓灰质炎病毒和柯萨奇病毒感染同一细胞时，常发生衣壳的交换，甚至有两亲代编码的壳粒混合所组成的衣壳。因此在获得新表型病毒株时，应通过传代来确定病毒新性状的稳定性，以区分是基因重组还是表型混合。

第四节　理化因素对病毒的影响

病毒受理化因素作用后失去感染性称为灭活。灭活病毒仍能保留其他特性，如免疫原性、红细胞吸附、血凝和细胞融合等活性。

一、物理因素对病毒的影响

（一）温度
大多数病毒耐冷不耐热，在 0℃ 以下生长良好，特别是在干冰温度（−70℃）和液氮温度（−196℃）下可长期保持其感染性。室温下存活时间不长，加热 56℃、30min，100℃ 数秒钟即可被灭活。

（二）射线或紫外线
γ 射线、X 射线或紫外线均可使病毒灭活，其机制是破坏或改变病毒核酸的分子结构，抑制病毒核酸复制，导致病毒灭活。

（三）pH
大多数病毒在 pH 5.0～9.0 的范围内比较稳定，在 pH 5.0 以下或 pH 9.0 以上迅速被灭活。但不同病毒对 pH 的耐受力有很大不同，如在 pH 3.0～5.0 时肠道病毒稳定，鼻病毒很快被灭活。保存病毒常以中性或偏碱性为宜，如用 50% 中性甘油盐水保存含病毒的组织块。

二、化学因素对病毒的影响

（一）脂溶剂

病毒的包膜富含脂类，易被乙醚、三氯甲烷、去氧胆酸盐等脂溶剂溶解而被灭活。在脂溶剂中，乙醚对病毒包膜破坏作用最大，所以乙醚灭活试验可鉴别病毒有无包膜。

（二）消毒剂

病毒对醛类、酚类、氧化剂、卤素及其化合物等均敏感，故可作为病毒的消毒剂。

（三）抗生素与中草药

现有的抗生素对病毒无抑制作用，但可以抑制待检标本中的细菌，有利于分离病毒。近年来研究证明，有些中草药如板蓝根、大青叶、大黄、金银花、贯众、七叶一枝花（蚤休）等对某些病毒有一定的抑制作用。

目标检测

1. 叙述病毒的结构及化学组成。
2. 病毒的增殖方式与细菌有何不同？
3. 什么叫干扰现象？有何意义？

（安　艳　周淑敏）

第二十四章

病毒的感染与免疫

学习目标

1. 列举病毒的传播方式。
2. 复述病毒的感染类型。
3. 叙述病毒的致病机制。
4. 解释干扰素的概念,列举干扰素的种类,复述干扰素的性质、抗病毒作用的特点及生物学活性。
5. 简述机体抗病毒免疫的特点。

本章主要介绍病毒的传播方式,病毒的感染类型,病毒的致病机制及机体的抗病毒免疫。

第一节　病毒的感染

一、病毒的传播方式

病毒的传播方式有水平传播和垂直传播两种方式。

(一) 水平传播

水平传播是指病毒在人群中不同个体之间的传播。其传播途径有以下几种。

1. 呼吸道传播

呼吸道传播指病毒通过飞沫或气溶胶方式经呼吸道侵入机体,如流感病毒、麻疹病毒等。

2. 消化道传播

消化道传播指病毒通过污染的食物或水等经消化道侵入机体,如甲型肝炎病毒、柯萨奇病毒等。

3. 泌尿生殖道传播

泌尿生殖道传播指病毒通过性交经泌尿生殖道侵入机体,如人类免疫缺陷病毒、人乳头瘤病毒等。

4. 血液传播

血液传播指病毒通过输血、注射和使用血液制品等方式侵入机体，如乙型肝炎病毒、人类免疫缺陷病毒等。

5. 虫媒传播

虫媒传播指病毒通过蚊、蜱等节肢动物的叮咬侵入机体，如乙脑病毒、登革病毒等。

6. 其他途径

其他途径如狂犬病病毒经动物咬伤传播；腺病毒通过共用毛巾、眼－手－眼间接接触的方式传播等。

（二）垂直传播

垂直传播指母体体内的病毒体经胎盘或产道传播给胎儿的方式，如风疹病毒、人类免疫缺陷病毒等。严重的垂直感染可导致死胎、流产、早产或先天性畸形。

二、病毒感染的类型

（一）隐性感染

隐性感染指病毒侵入机体后在宿主细胞内增殖，没有明显临床症状。隐性感染者可成为病毒携带者，是重要的传染源。

（二）显性感染

显性感染指病毒侵入机体后在宿主细胞内大量增殖，引起细胞破坏，组织器官损伤，出现明显临床症状。根据发病缓急及病毒在机体内持续存在时间又可分为急性感染和持续性感染。

1. 急性感染

急性感染一般潜伏期短，发病急，病程数日或数周。恢复后病毒在组织器官中消失，如流感病毒、甲型肝炎病毒等。

2. 持续性感染

持续性感染一般潜伏期长，病程长，病毒在机体内持续存在数月至数年，其至持续终生，且经常或反复地向体外排出病毒，成为重要的传染源。感染者可出现症状，也可不出现症状。按病程和临床特征不同可分为三型。

（1）慢性感染　病程长，可有数年或数十年之久。病毒可持续存在于血液或组织中，并不断排出体外，或经输血、注射而传播，病毒在整个持续过程中可被检出，如慢性乙型肝炎。

（2）潜伏感染　原发感染后，病毒潜伏在机体特定的组织细胞中，既不增殖，也不引起临床症状，与机体处于相对平衡状态，但在一定条件下病毒可被激活进行复制而出现急性发作。如：单纯疱疹病毒1型原发感染后，潜伏在三叉神经节中，当机体受到物理、化学或生物因素的影响，使潜伏的病毒被激活，沿感觉神经下行到达局部，复制增殖导致口唇疱疹。

（3）慢发感染　病毒感染后，经过很长的潜伏期，数年或数十年，一旦出现临床症状，多表现为进行性加重，预后不良，如麻疹病毒引起的亚急性硬化性全脑炎（SSPE）。

第二节　病毒的致病机制

一、病毒对宿主细胞的直接作用

（一）杀细胞效应

病毒在宿主细胞内大量增殖造成细胞溶解死亡，称杀细胞效应。多见于无包膜病毒，如腺病毒、肠道病毒等。这些病毒感染细胞后可产生病毒核酸编码的早期蛋白，从而阻断宿主细胞核酸和蛋白质的合成，使细胞代谢障碍，导致细胞死亡；某些病毒的衣壳蛋白具有直接杀伤宿主细胞的作用；病毒感染可使细胞溶酶体膜通透性增高，释放溶酶体酶，可促进细胞溶解；病毒复制成熟后，以爆破方式释放大量子代病毒引起细胞裂解死亡。

（二）稳定状态感染

病毒在易感细胞内增殖，短时间内不引起宿主细胞溶解死亡，称为稳定状态感染。多见于有包膜的病毒，如流感病毒、麻疹病毒。但此状态时细胞膜已发生改变：①新抗原出现，细胞膜表面可出现病毒基因编码的新抗原，使受染细胞成为 NK、CTL 细胞等识别杀伤的靶细胞；②细胞融合，某些病毒感染细胞后，细胞膜表面的病毒蛋白可导致受染细胞与邻近细胞的融合。细胞融合是病毒扩散的方式之一，具有病理学诊断价值。如麻疹病毒感染可检测到多核巨细胞。

（三）包含体形成

某些病毒在宿主细胞内增殖后，在细胞质或细胞核内出现光学显微镜下可见的嗜酸性或嗜碱性、圆形或椭圆形的斑块结构，称为包含体。不同病毒形成的包含体特征各异，故检查病毒的包含体有助于鉴定病毒和诊断病毒性疾病。

（四）细胞凋亡

当病毒感染宿主细胞后，通过病毒基因的表达，激活细胞的死亡基因，导致细胞出现空泡、细胞核浓缩并可出现凋亡小体，染色体 DNA 被降解，最终导致细胞凋亡。如人类免疫缺陷病毒感染 CD4$^+$T 细胞后，通过信号转导作用，启动凋亡基因，逐步使细胞发生凋亡。

（五）细胞转化

某些病毒的部分或全部核酸结合至宿主细胞染色体 DNA 中，称为整合。整合作用使细胞遗传性状发生改变，引起细胞转化。转化细胞的生长、分裂均已失去控制，发生恶性转化则可导致细胞癌变，这可能与病毒的致肿瘤潜能有密切关系。

> **知识链接**
>
> **病毒与肿瘤**
>
> 大量研究资料显示，许多病毒与人类肿瘤密切相关。病毒与肿瘤的关系可分为两种：一种是肯定的，即肿瘤由病毒感染所致，如人乳头瘤病毒引起的尖锐湿疣，为良性肿瘤；人类嗜 T 细胞病毒所致的人 T 细胞白血病，为恶性肿瘤。另一种是密切相关，但尚未获肯定，如乙型肝炎病毒、丙型肝炎病毒与原发性肝癌，EB 病毒与鼻咽癌和淋巴瘤，人乳头瘤病毒、单纯疱疹病毒－2 型与子宫颈癌以及人疱疹病毒－8 与卡波济瘤等。

二、引起免疫病理损伤

（一）体液免疫的病理损伤

许多病毒感染细胞后，能诱发细胞表面出现新抗原。这种抗原与相应抗体结合后，通过激活补体、结合 NK 细胞、吞噬细胞，导致 Ⅱ 型超敏反应，引起细胞溶解。有些病毒抗原与相应抗体结合后形成免疫复合物，在一定条件下可沉积在某些组织的毛细血管基底膜，激活补体引起 Ⅲ 型超敏反应，造成组织损伤。

（二）细胞免疫的病理损伤

效应 Tc 细胞及 Th1 细胞与受染细胞膜上的病毒抗原结合，通过效应 Tc 细胞直接杀伤发挥细胞毒作用或通过 Th1 细胞释放细胞因子导致组织细胞损伤，引起 Ⅳ 型超敏反应。

（三）病毒直接损伤淋巴细胞或淋巴器官

许多病毒感染可降低机体的免疫功能，可能与病毒侵犯免疫细胞有关。如人类免疫缺陷病毒可直接破坏 $CD4^+$ Th 细胞，使 $CD4^+$ Th 细胞数量减少，导致获得性免疫缺陷综合征（AIDS）。也有许多病毒可引起机体的免疫功能抑制，使机体产生免疫功能紊乱和病理损伤。

第三节　抗病毒免疫

一、固有免疫

机体抗病毒的固有免疫包括：皮肤、黏膜的屏障作用和吞噬细胞及正常体液中的抗微生物物质。其中干扰素和 NK 细胞起主要作用。

（一）干扰素

干扰素（interferon，IFN）是病毒或干扰素诱生剂刺激人或动物细胞所产生的一种糖蛋白，具有抗病毒、抗肿瘤和免疫调节等多种生物学活性。

1. 干扰素的种类与性质

由人类细胞产生的干扰素，根据其免疫原性的不同可分为 α、β、γ 三种。α 干扰素主要由白细胞产生，β 干扰素主要由成纤维细胞产生，α、β 干扰素属于 Ⅰ 型干扰素，抗病毒作用强于免疫调节作用。γ 干扰素由 T 细胞产生，也称免疫干扰素，属 Ⅱ 型干扰素，是重要的细胞因子，其免疫调节作用强于抗病毒作用。干扰素分子量小，对热较稳定，4℃ 可保存较长时间，－20℃ 可长期保存活性，56℃ 被灭活。可被蛋白酶破坏。

2. 干扰素的诱生

干扰素是由干扰素基因编码产生的，其中编码人类 α 和 β 干扰素的基因位于第 9 号染色体短臂上，编码人类 γ 干扰素的基因位于第 12 号染色体的长臂上。在正常情况下，编码干扰素的基因处于受抑制状态，故无干扰素产生。病毒或干扰素诱生剂则能使编码干扰素的基因去抑制，使之活化而编码产生干扰素。

3. 干扰素抗病毒作用机制

干扰素的抗病毒作用，并非直接灭活病毒，而是干扰素与宿主细胞膜表面的干扰素受体结合，进入宿主细胞，促使其编码抗病毒蛋白的基因活化转录、翻译抗病毒蛋白。通过抗病毒蛋白抑制病毒蛋白质的合成发挥抗病毒作用。

4. 干扰素抗病毒作用的特点

（1）广谱性　干扰素抗病毒作用无特异性，几乎对所有病毒都有一定的抑制作用。

（2）间接性　干扰素不直接作用于病毒，而是通过诱生宿主细胞合成抗病毒蛋白间接发挥抗病毒作用。

（3）种属特异性　人类细胞产生的干扰素只能作用于人类细胞，而动物细胞产生的干扰素则不能供人类使用。

5. 干扰素的生物学活性

（1）广谱抗病毒　干扰素既能阻断受染细胞中病毒复制，又能限制病毒扩散，其中抗病毒作用主要由Ⅰ型干扰素承担，而对病毒感染的恢复和防御再感染起作用的主要是Ⅱ型干扰素。

（2）免疫调节　γ干扰素可增强 Tc 细胞、NK 细胞的活性，促进巨噬细胞的吞噬与抗原的提呈。

（3）抗肿瘤　干扰素可调节癌基因的表达，抑制肿瘤细胞的分裂增殖。

（二）NK 细胞

NK 细胞能非特异性杀伤病毒感染的细胞。在感染早期，在抗病毒特异性免疫应答尚未建立之前发挥重要作用。NK 细胞可通过细胞溶解、细胞凋亡、ADCC 及细胞因子等多种途径杀伤被病毒感染的靶细胞而发挥抗病毒作用。

二、适应性免疫

（一）体液免疫

机体感染病毒或接种病毒疫苗后，血清中可出现特异性抗体，其中具有保护作用的主要是中和抗体（IgG、IgM、IgA），它们能中和游离病毒，阻止病毒的吸附和穿入；并通过调理作用，促进吞噬细胞对病毒的吞噬，防止病毒通过血液播散；有包膜病毒与抗体结合后，还可通过活化补体将包膜病毒溶解。

（二）细胞免疫

病毒属于细胞内寄生的微生物，故细胞免疫在抗病毒免疫中发挥主要作用。效应 Tc 细胞可与靶细胞直接接触而发挥特异性杀伤作用；效应 Th1 细胞与感染细胞接触后，释放 IL－2、TNF－β、IFN－γ 等细胞因子，增强巨噬细胞和 NK 细胞杀伤靶细胞的活性，达到限制病毒增殖、阻止病毒扩散和清除病毒感染的作用。

目标检测

1. 简述病毒的传播方式。
2. 叙述病毒感染的类型。
3. 叙述病毒的致病机制。
4. 解释干扰素的概念，叙述干扰素的种类、抗病毒机制及生物学活性。

（安　艳　周淑敏）

第二十五章

病毒感染的检查与防治

学习目标

1. 说出病毒感染检查时标本采集、处理及运送的注意事项。
2. 概述病毒感染检查的常用方法。
3. 说出病毒感染的防治原则。

本章主要介绍病毒感染的检查，病毒感染的防治。

第一节　病毒感染的检查

一、标本的采取与送检

病毒感染临床标本的采集及运送环节直接影响病毒感染的检查结果，应引起高度重视。

（一）标本采集

要根据临床诊断采集合适标本。如呼吸道感染一般采集鼻咽洗漱液或咽拭子，肠道感染多采集粪便，皮肤感染可取病灶组织，脑内感染可采取脑脊液，病毒血症期可采血送检。用于病毒分离或抗原检查的标本应在发病初期或急性期采集，应用血清学诊断的标本，应在患者急性期和恢复期各采一份，一般恢复期血清抗体效价比急性期高出 4 倍或以上才有意义。

（二）标本处理及运送

标本采集应严格无菌操作。对本身带有杂菌（如咽拭子、粪便等）或易受污染的标本，进行病毒分离培养时，应使用抗生素。一般加青霉素、链霉素，或根据需要加庆大霉素、两性霉素 B、制霉菌素等。送检的组织及粪便等标本可置于含抗生素的 50% 甘油缓冲液中，冷藏速送，最好在 1~2h 内。暂时不能检查或分离培养时需将标本置于 −70℃ 冰箱或液氮罐中保存。

二、病毒感染的快速检查方法

快速检查主要是指从含有病毒标本及感染机体的血清中检测病毒颗粒、蛋白抗原、IgM 抗体和核酸等，往往在数小时内即可得出结果。

（一）形态学检查

1. 电镜和免疫电镜检查

含有高浓度病毒颗粒（$\geqslant 10^7$ 颗粒/ml）的样品，可直接应用电镜技术进行观察。对那些不能进行细胞培养或培养有困难的病毒，可用免疫电镜技术检查。即先将标本与特异抗血清混合，使病毒颗粒凝聚，这样更便于在电镜下观察，可提高病毒的检出率和特异性。

2. 普通光学显微镜检查

包含体的检查对病毒感染的诊断有一定价值。如取可疑病犬的大脑海马回制成染色标本，发现细胞质内有内基小体可确诊为狂犬病。

（二）病毒蛋白抗原检查

1. 免疫荧光技术

免疫荧光技术（IF）可用直接法或间接法检测标本中病毒抗原，该法可检测多种病毒，特异性高。

2. 固相放射免疫技术

固相放射免疫技术（solid-phase radioimmumoassay，SPRIA）首先将特异性抗体吸附到微量反应板孔底部的塑胶小球或其他固相系统上，与待检的病毒抗原结合，洗涤后再加标记放射性核素的特异性抗体，生成标记复合物，用 γ - 计数器检测。可测到 ng（10^{-9}g）至 pg（10^{-12}g）水平的半抗原或抗原，反应极敏感，特异性高，现已广泛用于 HAV、HBV、披膜病毒、流感病毒、痘病毒、疱疹病毒及 C 型 RNA 肿瘤病毒等的检测。

3. 酶免疫技术

酶免疫技术（ELA）可检测多种病毒及其抗体，此法克服了固相免疫法的缺点，敏感性与特异性均与固相放免法相似。

（三）特异性 IgM 抗体的检测

检测病毒特异性 IgM 抗体可诊断急性感染，特别是对证实孕妇感染风疹病毒尤为重要，但应注意类风湿因子（IgM）的干扰。

（四）病毒核酸的检测

1. 核酸杂交技术

用于病毒检测的有斑点杂交、细胞内原位杂交、DNA 印迹杂交、RNA 印迹杂交等核酸杂交技术。

2. 核酸扩增技术

（1）聚合酶链反应（polymerase chain reaction，PCR）　在短时间内可使目的基因扩增数百万倍，以标记荧光素单链核酸作为探针，可检测出标本中极微量的同源或部分同源的病毒核酸，比常法敏感性高出约 1 万倍。

（2）逆转录 PCR（RT – PCR）　根据待测病毒 RNA 的已知序列设计引物，在 PCR 反应体系中先加病毒 RNA 分子作为模板，合成 cDNA，再进行 PCR。

三、病毒的分离与鉴定

病毒必须在活细胞内才能增殖，所以实验室分离培养病毒主要有动物接种、鸡胚培养、组织培养三种方法，可根据所分离病毒的种类及实验室条件选择不同的方法。

（一）病毒的分离

1. 动物接种

动物接种是原始的病毒培养方法。常用的动物有大白鼠、小白鼠、家兔和猴等，可根据病毒的嗜性选择敏感动物与适宜的接种部位，接种途径有鼻内、皮下、皮内、腹腔、颅内等。接种后以动物发病、死亡作为感染指标。

2. 鸡胚培养

鸡胚培养是一种比较经济简便的病毒培养方法，通常选用孵化 9 ~ 12d 的鸡胚，根据病毒种类不同接种于鸡胚的绒毛尿囊膜、尿囊腔、羊膜腔、卵黄囊等不同部位，接种 2d 后观察鸡胚的活动与死亡情况，收集相应组织或囊液用血凝抑制试验等作病毒鉴定。

3. 组织（细胞）培养

细胞培养法为病毒分离鉴定中最常用的方法。细胞培养从其生长方式可分为单层培养和悬浮细胞培养；从其来源、染色体特征及传代次数等又可分为原代细胞（人胚肾细胞）、二倍体细胞（人胚肺细胞）和传代细胞（HeLa 细胞）等。病毒在细胞内增殖可引起细胞形态学改变，称为细胞病变效应（cytopathic effect，CPE）。常见的 CPE 有细胞圆缩、集聚、拉丝、坏死和脱落等，是病毒增殖重要的指标，其次可见细胞融合成多核巨细胞及形成包含体等。

（二）病毒的数量与感染性测定

对于已在细胞培养中增殖的病毒，必须进行感染性和数量的测定。在单位体积中测定感染性病毒的数量称为滴定。常用的方法有蚀斑测定法和 50% 组织细胞感染量（ID_{50} 或 $TCID_{50}$）测定法。

第二节　病毒感染的防治

目前对病毒性疾病缺乏特效药物治疗，因此开发和研制新疫苗进行预防接种是控制和消灭病毒性疾病最有效的措施。

一、病毒感染的预防

（一）人工主动免疫

1. 灭活疫苗

灭活疫苗是通过毒力变异或人工选择法而获得的减毒或无毒株，或从自然界直接选择出来的弱毒或无毒株经培养后制成的疫苗，目前常用的有流行性乙型脑炎疫苗、狂犬病疫苗、流感全病毒疫苗等。此类疫苗以甲醛等灭活病毒核酸，而不影响免疫原性，但常需多次接种，剂量较大，接种后局部和全身反应较明显，不能刺激特异性CTL细胞产生，通常只激发体液免疫应答。

2. 减毒活疫苗

常用的有脊髓灰质炎疫苗、麻疹疫苗、流行性腮腺炎疫苗、风疹疫苗、流感疫苗、乙型脑炎疫苗、甲型肝炎疫苗等。由于活疫苗可在宿主体内短暂生长和增殖，延长了免疫系统对抗原识别时间，有利于提高免疫能力和记忆型免疫细胞生成。只接种 1 次，用量小，副作用轻，免疫效果好，免疫力持久，可产生体液免疫和细胞免疫。

3. 亚单位疫苗

亚单位疫苗是利用病毒的某种表面结构成分制成的不含有核酸、能诱发机体产生抗体的疫苗，常用的有流感病毒疫苗、腺病毒疫苗、乙型肝炎疫苗等。

4. 基因工程疫苗

利用基因工程演绎法中分子克隆技术获得带有病原体保护性抗原表位的目的基因，将其导入原核或真核表达系统，获得该病原的保护性抗原，制成疫苗，如乙型肝炎疫苗等。

（二）人工被动免疫

1. 免疫球蛋白

免疫球蛋白有从正常人血浆中提取的血清丙种球蛋白和从健康产妇的胎盘血液中提取的胎盘球蛋白。主要用于对某些病毒性疾病（如麻疹、甲型肝炎等）的紧急预防。此外，还有专门针对某一种特定病原微生物的高效价的特异性免疫球蛋白，如乙型肝炎免疫球蛋白（HBIg）。

2. 细胞免疫制剂

目前临床用于治疗的细胞因子包括 α、β、γ 干扰素（IFN – α、β、γ）、白细胞介素（IL – 2、IL – 6、IL – 12 等）、肿瘤坏死因子（TNF）、集落刺激因子（CSF）以及淋巴因子激活的杀伤细胞（LAK 细胞），主要用于某些病毒性疾病和肿瘤的治疗。

二、病毒感染的治疗

（一）抗病毒化学制剂

1. 核苷类药物

核苷类药物是最早用于临床的抗病毒药物，5′– 碘 2 – 脱氧尿苷（idoxuridine，IDU，碘苷或疱疹净）用于治疗疱疹病毒引起的角膜炎获得成功，被誉为抗病毒发展史上的里程碑，并沿用至今。这类药物包括以下几种。

（1）无环鸟苷（acyclovir，ACV，阿昔洛韦）和丙氧鸟苷（ganciclovir，GCV，庚昔洛韦）是目前最有效的抗疱疹病毒药物之一，广泛用于疱疹病毒感染引起的单纯疱疹、生殖器疱疹及带状疱疹。

（2）阿糖腺苷（vidarabine，adenine arabinoside，Ara – A）在细胞内被磷酸化成 Ara – ATP，后者与 dTMP 竞争阻止 DNA 的合成。此外，Ara – A 还选择抑制 DNA 聚合酶，故用于 HSV、VZV、CMV 感染，HBV 感染及 HSV 引起的角膜炎的治疗。

（3）拉米夫定（lamivudine，3TC）是一种脱氧胞嘧啶核苷类似物，临床上该药最早用于艾滋病的抗病毒治疗，近年来，临床发现可迅速抑制慢性乙型肝炎患者体内HBV 的复制，使血清 HBV DNA 转阴，促进 HBeAg 血清转换，血清 ALT 正常，是目前治疗慢性乙型肝炎最新和最有前途的药物之一。

（4）3′－氮唑核苷（ribavarin，病毒唑）对多种 RNA 和 DNA 病毒的复制都有抑制作用，但主要用于 RNA 病毒感染的治疗，对细胞的核酸也有抑制作用。目前临床主要用于流感病毒和呼吸道合胞病毒感染的治疗。

2. 非核苷类逆转录酶抑制剂

①奈韦拉平（nevirapine）用于治疗 HIV，耐药株已出现，故建议与其他药联合使用；②吡啶酮（pyridone）作用类似奈韦拉平。

3. 蛋白酶抑制剂

赛科纳瓦（sapuinavir），可抑制 HIV 复制周期中晚期蛋白酶活性，影响病毒结构蛋白的合成。英迪纳瓦（indinavir）、瑞托纳瓦（ritonavir）是新一代病毒蛋白酶抑制剂，可用于 HIV 感染的治疗。

4. 其他抗病毒药物

金刚烷胺：主要用于甲型流感病毒的治疗；甲酸磷霉素：可抑制多种疱疹病毒，包括 CMV、HSV、VZV、EBV、HHV－6 等。

（二）干扰素及干扰素诱生剂

1. 干扰素

干扰素具有广谱抗病毒作用，毒性小，主要用于甲、乙、丙型肝炎，人类疱疹病毒、人乳头瘤病毒和鼻病毒等感染的治疗。

2. 干扰素诱生剂

常用的干扰素诱生剂有多聚肌苷酸－多聚胞啶酸（poly I：C，聚肌胞）具有诱生干扰素及免疫促进作用，目前临床主要用于带状疱疹、疱疹性角膜炎等，也用于治疗病毒性肝炎及出血热等疾病。

（三）中草药

中草药，如板蓝根、大青叶能抑制多种病毒增殖；苍术、艾叶可抑制腺病毒、鼻病毒及流感病毒；贯众、胆南星可抑制疱疹病毒。

目标检测

1．叙述病毒感染标本的采集及运送环节应注意的事项。
2．复述预防病毒感染的原则。

（赵鹤廉）

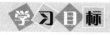

第二十六章

呼吸道感染病毒

学习目标

1. 描述流感病毒的主要生物学性状，认识其变异性与流感流行的关系。
2. 概括SARS冠状病毒的主要生物学性状、所致疾病、传播途径及预防方法。
3. 说出麻疹病毒、腮腺炎病毒、风疹病毒的主要生物学性状及所致疾病。
4. 概述呼吸道合胞病毒、副流感病毒、腺病毒、鼻病毒的致病性。

本章主要介绍常见呼吸道病毒的主要生物学性状、致病性、实验诊断及防治原则。

呼吸道病毒是指以呼吸道为侵入门户，侵犯呼吸道黏膜上皮细胞，并引起呼吸道局部感染或呼吸道以外组织器官病变的病毒。据统计，在急性呼吸道感染中90%以上是由病毒引起的。常见的呼吸道病毒包括正黏病毒科的流行性感冒病毒；副黏病毒科中的副流感病毒、麻疹病毒、呼吸道合胞病毒、腮腺炎病毒以及其他病毒科中的一些病毒，如风疹病毒、腺病毒、冠状病毒和鼻病毒等。

第一节　流行性感冒病毒

流行性感冒病毒（Influenza virus，简称流感病毒）属正黏病毒科，是流行性感冒（流感）的病原体，人类流感病毒分甲、乙、丙三型，其中甲型流感病毒最易发生变异，曾引起多次全球性流行。

一、生物学性状

1. 形态与结构

流感病毒多呈球形或丝状，球形直径80~120nm。结构分三层（图26-1）。

（1）内层　是病毒的核心，由RNA和包绕其外的核蛋白（NP）及RNA聚合酶组成。其核酸为7~8个节段的单股负链RNA，每一个节段即为一个基因组，能编码相应的结构或功能蛋白，这一结构特点使病毒在复制时易发生基因重组，出现新的病毒株。

（2）中层　为基质蛋白（M蛋白），有保护核心和维持病毒形状的作用。

（3）外层　是由脂质双层构成的包膜，其上镶嵌有两种糖蛋白刺突即血凝素

（HA）和神经氨酸酶（NA）。

HA 呈柱状，与病毒吸附和穿入宿主细胞有关，并能与多种动物（人、鸡、豚鼠）红细胞表面的糖蛋白受体结合，使红细胞凝集。HA 有免疫原性，可诱生中和抗体，此抗体能抑制血凝现象并可中和病毒。

NA 呈蘑菇状，可水解宿主细胞表面的糖蛋白末端的 N - 乙酰神经氨酸，使病毒从宿主细胞上解离。其诱导机体产生的相应抗体无中和作用，但可阻止病毒的释放。

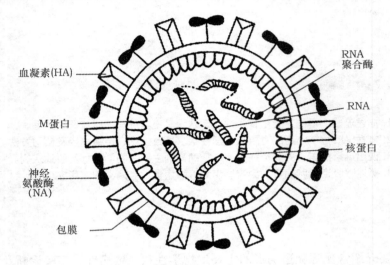

图 26 - 1　流感病毒结构模式

2. 培养特性

流感病毒最适于在鸡胚中增殖，但初次分离时宜接种羊膜腔，传代适应后再接种尿囊腔，可通过收获羊水或尿囊液进行血凝试验以判断病毒的存在。细胞培养常用原代猴肾细胞或狗肾传代细胞，虽无明显细胞病变，但可用红细胞吸附试验检查病毒是否存在。雪貂是最易感动物。

知识链接

西班牙流感

西班牙流感最早出现在美国堪萨斯州的芬斯顿军营。1918 年 3 月 11 日午餐前，这个军营的一名士兵感到发热、嗓子疼和头疼，医生认为他患了普通感冒。然而，到了中午，100 多名士兵都出现了类似的症状。几天之后，这个军营里已经有了 500 名以上的"感冒"患者。由于当时医疗手段落后，人们对这一流感的危险性认识不足。随着战事的发展，部队的大规模调动更为流感的传播起到了推波助澜的作用。西班牙型流感可以简单分为三波，第一波发生于 1918 年春季；第二波发生于 1918 年秋季，是死亡率最高的一波；第三波大约从 1919 年冬季开始在世界许多地方出现，至 1920 年春季起便逐渐神秘地消失。西班牙流感之所以得名是因为流感传到了西班牙，总共造成约 800 万西班牙人死亡，甚至连西班牙国王也感染了此病。这次流感呈现出了一个相当奇怪的特征，以往的流感总是容易杀死年老体弱的人和儿童，而这次流感 20 岁到 40 岁的青壮年人也成为了死神追逐的对象。后来，美国病毒专家托伦斯·坦培通过"复活"西班牙流感病毒声称，西班牙流感病毒可能是禽流感病毒变异株。

3. 抗原构造、分型及变异

根据 NP 和 M 蛋白免疫原性的不同将流感病毒分为甲、乙、丙三型。甲型流感病毒的 HA、NA 免疫原性极不稳定，易发生变异，根据其差异将甲型流感病毒又分成不同亚型。乙型和丙型流感病毒免疫原性较稳定。

抗原变异幅度的大小直接影响到流感流行的规模。如变异幅度小，属量变，称为抗原性漂移，仅引起中、小型流行；如变异幅度大，形成新的亚型，属质变，称为抗原性转变，由于人群普遍对新的亚型缺乏免疫力，故常引起大规模甚至世界性的大流行。

近一个世纪以来，甲型流感病毒已经历经过数次抗原性转变，每次抗原性转变都曾引起世界范围的大流行见表 26 - 1。

表 26 - 1 甲型流感病毒的亚型、流行年代及抗原结构

	亚型名称			
	亚甲型	亚洲甲型	香港甲型	香港甲型与新甲型
流行年代	1918	1947	1957	1968	1977
抗原结构	H1N1	H1N1	H2N2	H3N2	H1N1 H3N2

4. 抵抗力

流感病毒抵抗力较弱，不耐热，56℃、30min 即可灭活，对干燥、日光、紫外线以及乙醚、甲醛等化学消毒剂敏感。

二、致病性与免疫性

流感的传染源主要是急性期患者。病毒主要通过飞沫传播，侵入呼吸道并在局部黏膜细胞内增殖，引起黏膜充血水肿、细胞变性脱落。流感病毒一般不引起病毒血症。人对流感病毒普遍易感。经 1～3d 潜伏期后，患者出现畏寒、发热、头痛、乏力、鼻塞、流涕、咳嗽和全身肌肉酸痛等症状。无并发症患者通常 1 周即可恢复，婴幼儿和抵抗力较弱的老年人易继发细菌感染，使症状加重，可导致肺炎死亡。

在感染流感病毒或接种流感疫苗后，机体可形成特异性免疫应答。呼吸道黏膜分泌的 SIgA 有阻止同型流感病毒感染的作用，但只能短暂维持几个月。血清中抗 HA 特异性抗体为中和抗体，有抗同型流感病毒感染的作用，可维持数月至数年。

三、实验诊断

流感流行期间根据临床表现可以初步诊断，但确诊或监测流感病毒的流行情况必须结合实验室检查。

1. 病毒分离与鉴定

在患者发病后头 3d 取咽漱液或鼻咽拭子，经抗生素处理后接种鸡胚羊膜腔或尿囊腔，35℃ 孵育 3d（丙型 5d）后，收获羊水或尿囊液做血凝试验。血凝阳性的标本用已知型免疫血清进行血凝抑制测定鉴定型别。人胚肾、猴肾或狗肾传代细胞也可用于病毒的分离。接种后用血凝和红细胞吸附试验检测病毒是否存在。若阳性用血凝抑制试验鉴定。

2. 血清学诊断

取患者的急性期（发病头 3d）和恢复期（发病后 2～3 周）的双份血清，进行血凝抑制试验、补体结合试验或中和试验检测抗体。凡恢复期血清中抗体效价高出急性期 4 倍以上者才有诊断意义。

3. 快速诊断

目前常用单克隆抗体间接免疫荧光法检测鼻咽部细胞内抗原。另外，还可用 PCR、核酸杂交或序列分析等方法检测病毒核酸。

四、防治原则

加强锻炼，流行期间应尽量避免人群聚集，公共场所可进行空气消毒，对易感人群接种流感疫苗，可有效防止流行的发生。金刚烷胺和某些中草药对于流感的治疗效果较好。

第二节　副黏病毒

副黏病毒与正黏病毒相比，具有相似的形态及血凝作用，但其核酸不分节段，不易发生基因重组而导致变异，此外在抗原性、致病性等方面也存在不同。副黏病毒主要包括副流感病毒、麻疹病毒、腮腺炎病毒及呼吸道合胞病毒等。

一、麻疹病毒

麻疹病毒（Measles virus）是麻疹的病原体，属于副黏病毒科麻疹病毒属。麻疹是儿童常见的急性传染病。在发展中国家麻疹仍是儿童死亡的一个主要原因，世界卫生组织已将麻疹列为计划消灭的传染病之一。

（一）生物学性状

麻疹病毒为球形或丝状，直径 120～250nm，有包膜。病毒核心为不分节段的单股负链 RNA，衣壳呈螺旋对称。包膜上有两种糖蛋白刺突，即血凝素（HA）和溶血素（HL），免疫原性强，产生的相应抗体具有保护作用。麻疹病毒能在许多原代或传代细胞（如人胚肾、人羊膜细胞、Vero 等细胞）中增殖，可引起细胞融合，形成多核巨细胞，感染细胞的核和细胞质中均可见嗜酸性包含体。

麻疹病毒抗原性较稳定，只有一个血清型。抵抗力较弱，加热 56℃、30min，脂溶剂以及一般化学消毒剂均能使其灭活，对日光及紫外线也敏感。

（二）致病性与免疫性

人是麻疹病毒的惟一自然储存宿主。传染源是急性期患者，病毒主要通过飞沫传播，也可经被病毒污染的玩具、用品或密切接触传播。麻疹传染性极强，易感者接触病毒后几乎全部发病。潜伏期为 9～12d。麻疹病毒首先在局部呼吸道黏膜上皮细胞和淋巴组织中增殖，进入血流形成第一次病毒血症，随后进入全身淋巴组织，大量增殖后再次入血，形成第二次病毒血症。此时患者出现发热、流涕、咳嗽等结膜炎、鼻炎和上呼吸道卡他症状。口腔两颊内侧黏膜处出现中心灰白周围红色的柯氏斑（Koplik

斑），继而全身皮肤出现红色斑丘疹。待疹出全后，体温开始下降，呼吸道症状逐渐消退，皮疹变暗，有色素沉着。少数免疫功能低下者易继发细菌感染，导致肺炎、中耳炎等并发症。约有 0.1% 的患者发生脑脊髓膜炎，另外约有百万分之一的麻疹患者在病后若干年或学龄期前出现亚急性硬化性全脑炎（SSPE），表现为渐进性大脑功能衰退，1～2 年内死亡。

麻疹病后可获终生免疫力，主要包括体液免疫和细胞免疫，其中以细胞免疫为主。体内产生的抗 HA 抗体和抗 HL 抗体均有中和病毒的作用。

（三）实验诊断

临床症状典型的麻疹病例无需实验室检查，根据临床症状即可确诊。对不典型病例可采取病毒分离鉴定及血清学方法协助诊断。

1. 病毒分离与鉴定

采集患者早期的血液、咽拭子、咽洗漱液，经抗生素处理后，接种于人胚肾、原代猴肾细胞中培养，经 7～10d 后出现多核巨细胞，细胞质和核内有嗜酸性包含体。用免疫荧光抗体技术检测病变细胞中的麻疹病毒抗原进行鉴定。

2. 血清学诊断

取患者的急性期和恢复期的双份血清，进行血凝抑制试验、补体结合试验、中和试验或 ELISA 法检测特异性抗体。凡恢复期血清中抗体效价高出急性期 4 倍以上者才有诊断意义。

3. 快速诊断

用免疫荧光抗体技术检测患者卡他期咽漱液中的黏膜细胞中麻疹病毒抗原。另外，还可用 PCR、核酸分子杂交等技术检测病毒核酸。

四、防治原则

接种麻疹减毒活疫苗，提高机体免疫力是预防麻疹的主要措施。国外还有使用麻疹、腮腺炎、风疹三联疫苗（MMR）进行免疫接种。我国计划免疫程序是对 8 月龄婴儿进行初次免疫接种，学龄前再加强免疫 1 次，免疫力一般可持续 10 年以上。对接触麻疹的易感者，应立即注射胎盘球蛋白或丙种球蛋白，能有效阻止发病或减轻症状。病人需隔离治疗。

二、腮腺炎病毒

腮腺炎病毒（Mumps virus）属于副黏病毒科德国麻疹病毒属，是流行性腮腺炎的病原体。

（一）生物学性状

腮腺炎病毒呈球形，直径 100～200nm，核酸为不分节段的单负链 RNA，衣壳为螺旋对称，有包膜，包膜上有 HA 和 NA 两种糖蛋白刺突。本病毒抗原性稳定，只有一个血清型。病毒可在鸡胚羊膜腔中增殖，或在猴肾细胞中生长，能使细胞融合形成多核巨细胞。紫外线照射及加热均可使病毒灭活，另外，对乙醚、三氯甲烷等脂溶剂敏感。

（二）致病性与免疫性

人是腮腺炎病毒惟一的储存宿主。易感人群为 5～14 岁少年儿童。传染源是患者和病毒携带者。潜伏期为 1~3 周。病毒主要通过飞沫传播，最初在鼻或呼吸道上皮细胞中增殖，随后入血形成病毒血症，并侵犯唾液腺引起一侧或双侧腮腺肿大，并伴有发热及疼痛。病程 1~2 周。病毒也可侵犯胰腺、睾丸、卵巢引起相应炎症，严重者可并发脑炎。

病后可获持久免疫，婴儿可从母体获得被动免疫，因此 6 个月以内的婴儿不易患腮腺炎。

（三）实验诊断

根据典型病例的临床表现容易作出诊断。对不典型病例可取唾液、尿液或脑脊液做病毒分离；取血清检测特异性抗体；也可采取 RT - PCR 或核酸序列测定方法检查病毒核酸。

（四）防治原则

腮腺炎的预防以隔离患者、减少感染机会和接种减毒活疫苗为主。采用腮腺炎病毒、麻疹病毒和风疹病毒组成三联疫苗，取得了较好效果。目前尚无有效药物治疗，常采用中草药进行治疗。

三、呼吸道合胞病毒

呼吸道合胞病毒（Respiratory syncytial virus，RSV）属于副黏病毒科肺病毒属，是婴幼儿细支气管炎以及支气管肺炎的主要病原体，也可引起儿童和成人鼻炎、感冒等上呼吸道感染。

（一）生物学性状

呼吸道合胞病毒呈球形，直径 120~200nm，核酸为不分节段的单负链 RNA，有包膜，其表面有 F 和 G 两种糖蛋白刺突。G 糖蛋白能与宿主细胞膜的受体结合促使病毒吸附，F 糖蛋白可使病毒包膜与宿主细胞膜融合，促使病毒脱壳。本病毒能在多种细胞培养中缓慢增殖，形成多核巨细胞，细胞质内有嗜酸性包含体。病毒抵抗力较弱，对热、酸、胆汁以及冻融敏感，因此标本应直接接种，避免冻存。

（二）致病性与免疫性

RSV 感染通常在冬、春季流行，传染性较强，主要通过飞沫传播，也可通过污染的手经鼻黏膜和眼传播。RSV 能引起婴幼儿，特别是 2~6 个月小婴儿严重呼吸道感染，如细支气管炎和肺炎。发病机制主要是免疫病理损伤所致。患儿病后免疫力维持时间不长，不能阻止再次感染。

（三）实验诊断

RSV 所致疾病在临床上与其他病毒所致类似疾病难以区别，需进行病毒分离和特异性抗体的检测。因病毒分离需要时间长故不适用于临床诊断。免疫荧光技术检查鼻咽分泌物中病毒抗原为 RSV 快速检测的方法，另外，也可采用 RT - PCR 检测病毒核酸。

（四）防治原则

目前尚无特异的治疗药物及安全有效的预防疫苗。

四、副流感病毒

副流感病毒（Parainfluenza virus）分属副黏病毒科呼吸病毒属和德国麻疹病毒属。病毒呈球形，直径 125～250nm，核酸为不分节段的单负链 RNA，衣壳呈螺旋对称，包膜上有两种刺突，即 HN 蛋白和 F 蛋白。HN 蛋白作用似 HA 和 NA，具有血凝和神经氨酸酶活性，F 蛋白与呼吸道合胞病毒相似，介导病毒的包膜和宿主细胞膜融合及溶解红细胞作用。

本病毒主要通过飞沫传播，侵入人体后在呼吸道上皮细胞中增殖，一般不引起病毒血症。副流感病毒可引起各年龄段人群的上呼吸道感染以及婴幼儿严重的下呼吸道感染，如小儿哮喘、细支气管炎及肺炎等。感染后产生的 SIgA 对再感染有保护作用，但维持时间短，因此易发生再感染。

实验室诊断可采集鼻咽分泌物进行细胞培养，也可用免疫荧光法检查鼻咽部脱落细胞中的病毒抗原，用于快速诊断。目前尚无有效的预防疫苗和治疗方法。

第三节 冠状病毒和 SARS 冠状病毒

冠状病毒（Corona virus）最先是 1937 年从鸡身上分离出来的，1965 年，分离出第一株人的冠状病毒。1968 年，Almeida 等用电子显微镜对冠状病毒进行了形态学研究，观察发现这些病毒的包膜上有形状类似日冕的棘突，故提出命名这类病毒为冠状病毒。冠状病毒属于冠状病毒科冠状病毒属，是普通感冒的主要病原之一，还与人类腹泻、胃肠炎有关。2003 年 4 月世界，卫生组织宣布，引起人类的严重急性呼吸综合征（severe acute respiratory syndrome，SARS）的病原体是一种全新的冠状病毒，并建议命名为 SARS 冠状病毒（SARS – Cov）。

一、冠状病毒

冠状病毒呈不规则形状，直径 80～160nm。核酸为不分节段单股正链 RNA。病毒有包膜，其表面有突起，电镜下观察形如日冕或冠状（图 26 – 2）。病毒包膜上有刺突糖蛋白（S）、小包膜糖蛋白（E）及膜糖蛋白（M）。刺突糖蛋白是冠状病毒主要的抗原蛋白，能与细胞受体结合，使冠状病毒吸附于宿主细胞上；小包膜糖蛋白主要散在分布于病毒包膜上，对病毒的组装和出芽是必要的；膜糖蛋白是一种跨膜蛋白，负责营养物质的跨膜运输、新生病毒出芽释放与病毒包膜的形成。少数种类还有血凝素糖蛋白（HE 蛋白）。冠状病毒可在人胚肾或肺原代细胞中增殖。病毒对理化因素抵抗力较弱，37℃ 数小时即可失去感染性，对三氯甲烷、乙醚等脂溶剂及紫外线敏感。

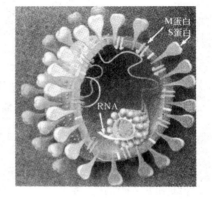

图 26 – 2 冠状病毒形态

冠状病毒主要感染成人或较大儿童，引起普通感冒和咽喉炎。冠状病毒感染冬春季发病率最高，主要经飞沫传播，潜伏期一般为2~5d，平均为3d。病程一般在1个星期左右，临床过程轻微，没有后遗症。病后免疫力不强，可反复多次感染。某些冠状病毒株还可引起腹泻或胃肠炎。

实验室诊断可采集病人鼻咽分泌物或咽漱液，接种人胚肾细胞、肺原代细胞培养分离病毒，但CPE不明显。可采用荧光抗体技术、酶免疫技术和RT-PCR技术检测病毒抗原或核酸，也可取患者的急性期和恢复期的双份血清，进行补体结合试验和中和试验检测特异性抗体。目前尚无疫苗预防及特效治疗药物。

二、SARS冠状病毒

SARS冠状病毒是严重急性呼吸综合征的病原体。SARS在我国俗称为传染性非典型肺炎，于2002年11月在我国广东省首先发现，继而肆虐全球，我国于2003年4月8日将其定为法定传染病。2003年4月16日世界卫生组织宣布，SARS的病原体是一种新的冠状病毒，称为SARS冠状病毒。

SARS冠状病毒属于冠状病毒科冠状病毒属。电镜下观察形态与冠状病毒相似，直径为60~220nm不等，核酸为不分节段单股正链RNA，其病毒包膜主要包括三种糖蛋白，分别命名为S蛋白、M蛋白和E蛋白（图26-3）。

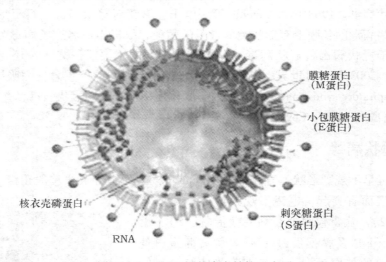

图26-3　SARS冠状病毒结构示意图

SARS冠状病毒与人冠状病毒不同，易在Vero-E6细胞内增殖，并引起细胞病变，如变圆、折光变强，晚期呈葡萄串样表现。

SARS冠状病毒比其他人类冠状病毒抵抗力强。24℃条件下，在痰和粪便中能存活5d，尿液中能存活至少10d，血中能存活约15d。SARS冠状病毒对温度敏感，随温度升高其存活力下降，37℃可存活4d，56℃加热90min、75℃加热30min可杀死病毒。紫外线和常用化学消毒剂（如次氯酸钠、过氧乙酸、75%乙醇等）可以使病毒失去活性。

SARS患者是主要传染源，近距离飞沫传播为主要传播方式，也可通过手接触患者的呼吸道分泌物、消化道排泄物、其他体液及被患者分泌物污染的物品间接接触传播。

病毒在密闭的环境中易于传播，故在家庭和医院有显著的聚集现象。人群对 SARS 冠状病毒普遍易感，其中慢性病患者（如糖尿病）、医护人员、患者的家属、抵抗力低下者为高危人群。SARS 潜伏期短，平均 5d，起病急，临床上以发热为首发症状，体温一般高于 38℃，可伴有头痛、乏力、关节痛等全身症状，继而出现干咳、胸闷、气短等症状，肺部 X 线片可见双侧或单侧出现大片阴影。严重者肺部病变进展迅速，同时出现低氧血症、呼吸窘迫、休克、DIC、心率紊乱等症状，此种病人传染性很强，病死率高。目前已从 SARS 病后恢复者血清中测到高效价的 IgM 和 IgG 抗体，证明体液免疫在病后有一定的预防作用。

SARS 相关样品处理、病毒培养和动物实验需要在生物安全三级实验室（BSL－3）进行。采集咽拭子、鼻咽洗液等标本，用 Vero－E6 细胞分离培养病毒，出现细胞病变后，进行病毒鉴定。还可采集血液、呼吸道分泌物等标本提取 RNA，用 RT－PCR 技术检测病毒核酸，是目前快速诊断 SARS－Cov 最好的方法。除此之外，还可采集患者血清用免疫荧光、ELISA 及胶体金免疫分析等方法检测血清中特异性抗体。

对 SARS 的预防措施主要是控制传染源，发现或怀疑本病时，应尽快向疾病预防控制机构报告。做到早发现、早隔离、早治疗，切断传播途径，提高机体免疫力，防止 SARS 在人群中传播。用于 SARS 特异性预防的疫苗正在研制中。目前尚无特效药物治疗，临床主要采用支持疗法，如早期氧疗及适量激素疗法等；给予抗病毒类药物和大剂量抗生素，对于减轻病情及并发症的发生有一定疗效；有人用恢复期血清治疗患者得到疗效，但一定要慎重使用。

第四节　其他呼吸道病毒

一、风疹病毒

风疹病毒（Rubella virus）属于披膜病毒科风疹病毒属，是引起风疹（又称德国风疹）的病原体。

（一）生物学性状

风疹病毒呈不规则球形，核酸为单股正链 RNA，直径约 60nm，衣壳为二十面体对称。病毒包膜上的刺突有血凝素样活性。风疹病毒能在多种细胞内增殖，一般不出现 CPE，风疹病毒只有一个血清型。病毒抵抗力弱，对热、脂溶剂和紫外线敏感。

（二）致病性与免疫性

人是风疹病毒惟一的自然宿主。风疹病毒经呼吸道传播，病毒在局部淋巴结增殖后，经病毒血症播散全身，引起风疹。人群均可感染风疹病毒，但儿童是主要易感者。潜伏期 2 周左右，临床症状主要为发热、麻疹样出疹，伴耳后和枕下淋巴结肿大，随后面部乃至全身出现浅红色斑丘疹。成人感染后，症状较严重，除出疹外，还有关节炎和关节疼痛、血小板减少，个别发生出疹后脑炎等。风疹病毒感染最严重的危害是通过垂直传播引起胎儿感染。如在孕期 20 周内感染风疹病毒，病毒可经胎盘屏障进入胎儿细胞，引起流产或死胎，还可导致先天性风疹综合征，如先天性心脏病、先天性耳聋、白内障等畸形以及黄疸性肝炎、肺炎、脑膜脑炎等。风疹病毒自然感染后可获持久免疫力。

（三）实验诊断

风疹病毒的实验室诊断主要包括病毒分离培养和血清学试验，其中血清学试验因简便、快速成为临床诊断风疹的主要方法。急性期与恢复期血清中特异性 IgG 抗体增高 4 倍以上，是新生儿风疹的诊断依据，检出特异性 IgM 抗体是早期诊断的指征；一般风疹患者取鼻咽部分泌物，先天性风疹患者取尿、脑脊液、血液、骨髓等培养于 Vero 等细胞，可分离出风疹病毒，再用免疫荧光法鉴定。

（四）防治原则

预防风疹最可靠的手段是接种风疹疫苗，通常与麻疹病毒、腮腺炎病毒组合成三联疫苗使用，在孩子 1 周岁左右进行第一次接种。接种一次后，有 95% 以上的小儿能产生抗体，获得能对抗风疹病毒感染的足够的免疫力，而且这种免疫力至少可以维持10 年以上，7 岁或 12 岁时再强化一次，这样就可以长期地维持体内的抗体水平，有效地抵抗风疹病毒的感染。育龄妇女接种疫苗可有效地预防胎儿发生畸形。风疹病毒感染尚无有效的治疗方法。

二、腺病毒

腺病毒（Adenovirus）分类上属于腺病毒科，感染人类的腺病毒有 49 个血清型，多数可以引起呼吸道、胃肠道、泌尿系及眼部疾病等。因首先在健康人扁桃体内分离到，故称腺病毒。

腺病毒呈球形，核酸为双股线状 DNA，直径为 70～90nm，无包膜，衣壳呈二十面立体对称，由 252 个壳粒组成，其中 240 个壳粒是六邻体，位于二十面体顶端的 12 个壳粒组成五邻体。每个五邻体由基底和伸出表面的一根末端有顶球的纤突组成，基底具有毒素样活性，能引起细胞病变，并使细胞从生长处脱落（图 26 - 4）。腺病毒能在人胚肾细胞、HeLa 细胞中生长，能引起明显的细胞病变，如细胞肿胀变圆呈葡萄串状。腺病毒对理化因素抵抗力较强，对脂溶剂不敏感，对酸、温度耐受范围较大，56℃、30min 可失去活性。

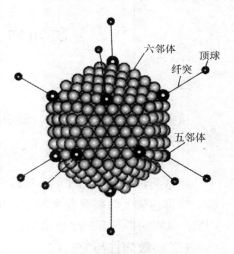

图 26 - 4　腺病毒结构模式

腺病毒主要经呼吸道传染，引起腺病毒上呼吸道感染及腺病毒肺炎。此外，有些腺病毒型别可通过胃肠道和眼结膜等途径传播。3 型腺病毒在较大的儿童及成人中引起典型的急性咽结膜热，症状与急性发热性咽喉炎相似，但常同时发生结膜炎。8 型和 19 型可引起流行性角膜炎，具高度传染性，以急性结膜炎开始，扩至耳前淋巴结，随后发生角膜炎。40 型和 41 型腺病毒可引起婴幼儿与儿童（4 岁以下）的胃肠炎，致腹痛、腹泻。人感染腺病毒后可产生中和抗体，具有抵抗同型病毒再感染作用。

病毒分离培养，可采集咽拭子、眼分泌物等，接种人胚肾细胞和 HeLa 细胞，根据细胞肿胀、变圆、聚集成葡萄串状等典型细胞病变再进行鉴定。取急性期和恢复期血清进行补体结合试验，抗体升高 4 倍或以上，可判断为近期感染。中和试验和血凝抑制试验可定型别。分子生物学检验可采取 PCR 技术检测核酸。

目前尚缺乏理想疫苗，也无治疗腺病毒感染的有效药物。

三、鼻病毒

鼻病毒（Rhinovirus）属于小 RNA 病毒科，是导致人类普通感冒的主要病原体。现发现鼻病毒有 114 种血清型，新的血清型还在不断地被发现。约有 50% 的上呼吸道感染是由该病毒引起。

鼻病毒直径 28～34nm 为单股正链 RNA，无包膜，衣壳呈二十面体立体对称。鼻病毒的生物学性状虽与肠道病毒基本相似，但也有所不同，如鼻病毒需要在 33℃ 旋转培养条件下，于人胚肾、人胚二倍体细胞或人胚气管培养中增殖，而肠道病毒在 36～37℃ 静止培养可增殖；鼻病毒不耐酸，在 pH 3～5 溶液中易被破坏，肠道病毒则不敏感。

鼻病毒在成人引起普通感冒等上呼吸道感染，在儿童不仅引起上呼吸道感染，而且还能引起支气管炎和支气管肺炎。病毒主要通过接触和飞沫传播，经鼻、口、眼黏膜进入体内，在鼻咽腔内增殖。潜伏期 1～2d，临床症状有流涕、鼻塞、喷嚏、头痛、咽痛和咳嗽等，体温不增高或略有增高。该病毒引起为自限性疾病，一般 1 周左右自愈。鼻病毒感染后可产生呼吸道局部 SIgA，对同型病毒有免疫力，但持续时间短，故常发生再感染。诊断主要依据典型临床表现，有条件可分离病毒或测定血清的中和抗体。干扰素有一定治疗效果。

目标检测

1．人类对流感病毒和麻疹病毒的免疫力有何区别，为什么？

2．流感病毒分为哪几型，甲型流感病毒为何容易引起大流行？

3．SARS 冠状病毒可引起何种疾病，主要传播途径是什么，如何预防？

4．腮腺炎病毒引起何种疾病，特异性预防采取什么方法？

（王燕梅）

第二十七章

肠道感染病毒

本章主要介绍常见肠道感染病毒的主要生物学性状、致病性、实验诊断及防治原则。

肠道感染病毒是一类常通过污染的食物及水源经消化道传播的病毒。经粪－口途径传播的消化道感染病毒种类繁多，包括小 RNA 病毒科中的人类肠道病毒，呼肠病毒科中的轮状病毒属、杯状病毒及肠道腺病毒等。人类肠道病毒包括：①脊髓灰质炎病毒（Poliovirus），有 1～3 型；②柯萨奇病毒（Coxsackie virus），A 组 1～22 型，24 型和 B 组 1～6 型；③人肠道致细胞病变孤儿病毒（简称埃可病毒）（Enteric cytopathogenic human orphan virus，ECHO）1～9 型，11～27 型，29～33 型；④新肠道病毒 68～71 型。

肠道病毒具有如下共同特征：

（1）病毒体为无包膜球形病毒，体积小，直径为 24～30nm，衣壳为二十面体对称。

（2）基因组为单股正链 RNA，为感染性核酸，进入细胞后，直接起 mRNA 作用转译蛋白质。

（3）抵抗力较强，耐乙醚，耐酸（pH 3～5），不易被胃酸或胆汁灭活，在污水和粪便中可存活数月。对干燥、紫外线、热都很敏感，56℃、30min 可灭活病毒。对各种氧化剂如高锰酸钾、漂白粉等敏感。

（4）除柯萨奇病毒 A 组少数几个型别外，其余都可用易感细胞培养增殖，迅速产生细胞病变。常用猴肾、人胚肾和 Hep－2 细胞和 HeLa 传代细胞等。柯萨奇病毒还可接种新生乳鼠，并根据对新生乳鼠的致病特点可将其分成 A、B 两组。

（5）主要经粪－口途经传播，多为隐性感染。在肠道细胞增殖后，可经病毒血症侵犯神经系统及其他组织，引起多种多样的临床表现。

第一节　脊髓灰质炎病毒

脊髓灰质炎病毒是脊髓灰质炎的病原体。该病毒可侵犯脊髓前角运动神经细胞，导致驰缓性肢体麻痹，因本病多见于儿童，故又称小儿麻痹症。

一、生物学性状

脊髓灰质炎病毒呈球形，直径约为27nm，无包膜，基因组为单股正链RNA，病毒RNA为感染性核酸，进入细胞后，直接起mRNA作用，翻译出一个约2200个氨基酸的大分子多聚蛋白，经酶切后最终形成病毒衣壳蛋白VP1～VP4和功能蛋白，后者包括依赖RNA的RNA聚合酶和蛋白酶。暴露于病毒衣壳表面的蛋白主要是VP1，其次是VP2和VP3。VP1是与宿主细胞受体结合的部位，亦是中和抗体的主要结合位点。VP4在衣壳内部，一旦病毒VP1与宿主细胞表面受体结合，VP4即可释出，衣壳松动，病毒基因组脱壳穿入细胞，进一步增殖。

脊髓灰质炎病毒能在人胚肾、人羊膜及猴肾等细胞中增殖，病毒在胞质内增殖后出现典型的溶细胞性病变，导致细胞变圆、坏死和脱落。

脊髓灰质炎病毒有三个血清型，型间很少有交叉免疫。脊髓灰质炎病毒的抵抗力较强，在污水和粪便中可存活数周，在pH3～9的环境中稳定，在胃肠道能耐受胃酸、蛋白酶和胆汁的作用，对乙醚和去污剂不敏感。但对湿热敏感，加热56℃、30min可迅速灭活病毒，含氯消毒剂如次氯酸钠、二氧化氯等对该病毒有较好的灭活作用，干燥和紫外线照射也可将其灭活。

二、致病性与免疫性

1. 致病性

本病毒主要经粪－口途径传播，患者、隐性感染者及无症状病毒携带者是其传染源。病毒侵入机体后先在咽部、扁桃体淋巴组织和肠道上皮组织及肠黏膜淋巴组织中增殖。多数感染者处于隐性或亚临床感染状态，不出现临床症状或仅有轻微发热、咽痛、腹部不适等症状。少数感染者因机体免疫力较弱，在肠道局部淋巴结内增殖的病毒可侵入血液形成第一次病毒血症。患者可出现发热、头疼、咽痛、恶心等症状。进入血液的病毒可扩散至全身淋巴组织和易感的非神经组织细胞中继续增殖，并再次入血形成第二次病毒血症，导致全身症状加重。此时如机体的免疫力较强，则中枢神经系统不受侵犯，上述症状于数日内消失。1%～2%的患者，病毒侵入中枢神经系统，侵犯脊髓前角运动神经细胞，引起细胞病变，轻者可发生暂时性肌肉麻痹，以四肢多见，下肢尤甚，重者可造成永久性的驰缓性肢体麻痹后遗症，极少数患者可发展为延髓麻痹，导致呼吸和心脏功能衰竭而死亡。

2. 免疫性

显性或隐性感染后，机体可获得对同型病毒的牢固免疫力。肠道局部产生的特异性SIgA可阻止病毒在咽部和肠道定居增殖，SIgA还可经初乳传给新生儿。血清中和抗体 IgG、IgM 可阻止病毒通过血流播散侵入中枢神经系统。胎儿可通过胎盘从母体获得特异性 IgG，IgG 可在新生儿体内维持数月，故 6 个月以内的婴儿少有发病。

三、实验诊断

可采集患者的咽拭子、粪便、血液或脑脊液等标本进行实验室检查。

1. 病毒分离与鉴定

将粪便标本加抗生素处理后接种于人胚肾、人羊膜及猴肾等细胞，置 37℃ 条件下培养 7～10d，可产生典型的溶细胞性病变，再用中和试验进一步鉴定其型别。

2. 血清学试验

取患者发病早期和恢复期双份血清进行中和试验、补体结合试验，若血清抗体效价升高 4 倍或 4 倍以上有诊断意义。

3. 快速诊断

取患者咽拭子、粪便等标本采用核酸杂交、聚合酶链反应（PCR）等分子生物学方法，检测病毒基因组的存在进行快速诊断。

四、防治原则

脊髓灰质炎呈全球性分布。自从 20 世纪 50 年代中期和 60 年代初期灭活脊髓灰质炎疫苗（IPV）和口服脊髓灰质炎减毒活疫苗（OPV）问世并广泛应用后，脊髓灰质炎得到了有效的控制。目前应用的 OPV 和 IPV 都是三价混合疫苗，免疫后均可获得针对 3 个血清型脊髓灰质炎病毒的保护性抗体。我国实行的是 2 月龄开始服用 OPV，连续服用 3 次，每次间隔 1 个月；4 周岁时加强免疫 1 次，可保持持久免疫力。切忌用热水送服。

对与脊髓灰质炎病人有过密切接触的易感者，可注射丙种球蛋白进行被动免疫，以预防疾病的发生或减轻症状。

第二节　柯萨奇病毒和埃可病毒

一、柯萨奇病毒

柯萨奇病毒是 1948 年从美国纽约州柯萨奇镇两名疑似麻痹型脊髓灰质炎患儿粪便中分离到的一株病毒，故而得名。

（一）生物学性状

柯萨奇病毒的生物学性状与脊髓灰质炎病毒基本相同，但柯萨奇病毒除对灵长类动物细胞易感外，对新生乳鼠也具致病性。根据其对新生乳鼠致病特点的不同可分成 A、B 两组。利用中和试验和补体结合试验可进一步将 A 组分为 23 个血清型（A1～A22 型、A24 型，其中 A23 型现归为埃可病毒 9 型），B 组分为 6 个血清型（B1～B6）。

（二）致病性与免疫性

柯萨奇病毒的致病性与脊髓灰质炎病毒相似，但是，柯萨奇病毒型别多，识别的受体在组织细胞中分布广泛，包括心、肺、胰、黏膜、皮肤、中枢神经系统等，因而引起的疾病复杂。柯萨奇病毒除粪－口途径传播外，还可经呼吸道等途径感染。其致病特点是病毒在肠道中增殖，却很少引起肠道疾病；同一型别病毒感染可引起不同的疾病，同一疾病又可由不同型别的病毒感染所引起。

1. 无菌性脑膜炎

多见于青少年和儿童，尤其是 1 岁以下婴儿。由 A2、A4、A7、A9、A10 和 B1 ~ B6 型引起，患者有发热、头痛、恶心、呕吐和颈项强直等脑膜刺激症状。柯萨奇病毒性脑膜炎的临床经过一般为 5 ~ 10d，绝大多患者迅速恢复健康而无后遗症。

2. 心肌炎和心包炎

由 A4、A16 和 B1 ~ B5 型引起。在我国成人及幼儿病毒性心肌炎中，多数为柯萨奇病毒感染所致，尤以 B 组病毒感染引起的新生儿心肌炎多见。新生儿患病毒性心肌炎病死率高。一般多先有短暂的发热、感冒，继而出现心脏症状，病毒通过直接作用和免疫病理机制引起心肌细胞的损伤。

3. 疱疹性咽峡炎

主要由 A2 ~ A6、A8、A10 型引起，常见于 1 ~ 7 岁儿童，好发于夏秋季。常以突然高热开始伴严重咽痛、吞咽困难，在软腭、悬雍垂周围出现水疱性溃疡损伤。

4. 流行性胸痛

本病主要由柯萨奇病毒 B1 ~ B5 型所引起。好发于夏秋季，多见于青少年和年长儿童。起病大多突然，主要表现为发热和阵发性肌痛。肌痛可累及全身各肌肉，而以胸部为最多见，其中膈肌尤易受累，其次为腹部。

5. 手足口病

柯萨奇病毒 A16 型和人肠道病毒 71 型是引起手足口病的主要病原体。手足口病主要发生在 4 岁以下的儿童，传染源是患者和隐性感染者，主要通过直接接触感染者的鼻、咽分泌物或粪便而感染，临床以发热和手、足、口腔等部位出现皮疹、溃疡等表现为主。

柯萨奇病毒某些型别也可引起普通感冒、肺炎、急性结膜炎和腹泻等。

人感染柯萨奇病毒后，血清中很快出现特异性抗体，对同型病毒有持久免疫力。

知识链接

新型肠道病毒感染性疾病简介

自 1969 年以来分离的肠道病毒新血清型不再归属于柯萨奇病毒和 ECHO 病毒，而是统称为新型肠道病毒（newenterovirus）。按抗原排列顺序分别命名为肠道病毒 68、69、70 和 71 型。68 型是从患支气管炎或肺炎儿童的呼吸道分离出来的，与儿童呼吸道感染有关；69 型是从墨西哥 Toluca 地区一名健康儿童直肠拭子中分离出，尚未发现与人类疾病的关系；肠道病毒 70 型可引起急性出血性结膜炎，又称流行性出血性结膜炎（俗称红眼病），它不具有嗜肠道性，病毒存在于眼结膜，由直接接触和间接接触传播。肠道病毒 71 型在美国被首次确认，主要传播途径是粪－口传播、呼吸道传播和接触传播，可引起脑膜炎、脑炎、类脊髓灰质炎和手足口病。

（三）实验诊断

因柯萨奇病毒所致临床症状具有多样化的特点，因此仅根据临床症状不能对病因作出准确诊断，必须进行病毒分离或依据血清学检查结果进行综合判定。

取咽拭子、粪便、血液、脑脊液、胸腔积液等标本接种新生乳鼠或易感细胞中进行分离培养，观察细胞病变；用双份血清进行中和试验、补体结合试验，若血清抗体效价升高 4 倍或 4 倍以上有诊断意义；还可应用 PCR、核酸杂交等技术检测病毒核酸进行快速诊断。

目前尚无特异性的防治方法。

二、埃可病毒

埃可病毒是 20 世纪 50 年代初在脊髓灰质炎流行期间，有人在健康儿童的粪便中分离培养出来的，当时发现这些病毒既不同于脊髓灰质炎病毒又不同于柯萨奇病毒，它们只在培养细胞中增殖并产生细胞病变，对实验动物不致病。由于当时不知这些病毒与人类疾病的关系，故称为人类肠道致细胞病变孤儿病毒，简称埃可病毒。

埃可病毒的生物学性状与脊髓灰质炎病毒、柯萨奇病毒相似，无易感动物，对乳鼠也不致病，只能在人等灵长类动物组织细胞中增殖，共有 31 个血清型（1 ~ 9、11 ~ 27、29 ~ 33）。其中有 12 个型别的病毒具有血凝素，有凝集人类 O 型红细胞的能力，血凝素是毒粒的主要部分。

埃可病毒对人类的致病性与柯萨奇病毒相似，通常经粪 – 口传播，少数可通过咽喉分泌物排出，经呼吸道传播。感染者多处于隐性感染状态，严重感染者少见。引起较重要的疾病是无菌性脑膜炎和类脊髓灰质炎等中枢神经系统性疾病，此外，有些型别可引起出疹性发热、呼吸道感染和婴幼儿腹泻等。病毒感染后机体可产生特异性中和抗体，对同型病毒感染具有持久免疫力。

为明确病因可采集患者咽部分泌物、粪便等，接种易感细胞分离培养，观察细胞病变并用中和试验进行鉴定；另外，还可采集双份血清进行中和试验测定抗体效价，若升高 4 倍或以上者有诊断意义。目前尚无特异性防治方法。

第三节　轮状病毒

轮状病毒（Rotavirus）于 1973 年由澳大利亚学者露丝·毕夏普（Ruth Bishop）在急性非细菌性胃肠炎儿童十二指肠黏膜超薄切片中首先发现，属于呼肠病毒科。是引起婴幼儿急性腹泻最重要的病原体。全世界因急性胃肠炎而住院的儿童中，有 40% ~ 50% 为轮状病毒所引起。除了对人类健康的影响之外，轮状病毒也会感染动物，是哺乳动物和鸟类腹泻的病原体之一。

一、生物学性状

轮状病毒的病毒颗粒呈球形，直径为 60 ~ 80nm，有双层衣壳，无包膜，每层衣壳呈二十面立体对称，内衣壳的壳微粒沿着病毒体边缘呈放射状排列，形同车轮辐条，因此得名。病毒体的核心为双链 RNA，由 11 个基因片段组成。分别编码 6 个结构蛋白（VP1 ~ VP4、VP6、VP7）和 6 个非结构蛋白（NSP1 ~ NSP6）。VP4 和 VP7 位于外衣壳，是重要的中和抗原，能刺激机体产生中和抗体，VP4 还是病毒的血凝素，与病毒吸附到易感细胞表面有关。非结构蛋白为病毒酶或调节蛋白，在病毒复制和毒力产生中起重要作用（图 27 - 1）。

根据结构蛋白 VP6 的抗原性差异，可将轮状病毒分为 A ~ G 7 个组。A 组轮状病毒根据其表面中和抗原 VP4 和 VP7 又可分为不同的血清型。

轮状病毒在一般组织培养中不适应，需选用恒河猴胚肾细胞 MA104 株和非洲绿猴肾传代细胞 CV - 1 株进行细胞培养，因多肽 VP3 能限制本病毒在细胞中的增殖，故培养前应先用胰酶处理病毒，以降解病毒多肽 VP3。

轮状病毒对理化因素有较强的抵抗力。耐乙

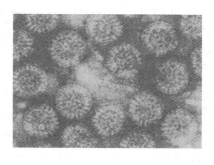

图 27 - 1　轮状病毒形态（电镜）

醚、三氯甲烷和反复冻融。耐酸、碱，能在 pH 3.5 ~ 10.0 的环境中存活。在粪便中可存活数天至数周。在室温下相对稳定，但 56℃加热 30min 可被灭活。

二、致病性与免疫性

轮状病毒呈世界性分布，A ~ C 组轮状病毒能引起人类、幼龄动物和鸟类的腹泻，D ~ G 组只引起动物腹泻。A 组轮状病毒感染最为常见，是引起 6 个月 ~ 2 岁婴幼儿严重胃肠炎的主要病原体，占病毒性胃肠炎的 80% 以上，是导致婴幼儿死亡的主要原因之一。B 组可引起较大儿童和成人腹泻，目前仅在我国有过暴发流行的报道。C 组引起腹泻只有个别病例报道。

轮状病毒多在秋冬季流行，在我国常称为秋季腹泻。传染源是病人和无症状带毒者，粪 - 口是主要的传播途径，除此之外病毒还可能通过呼吸道传播。由于轮状病毒对酸稳定，传播的轮状病毒经过胃部时不但不会被破坏，反而能经过胃蛋白酶的消化提高其感染性。病毒侵犯人体后在小肠黏膜绒毛细胞内增殖，造成绒毛细胞溶解死亡，微绒毛萎缩、脱落，使肠道吸收功能受损。近年来研究发现，轮状病毒的非结构蛋白 NSP4 有肠毒素作用，能够从内质网转运 Ca^{2+} 来增加细胞内 Ca^{2+} 浓度，促进肠液的分泌；细胞渗透压发生改变，水和电解质平衡失调，大量水分进入肠腔，引起严重的水样腹泻。潜伏期为 24 ~ 48h，起病多急，临床表现多为发热和大量水样便，每日 5 ~ 10 次以上，常伴有呕吐、腹痛等症状。一般为自限性，可完全恢复。重者有不同程度的脱水与酸中毒，如不及时治疗，可因严重脱水，病情在数小时内恶化而死亡。

感染后机体可产生型特异性抗体 IgM、IgG，肠道局部出现 SIgA，可中和病毒，对同型病毒感染有保护作用。由于婴幼儿免疫系统发育不完善，SIgA 产生量较少，而且抗体对异型病毒感染只有部分保护作用，因此轮状病毒可多次感染。

三、实验诊断

1. 标本采集

轮状病毒腹泻与其他病原体感染引起的婴幼儿腹泻单凭临床表现不易鉴别，须依靠实验室检查以确诊。病毒排出的高峰为病后 3～5d，以后会逐渐下降，第 1～4 天是采集标本检测轮状病毒最理想的时间，并以水状便或蛋花汤样便检出率最高。

2. 检查方法

（1）电镜检查病毒颗粒　电镜检查轮状病毒颗粒诊断率可达 90%～95%，主要因为在腹泻高峰时，患者粪便中有大量病毒颗粒，每克粪便中病毒颗粒可达 10^{11}，并且轮状病毒具有典型的形态特征。但由于电镜设备昂贵，较难普遍应用。

（2）血清学试验检测抗原　可采用 ELISA 法、乳胶凝集试验检测病毒抗原，世界卫生组织已将 ELISA 双抗体夹心法检测病毒抗原列为诊断轮状病毒感染的标准方法，目前国内外均有相应试剂盒出售。

（3）分子生物学检测　使用聚丙烯酰胺凝胶电泳（PAGE），根据 A、B、C 三组轮状病毒 11 个基因片段特殊分布图形进行分析判断，在诊断轮状病毒感染、确定流行期轮状病毒的种类等均有重要参考价值。使用 RT－PCR 法检测病毒核酸不仅灵敏度高，而且还可进行分型。

（4）细胞培养分离病毒　虽然轮状病毒能够在恒河猴胚肾细胞 MA104 株和非洲绿猴肾传代细胞 CV－1 株进行细胞培养，胰酶预处理病毒可加强其对细胞的感染性，但因病毒培养困难，程序复杂，故临床诊断一般不采用。

四、防治原则

1. 预防

轮状病毒的预防主要采取以控制传染源和切断传播途径为主的综合性预防原则。减少水源和食品污染、做好隔离消毒工作为最重要的措施。口服含各型轮状病毒的减毒活疫苗目前已在临床试用，可刺激特异性保护抗体的产生，是预防轮状病毒感染性腹泻的最经济、最有效的手段。

2. 治疗

轮状病毒性胃肠炎为自限性疾病，多数患者预后良好；婴幼儿患者病情较重，需要及时治疗。目前尚无特效的治疗药物，主要治疗方法是及时输液，补充丢失的液体和电解质。

目标检测

1．常见的肠道病毒有哪些，有何共同特征？

2．脊髓灰质炎病毒可引起什么疾病，传播途径和致病机制分别是什么，如何预防脊髓灰质炎的发生？

3．柯萨奇病毒和埃可病毒可引起哪些疾病？

4．轮状病毒可引起什么疾病，传播途径和致病机制分别是什么？

（王燕梅）

第二十八章

肝炎病毒

学习目标

1. 说出肝炎病毒的主要种类。
2. 叙述甲型肝炎病毒的主要生物学性状、致病性和免疫性。
3. 描述乙型肝炎病毒的主要形态结构特点、抗原组成种类、致病性与免疫性。
4. 简述丙型肝炎病毒、丁型肝炎病毒、戊型肝炎病毒的主要特点。

本章主要介绍甲型肝炎病毒、乙型肝炎病毒、丙型肝炎病毒、丁型肝炎病毒、戊型肝炎病毒等常见肝炎病毒的主要生物学性状，致病性与免疫性，实验诊断及主要防治原则。

肝炎病毒是引起病毒性肝炎的病原体。已知的引起肝炎的病毒主要有甲型肝炎病毒（HAV）、乙型肝炎病毒（HBV）、丙型肝炎病毒（HCV）、丁型肝炎病毒（HDV）、戊型肝炎病毒（HEV）、己型肝炎病毒（HFV）和庚型肝炎病毒（HGV），它们的共同点是感染的靶器官均为肝，但所属的病毒科不同。

第一节　甲型肝炎病毒

甲型肝炎病毒（HAV）发现于 1973 年，是引起甲型肝炎的病原体，HAV 在分类上属于小 RNA 病毒科肝病毒属。

一、生物学性状

（一）形态与结构

甲型肝炎病毒颗粒为球形，直径约 27nm，无包膜，核酸是单股正链 RNA，基因组大约有 7500 个核苷酸，衣壳蛋白的抗原性稳定，因此 HAV 只有一个血清型，与 HBV 等肝炎病毒无交叉抗原（图 28 – 1）。

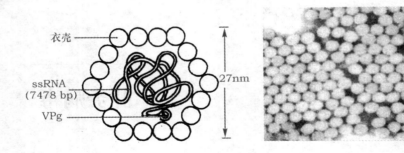

衣壳

ssRNA
(7478 bp)

VPg

27nm

图 28-1　甲型肝炎病毒

（二）易感动物与细胞培养

黑猩猩、绒猴、红面猴对 HAV 易感，经口或静脉注射可使动物发生急性肝炎。HAV 可用非洲绿猴肾细胞、人胚肺二倍体细胞等培养，增殖速度较慢，细胞不产生病变，用免疫电镜、免疫荧光法可检出 HAV。

（三）抵抗力

HAV 对外界的抵抗力较强，60℃ 加热 1h 后仍具有感染性，对 20% 乙醚、三氯甲烷及 pH 3 的酸性环境有抵抗力，HAV 经 100℃、5min，或用甲醛溶液或氯处理可使之灭活。

二、致病性与免疫性

（一）传染源与传播途径

甲型肝炎的传染源主要为急性期甲型肝炎病人和隐性感染者，通过粪－口途径传播，HAV 经感染者的胆汁从粪便中排出，污染水源、食物、环境、手、海产品（如毛蚶）和食具等可造成散发性或暴发性流行。由于 HAV 引起病毒血症时间短，故通过输血或注射方式传播少见。

（二）致病机制与免疫特点

HAV 易侵犯儿童和青年，潜伏期 15 ~ 50d，平均 28d。HAV 以隐性感染为多见，只有少数出现临床表现。HAV 经口进入人体，先在肠黏膜和局部淋巴结增殖，继而进入血流形成短暂的病毒血症，最终侵犯肝脏，在肝细胞内增殖。病毒常在患者血清丙氨酸氨基转移酶（ALT）升高前 5 ~ 6d

> **知识链接**
>
> **上海甲型肝炎大流行**
>
> 发生于 1988 年初春上海的甲型肝炎暴发事件，是生食海产品造成甲型肝炎暴发性流行的典型案例。从开始的几百例增加至上千例、上万例，仅仅 1 个月就有 30 万人因甲肝病倒，其中有 31 例死亡。专家们进行流行病学调查发现不仅是毛蚶，任何贝类水产品都可能黏附甲型肝炎病毒，生吃或半生吃这些海鲜后就有可能感染甲型肝炎，因此在享受美味的同时也要警惕其中的风险，应吃煮熟的贝类。

就存在于患者的血清和粪便中，2 ~ 3 周后，随着血清特异性抗体的出现，血清和粪便的传染性逐渐消失。甲型肝炎预后良好，一般不转为慢性。在 HAV 感染后的疾病早期血清中可出现抗 HAV IgM，恢复期出现抗 HAV IgG 并可维持多年，对同型病毒的再感染提供免疫力。

三、实验诊断

甲型肝炎的实验室诊断以检测 HAV 抗体和抗原为主，检测常用 ELISA 和 RIA，抗 HAV IgM 是临床惟一灵敏、可靠的早期诊断甲型肝炎的标志物。此外，还可用双份血清作抗 HAV 总抗体（包括抗 HAV IgM 和 IgG，主要为抗 HAV IgG）的检测，若抗体效价增高 4 倍以上才能有诊断意义。对于了解既往感染史或进行流行病学调查，需检测抗 HAV IgG。必要时还可应用免疫电镜、RIA、ELISA 法检测病毒抗原或用核酸杂交法及 PCR 技术检测 HAV 的 RNA。

四、防治原则

HAV 感染的预防应加强食品管理和保护水源，患者的物品和排泄物应及时进行消毒处理。甲型肝炎的特异性预防可接种疫苗，减毒活疫苗或灭活疫苗的注射能特异性的有效预防病毒感染，基因工程疫苗正在研制中。对密切接触患者的易感者可使用丙种球蛋白。

第二节　乙型肝炎病毒

乙型肝炎病毒（HBV）在分类上属于嗜肝 DNA 病毒科，是乙型肝炎（乙肝）的病原体。乙型肝炎分布于全世界，据估计全世界有乙肝患者及无症状携带者达 3.5 亿人。我国为高发区，有 1.2 亿左右的病毒携带者，是目前我国最严重的社会卫生问题之一。

一、生物学性状

（一）形态与结构

乙型肝炎患者血清在电镜下观察，可见有 3 种与 HBV 有关的颗粒（图 28-2），即大球型颗粒、小球型颗粒和管型颗粒。

1. 大球形颗粒

大球形颗粒又称为 Dane 颗粒（图 28-3），为完整的乙型肝炎病毒颗粒，直径 42nm，具有双层衣壳，有传染性。外衣壳相当于一般病毒的包膜，包膜蛋白由 HBV 的表面抗原（HBsAg）、前 S1（PreS1）抗原和前 S2（PreS2）抗原组成。内衣壳相当于一般病毒的核衣壳，它是乙型肝炎核心抗原（HBcAg），用酶或去垢剂处理后，可暴露出乙型肝炎 e 抗原（HBeAg）。核心中含有双股有缺口的 DNA 和 DNA 聚合酶。

2. 小球形颗粒

小球形颗粒直径 22nm，主要成分是 HBsAg，被认为是在装配传染性病毒颗粒过程中多余的外衣壳，不含 DNA 和 DNA 聚合酶，无传染性。

3. 管形颗粒

管形颗粒直径 22nm，长度不等，实际是由小球形颗粒串联而成，无传染性。

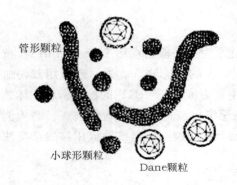

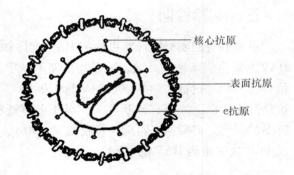

图 28 - 2　乙型肝炎病毒三种颗粒模式　　　图 28 - 3　乙型肝炎病毒（Dane 颗粒）结构模式

（二）基因结构

HBV 的核酸是双链部分环状的 DNA，长链为负链，含 3200 个氨基酸，短链为正链，为长链的 50% ~ 80%，长短链以 5′端各约有 250 个氨基酸相互配对，构成黏性末端，形成环状 DNA。HBV 的负链含有编码病毒蛋白的全部基因，有 4 个读码框架，分别是 S、C、P 和 X。其中 S 区包括 S 基因、PreS1 基因和 PreS2 基因，相应编码产生 HBsAg、PreS1 和 PreS2 抗原，C 区基因编码 HBcAg 与 HBeAg，P 区基因编码 DNA 聚合酶，X 区基因编码 HBxAg，目前认为其可激活细胞内的某些癌基因，与肝癌的发生有关（图 28 - 4）。

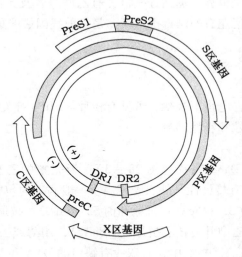

图 28 - 4　乙型肝炎病毒基因结构

（三）抗原组成

HBV 的抗原较复杂，主要有以下四种。

1. 乙型肝炎表面抗原

乙型肝炎表面抗原（HBsAg）大量存在于感染者的血清中，具有免疫原性，可刺激机体产生特异性抗 HBs 抗体，且有保护性。乙型肝炎表面抗原存在于 Dane 颗粒外衣壳和小球形颗粒及管形颗粒中。HBsAg 阳性是判断 HBV 感染的主要标志。

前 S 抗原存在于 Dane 颗粒外衣壳上，分为前 S1 和前 S2 两种抗原。前 S2 抗原可刺激机体产生抗体即抗前 S2，是一种中和抗体，有清除病毒的作用，前 S1 抗原可增进 HBsAg 的免疫原性，同时是 HBV 吸附肝细胞的重要结构基础。

2. 乙型肝炎核心抗原

乙型肝炎核心抗原（HBcAg）存在于 Dane 颗粒内衣壳上，其外被 HBsAg 所覆盖，因而不易在血清中检出。HBcAg 可在感染的肝细胞表面表达，故可在肝细胞穿刺活检时检出。HBcAg 免疫原性强，能刺激机体产生抗 HBc 抗体，但为非保护性抗体，血清中检出高效价的抗 HBc 特别是 IgM 型抗体，提示 HBV 在体内复制。

3. 乙型肝炎 e 抗原

乙型肝炎 e 抗原（HBeAg）存在于 Dane 颗粒内衣壳上，经处理后分泌至细胞外，可以在血清中检出，因其与病毒体及 DNA 聚合酶的消长基本一致，故 HBeAg 的检出是 HBV 在体内复制及血清有传染性的指标。HBeAg 可刺激机体产生抗 HBe 抗体，对 HBV 感染有一定的保护作用，故被认为是预后良好的征象，但应注意，在部分抗 HBe 阳性患者血清中仍有 HBV 在体内大量增殖的现象，血清有传染性。

（四）培养特性

HBV 最易感的动物是黑猩猩，常用来进行人类 HBV 的致病机制研究和对疫苗效果及安全性检测。HBV 体外细胞培养困难，目前采用将 HBV 病毒基因转染肝癌细胞株培养的方法，用于抗 HBV 药物的筛选和致病机制的研究。

（五）抵抗力

HBV 对理化因素的抵抗力较强。对低温、干燥和紫外线均有耐受性，高压蒸汽灭菌法或 100℃ 直接煮沸 10min 或环氧乙烷可使 HBV 灭活。

二、致病性与免疫性

（一）传染源与传播途径

潜伏期、急性期、慢性活动期乙型肝炎患者特别是无症状的 HBsAg 携带者的血液中均有 HBV 的存在，是乙型肝炎的主要传染源，HBV 的主要传播途径有两条。

1. 经血液、血制品等传播

极少量的 HBV 阳性血液经破损皮肤或黏膜进入人体即可造成感染。因此，输血、注射被污染的血制品、手术、拔牙等均可传播。此外，由于感染者的体液（如唾液、精液、阴道分泌物等）中可有 HBV 存在，故通过性接触、接吻等也有可能传染。

2. 母婴传播

主要是分娩时经产道和产后哺乳使病毒感染新生儿，主要是围生期感染，即分娩时通过婴儿微小的伤口传染。

（二）致病机制与免疫特点

乙型肝炎的临床表现多样化，主要有无症状病毒携带者、急性肝炎、重型肝炎或慢性肝炎，少数慢性感染者可发展成为肝硬化和肝癌。HBV 的致病机制除病毒对肝细胞的直接损伤外，主要由于机体的免疫病理损伤所致。病毒基因组能与肝细胞整合，引起病毒的潜伏感染，免疫病理可以是细胞免疫介导的肝细胞损伤，其中 CD8$^+$ T 细胞在致病及 HBV 的清除中起关键作用，同时 HBV 感染肝细胞后使细胞表面的自身抗原发生变化，引起自身免疫性肝细胞损伤也是致病机制之一。机体受 HBV 感染后，可产生多种抗体，包括抗 HBs、抗 HBc、抗 HBe 抗体和抗前 S2 抗体等，其中抗 HBs 抗体和抗前 S2 抗体均可阻止 HBV 进入肝细胞，对机体有保护作用。

三、实验诊断

乙型肝炎的实验室诊断主要是检测血液标本中的 HBV 标志物或用 PCR 及分子杂交法检测 HBV - DNA。HBV 检测采样时需无菌操作，于采样后 24h 内分离血清或血浆，应注意的是 HBV 具有高度传染性，在标本的采集、运送及实验操作时必须充分注意防护。

（一）HBV 抗原 - 抗体的检测

目前主要用血清学方法检测 HBV 标志物，常用的方法有 ELISA 和 RIA 等，主要检测下列标志物。

（1）HBsAg 和抗 HBs 抗体　HBsAg 是 HBV 感染的标志，可出现在各型乙型肝炎（如急性乙肝或慢性乙肝等）、肝细胞癌和无症状携带者中。抗 HBs 抗体为保护性抗体，它的出现是机体对 HBV 感染产生免疫力，是乙肝痊愈的一个重要标志。抗 HBs 抗体也是接种乙肝疫苗免疫成功的标志。血液中从 HBsAg 消失到抗 HBs 抗体出现的这段间隔期，称为"窗口期"，可以短至数天或长达数月。

（2）HBcAg 和抗 HBc 抗体　HBcAg 是 HBV 的核心部分，是 HBV 存在和复制活跃的直接指标之一。因 HBcAg 在血清中不易检出，临床上通常检测其相应的抗体。抗 HBc 抗体不是保护性抗体，包括抗 HBc IgM 和抗 HBc IgG。前者是 HBV 复制和具有传染性的标志，在急性乙肝和慢性乙肝活动时，抗体滴度高，在慢性肝炎和肝硬化时滴度低。抗 HBc IgG 出现迟于抗 HBc IgM，但可持续多年，一般为急性感染恢复期或慢性持续性感染的标志。

（3）HBeAg 和抗 HBe 抗体　HBeAg 阳性表明 HBV 复制并具有传染性，稍后于 HBsAg 出现而消失早于 HBsAg，如 HBeAg 持续阳性提示 HBV 在体内反复活动预后差。抗 HBe 抗体是在 HBeAg 消失后出现，其阳性表示病毒复制减少，病情趋向好转。但有部分患者抗 HBe 抗体阳性而病毒仍在复制，可表现病情加重。

HBsAg、抗 HBs 抗体、抗 HBc 抗体、HBeAg 和抗 HBe 抗体即为目前临床普遍采用的"两对半"抗原抗体检测项目，由于其与临床关系较为复杂，因此，需对几项指标进行综合分析才能得出正确的临床诊断表 28 - 1。

表 28 - 1　HBV 抗原抗体检测结果的临床意义

HBsAg	HBeAg	抗 HBe 抗体	抗 HBc 抗体	抗 HBs 抗体	临床意义
+	-	-	-	-	HBsAg 携带者
+	+	-	+	-	急性或慢性乙型肝炎（有传染性，俗称"大三阳"）
+	-	+	+	-	急性感染趋向恢复（俗称"小三阳"）
-	-	+	+	+	既往感染恢复期
-	-	-	+	-	感染过 HBV，"窗口期"
-	-	-	-	+	感染过 HBV 或接种过疫苗（无传染性，有免疫力）

（二）HBV – DNA 检测

诊断 HBV 感染最直接的证据是血清中存在 HBV – DNA，可用 PCR 及分子杂交法定性或定量检测。采用 PCR 技术的意义有：①检出早于 HBsAg；②可观察血清中 HBV 的变化；③判断药物疗效的指标。

四、防治原则

HBV 的预防应以筛查传染源、切断传播途径和提高人群免疫力三方面结合采取措施。做到严格筛选献血员，加强对血液制品的管理，消毒医疗器械，避免医源性传播。采用人工主动免疫对易感人群进行疫苗接种，我国目前已将乙肝疫苗的接种纳入计划免疫中，对新生儿进行接种的有效率达到 90% 以上，对接触 HBV 污染物者可肌内注射高效价乙型肝炎免疫球蛋白进行紧急预防。乙肝的治疗目前尚无特效方法，抗病毒药物对部分患者有一定效果，联合使用调节免疫功能和改善肝功能的药物，效果更佳。

第三节　丙型肝炎病毒

丙型肝炎病毒（HCV）是丙型肝炎的病原体，归属于黄病毒科丙型肝炎病毒属。

一、生物学性状

（一）形态与结构

HCV 颗粒有脂蛋白包膜，呈球形，直径 55nm 左右，核心为单股正链 RNA，有 9 个基因区。HCV 有 6 个基因型和 11 个亚型。这种变异造成 HCV 易发生免疫逃逸，与丙型肝炎易发展成慢性肝炎有密切关系。

（二）培养特性与抵抗力

易感动物为黑猩猩，并可在体内连续传代，细胞培养至今尚未成功。HCV 对各种理化因素抵抗力较弱，对酸、热都不稳定。加热 100℃、5min，紫外线照射或甲醛溶液（福尔马林）均可使其灭活，对三氯甲烷、乙醚等有机溶剂敏感。

> **知识链接**
>
> **丙型肝炎病毒的命名**
>
> 1974 年，Golafield 首先报告输血后非甲非乙型肝炎。1989 年，美国科学家迈克尔·侯顿（Michael Houghton）和他的同事们利用一种新的技术手段——分子生物学方法，终于找到了病毒的基因序列，克隆出了丙肝病毒，并命名本病及其病毒为丙型肝炎（Hepatitis C）和丙型肝炎病毒（HCV）。

二、致病性与免疫性

（一）传染源与传播途径

丙型肝炎病人血清和 HCV 阳性血制品是主要传染源，传播途径与 HBV 相似，通过输血或其他非肠道途径（如共用针头、血液透析、性接触等）传播。

（二）致病机制与免疫特点

丙型肝炎的临床表现与乙型肝炎类似，但其特点是慢性的概率高，感染过程很长，易转成慢性肝炎、肝硬化和肝癌。HCV 感染肝细胞后，病毒在细胞中复制可导致肝细胞结构与功能的变化，细胞免疫造成的病理损伤是主要致病作用，对于免疫力低下的人群，可同时感染 HBV 和 HCV。HCV 感染后免疫力不牢固，抗 HCV 无中和作用，抗 HCV IgM 或 IgG 阳性者表示已被 HCV 感染，是 HCV 感染的标志。

三、实验诊断

目前临床上常用的 HCV 检测方法主要有两类：血清学方法及 PCR 方法。由于 HCV 感染的患者血清中病毒含量低，故不易检出 HCVAg，而主要是检测抗 HCV。PCR 方法能查出微量 HCV – RNA。若从患者血清和肝组织中检测到 HCV – RNA，表示 HCV 复制且有传染性，HCV – RNA 转阴，说明病毒被清除。

四、防治原则

丙型肝炎的防治原则与乙型肝炎类似，重点是对献血员的筛查，同时对血液制品进行严格管理避免医源性感染，因 HCV 免疫原性差且变异性强，目前尚无预防性疫苗。干扰素为主要治疗药物。

第四节　丁型肝炎病毒

丁型肝炎病毒（HDV）是 20 世纪 70 年代发现的一种缺陷病毒。

一、生物学性状

丁型肝炎病毒呈球形，核酸为单负链环状 RNA，有包膜，但包膜来自于辅助病毒 HBV 的表面抗原 HBsAg。HDV 的 RNA 分子很小，决定了其不能独立复制，具有缺陷病毒的特点（图 28 – 5）。

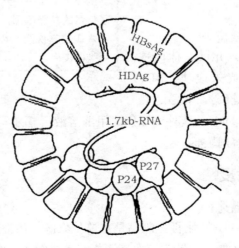

图 28 – 5　丁型肝炎病毒模式

二、致病性与免疫性

HDV 的传播途径是输血或使用血制品，也可以通过母婴垂直传播，HDV 的感染有重叠和同时感染两种形式，重叠感染是在感染了 HBV 的基础上再感染 HDV，同时感染是患者被 HBV 和 HDV 共同感染。HDV 的感染可以是急性肝炎、慢性肝炎或无症状携带者，致病机制主要是病毒对肝细胞的直接损伤，另外免疫病理损伤也参与了致病过程。重叠感染和同时感染可使患者病情加重，甚至死亡。

三、实验诊断

HDV 的实验室检查主要是通过免疫标记技术检测抗 HDV 抗体，病毒感染 2 周后出现抗体，4 周时达到高峰，也可通过分子免疫学方法检测 HDV 的 RNA。

四、防治原则

丁型肝炎的预防措施与乙型肝炎和丙型肝炎相同，严格筛选献血员和对血制品加强管理。接种乙肝疫苗可对丁型肝炎的预防有一定作用，使用干扰素在治疗上有一定效果。

第五节 戊型肝炎病毒

戊型肝炎病毒（HEV）是 1989 年通过基因克隆技术获得其 cDNA 后被正式命名的肝炎病毒。

一、生物学性状

HEV 为球形无包膜病毒，核酸为单股正链 RNA，至少有 8 个基因型，各基因型的分布有一定的地域性。我国感染人群中主要有 I 型和 IV 型。HEV 不稳定，对高盐、三氯甲烷等敏感。

二、致病性与免疫性

HEV 的传染源是戊型肝炎患者和潜伏期末期的携带者，传播途径与甲型肝炎病毒类似，主要经粪-口途径传播，当患者或携带者的粪便污染水源后也可造成暴发性流行。HEV 的潜伏期平均是 40d，病毒通过胃肠道进入血液，在肝细胞内复制，并释放到胆汁中，经粪便排出于体外。HEV 感染的临床表现型大多为急性肝炎，多数患者不发展为慢性，有些可为重症肝炎。HEV 对肝细胞有直接的损伤作用，同时有免疫病理作用。

三、实验诊断

常用方法是检查血清中抗 HEV IgM 和 IgG，抗 HEV IgM 阳性，则可确诊病毒感染。另外可用电镜观察患者粪便中的病毒颗粒，还可用分子生物学方法检查 HEV 的 RNA。

四、防治原则

由于戊型肝炎与甲型肝炎传染方式相同，故预防措施与甲型肝炎相似，主要是加强水源、食品检测，做好粪便的管理，目前无有效疫苗。

第六节　其他肝炎病毒

一、己型肝炎病毒

己型肝炎病毒（HFV）是在输血后肝炎患者血清中发现的另一嗜肝病毒，HFV 无包膜，主要经血液传播，高危人群主要是接受血制品输注者，血液病患者和经常接触血制品的人员，HFV 常见为亚临床感染，病情程度比丙型肝炎病毒感染略低。目前此病毒尚无特异性诊断，主要用排除法考虑感染的可能性。

二、庚型肝炎病毒

庚型肝炎病毒（HGV）是近年新发现的与人类肝炎相关联的病原，为有包膜病毒，核酸为单股正链 RNA。HGV 分布广泛，传染源是病毒感染者或携带者，可经血液传播及母婴垂直传播，接受血制品、静脉药物注射和经常接触血液的医务人员是高危人群，HGV 常与 HBV、HCV 和 HDV 等重叠感染。

三、TT 型肝炎病毒

TT 型肝炎病毒是 1997 年日本学者首先在一例心脏手术输血后引起不明病因的氨基转移酶升高患者血清中发现的，经研究证实是一种新型的、与输血相关的病毒基因序列。病毒体呈球形，无包膜，直径为 30～50nm，基因组为单股环状 DNA。TTV 主要经血源传播，也存在消化道传播的可能性。易与乙型肝炎、丙型肝炎病毒合并感染。TTV 的致病机制目前尚未明确，其是否为嗜肝病毒，是否有致病性等还有待研究证实。目前 TTV 的实验室诊断主要采用 PCR 法检测血中 TTV－DNA。治疗可用干扰素。

目标检测

1. 分别列表总结经消化道传播和经血液传播的肝炎病毒的异同点。
2. HBV 抗原、抗体的主要检测物有哪些，为何在血清中无法检测 HBcAg？

（郭积燕）

第二十九章

疱疹病毒

学习目标

1. 叙述疱疹病毒的共同特征。
2. 描述单纯疱疹病毒、巨细胞病毒、水痘–带状疱疹病毒、EB病毒的主要生物学性状。
3. 解释单纯疱疹病毒、巨细胞病毒、水痘–带状疱疹病毒、EB病毒的致病性与免疫性。
4. 简述单纯疱疹病毒、巨细胞病毒、水痘–带状疱疹病毒、EB病毒的实验诊断及防治原则。

本章主要介绍单纯疱疹病毒、巨细胞病毒、水痘–带状疱疹病毒、EB病毒的生物学性状，致病性与免疫性，实验诊断，防治原则。

疱疹病毒（Herpes viriuses）是一群中等大小、有包膜的DNA病毒。现已发现100种以上。引起人类疾病的疱疹病毒称为人类疱疹病毒，主要有单纯疱疹病毒、巨细胞病毒、水痘–带状疱疹病毒、EB病毒等。人类疱疹病毒的共同特征有以下几种。

（1）病毒呈球形，直径为120～300nm，核心为双链线形DNA，衣壳为二十面体立体对称型，有包膜，包膜表面有糖蛋白刺突。

（2）除EB病毒外，人类疱疹病毒均能在人二倍体细胞核内复制，产生明显的细胞病变，核内出现嗜酸性包含体。病毒可通过细胞间桥直接扩散，导致病变发展。感染细胞与邻近未感染细胞融合，形成多核巨细胞。

（3）病毒可通过呼吸道、消化道、泌尿生殖道、胎盘等多种途径侵入机体，引起多种类型的感染。①增殖性感染：病毒大量增殖并导致宿主细胞的破坏，机体出现明显的临床症状；②潜伏感染：病毒不增殖，也不破坏宿主细胞，而是潜伏在宿主一定组织和细胞内，与宿主细胞处于暂时的平衡状态，病毒基因组的表达受到抑制，一旦被激活，可转为增殖性感染；③整合感染：病毒基因组的一部分可整合于宿主细胞的基因组中，导致细胞转化，细胞转化与某些疱疹病毒的致癌作用密切相关；④先天性感染：病毒可经胎盘感染胎儿，引起胎儿先天性畸形或流产等。

第一节　单纯疱疹病毒

一、生物学性状

单纯疱疹病毒（Herpes simplex virus，HSV）有两个血清型，即 HSV－1 型和 HSV－2 型，两型病毒的 DNA 有 50% 同源性。HSV 能在多种细胞中增殖，常用原代兔肾、人胚肾、人胚肺等细胞培养，病毒复制周期短，感染细胞很快出现明显的细胞病变，表现为细胞肿胀、变圆，核内出现嗜酸性包含体。HSV 感染动物范围广泛，常用的实验动物有家兔、豚鼠、小鼠等。

二、致病性与免疫性

人群中 HSV 感染非常普遍，感染率可高达 80% ~ 90%。传染源是患者和健康带毒者，主要传播途径是直接密切接触和性接触，也可经飞沫传播。病毒经口腔、呼吸道、生殖道、破损皮肤及眼结膜侵入机体。HSV 感染后大多为隐性感染，少数为显性感染。最常见的临床症状是黏膜或皮肤局部疱疹，偶尔可产生严重甚至致死的全身性感染。

（一）原发感染

HSV－1 型的原发感染多见于 6 个月至 2 岁的婴幼儿，多数无明显症状，少数表现为龈口炎，牙龈、咽颊部黏膜产生成群疱疹，疱疹破裂后形成溃疡，病灶内含有大量病毒，还可引起疱疹性角膜结膜炎、皮肤疱疹性湿疹或疱疹性脑炎。HSV－2 型的原发感染主要引起生殖器疱疹。

（二）潜伏与复发感染

HSV 原发感染后，机体可产生特异性免疫而康复，但不能彻底清除病毒，病毒以潜伏状态长期存在于宿主体内而不引起临床症状。HSV－1 型主要潜伏于三叉神经节和颈上神经节，HSV－2 型潜伏于骶神经节。当机体受到各种非特异性刺激（如发热、寒冷、日晒、月经、某些病原体感染）或机体免疫功能降低时，潜伏的病毒可被激活，病毒沿感觉神经纤维轴突移行至神经末梢支配的上皮细胞内增殖导致疱疹复发。

（三）先天性及新生儿感染

妊娠期妇女因 HSV－1 型原发感染或潜伏感染的病毒被激活，HSV 可通过胎盘感染胎儿，引起流产、早产、死胎或先天性畸形。HSV－2 型在分娩时可通过产道感染新生儿，引起疱疹性脑膜炎和疱疹性角膜结膜炎等。

HSV 原发感染后，血液中可出现中和抗体，可持续多年。中和抗体能中和游离病毒，阻止病毒在体内播散，但不能清除潜伏在神经细胞内的病毒和阻止病毒复发。特异性细胞免疫可以破坏病毒感染细胞，限制病毒扩散，但不能清除潜伏的病毒。

三、实验诊断

（一）病毒分离与鉴定

取水疱液、唾液、角膜拭子或刮取物、阴道拭子及脑脊液等标本，接种于兔肾、人胚肾等易感细胞，培养 2 ~ 3d 可见细胞肿胀、变圆、细胞融合等特征，可初步诊断。再用免疫荧光染色及 DNA 酶切电泳分析法进行分型鉴定。

（二）快速诊断

电镜直接观察水疱液中的病毒颗粒；免疫标记技术、免疫组化染色等可检测细胞内特异性抗原和血清中的特异性抗体；亦可用 PCR 方法或核酸杂交方法检测病毒的 DNA。

四、防治原则

目前 HSV 感染尚无特异预防方法。避免与患者接触可减少感染的机会。

临床上常用阿昔洛韦（无环鸟苷，ACV）、阿糖腺苷、碘苷等进行治疗，能抑制病毒复制，减轻症状，但不能防止潜伏感染的复发。

第二节　巨细胞病毒

一、生物学性状

巨细胞病毒（Cytomegalovirus，CMV）具有典型的疱疹病毒的形态与基因结构，与 HSV 极为相似，但感染的宿主和细胞范围均较窄，且种属特异性高。CMV 只能在人成纤维细胞中增殖，且病毒增殖缓慢，复制周期长。初次分离一般需要 4 ~ 6 周才出现典型的细胞病变，表现为细胞变圆、肿胀、核变大，形成巨大细胞，核内出现周围绕有一轮"晕"的大型嗜酸性包含体，形似猫头鹰眼状。

二、致病性与免疫性

CMV 在人群中感染极为普遍，60% ~ 90% 的成人已有巨细胞病毒抗体。初次感染多在 2 岁以下，常呈隐性感染，仅少数人出现临床症状。多数人感染 CMV 后虽可产生特异性抗体，但仍可长期携带病毒成为潜伏感染。CMV 常潜伏于唾液腺、乳腺、肾、白细胞及其他腺体，长期或间歇地从尿液、唾液、泪液、乳汁、精液及阴道分泌物排出病毒，通过口腔、胎盘、产道、哺乳、输血及器官移植等多种途径传播，引起多种类型的感染。

（一）先天性感染

CMV 是引起先天性感染的主要病毒之一。孕妇感染 CMV 后，病毒可通过胎盘感染胎儿，引起子宫内感染。发生率 0.5% ~ 2.5%，其中 5% ~ 10% 的新生儿出现临床症状，表现为黄疸、肝脾肿大、血小板减少性紫癜、溶血性贫血和不同程度的神经系统损害，包括小脑畸形、智力低下、耳聋、脉络膜视网膜炎、视神经萎缩等，重者可导致流产、早产或死胎。

（二）新生儿感染

在分娩时新生儿可经产道感染，出生后由母体经哺乳或唾液及护理人员排出的病毒也能引起新生儿感染。多数无明显临床症状，少数表现为轻度呼吸困难、肝功能损害，通常全身症状轻，无神经损伤。

（三）免疫功能低下者的感染

免疫功能低下者可引起严重的 CMV 感染。器官移植、艾滋病、白血病和淋巴瘤等病人，或长期使用免疫抑制剂治疗的患者，由于机体免疫功能低下，除引发原发感染外，还可激活体内潜伏的病毒，引起肺炎、视网膜炎、食管炎、结肠炎及脑膜炎等严重感染。

（四）儿童和成人原发感染

通常呈隐性感染，感染后多数可长期携带病毒，表现为潜伏感染。少数感染者出现临床症状，表现为巨细胞病毒单核细胞增多症，出现发热、疲劳、肌痛、肝功能异常和单核细胞增多，但异嗜性抗体阴性。临床症状轻微，并发症少见。

（五）细胞转化与致癌潜能

近年来在子宫颈癌、结肠癌、前列腺癌、Kaposi 肉瘤中，CMV 核酸检出率显著高于正常人，CMV 抗体滴度亦高于正常人，提示 CMV 具有致癌潜能。但有关 CMV 的致癌潜能还需进一步研究证实。

三、实验诊断

（一）病毒分离培养与鉴定

取患者尿液、唾液、阴道分泌物及血液等标本接种于人成纤维细胞培养 4~6 周，观察细胞病变，用 Giemsa 染色后镜检，观察巨大细胞及核内典型包含体。

（二）病毒抗原检测

应用人 CMV 的特异性单克隆抗体，检测活检组织切片及白细胞等标本中人 CMV 结构抗原可用于 CMV 活动性感染的早期快速诊断。

（三）病毒核酸检测

用 PCR 方法及核酸杂交技术检测 CMV 的 DNA。该方法具有敏感、快速、准确的特点。

（四）血清学诊断

应用 ELISA 法检测患者血清中的特异性 IgM 抗体，可作为 CMV 近期感染的指标。若新生儿血清中检出 CMV 的 IgM 抗体，表示胎儿有宫内感染。

四、防治原则

目前尚无安全有效的疫苗用于预防。孕妇应避免接触 CMV 感染者，婴儿室发现有 CMV 感染患儿应予及时隔离以防交叉感染。临床应用丙氧鸟苷及膦甲酸治疗 CMV 有一定效果。

第三节　水痘－带状疱疹病毒

水痘－带状疱疹病毒（Varicella－herpes zoster virus，VZV）在儿童初次感染时引起水痘，恢复后病毒潜伏在体内，成年后复发引起带状疱疹，故称为水痘－带状疱疹病毒。

一、生物学性状

VZV 的生物学特性与 HSV 基本相似，但只有一个血清型。一般实验动物及鸡胚对 VZV 均不敏感。VZV 只能在人或猴成纤维细胞中增殖，并缓慢产生局灶性细胞病变，受染细胞出现嗜酸性核内包含体和形成多核巨细胞。

二、致病性与免疫性

（一）原发感染

原发感染主要表现为水痘。传染源主要是患者，通过飞沫经呼吸道传播，多在冬春季节流行。无免疫力的儿童初次感染后，约经 2 周的潜伏期，全身皮肤出现斑丘疹、水疱疹，可发展成脓疱疹。皮疹呈向心性分布，躯干比面部和四肢多。水痘病情一般较轻，偶可并发病毒性脑炎或肺炎。但在细胞免疫缺陷、白血病或长期使用免疫抑制剂的儿童可表现为重症水痘，甚至危及生命。成人首次感染 VZV 一般病情较重，常并发肺炎，病死率较高。孕妇患水痘后病情表现亦较重，可引起胎儿畸形、流产或死产。

（二）复发性感染

原发感染后，VZV 潜伏于脊髓后根神经节或颅神经的感觉神经节中。成年以后，当机体细胞免疫功能下降，以及患白血病、接受放射治疗、器官或骨髓移植时，潜伏的病毒可被激活，沿感觉神经轴突到达脊神经支配的皮肤细胞内大量增殖，发生疱疹。由于疱疹沿感觉神经支配的皮肤分布，串联成带状，故称带状疱疹。

儿童患水痘后，机体产生持久的特异性细胞免疫和体液免疫，极少再患水痘。但特异性免疫不能有效地清除潜伏于神经节中的病毒及阻止带状疱疹的发生。

三、实验诊断

水痘和带状疱疹临床症状典型，一般不依赖实验室诊断。必要时可从疱疹基底部取材，进行涂片染色，检查细胞核内嗜酸性包含体，或用免疫荧光染色法检测 VZV 抗原，进行快速诊断。

四、防治原则

对免疫力低下的儿童接种 VZV 减毒活疫苗，可以有效预防水痘的感染和流行。注射含特异性抗体的人免疫球蛋白对预防 VZV 感染有一定效果。临床使用无环鸟苷及大剂量干扰素能限制水痘和带状疱疹的发展及缓解局部症状。

第四节　EB 病毒

一、生物学性状

EB 病毒（Epstein Barr virus，EBV）的形态结构与其他疱疹病毒相似。由于 EBV 缺乏良好的体外培养系统，故不能用常规方法培养。一般用人脐血淋巴细胞，或从外周血分离的 B 淋巴细胞培养。EBV 基因组可编码多种抗原，主要有以下几种。

1. 病毒潜伏感染表达的抗原

（1）EBV 核抗原（EBNA）　所有 EBV 感染和带有 EBV 基因组的 B 淋巴细胞核内都可检出该抗原。

（2）潜伏感染膜蛋白（LMP）　LMP 是潜伏感染 B 细胞出现的膜抗原，存在于 EBV 感染和转化的 B 细胞核内。

2. 病毒增殖性感染相关的抗原

（1）EBV 早期抗原（EA）　是病毒增殖早期合成的非结构蛋白。出现 EA 是 EBV 增殖活跃，感染细胞进入溶解性周期的标志。

（2）EBV 衣壳抗原（VCA）　是病毒增殖晚期合成的结构蛋白，存在于细胞质和细胞核内。

（3）EBV 膜抗原（MA）　存在于细胞表面，属包膜糖蛋白。

二、致病性与免疫性

EBV 在人群中感染非常普遍，我国 3～5 岁儿童 EBV／VCA IgG 抗体阳性率达 90% 以上，多为隐性感染。EB 病毒的传染源主要是患者和隐性感染者，病毒主要通过唾液传播，偶见经输血传播。与 EBV 感染有关的疾病主要有三种。

（一）传染性单核细胞增多症

传染性单核细胞增多症是一种急性全身淋巴细胞增生性疾病。在青春期初次感染较大量 EBV 时发病。典型临床表现为发热、咽炎、淋巴结炎、脾肿大、肝功能紊乱，外周血液中单核细胞和异型淋巴细胞显著增多。病程可持续数周，预后较好。但严重免疫缺陷的儿童、AIDS 患者、器官移植接受者病死率较高。

（二）非洲儿童恶性淋巴瘤

发生在中非、新几内亚、南美洲等某些温热带地区，呈地方性流行。多见于 6 岁左右的儿童，好发部位为颜面、腭部。血清流行病学调查表明，在非洲儿童恶性淋巴瘤发生前，儿童已受到 EBV 的感染，所有患儿血清中 EBV 抗体的效价均显著高于正常儿童。

（三）鼻咽癌

鼻咽癌主要发生在东南亚、北非和因纽特人聚居地区，我国广东、广西、福建、湖南、江西、浙江及台湾等省（区）为鼻咽癌的高发区。多发生在 40 岁以上的中老年人。鼻咽癌的发生与 EB 病毒感染密切相关。

三、实验诊断

EBV 分离培养较困难，一般多用血清学方法作为辅助诊断。

（一）EBV 抗体的检测

EBV 抗体可用酶免疫测定法或免疫荧光法进行检测。若待测血清中 VCA－IgA 或 EA－IgA 抗体效价≥1∶5～1∶10 或效价持续上升，对鼻咽癌有辅助诊断意义。

（二）异嗜性抗体的检测

异嗜性抗体的检测主要用于传染性单核细胞增多症的辅助诊断。患者在发病早期，血清中出现 IgM 型抗体，能非特异凝集绵羊红细胞，抗体效价 >1:224 有诊断意义。

四、防治原则

预防 EBV 感染的疫苗正在研制中。

目标检测

1. 人类疱疹病毒有哪些共同特征？
2. 人类疱疹病毒主要有哪些种类，各引起什么疾病？

（贾淑平）

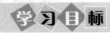

第三十章

逆转录病毒

学习目标

1. 说出AIDS的临床分期。
2. 概述HIV的传染源与传播途径及其发病机制；阐明HIV的防治原则。
3. 简述HTLV-1的传播途径与致病机制。

本章主要介绍人类免疫缺陷病毒、人类嗜 T 细胞病毒的生物学性状，致病性与免疫性，实验诊断，防治原则。

第一节　人类免疫缺陷病毒

人类免疫缺陷病毒（HIV）是获得性免疫缺陷综合征（aquired immunodeficiency syndrome，AIDS，艾滋病）的病原体。AIDS 于 1981 年由美国疾病控制与预防中心首次报道。

一、生物学性状

（一）形态结构

HIV 为球形有包膜病毒，直径为 100～120nm。电镜下可见 HIV（图 30－1）最外层为脂质双层包膜，其中嵌有两种病毒特异性糖蛋白，即 gp120 和 gp41。gp120 构成包膜表面的刺突，gp41 则形成跨膜蛋白。包膜内是内膜，由内膜蛋白 P17 构成。内膜里是由核蛋白 P24 组成的衣壳。衣壳内为病毒核心，核心由两条相同的单股正链 RNA、逆转录酶、整合酶、蛋白酶等组成。核心和衣壳共同构成圆柱状的核衣壳。

（二）培养特性

HIV 仅感染表面有 CD4 分子的细胞，只在激活的细胞中才能发生增殖性感染，故实验室常用正常人 T 细胞经植物血凝素（PHA）激活后与疑似 HIV 感染者或 AIDS 患者自身分离出的 T 细胞混合培养 2～4 周后从中分离病毒，也可用成人淋巴细胞白血病患者的 T 细胞来分离培养病毒。

（三）抵抗力

HIV 的抵抗力弱。室温保存活力 7d。HIV 对热敏感，加热 56℃、10min 可灭活液体中的 HIV。冻干血制品须加热 68℃、72h 才能确保灭活其中的 HIV。HIV 对多种消毒剂敏感，如 70％ 乙醇、0.3％ 过氧化氢、0.5％ 次氯酸钠、10％ 漂白粉、35％ 异丙醇、5％ 甲酚皂溶液等消毒 10min 即可灭活 HIV。

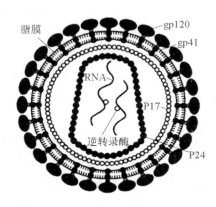

图 30 - 1　人类免疫缺陷病毒（HIV）的结构模式

（四）病毒的变异性与分型

HIV 具有高度变异性，故从同一个体可分离到生物学性状不完全相同的 HIV 毒株。根据 HIV 基因序列的差异将 HIV 分两型，即 HIV - 1 和 HIV - 2。HIV - 1 比 HIV - 2 流行范围广。

二、致病性与免疫性

（一）传染源和传播途径

HIV 携带者和 AIDS 患者均是艾滋病（AIDS）的传染源。从 HIV 感染者的血液、精液、阴道分泌物、乳汁、唾液、脑脊液等标本中均可检到病毒。HIV 的主要传播途径有三种：①性接触传播，是 HIV 的主要传播途径，性行为极易造成细微的皮肤黏膜破损，病毒即可经破损处侵入机体而感染。②血液传播，输入含 HIV 的血液、血液制品，使用被 HIV 污染的注射器等医疗器械采血、手术等操作，移植 HIV 感染者或 AIDS 患者的组织器官等均有感染 HIV 的危险。③母婴传播，已感染 HIV 的孕产妇可通过胎盘、产道、哺乳等途径传染给子代。

（二）临床表现与发病机制

1. 临床表现

从感染 HIV 到发病是一个渐进的发展过程，临床上将其分为四期。

（1）原发感染急性期（窗口期）　　HIV 感染人体后与 CD4$^+$ 细胞结合，并在细胞内大量增殖、扩散，引起病毒血症，此时从感染者的血清中可检出 HIV 抗原。患者可出现乏力、发热、头痛、盗汗、恶心、皮疹、淋巴结肿大、咽炎等非特异性症状。持续 1～2 周后，进入一个长短不等的无症状潜伏期。

（2）无症状潜伏期　　艾滋病的潜伏期长，一般是 5～15 年。病毒潜伏于细胞内以低水平持续增殖，CD4$^+$T 细胞不断死亡。此期患者外周血中 HIV 抗原含量低或检测不出，无临床症状，部分患者出现无痛性淋巴结肿大。

（3）AIDS 相关综合征期　随着潜伏病毒被激活，病毒大量复制并对机体免疫系统造成进行性损伤，患者再次出现发热、盗汗、疲乏、体重减轻、慢性腹泻及持续性淋巴结肿大等临床症状。

（4）典型艾滋病期　本期主要表现为因严重的细胞免疫缺陷导致致死性的机会感染、恶性肿瘤及中枢神经系统损害。如细菌（结核分枝杆菌）、病毒（巨细胞病毒）、原虫（弓形虫）、真菌（卡氏肺孢子菌）等引起的感染，部分患者可并发恶性肿瘤，如 Kaposi 肉瘤和恶性淋巴瘤等。此外部分病人可出现中枢神经系统疾病，如 AIDS 痴呆综合征。不经治疗的 AIDS 患者 5 年内的病死率约为 90%。

2. 发病机制

（1）HIV 对 CD4$^+$细胞的大量损害　CD4 分子是 HIV 病毒体包膜糖蛋白 gp120 的受体。HIV 进入人体后，与 CD4$^+$细胞结合，并在细胞内大量繁殖，使细胞死亡。HIV 对 CD4$^+$细胞的损害主要表现在对 CD4$^+$T 淋巴细胞的损害。HIV 可通过多种机制损害 CD4$^+$T 淋巴细胞：①CD4$^+$T 淋巴细胞融合死亡，未感染 HIV 的 T 淋巴细胞表面的 CD4 分子与受感染细胞表面的 HIV 包膜糖蛋白 gp120 结合引发细胞融合，形成多核巨细胞而死亡；②Tc 细胞的直接杀伤作用，受染的 CD4$^+$T 淋巴细胞膜上的 HIV 糖蛋白可激活细胞毒性 T 细胞的直接杀伤作用；③ADCC 作用，HIV 抗体与受染的 CD4$^+$T 淋巴细胞膜上的 HIV 糖蛋白结合后，经 ADCC 作用破坏 CD4$^+$T 淋巴细胞；④细胞的凋亡，HIV 感染诱发 CD4$^+$T 淋巴细胞的凋亡；⑤干扰作用，病毒在复制时，未整合到 CD4$^+$T 淋巴细胞染色体的病毒 DNA 对宿主细胞的正常生物合成有干扰作用，进而引发 CD4$^+$T 淋巴细胞膜的完整性和通透性的改变，导致细胞损伤而死亡；⑥诱导自身抗体产生，HIV 的包膜糖蛋白 gp41 与 T 细胞膜上的 MHC - Ⅱ类分子有同源性，故可诱导机体产生与自身细胞发生交叉反应的自身抗体，导致 T 淋巴细胞损伤。

除 CD4$^+$T 淋巴细胞外，单核 - 巨噬细胞、树突状细胞、神经胶质细胞（主要是小胶质细胞）及肠道黏膜的杯状、柱状上皮细胞等免疫细胞表面有少量 CD4 分子，HIV 也可侵犯上述 CD4$^+$细胞，影响其正常功能，尤其是免疫功能的发挥。

上述诸多因素使 HIV 感染者的 CD4$^+$细胞大量耗损，当 CD4$^+$细胞计数低于 200/mm^3 时，感染者免疫功能遭到严重破坏，导致免疫缺陷，引发各种机会性感染和继发性恶性肿瘤。

（2）病毒的免疫逃逸　HIV 能逃避机体免疫系统的打击，主要原因在于：① HIV 基因整合位于染色体时，宿主细胞可以不表达或少量表达病毒抗原，使宿主细胞长期呈"无抗原"状态；②病毒包膜蛋白的一些区段有高度变异性，致使不断出现新抗原而逃逸免疫系统的识别；③ CD4$^+$T 细胞、单核 - 巨噬细胞系统等 CD4$^+$细胞的大量耗损，使 HIV 感染者的免疫系统遭受重创，免疫功能极度低下。

（三）免疫性

HIV 感染机体后可刺激机体产生特异性抗体和效应 Tc 细胞发挥特异性免疫作用。

1. 体液免疫

在 HIV 感染后，一般 1~3 个月即可检出 HIV 抗体，其中抗 gp120 的中和抗体有一定保护性，对细胞外和细胞表面的 HIV 病毒有清除作用，急性期可降低血清中病毒抗原量；HIV 抗体不能彻底清除受染细胞内的病毒。

2. 细胞免疫

侵入细胞内的 HIV 主要依靠机体的细胞免疫将其清除，包括细胞毒性 T 细胞（CTL 或 Tc）的细胞毒反应和 NK 细胞介导的 ADCC 作用。

机体细胞免疫和体液免疫是机体抗 HIV 感染的主要机制。但无论是体液免疫还是细胞免疫都不能彻底清除有 HIV 潜伏感染的细胞。因此，一旦感染 HIV 便终生携带病毒。

三、实验诊断

（一）HIV 抗体检查

目前 HIV 感染最常用的实验室诊断方法是测定血中的 HIV 抗体。一般 HIV 感染 1~3 个月后或更长时间可检出 HIV 抗体。

（1）初筛　一般采用 ELISA、放射免疫测定法进行 HIV 感染的初筛。

（2）确认　对初筛阳性者须进行确认试验。常用的确认试验有免疫印迹试验，此法可检出针对 HIV 不同结构蛋白的抗体，一般情况下，在同时检测到两种抗体（P24、gp120）呈阳性时方可确认 HIV 感染。

（二）检测病毒核酸及抗原

（1）检测病毒核酸　用聚合酶链式反应（PCR 法）检测 HIV 的前病毒 DNA 呈阳性即确定细胞中有 HIV 潜伏感染。也可用逆转录 – PCR 检测标本中 HIV 的 RNA 以确定是否感染 HIV。

（2）检测病毒抗原　在 HIV 感染早期尚未出现 HIV 抗体时，P24 抗原就可用 ELISA 法在血中检出。

（三）病毒分离

从正常人外周血中分离淋巴细胞，用 PHA 刺激并培养 3~4d 后，接种患者的血浆、外周血单个核细胞、骨髓细胞或脑脊液等标本培养 2~4 周后，如出现不同程度的病变，尤其是检出多核巨细胞，即表明有病毒增殖，再用免疫印迹试验法检测 HIV P24 抗原、电镜下检测有无 HIV 颗粒等进行鉴定。

四、防治原则

（一）艾滋病的综合预防

由于 HIV 具有高度变异性，故目前尚无安全、有效的疫苗问世。目前主要采取综合性预防措施：①加强宣传教育，普及预防知识；②建立 HIV 感染的监测系统，掌握其流行动态；③加强国境检疫，减少艾滋病患者和 HIV 感染者的输入；④对采供血机构和血液加强监管，确保输血和血制品安全，严格消毒医疗器械，普及使用一次性注射器，以防 HIV 的医源性传播；⑤不歧视艾滋病患者与 HIV 感染者，开展对他们的关怀救助，营造支持艾滋病防治的社会环境。

（二）艾滋病的治疗

抗逆转录病毒治疗是目前广泛应用于临床的有效方法。目前临床用药主要有以下几种。

1. 逆转录酶抑制剂

逆转录酶抑制剂包括：①核苷类药物，如叠氮胸苷（AZT）、双脱氧肌苷（ddI）、拉米夫定（3TC）；②非核苷类药物，如奈韦拉平。

2. 蛋白酶抑制剂

蛋白酶抑制剂如赛克纳瓦、瑞托纳瓦、英迪纳瓦等，可抑制 HIV 蛋白水解酶，干扰病毒的成熟与装配。

3. 鸡尾酒疗法

鸡尾酒疗法是美籍华裔科学家何大一（David Ho）于 1996 年提出的对艾滋病的治疗方法。此疗法是将蛋白酶抑制剂、核苷类逆转录酶抑制剂及非核苷类逆转录酶抑制剂药物组合使用，能最大限度地抑制 HIV 的复制，从而延缓病程进展，延长患者生命。

第二节　人类嗜 T 细胞病毒

人类嗜 T 细胞病毒（HTLV）是人类 T 细胞白血病及淋巴瘤的病原体。HTLV 分 HTLV－1 和 HTLV－2 两型，两者的基因组约有 50% 同源性。

一、生物学性状

HTLV 是直径约 100nm 的球形有包膜病毒。包膜上的糖蛋白刺突能选择性地与 $CD4^+$ T 细胞结合并侵入细胞内。HTLV 的核心由两条相同单链 RNA、逆转录酶和 Gag 蛋白组成。

二、致病性与免疫性

（一）传染源与传播途径

HTLV 的传染源是患者和 HTLV 感染者。HTLV－1 和 HTLV－2 是引起人类肿瘤的逆转录病毒。HTLV 主要经血液、性行为、垂直传播。HTLV－1 是人类 T 细胞白血病的病原体，此病多发于 40 岁以上的成人，患者出现淋巴结肿大、肝脾肿大，并发高钙血症、皮肤红斑、皮疹等皮肤及神经系统受损等症状，预后不良，女性患者居多。HTLV－2 是毛细胞白血病和慢性 $CD4^+$ 细胞淋巴瘤的病原体。

（二）致病机制

HTLV－1 可使受染的 T 细胞大量分泌 IL－2，过量的 IL－2 使 $CD4^+$ T 细胞大量增殖、转化、癌变，最终发展为 T 细胞白血病。HTLV－2 的致病机制尚不明确。

（三）免疫性

HTLV－1 感染机体后，受染者血清中可出现 HTLV－1 抗体，但抗体产生后导致 HTLV－1 抗原表达减少，进而影响细胞免疫清除受染细胞的作用。

三、实验诊断

（一）抗体检测

检测 HTLV 特异性抗体的常用方法有：ELISA、间接免疫荧光法。

（二）病毒分离与鉴定

采集患者外周血分离淋巴细胞，经 PHA 刺激，加入含 IL－2 的营养液培养 3～6 周，对细胞培养物上清液检测，呈逆转录酶活性阳性的标本需电镜观察有无 C 型病毒颗粒，并用 HTLV 单抗或 HTLV 免疫血清做病毒鉴定。

四、防治原则

目前尚未研发出有效的 HTLV 疫苗，故对 HTLV 感染无特异的防治措施，可采用 IFN－α 和逆转录酶抑制剂等药物进行治疗。

目标检测

1. 概述 HIV 的发病机制，简述艾滋病（AIDS）的防治原则。
2. 简述 HTLV－1 的传播途径与致病机制。

（赵萍）

第三十一章

其他病毒与朊粒

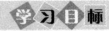
本章主要介绍虫媒病毒、出血热病毒、狂犬病病毒、人乳头瘤病毒、朊粒的生物学性状，致病性与免疫性，实验诊断及防治原则。

第一节　虫媒病毒

虫媒病毒是一大类能在节肢动物体内增殖，并通过蚊、蜱等吸血节肢动物叮咬而传播疾病的病毒，也称节肢动物媒介病毒。虫媒病毒种类繁多，其中对人具有致病性的约 128 种。在我国流行的虫媒病毒主要有流行性乙型脑炎病毒、登革病毒和森林脑炎病毒。

一、流行性乙型脑炎病毒

流行性乙型脑炎病毒（Epidemic type B encephalitis virus）简称乙脑病毒，是流行性乙型脑炎（乙脑）的病原体。该病毒主要侵犯中枢神经系统，病死率高，患者病愈后易留下不同程度的后遗症，多发生于儿童。

（一）生物学性状

乙脑病毒呈球形，直径约 40nm。核心为单股正链 RNA，衣壳呈二十面体对称，有包膜。病毒包膜表面刺突为血凝素，是病毒的主要抗原。该病毒免疫原性稳定，很少发生变异，只有 1 个血清型，因此，疫苗预防接种后可得到较好的免疫保护作用。病毒在动物、鸡胚及组织细胞中均可增殖。

乙脑病毒抵抗力弱。对热敏感，56℃、30min 或 100℃、2min 可被灭活。乙醚、1∶1000 去氧胆酸钠以及常用消毒剂均可灭活病毒。

（二）致病性与免疫性

1. 传染源和传播媒介

乙脑是我国夏秋季流行的主要传染病之一，除西藏、新疆和青海外，全国各地均有病例发生。乙脑病毒的传播媒介主要是三带喙库蚊。蚊也是重要的储存宿主，蚊子可携带病毒越冬，并可经卵传给子代蚊子。在自然情况下，病毒通过蚊子叮咬猪、牛、羊、马等家畜（其中主要是幼猪）和家禽，在动物间传播。当带病毒的蚊虫叮咬人时可引起人体感染。

2. 致病性

人体感染流行性乙型脑炎病毒后，绝大多数表现为隐性感染或仅出现轻微症状，只有少数病例发生脑炎。病毒侵入人体后，首先在皮下毛细血管内皮细胞和局部淋巴结等部位增殖，随后病毒入血，产生第一次病毒血症，患者可出现发热等症状，一般持续 3~7d 后好转。少数患者，病毒随血流播散至肝、脾、淋巴结等处的单核－巨噬细胞中继续增殖，并再次入血，引起第二次病毒血症，患者出现发热、畏寒、头痛、全身不适等症状。绝大多数患者的病情不再继续发展，即成顿挫感染，数日后可自愈。极少数患者（约 0.1%）因机体免疫力低下，病毒可突破血、脑屏障，进入脑组织损伤脑实质及脑膜，临床表现为高热、剧烈头痛、频繁呕吐、惊厥或昏迷等中枢神经症状，病死率高达 10%~30%。部分患者恢复后可有失语、精神障碍、运动障碍等严重后遗症。

3. 免疫性

机体感染流行性乙型脑炎病毒后可获得牢固免疫力。其中 IgM 抗体和 IgG 抗体可中和病毒，防止病毒的扩散，完整的血－脑屏障和细胞免疫对控制感染也起到十分重要的作用。

（三）实验诊断

乙脑早期快速诊断是检测患者血清或脑脊液中的特异性抗体，主要采用血凝抑制试验、ELISA 或乳胶凝集试验等方法，通常取急性期和恢复期双份血清进行检测，若恢复期血清抗体效价比急性期增高达 4 倍或 4 倍以上，有辅助诊断价值。

（四）防治原则

防蚊、灭蚊和预防接种是预防乙脑的关键。通过清除蚊虫的孳生场所，改善环境卫生条件等方式来控制蚊虫等传播媒介的数量。对易感人群（重点是 9 个月至 10 岁的儿童）接种乙脑灭活疫苗可有效预防感染，我国已研制成功的减毒活疫苗具有安全、价廉、免疫效果好的特点，正在逐渐取代灭活疫苗。在流行季节，对猪等家畜进行疫苗接种，也可降低人群的发病率。

二、登革病毒

登革病毒（Dengue virus）是由伊蚊传播，引起登革热、登革出血热和登革休克综合征的病原体。这些疾病广泛流行于热带和亚热带地区，是一种发病多、分布广、危害较大的人类传染病。我国在广东佛山于 1978 年首次发现本病，之后在海南、广东、广西和台湾等地均有小规模流行或散发。

该病毒形态结构与乙脑病毒相似，略小，为 17～25nm。根据抗原性不同，登革病毒分为 1～4 个血清型，其中 2 型传染最广泛。该病毒对热、紫外线等敏感，56℃、30min 可灭活，丙酮、乙醇、1% 碘酒、2% 戊二醛、3% 过氧化氢等脂溶剂和消毒剂均可灭活。

伊蚊是登革病毒的传播媒介，人和猴是自然宿主。病毒通过蚊子叮咬进入人体后，先在毛细血管内皮细胞和单核细胞内增殖，后经血流播散形成病毒血症，引起登革热、登革出血热或登革-休克综合征。

登革病毒感染多为隐性感染。普通登革热的主要临床表现为发热、畏寒、剧烈头痛、疲乏、恶心、呕吐、肌肉痛、骨和关节酸痛，伴有轻微的皮肤出血点。登革出血热或登革热-休克综合征病情较重，除了登革热的症状外，还伴有明显皮肤和黏膜出血、血小板减少、循环衰竭、血压降低和休克等症状。

登革病毒感染的免疫主要以体液免疫为主，可产生同型免疫抗体并可保持终身。

防蚊灭蚊是控制登革病毒感染的重要措施。目前登革疫苗正在研究中，现无特效药物用于登革病毒感染的治疗。

三、森林脑炎病毒

森林脑炎病毒（Forest encephalitis virus）首先于 1934 年在俄罗斯远东地区发现，故又名俄罗斯春夏型脑炎病毒，是森林脑炎的病原体。该病毒由蜱传播，侵犯中枢神经系统，临床上以发热、神经系统症状为特征。森林脑炎属于自然疫源性疾病，以春、夏季发病为主，在我国东北和西北的一些林区也有发生。

该病毒呈球形，大小为 30～40nm，包膜上有血凝素糖蛋白。小鼠对该病毒的易感性最高，脑内接种 4～5d 后即可发生脑炎致死。

蜱是森林脑炎病毒的主要传播媒介，亦是长期储存宿主。病毒在蜱体内增殖，并经蜱卵传代。在自然情况下，病毒通过蜱叮咬，在森林中松鼠、刺猬和野鸟等动物之间传播。当易感人群进入林区，被蜱叮咬而感染。此外，病毒亦可通过胃肠道传播。人被病毒感染后，经 10～14d 潜伏期，突然发病，出现高热、头痛、恶心、呕吐，颈项强直，继之出现昏睡、肢体弛缓性麻痹等症状。病死率高达 30%。病后部分患者残留有后遗症。感染后可获持久免疫力。

预防应以灭蜱、防蜱叮咬为重点，林区工作人员应做好个人防护，接种灭活疫苗是有效的预防措施。

第二节　出血热病毒

出血热病毒是指由节肢动物或啮齿类动物等传播，引起以出血、发热为主要临床症状的一群病毒的总称。我国已发现的出血热病毒主要有汉坦病毒（Hantaan virus）和新疆出血热病毒等。近年在非洲流行的出血热，主要由埃博拉病毒（Ebola virus）引起，该病由于发病快、传播迅速、病情严重和死亡率高而受到世界各国的关注。

一、汉坦病毒

汉坦病毒是 1978 年在韩国汉坦河附近疫区黑线姬鼠的组织中分离出，因而被命名为汉坦病毒。汉坦病毒可引起肾综合征出血热（HFRS）和汉坦病毒肺综合征（HPS）。其中，汉坦病毒肾综合征出血热主要流行于欧亚大陆，我国是该病危害最严重的国家，全球约 90% 的病例发生在我国，习惯上又称为流行性出血热。

（一）生物学性状

汉坦病毒呈球形或卵圆形，大小约为 122nm，核酸为单负股 RNA。易感动物有黑线姬鼠、大林姬鼠、东方田鼠等。

根据免疫原性不同，可将汉坦病毒分为 10 个血清型，我国流行的有由黑线姬鼠传播的 I 型病毒和褐家鼠传播的 II 型病毒。

汉坦病毒对多种脂溶剂敏感，对热、酸的抵抗力弱，60℃、60min 可被灭活，在 pH 3.0 以下的溶液中很快被灭活。在 4～20℃较稳定，可较长时间维持其感染性。

（二）致病性与免疫性

在我国，汉坦病毒的传染源为鼠类，流行有明显的季节性和地方性，这主要与鼠类的分布和活动有关。病毒在鼠体内增殖后，随尿液、唾液、呼吸道分泌物及粪便等排出体外，经呼吸道、消化道或直接接触等方式感染人和动物。病毒进入人体经 1～2 周潜伏期后，急性发病。

汉坦病毒肾综合征出血热以发热、出血及肾损害为主。发病初期，患者眼结膜、咽部、软腭等处充血，常伴有"三痛"（头痛、眼眶痛、腰痛）和"三红"（面、颈、上胸部潮红），几天后病情加重，出现多脏器出血及肾衰竭。典型的临床表现可分为发热期、低血压期、少尿期、多尿期及恢复期五个阶段。

汉坦病毒肺综合征是以非心源性肺水肿和高病死率为特征的急性呼吸衰竭，重症者 3～7d 死亡，病愈后无后遗症。

病毒感染后可产生 IgM 和 IgG，其中 IgG 可持续多年，使机体获得持久免疫力，再次感染发病者极少。

（三）实验诊断

实验诊断主要是进行血清学诊断检测病毒特异性抗体。取患者早期及恢复期双份血清，用 IFA、ELISA 等方法，如恢复期 IgG 抗体效价比急性期增高 4 倍或以上，或单份血清 IgM 阳性，即有诊断意义。

（四）防治原则

加强防鼠、灭鼠工作，改善环境卫生、食品卫生和加强个人防护，避免感染。对疫区进行疫情监测。早期抗病毒治疗可选用干扰素、利巴韦林（病毒唑）等药物减轻病情，降低病死率。我国应用金地鼠和汉坦沙鼠灭活疫苗进行预防接种，可使机体产生较高的中和抗体，保护率达 90% 以上。

二、新疆出血热病毒

新疆出血热病毒是 1966 年首次从我国新疆塔里木盆地出血热患者血液、尸体脏器及硬蜱中分离出的一种 RNA 病毒，主要经蜱传播，引起新疆出血热。

新疆出血热病毒颗粒呈球形，直径为 90～120nm，有包膜，核酸为单负链 RNA。该病毒的形态、结构、培养特性和抵抗力与汉坦病毒相似。

新疆出血热是一种自然疫源性疾病，主要分布于荒漠、牧场，我国主要见于新疆，有严格的地区性和明显的季节性。野生啮齿类动物和家畜（如羊、牛、马和骆驼等）是病毒主要的自然宿主和传染源，硬蜱是传播媒介和储存宿主，病毒在蜱体内增殖并可经蜱卵传给子代。人因被带病毒的硬蜱叮咬或通过破损皮肤与带毒动物直接接触而感染。病毒进入人体后，经 5～7d 潜伏期，出现以发热和出血为主的临床表现，一般无明显肾功能损伤。人感染该病毒后可获得持久免疫力。

防治原则主要包括防蜱叮咬，对患者的分泌物和排泄物等要消毒处理，医务人员要加强自我防护，防止感染，疫区人群可接种新疆出血热灭活疫苗。

三、埃博拉病毒

埃博拉病毒（Ebola virus）可引起埃博拉出血热，该病最早于 1976 年发生于非洲的苏丹和扎伊尔，是世界上最致命的病毒性出血热，病死率为 50%～90%，已造成 10 次具有规模的暴发流行。这一病毒杀手已受到世界卫生组织的高度重视。

埃博拉病毒呈长丝状（图 31－1），直径约 80nm，核酸为单股负链 RNA，外有包膜。埃博拉病毒在常温下稳定，56℃不能完全灭活，对化学药品敏感，乙醚、去氧胆酸钠等消毒剂可灭活。

埃博拉出血热是一种自然疫源性疾病。病毒在猴群中传播，可通过猴传给人，并在人群间传播和流行。埃博拉病毒主要通过体液，如汗液、唾液或血液经密切接触传播。发病时表现为流感样综合征，如发热、肌肉痛等，4～5d 后出现口腔、鼻、结膜、胃肠道、阴道及皮肤等处严重出血，伴有腹泻、呕吐。严重出血可导致患者休克、肝肾功能衰竭，甚至死亡。

埃博拉病毒是高度危险的病原体，因此，医护人员在治疗、护理患者的过程中，应注意做好严密防

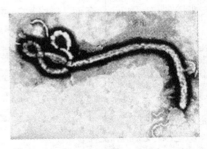

图 31－1　埃博拉病毒

护，避免与患者的分泌物、排泄物或血液直接接触。对患者的分泌物和排泄物要严格处理。病毒的分离与鉴定必须在专门的实验设施内进行。

该病毒尚无特效的预防和治疗方法，治疗以支持及对症治疗为主。对感染者应实行隔离。

第三节　狂犬病病毒

狂犬病病毒（Rabies virus）是狂犬病的病原体。狂犬病是病死率最高的传染病，一旦发病，病死率几乎达 100%。全世界每年因狂犬病死亡的人数达 5 万多，我国也是狂犬病严重流行的国家。近年来，随着饲养宠物成为都市人的流行风尚，狂犬病的发

病率呈明显上升趋势，应引起高度重视。

一、生物学性状

狂犬病病毒外形似子弹状，大小为 75nm × 180nm，核酸为单股负链 RNA。核衣壳为螺旋对称型，外有包膜，包膜上有许多糖蛋白刺突，与病毒的抗原性和毒力等有关。

狂犬病病毒对神经组织有较强的亲嗜性，在易感动物（如犬、狼、狐狸、猫、蝙蝠等）或人的中枢神经细胞（主要是大脑海马回的锥体细胞）中增殖时，可以在细胞质内形成一个或多个、圆形或椭圆形的嗜酸性包含体，称内基小体（Negri body），对狂犬病诊断很有价值（图 31 - 2）。

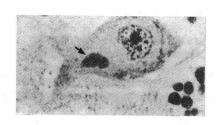

图 31 - 2　狂犬病病毒内基小体

狂犬病病毒可以发生毒力变异。从自然感染的动物体内分离到的病毒，毒力强，称野毒株或街毒株。野毒株在家兔脑内连续传代 50 代左右，对人或犬的致病力明显减弱，脑外接种后不侵入脑组织，这种变异的病毒株被称为固定毒株，可用以制备疫苗。

狂犬病病毒对外界抵抗力不强。紫外线和日光可迅速灭活病毒，对干燥抵抗力弱，加热 100℃、2min 即失去活力。病毒易被强酸、强碱、甲醛、乙醇、碘酊、乙醚等灭活。肥皂水、去垢剂等亦有灭活病毒的作用。但脑组织内的病毒，在室温下，可保持传染性 1～2 周，在 4℃ 以下可存活数月，在冰冻干燥下可保存数年。

二、致病性与免疫性

狂犬病病毒主要在多种野生动物及家畜中传播，我国狂犬病的传染源主要是病犬。人因被携带狂犬病病毒的犬咬伤，也可因被犬挠抓、舔舐皮肤或黏膜破损处而感染。

病毒从咬伤部位侵入后，首先在伤口附近横纹肌细胞内缓慢增殖，4～6d 或更长时间后侵入周围神经，进而沿传入神经迅速上行到达中枢神经系统，主要侵犯脑干及小脑等处的神经元，引起脑和脊髓广泛性病理损伤。随后病毒又沿传出神经侵入唾液腺和其他组织，如眼、舌、皮肤、心脏、肾、肺等。

人体感染狂犬病病毒后，潜伏期通常为 1～3 个月，但亦有短至 1 周或长达十几年才出现症状者，潜伏期长短取决于年龄、伤口部位、伤口深浅、病毒数量及毒力，发病率为 30%～80%。狂犬病的典型临床表现可分为三期：① 前驱期，大多数患者有低热、食欲缺乏、恶心、头痛、乏力、周身不适等症状，继而出现恐惧不安、流涎，咬伤部位有麻、痒、痛及蚁爬感；②兴奋期，患者进入高度兴奋状态，表现为极度恐惧、烦躁、恐声、恐光、恐水等症状，尤其是对水的恐惧，患者吞咽或饮水时，甚至流水声或谈及水时，都可引起严重咽喉肌痉挛，故又称"恐水症"；③麻痹期：兴奋期后，患者转入麻痹期，痉挛停止，患者渐趋安静，进入全身迟缓性麻痹，最后因昏迷、呼吸麻痹和循环衰竭而死亡，病死率几乎100%。

三、实验诊断

人被犬或其他动物咬伤后，应立即将动物捕获并隔离观察7~10d，如动物不发病，一般认为该动物未患狂犬病或咬人时其唾液中不含狂犬病病毒。若观察期间动物发病，可将其杀死，取脑组织制成切片，检查组织中的内基小体，或用免疫荧光法检查病毒抗原。

对狂犬病患者可用免疫荧光法等技术，检测其唾液、分泌物、尿沉渣、角膜印片等标本中的病毒抗原。也可用逆转录PCR法检测标本中的狂犬病病毒RNA。

四、防治原则

捕杀野犬，加强家犬管理，对家犬注射犬用疫苗是预防狂犬病的主要措施。人被动物咬伤或抓伤后，立即对伤口用20%肥皂水、0.1%苯扎溴铵（新洁尔灭）或清水进行反复彻底清洗，再用碘酒及70%乙醇擦洗。对严重咬伤者，在使用疫苗前注射高效价抗狂犬病病毒血清（40IU/kg），一半剂量在伤口周围浸润注射，另一半做肌内注射，注射前应做皮试。

狂犬病的潜伏期一般较长，人被动物咬伤后应及时接种狂犬病疫苗。目前我国使用的是灭活疫苗，分别于第1、3、7、14、28天各肌内注射1ml，免疫后可获得良好的免疫效果。另外，对可能接触病毒的危险人员（如兽医、动物管理人员、野外工作者和医务人员）也应定期接种狂犬病疫苗。

第四节 人乳头瘤病毒

人乳头瘤病毒（Human papillomavirus，HPV）属乳头瘤病毒属，主要侵犯人的皮肤和黏膜上皮细胞，导致不同程度的增生性病变，引起疣和良性纤维乳头瘤，某些型别还可引起组织发生癌变。

HPV呈球形，直径为50~55nm，衣壳为二十面体立体对称，无包膜。病毒核酸为双股环状DNA。

HPV传播途径主要是直接接触感染者的病损部位或间接接触被病毒污染的物品。生殖器感染主要通过性接触传播，新生儿可在通过产道分娩时被感染。

HPV具有宿主和组织的特异性，人是HPV惟一的自然宿主。感染后病毒仅停留于局部皮肤和黏膜上皮细胞中，不产生病毒血症。

HPV对皮肤和黏膜上皮细胞有高度的亲嗜性。根据感染部位不同，可将HPV分为嗜皮肤性和嗜黏膜性两大类，前者主要感染皮肤，引起各种类型的疣，如寻常疣、跖疣、扁平疣等；后者主要感染生殖道和呼吸道黏膜，引起生殖器尖锐湿疣、喉乳头瘤等。近年研究发现，HPV还与子宫颈癌的发生密切相关，如HPV16、18型。

加强性安全教育和社会管理，对于控制感染、减少生殖器疣和子宫颈癌的发生有重要意义。HPV 疫苗可分为预防性疫苗和治疗性疫苗两大类。目前，世界上已获准上市的 HPV 预防性疫苗有两种：一种是由美国食品药品管理局（FDA）2006 年 6 月批准默克（Merck）公司开发生产的 HPV 疫苗 Gardasil（中文，加德西），为四价疫苗，包含 HPV16、18、11、6 的 VLPs，单一铝盐为佐剂，是世界上第一个肿瘤疫苗；另一种是由英国葛兰素史克公司（Glaxo Smith Kline，GSK）开发生产的 HPV 疫苗 Cervarix，包含 HPV16 和 HPV18 的 VLPs 双价疫苗。疫苗只对 HPV16 及 HPV18 及相应型别感染阴性的人群有预防相应 HPV 感染及相关的肿瘤的作用，对其他高危型 HPV 的感染及癌前病变几乎没有预防作用，所以接种 HPV 疫苗不能完全代替子宫颈癌筛查，目前子宫颈癌筛查仍是预防子宫颈癌的有效手段。治疗性疫苗正在研制中。此外，各种疣的治疗可采用局部疗法，如涂 5%5 - 氟尿嘧啶，也可用冷冻、电灼、激光或手术等疗法去除疣体，但常复发。

第五节 朊 粒

朊粒（prion）又称传染性蛋白粒子或朊病毒，其本质是由正常细胞基因编码的、结构异常的蛋白质，称为朊蛋白（prion protein，PrP），不含核酸。美国学者史坦利 - 希鲁希纳（Stanley B. Prusiner）首先提出朊粒是人和动物传染性海绵状脑病（transmissible spongiform encephalopathy，TSE）的病原体，对朊粒的生物学特性及其与 TSE 的关系进行了大量的研究，并于 1997 年荣获诺贝尔生理学或医学奖。TSE 是一类累及人和动物中枢神经系统的退行性脑病，其潜伏期长，病死率达 100%。常见的动物 TSE 有疯牛病（mad cow disease）、羊瘙痒病（scrapie of sheep and goat），人类 TSE 有库鲁病（kuru disease）和克 - 雅病（Creutzfeldt - Jakob disease，CJD）。

一、生物学性状

朊粒无病毒典型结构，是一种抗蛋白酶消化作用的疏水性糖蛋白多聚体，分子量为 27 000～30 000，故又称为 PrP 27 - 30。通过研究，证实宿主体内的 PrP 27 - 30 有两种，它们的一级结构相似，但三维结构却不同（图 31 - 3）。一种称为细胞朊蛋白

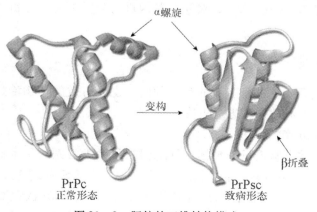

图 31 - 3 朊粒的三维结构模式

（cellular PrP，PrPc），其三维结构具有 4 个 α 螺旋结构，无 β 折叠，对蛋白酶 K 敏感，为正常的基因产物，存在于正常组织和感染动物组织中，是神经元普遍表达的糖蛋白，功能尚不清楚；另一种称为羊瘙痒病朊蛋白（scrapie PrP，PrPsc），其三维结构中有 2 个 α 螺旋及 4 个 β 折叠，对蛋白酶 K 有抗性，仅存在于感染动物的组织中，与致病和传染有关。

研究已证明人类 PrP 基因位于第 20 号染色体的短臂上，PrP 基因编码产生的 PrPc 可转变成 PrPsc，但其确切机制尚不清楚。

朊粒对理化因素抵抗力很强，对甲醛、乙醇、蛋白酶、酸碱、热（80℃）、电离辐射及紫外线有很强的抗性，而对酚类、乙醚、丙酮、强去污剂和漂白剂等敏感。

二、致病性与免疫性

PrPsc 致病机制尚未完全阐明，已知朊粒导致的人和动物疾病有库鲁病（震颤病）、克-雅病及其变种（variant CJD，v-CJD）、格斯特曼-斯召斯列综合征（Cerstmann-Straussler syndrome，GSS）、羊瘙痒病、牛海绵状脑病（bovine spongiform encephalopathy，BSE）或疯牛病、水貂传染性脑病（transmissible mink encephalopathy，TME）和鹿慢性消瘦症（chronic wasting disease of deer，CWD）等。这些疾病的共同特点为潜伏期长，可达数月至数年甚至数十年，一旦发病呈慢性进行性发展，最终以死亡告终。而且病变部位只发生在中枢神经系统，而不累及其他器官，其病理学特征是脑皮质神经元的退行性病变、空泡变性，星状（小胶质）细胞高度增生，脑皮质疏松呈海绵状，并有淀粉样斑块形成，脑组织中无炎症反应。临床表现主要为痴呆、共济失调、震颤和癫痫等，不能诱导机体产生特异性免疫应答。

三、实验诊断

免疫组化技术是目前确认该病的有效、简单而敏感的诊断方法。取疑似患者的脑组织或非神经组织切片，经处理使其感染性消失并破坏 PrPc，再用单克隆抗体检测 PrPsc。

另一种简单而敏感的诊断方法是用蛋白印迹（Western blotting）检测 PrPsc。还可从患者外周血白细胞中提取 DNA，对朊粒基因进行分子遗传学分析，协助诊断家族性 CJD 患者。

四、防治原则

迄今对朊粒既无疫苗进行有效的免疫预防，也无有效的药物治疗。目前只能针对该病的传播途径采取有效措施进行防治。

1. 医源性 prion 病的预防

要防止经献血或器官捐献而传播；杜绝因外科手术污染的手术器械和医疗用品灭菌不彻底引起的医源性感染。手术器械须用 1mol/L NaOH 处理 1h，或清洗后再进行 121.3℃、1h 高压灭菌；对带有 PrPsc 的提取液、血液等用 5% 次氯酸钠溶液或 10% 漂白粉溶液处理 2h 以上，使其失去感染性。医护人员应严格遵守安全规程，加强防范意识，注意自我保护。

2. BSE 及 v – CJD 的预防

从有 BSE 的国家进口活牛（包括胚胎）及其制品，必须严格地进行特殊检疫及全面追踪调查以加强监测，防止输入性感染。禁止用牛、羊等反刍动物的骨肉粉作为饲料添加剂喂养牛、羊等动物，以防止病原因子进入食物链。

目标检测

1．简述乙脑病毒的传染源、传播媒介、感染类型与预防原则。

2．肾综合征出血热病毒的传染源、传播媒介、所致疾病及预防措施分别是什么？

3．人被犬咬伤后应采取哪些预防措施以防止发生狂犬病，对咬人动物应作何处理？

4．叙述朊粒所致疾病的特点。

（钟民涛）

第三十二章

真 菌

1. 说出真菌的主要生物学特性。
2. 简述人工培养真菌的条件以及真菌的致病性，描述真菌的菌落特征。
3. 说出临床真菌标本的采集种类，详述采集真菌标本的注意事项。
4. 说出常见病原性真菌的种类及所致疾病，简述真菌感染的预防措施。

本章主要介绍真菌的主要生物学特性、病原性真菌及真菌感染的诊断与防治。

第一节 真菌概述

真菌（fungus）属真核细胞型微生物，有细胞壁和典型细胞核结构，但不含叶绿素，无根、茎、叶的分化，能进行无性或有性繁殖。真菌在自然界分布广，种类多，约 10 余万种，其中多数对人类有益，危害人类、引起疾病的仅数百种。近些年来，真菌感染呈明显上升趋势。

一、生物学性状

（一）形态与结构
真菌的形态多样，大小差异很大。真菌分为单细胞真菌和多细胞真菌两类。

1. 单细胞真菌

单细胞真菌呈圆形或椭圆形，形态较简单，包括酵母型真菌和类酵母型真菌。前者不产生菌丝，其菌落与细菌菌落相似；后者可形成假菌丝。单细胞真菌以出芽方式繁殖。

2. 多细胞真菌

多细胞真菌由菌丝（hypha）和孢子（spore）两部分组成，此类真菌又称为丝状真菌或霉菌。各种丝状真菌的菌丝和孢子的形态差异是鉴定真菌的重要标志。

少数真菌由于环境条件的改变，可出现两种形态的互变，此类真菌被称之为二相型真菌。这种相之间的转换与真菌的致病性密切相关。

（1）菌丝 成熟的孢子先萌生出嫩芽称为芽管，再由芽管逐渐延长呈丝状称为菌丝，直径约 5～6。菌丝上可长出许多分枝，彼此交织成团，称为菌丝体。根据菌丝的形态结构、功能的不同，可对其进行分类。按菌丝功能的差异分为：营养菌丝、气生菌丝、生殖菌丝。按菌丝结构的不同分为：有隔菌丝、无隔菌丝（图 32 - 1）；按菌丝形状的特点分为：螺旋状菌丝、球拍状菌丝、鹿角状菌丝、破梳状菌丝（图 32 - 2）等。菌丝的形态有助于真菌的鉴别。

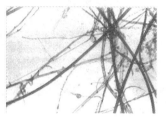

无隔菌丝　　　　　　　　　　有隔菌丝

图 32 - 1　无隔菌丝与有隔菌丝

螺旋状菌丝　　球拍状菌丝　　结节状菌丝　　鹿角状菌丝　　破梳状菌丝　　关节状菌丝

图 32 - 2　菌丝形态示意

（2）孢子 孢子是真菌的繁殖体，由生殖菌丝产生。真菌孢子与细菌芽孢不同，其抵抗力不强，加热 60～70℃、1h 即可将其杀死。孢子可分为有性孢子和无性孢子，孢子的特征有助于真菌的鉴别。

①无性孢子 是指不经过两性细胞的结合，由菌丝上的细胞分化或出芽形成的孢子。大多数病原性真菌产生的孢子属无性孢子。无性孢子依其形态的不同可分为三类：分生孢子、孢子囊孢子、叶状孢子（图 32 - 3）。

分生孢子是真菌中最常见的一种无性孢子，由生殖菌丝末端及其分枝上的细胞分裂或收缩形成，也可从菌丝侧面出芽形成。分生孢子依其形态的差异可分为大分生孢子和小分生孢子。大分生孢子由多个细胞构成，体积较大，形状多呈梭形或棒状；小分生孢子由单个细胞构成，体积小，形态有球形、梨形等。

孢子囊孢子由菌丝末端膨大形成一囊状结构，内含许多孢子，称之为孢子囊孢子。

叶状孢子是在菌丝内直接形成的孢子，包括芽生孢子、关节孢子、厚膜孢子。

②有性孢子 由同一菌体或不同菌体上的两个细胞或性器官融合，经减数分裂形成的孢子。大多数非致病性真菌形成的孢子为有性孢子。有性孢子常常是真菌在特定的自然条件下形成的用来渡过不良环境的休眠体，主要有卵孢子、接合孢子、子囊孢子和担孢子四种（图 32 - 4）。

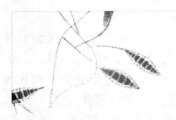

大分生孢子

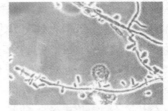

小分生孢子

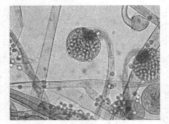

孢子囊孢子

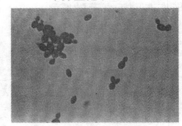

芽生孢子

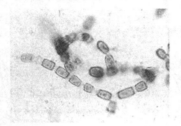

关节孢子

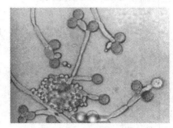

厚膜孢子

图 32 - 3　真菌无性孢子形态

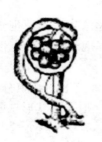

卵孢子

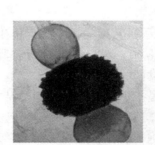

接合孢子

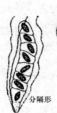

球形

具柄宽卵形

棍棒形

分隔形

圆筒形

子囊孢子

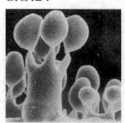

担孢子

图 32 - 4　真菌有性孢子的种类

（二）繁殖与培养特性

1. 繁殖

真菌的繁殖分为无性繁殖和有性繁殖两种。

（1）无性繁殖 不经过两个异性细胞的融合而形成新个体的繁殖方式称为无性繁殖，它是真菌的主要繁殖方式。无性繁殖主要有四种形式：①芽生，在成熟细胞的细胞壁先长出一个小突起称为芽体，当芽体逐渐长大到与母细胞相仿时，脱离母细胞成为一个新的个体，此繁殖方式多见于酵母型真菌和类酵母型真菌；②裂殖，裂殖过程与细胞分裂方式相似；③隔殖，在分生孢子梗的某段落形成隔膜后，原生质浓缩形成一个新孢子，新孢子可再独立繁殖；④断裂增殖，菌丝的碎片或截段在适宜的环境下可发育成新的个体，称为断裂增殖。

（2）有性繁殖 经过两个异性细胞的融合形成新个体的繁殖方式称为有性繁殖。有性繁殖过程分三个阶段：①质配阶段，即两个细胞原生质结合的过程；②核配阶段，两个细胞核融合在一起的过程；③减数分裂阶段，即二倍体的核进行减数分裂形成单倍体的过程。

2. 培养特性

（1）培养条件 真菌对外界环境适应力强，对营养要求不高。常用沙保弱（Sabouraud）培养基。真菌的最适培养温度为 20～28℃，但深部感染真菌在 37℃ 左右时生长良好；pH 4～6 之间适合真菌生长；在潮湿、需氧的环境条件下真菌生长较好。多数病原性真菌生长速度缓慢，一般需 7d 以上才出现典型菌落，因此常在培养基中加氯霉素等抗生素以抑制细菌的生长。

（2）菌落特征 在沙保弱培养基上真菌的菌落有三种类型（图 32－5）。①酵母型菌落：是单细胞真菌的菌落形式，菌落湿润、光滑、柔软且致密，如隐球菌菌落属此类型；②类酵母型菌落：是单细胞真菌的菌落形式，在外观上与酵母型菌落相似，但在显微镜下可见伸入培养基中生长的假菌丝，如白假丝酵母菌；③丝状菌落：是大多数多细胞真菌的菌落形式，由许多菌丝体组成，菌落大、疏松、干燥，呈绒毛状、棉絮状或粉末状等，菌落可呈红、黄、绿、黑、白、灰等不同的颜色，如毛癣菌菌落。丝状菌落的特征是鉴定真菌的重要依据。

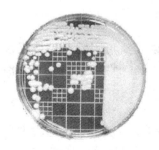
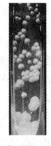
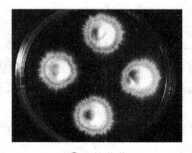

①酵母型菌落 　　　　②类酵母型菌落 　　　　③丝状菌落
（新生隐球菌菌落）　　（白假丝酵母菌菌落）　　（毛癣菌菌落）

图 32－5 真菌菌落类型

（三）变异性与抵抗力

1. 变异性

真菌易发生变异。在人工培养基中经多次传代或培养时间过长时，真菌可出现形态、结构、毒力、色素等的改变。

2. 抵抗力

真菌对干燥、紫外线及常用消毒剂有强抵抗力，但对 2% 石炭酸、10% 甲醛、0.1% 升汞、2.5% 碘酊较敏感；对热抵抗力不强，真菌菌丝与孢子 60℃、1h 即可被杀死；对灰黄霉素、制霉菌素、酮康唑、两性霉素 B 等药物敏感，但对其他抗生素不敏感。

二、致病性与免疫性

（一）致病性

1. 致病性真菌感染

致病性真菌感染属外源性真菌感染。根据感染部位的不同可分为浅部致病性真菌感染和深部致病性真菌感染。浅部感染的真菌具有嗜角质性，产生角蛋白酶，水解角蛋白，如皮肤癣菌，此类真菌在皮肤局部大量繁殖时的机械刺激和代谢产物的毒性作用可引起局部炎症和病变。深部感染的真菌可在吞噬细胞内繁殖，从而抑制机体的免疫反应，引起组织慢性肉芽肿或组织溃疡坏死。深部致病性真菌感染后多数症状不明显，且有自愈倾向。

2. 条件致病性真菌感染

条件致病性真菌感染属内源性真菌感染，常见的有白假丝酵母菌、新生隐球菌、卡氏肺孢子菌等。条件致病性真菌致病性弱，只有在机体免疫力降低或菌群失调时才引起感染，如免疫缺陷病患者，长期使用广谱抗生素、免疫抑制剂的患者，接受放射治疗的肿瘤患者等易继发此类真菌感染。

3. 真菌超敏反应性疾病

真菌的菌丝、孢子或其他成分经接触皮肤、黏膜或经呼吸道、消化道进入机体，引起哮喘、过敏性鼻炎、接触性皮炎、荨麻疹等超敏反应。引起超敏反应的真菌主要有青霉菌、曲霉菌等。

4. 真菌性中毒症

有些真菌可在粮食、饲料上生长并产生毒素，人、畜误食后可引起急性或慢性中毒称为真菌中毒症，可使肝、肾、血液、神经系统等受损。真菌性中毒症与细菌性食物中毒不同，它不具传染性，但有明显的地域性和季节性。

5. 真菌毒素与肿瘤

早在 1961 年，有人便研究发现有些真菌毒素与肿瘤的发生有关，如黄曲霉产生的黄曲霉毒素致癌作用非常强，人误食含黄曲霉毒素的粮食可诱发肝癌。1993 年，世界卫生组织的国际癌症研究机构（IARC）将黄曲霉毒素定为 1 类人类致癌物。

（二）免疫性

1. 固有免疫

（1）皮肤、黏膜屏障的作用　皮肤、黏膜屏障在抗真菌感染中发挥主要作用，发育不完善或有破损时真菌即可侵入机体致病。

（2）正常菌群的拮抗作用　正常菌群对真菌具有拮抗作用，但菌群失调或免疫力下降时可继发真菌感染。

（3）吞噬作用　近年来有研究发现，血清中的某些成分，如促癣吞噬肽有提高中性粒细胞的吞噬作用与杀菌活性、促进趋化作用等功能。

2. 适应性免疫

机体感染真菌后可诱发机体产生细胞免疫和体液免疫。细胞免疫在抗真菌感染中发挥主要作用。临床实践表明，细胞免疫功能低下的个体易发生真菌感染，如恶性肿瘤患者、艾滋病患者及长期使用免疫抑制剂的患者均易发生真菌感染。真菌感染诱生的特异性抗体能提高吞噬细胞的吞噬能力、阻止真菌转为菌丝、阻止真菌与宿主细胞发生黏附，从而降低其致病作用。

第二节　病原性真菌

能引起人、畜疾病，或寄生于植物造成作物减产的真菌称为病原性真菌。病原性真菌可分为浅部感染真菌、深部感染真菌和产毒真菌三类。

一、浅部感染真菌

引起表面角化组织如皮肤、毛发、指（趾）甲感染的真菌统称为浅部真菌。浅部真菌一般侵入皮下组织或内脏，不引起全身感染，但在免疫缺陷的患者身上可偶发深部感染。浅部真菌引起的感染称浅部真菌病，简称皮肤癣（tinea）。浅部真菌可分为皮肤癣菌和角层癣菌。

（一）皮肤癣菌

皮肤癣菌为多细胞真菌，是引起浅部真菌病最主要的病原菌。此类真菌具有嗜角质蛋白的特征，且在37℃或血清中不能生长，故其侵犯部位只限于角质化的表皮、毛发和指（趾）甲。皮肤癣，特别是手足癣是人类最常见的真菌病。皮肤癣菌分属于三个属：表皮癣菌属、毛癣菌属和小孢子癣菌属。已有证据证明，湿度、温度、特殊的皮肤化学性、皮脂成分、出汗、青年人和遗传等因素均可增加宿主对皮肤癣菌的易感性。

1. 生物学性状

皮肤癣菌在沙保弱培养基上可形成丝状菌落。依菌落的形态、颜色以及大小、分生孢子的形态差异与特点可对皮肤癣菌作初步鉴定。

（1）毛癣菌属的真菌菌落　呈黄色、白色、红色、橘黄色等多种颜色。菌落表面呈粉末状、绒毛状或颗粒状（图32-5）。镜检可见大分生孢子（图32-6）（细长、薄壁、棒状、两端钝圆）或小分生孢子（侧生、散在或葡萄状）。

（2）表皮癣菌属的真菌菌落　先呈蜡状，后呈粉末状，颜色由白色变黄绿色（图32－7）。镜检可见侧生及顶生的棒状、薄壁的大分生孢子（图32－6），无小分生孢子。菌丝较细，有分隔，呈球拍状、结节状及螺旋状。

（3）小孢子菌属真菌菌落　表面粗糙，呈粉末状或绒毛状，颜色有灰色、棕黄色或橘红色（图32－7）。镜检可见梭形、厚壁的大分生孢子（图32－6）及菌丝侧枝端生的卵圆形的小分生孢子。菌丝有隔，呈梳状、结节状或球拍状。

2. 致病性

人主要是通过接触污染的土壤、患者和患畜皮肤而感染癣菌。三种皮肤癣菌可引起皮肤、毛发、指（趾）甲的感染，即皮肤癣，毛癣菌属可侵犯上述三个部位，表皮癣菌属不侵犯毛发，小孢子癣菌属不侵犯指（趾）甲。皮肤癣包括头癣、手癣、足癣、体癣、股癣、甲癣等。一种皮肤癣菌可引起全身多部位的癣，但以足癣最为常见；一种癣也可以由几种皮肤癣菌引起。皮肤癣菌在局部皮肤的增殖及其代谢产物可刺激机体产生病理反应，从而引起感染部位的病变。

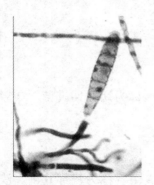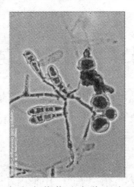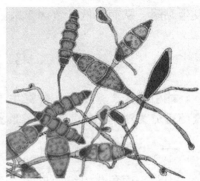

毛癣菌薄壁大分生孢子　　　表皮癣菌薄壁大分生孢子　　　小孢子菌厚壁大分生孢子

图32－6　皮肤癣菌大分生孢子形态

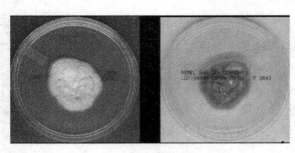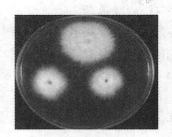

表皮癣菌菌落　　　　　　　　　　小孢子癣菌菌落

图32－7　皮肤癣菌菌落形态

（二）角层癣菌

角层癣菌是腐生于皮肤角质层较浅表及毛干表面的浅部真菌，引起角质型和毛发型病变。此类病原性真菌主要包括秕糠状鳞斑癣菌和何德毛结节菌。秕糠状鳞斑癣菌可引起皮肤表面出现黄褐色的花斑癣，好发于颈、胸、腹、背和上臂等部位，形如汗渍斑点。此病有碍美观，不影响机体健康。常用沙保弱培养基培养，最适温度为37℃，生长缓慢，呈酵母型菌落，乳白色或淡黄色，此菌有嗜脂性，故可在培养基中加入少许橄榄油，可促进其生长。镜检可见圆形或芽生孢子。何德毛结节菌可引起硬的黑色结节，使毛干上结节如沙粒状。

二、深部感染真菌

侵袭深部组织、内脏及全身的真菌统称为深部感染真菌。其中感染的病原性真菌若是外源性的，则致病性较强，常可引起慢性肉芽肿样炎症、溃疡和坏死，甚至致死；感染的真菌若是内源性的，即机体正常菌群中的某些真菌种群，因长期应用广谱抗生素导致菌群失调，或长期应用免疫抑制剂、放疗、化疗等导致机体免疫功能低下时，可发生条件致病性真菌感染。引起条件致病性感染的真菌致病性较弱，但若延误治疗也可危及生命。常见的深部感染真菌主要有白假丝酵母菌、新生隐球菌和肺孢子菌等。

（一）白假丝酵母菌

1. 生物学性状

（1）形态结构　白假丝酵母菌俗称白色念珠菌。菌体呈圆形或椭圆形，直径3~6μm，革兰染色阳性，但着色不均匀。以出芽方式繁殖。在组织内易形成芽生孢子，孢子伸长成芽管，继而形成假菌丝。培养后的白假丝酵母菌镜下可见位于其假菌丝中间或顶端的较大、壁薄、圆形或梨形的胞体，可发展成厚膜孢子（图32-8），为本菌特征之一。

（2）培养特性　在普通琼脂培养基、血琼脂培养基及沙保弱琼脂培养基中均生长良好。经37℃培养2~3d后，出现灰白色或奶油色、表面光滑、带有浓厚酵母气味的典型类酵母菌落（图32-8）。培养时间稍长，菌落增大、颜色变深、质地变硬或有皱褶。在1%吐温80玉米琼脂培养基上可形成丰富的假菌丝、厚膜孢子，假菌丝和厚膜孢子有助于鉴定。

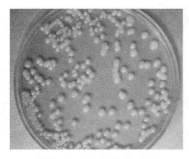
白假丝酵母菌菌落形态

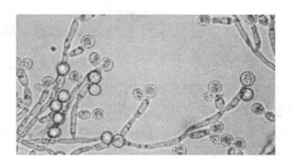
白假丝酵母菌孢子、菌丝形态

图32-8　白假丝酵母菌形态

2. 致病性与免疫性

白假丝酵母菌属内源性条件致病真菌。常存在于口腔、上呼吸道、肠道与阴道黏膜表面，在菌群失调或机体免疫力低下时可引起皮肤、黏膜和内脏的急性或慢性炎症，即白假丝酵母病，俗称念珠菌病，也是医院感染中常见的真菌。

（1）皮肤与黏膜感染　皮肤白假丝酵母病好发于皮肤潮湿和皱褶部位，如腋窝、乳房下、腹股沟、会阴部、肛门周围、指（趾）间等处，可引起皮肤湿疹样症、肛门周围瘙痒症、指（趾）间糜烂症等。黏膜白假丝酵母病好发于口腔、外阴和阴道，引起鹅口疮、口角糜烂、外阴炎及阴道炎，其中以鹅口疮最常见，累及舌、唇、牙龈和腭，多发生于体质虚弱的初生婴儿，尤其是人工喂养儿多见。

（2）内脏及中枢神经感染　白假丝酵母菌可随血流扩散至全身几乎所有器官，引起支气管炎、肺炎、肠炎、肾盂肾炎、膀胱炎、心内膜炎等内脏感染，还可引起脑膜炎、脑膜脑炎、脑脓肿等中枢神经系统感染。

机体抗白假丝酵母菌感染以细胞免疫为主。

（二）新生隐球菌

新生隐球菌为酵母型真菌，外覆一层多糖组成的肥厚荚膜，一般染色法不被着色致难以发现，故得名"隐球菌"。该菌为环境腐生菌，在自然界分布广泛，尤以鸽粪中存量大，也存于人的体表、口腔及粪便中。

1. 生物学性状

菌体为圆形的酵母样细胞，直径为 $4 \sim 12\mu m$。菌体外周有一层肥厚的荚膜，宽为 $3 \sim 5\mu m$。用墨汁负染后镜检，可在黑色的背景中见到圆形或卵圆形的透明菌体。菌体以芽生方式繁殖，不生成假菌丝（图32-9）。

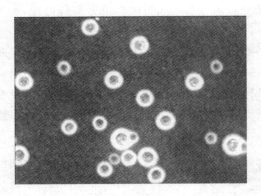

图32-9　新生隐球菌镜下形态

在沙保弱琼脂培养基或血琼脂培养基上，在 $25 \sim 37℃$ 下均生长良好。数天后可形成酵母型菌落（图32-5），初为乳白色细小菌落，增大后表面黏稠、光滑，菌落颜色相继转变为橘黄色、棕褐色。在麦芽汁液体培养基中，25℃孵育3d后呈混浊生长，可有少量沉淀或形成菌膜。

新生隐球菌能分解葡萄糖、麦芽糖、蔗糖，产酸不产气。尿素酶试验多为阳性，可作为与假丝酵母菌相区别的依据。

致病性新生隐球菌的荚膜为多糖，依其免疫原性的不同可分为A、B、C、D 4个血清型，其中以A型多见。

2. 致病性与免疫性

新生隐球菌在干燥的鸟粪中，尤其是在鸽粪中大量存在，人因吸入被鸽粪污染的空气而感染，引起外源性隐球菌病，故鸽子是主要的传染源。患有艾滋病、血液系统恶性肿瘤和应用皮质类固醇治疗的病人对隐球菌高度易感。新生隐球菌也存于人的体表、口腔及粪便中，属人体正常菌群，在机体抵抗力下降时可引起内源性隐球菌病，故该菌也是条件致病菌。此菌的荚膜多糖可抑制吞噬和降低机体的抵抗力，是重要的致病因素。

新生隐球菌原发感染多发生在肺部，患者一般无症状或仅有流感样症状，一般预后良好，能自愈。病原菌在免疫功能低下患者，可引起支气管炎，严重者呈爆发性感染并迅速死亡。部分患者发生血行传播，病原菌可由肺部扩散至全身各处，尤其易侵犯中枢神经系统，引起慢性脑膜炎，5%～8%的艾滋病患者伴有隐球菌性脑膜炎，病程持续时间长，预后不良，常导致患者死亡。

（三）卡氏肺孢子菌

卡氏肺孢子菌属于肺孢子菌属，广泛分布于自然界，如土壤和水等，也可寄生于健康人体和多种哺乳动物肺内，当机体免疫力下降时可引起机会性感染，即肺孢子菌肺炎，近年来该病成为艾滋病患者常见的并发症和主要的致死原因。

1. 生物学性状

卡氏肺孢子菌为单细胞型，兼具原虫及酵母菌的特点。发育过程经历滋养体、囊前期、孢子囊三个阶段。存于自然界的孢子囊被吸入肺内，孢子从孢子囊中释放后形成小滋养体，小滋养体逐渐增大成大滋养体，经二分裂、出芽和接合生殖进行繁殖。大滋养体经接合生殖后细胞膜增厚，形成囊壁，进入囊前期。随后囊壁继续增厚形成孢子囊，囊内的染色体进行减数分裂，细胞质包围核质形成孢子，成熟的孢子囊内含8个孢子。

2. 致病性

卡氏肺孢子菌病的传播途径主要是空气传播，在健康人体内多为无症状的隐性感染。当宿主免疫力下降时，潜伏在肺内的和新侵入的卡氏肺孢子菌即可在患者肺内大量繁殖扩散，使肺泡上皮细胞受损，导致间质性肺炎，又称卡氏肺孢子菌性肺炎。本病多见于营养不良和身体虚弱的儿童、先天性或后天性免疫缺陷者及接受免疫抑制剂或抗癌化疗的患者等。近年来该病成为艾滋病患者常见的并发症，美国有90%的艾滋病患者合并本病，发病初期为间质性肺炎，且病情进展迅速，重症患者常因窒息在2～6周内死亡，未经治疗的患者病死率几乎为100%。肺孢子菌也可引起中耳炎、肝炎、结肠炎等。

三、产毒真菌

真菌广泛分布于自然界，其中某些真菌可产生真菌毒素，这类真菌称为产毒真菌。当人、畜食入被产毒真菌污染的食物或饲料，就可发生不同种类、不同程度的急性或慢性真菌中毒症。目前发现的对人和动物可引起中毒的产毒真菌主要包括曲霉菌属、青霉菌属和镰刀菌属。已知对人类危害严重的真菌毒素主要有十几种，其中主要包括黄曲霉毒素、展青霉素、橘青霉素等，具有代表性的产毒真菌主要有黄曲霉、橘青霉、镰刀菌等。

真菌中毒症具有以下几个特点：①真菌中毒症无传染性和免疫性，机体不产生抗体；②一般药物及抗生素治疗无效；③真菌中毒症与特定食物或饲料有关；④真菌中毒症的发生有一定地区性与季节性；⑤用一般的烹调方法加工处理不能破坏食品中的真菌毒素；⑥发病率较高，病死率因真菌的种类不同而有所区别。

（一）黄曲霉

1. 生物学性状

黄曲霉（图32－10）菌丝有隔膜，为多细胞霉菌。菌丝体可产生向上生长的、直立的分生孢子梗。分生孢子梗生于足细胞上，并通过足细胞与营养菌丝相连，不同曲霉分生孢子有不同的颜色。黄曲霉的最适产毒温度是33℃。在沙保弱培养基上发育良好，在温室或37～45℃均能生长。菌落（图32－10）开始为白色、柔软有光泽，逐渐形成绒毛状或絮状、丝状菌落，菌落的颜色是鉴别曲霉菌的重要依据。

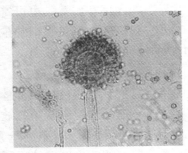
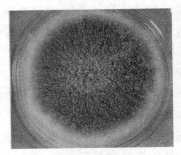

黄曲霉菌丝、孢子形态　　　　　　　　　　　黄曲霉菌丝状菌落

图32－10　黄曲霉菌丝、孢子及菌落形态

2. 致病性与免疫性

（1）致病性　黄曲霉在代谢过程中可产生黄曲霉毒素（AF），该毒素属剧毒，比氰化钾的毒性还高。黄曲霉毒素稳定性非常好，其分解温度为237～299℃，故烹调中一般不能破坏其毒性，但在有氧条件下，紫外线照射可去毒。黄曲霉毒素对肝有特殊亲和性并有致癌作用。它主要有强烈抑制肝细胞中RNA的合成，破坏DNA的模板作用，阻止和影响蛋白质、脂肪、线粒体、酶等的合成与代谢，干扰动物的肝功能，导致突变、癌变及肝细胞坏死。人食入被黄曲霉毒素污染的食物可引起以下几种毒性作用：①急性和亚急性中毒，人或家畜短时间摄入黄曲霉毒素量较大时，表现为食欲缺乏、体重下降、生长迟缓、繁殖能力降低等急性和亚急性中毒；②慢性中毒，人或家畜持续摄入一定量的黄曲霉毒素，该毒素与核酸结合引起突变并表现为慢性中毒，使肝出现慢性损伤、肝功能降低、肝硬化等；③致癌症，实验证明许多动物小剂量反复摄入或大剂量一次摄入都能引起癌症，主要是肝癌。有足够的证据表明，黄曲霉毒素是人类的致癌物质之一。

（2）免疫性　黄曲霉毒素是小分子有机化合物，故机体不能产生相应抗体。

（二）橘青霉与镰刀菌

橘青霉寄生于大米，可产生橘青霉素，使米变成黄色，称"霉变米"，人食入被该毒素污染的大米，可引起食物中毒，主要引起肾损害，导致急性或慢性肾病。

镰刀菌常寄生于小麦、玉米、高粱、大米等农作物上，可产生镰刀菌毒素，该毒素损害造血系统，发生造血组织坏死或造血功能障碍、白细胞减少症等，误食被镰刀菌毒素污染的食物，可引起酒醉样症状，称"醉谷病"。

第三节 真菌感染的诊断与防治

一、真菌感染的诊断

（一）临床标本的采集及处理

根据真菌侵犯组织和器官的不同而采集不同的标本。浅部真菌感染可采集毛发、皮屑、指（趾）甲屑等标本；深部真菌感染的检查可取痰液、血液、脑脊液等标本。采集最合适的标本是决定能否找到病原性真菌的关键。在采集标本时，应严格无菌操作以免造成污染。必要时在培养基内加入抗生素抑制细菌和污染性真菌的生长。采集标本后应及时转运实验室进行检查，一般不超过 1～2h，以免标本变质污染。标本采集前，一般忌用药。

（二）真菌标本的检验方法

1. 镜检真菌形态

（1）直接镜检 此法简便、快速。将指（趾）甲等角质标本置于载玻片上，滴加 10% KOH 少许，加盖玻片，再在酒精灯上微加热后，即可镜检作出初步鉴别，不同种属皮肤癣菌之间的鉴别则有赖于真菌培养后的菌落特征、菌丝和孢子的特点才能确定。

（2）染色镜检 将采集的真菌标本经染色后镜检。常用的染色方法有革兰染色、瑞氏染色、荧光染色，乳酸酚棉蓝染色、墨汁负染色等。需根据检测目标真菌的不同采用适宜的染色方法，如对检测患者脑脊液标本中有无新生隐球菌的标本，需做墨汁负染色后镜检。

2. 抗原检测

采用免疫学方法检测真菌抗原，常用的方法有胶乳凝集试验、ELISA、半定量放射免疫测定法。

3. 分离培养与鉴定

（1）分离培养方法 真菌培养是目前鉴定真菌的主要方法。培养成功与否与采集的标本是否适当、是否新鲜、培养基的选择、培养温度与时间等因素有关。大多数真菌培养的适宜温度为 28℃，而深部真菌则是 37℃。常接种于沙保弱琼脂培养基中培养。

（2）菌落形态的观察要点 重点观察菌落性质（是酵母菌还是霉菌）、菌落大小、菌落颜色、菌落是否下沉、培养基是否完好等。

（3）真菌鉴定 真菌菌种鉴定是一个复杂过程，在观察菌落形态的基础上还需作生化反应，分子生物学鉴定。检验真菌常用的生化反应有糖（醇）类发酵试验、同化碳源试验、同化氮源试验、硝酸钾试验、牛乳分解试验、酚氧化酶试验、明胶液化试验和脲酶试验等。

4. 真菌核酸检测

真菌的核酸检测具有操作简便、省时、敏感性和特异性高等优点，如近年来 PCR

及 DNA 探针技术已试用于肺孢子菌感染等的诊断,可提高真菌感染性疾病的诊断水平,但尚未广泛应用。

5. 真菌毒素检测

目前检测真菌毒素的方法主要有薄层层析法、高效液相色谱法及免疫学方法等。如用 ELISA 等进行黄曲霉毒素的监测。我国将食品中黄曲霉毒素的最高允许量限定为:玉米、花生及其制品为 $20\mu g/kg$,食用油为 $10\mu g/kg$,婴儿代乳品中则不得检出。

二、真菌感染的防治

(一) 真菌感染的预防

预防真菌感染目前尚无特异性疫苗。主要是由于真菌的表面免疫原性弱,无法制备有效的预防性疫苗。因此真菌感染的预防应注意以下几方面。

1. 浅部真菌感染的预防

浅部真菌感染的预防主要是注意皮肤卫生,保持衣服与鞋袜清洁、干燥,防止真菌孳生,避免与患者、患畜及被其污染的物品直接接触。

2. 深部真菌感染的预防

主要是提高机体的免疫力,防止条件致病性真菌的大量繁殖,避免外源性真菌的感染。如新生隐球菌是外源性深部感染真菌,鸽子是动物和人隐球菌病的主要传染源。减少鸽子数量或用碱处理鸽粪,可控制外源性隐球菌病的发生。深部真菌感染也可由内源性真菌,如白假丝酵母菌、新生隐球菌在机体抵抗力下降或菌群失调时引起,故避免菌群失调、增强机体免疫功能是预防该菌感染的重要措施。

3. 真菌性食物中毒的预防

应严禁销售和食用发霉的食品,加强市场监管和卫生宣传。如预防黄曲霉毒素等真菌毒素引起的中毒措施主要有:在贮藏过程中保持干燥、低温、通风,对粮食做热处理、氧化剂处理、紫外线照射 (日晒) 等;在加工过程中采取粮食精加工工艺,如油脂精炼;加强食品卫生检验;不食用霉变食品等。

(二) 真菌感染的治疗

抗真菌药物种类非常有限,临床常用的抗真菌药物主要有以下几种。

1. 浅部真菌感染的治疗

对皮肤黏膜的浅部真菌感染可使用咪唑类药物,如咪康唑、酮康唑、伊曲康唑、克霉唑等药物治疗。对于难愈病例,如甲癣可口服灰黄霉素治疗,但易复发。头癣的治疗可用灰黄霉素 $4\sim6$ 周,或用咪康唑、酮康唑和伊曲康唑等治疗数周。体癣和股癣的治疗可使用伊曲康唑,也可用咪康唑、克霉唑、托萘酯等抗真菌药治疗 $2\sim4$ 周,治愈率可达 $70\%\sim100\%$,皮肤损伤消失后需继续给药治疗 $1\sim2$ 周。

2. 深部真菌感染的治疗

对于由霉菌、白假丝酵母菌、新生隐球菌等引起的深部真菌感染可使用制霉菌素、酮康唑、氟康唑等药物治疗,严重的深部真菌感染可用两性霉素 B 与 5 - 氟胞嘧啶合用给予治疗。

此外,可通过抗真菌药敏试验、动物试验等方法预测疗效、指导临床用药、监控敏感群体菌株的耐药性发生、研究新药的潜在治疗效能，不断提高真菌感染性疾病的治疗水平。

目标检测

1. 人工培养真菌需要哪些条件，临床采集真菌标本应注意哪些问题？
2. 常见病原性真菌所致疾病有哪些？
3. 真菌毒素的中毒特点是什么，如何预防真菌性食物中毒？

（赵萍）

人体寄生虫学

第三十三章

寄生虫学概述

　　本章主要介绍寄生虫与宿主的概念、寄生虫与宿主的相互关系以及寄生虫病的流行与防治。

　　医学寄生虫学是研究与医学有关的人体寄生虫的形态结构、发育繁殖的规律及其与宿主和环境的相互关系，以及寄生虫病的发病机制、诊断方法、流行和防治的一门学科。作为病原生物学的重要组成部分，医学寄生虫学是预防医学和临床医学的基础课程。医学寄生虫学研究的范围包括医学蠕虫学、医学原虫学和医学节肢动物学。

第一节　寄生虫与宿主的概念

一、寄生现象

　　两种生物在一起生活的现象称为共生。根据共生中的利害关系可分为以下三种。

1. 共栖

　　两种生物生活在一起，其中一方受益，另一方既不受益也不受害，称为共栖。如寄居在人体肠道内的结肠阿米巴以肠内细菌为食物，但不侵犯组织，对人无害也无益。

2. 互利共生

　　两种生物生活在一起，双方均受益，称为互利共生。如白蚁和其肠内鞭毛虫，白蚁以木材为食，但是它本身不能消化纤维素，必须要依靠肠内鞭毛虫分泌消化纤维素的酶，才能将纤维素分解，分解后的产物供双方利用。

3. 寄生

　　两种生物生活在一起，其中一方受益，另一方受害。受益的一方称为寄生物，受害的一方称为宿主。如似蚓蛔线虫（蛔虫）寄生在人体小肠内，以半消化的食物为营养，获得生长发育的条件；但同时对人体造成损害，引起蛔虫病。

二、寄生虫及其分类

1. 寄生虫的概念

凡长期或暂时地在另一种生物的体内或体表，获取营养并给对方造成损害的多细胞无脊椎动物和单细胞原生生物称为寄生虫。

2. 寄生虫的分类

根据寄生虫与宿主关系的不同，可将寄生虫分为以下几种。

（1）专性寄生虫　是指其生活史中各个阶段都营寄生生活，如丝虫；或生活史某个阶段必须营寄生生活，如钩虫，其幼虫在土壤中营自生生活，当发育至丝状蚴后，必须经皮肤侵入宿主体内营寄生生活，才能继续发育为成虫。

（2）兼性寄生虫　既可营自生生活，又可营寄生生活，如粪类圆线虫（成虫）既可寄生于宿主小肠内，也可以在土壤中营自生生活。

（3）偶然寄生虫　是指因偶然机会进入非正常宿主体内寄生的寄生虫，它不能继续发育但可长期寄生在非正常宿主体内。如某些蝇类幼虫偶然寄生人体引起蝇蛆病。

（4）机会性致病寄生虫　有些寄生虫在宿主免疫功能正常时处于隐性感染状态，当宿主免疫功能缺损或低下时，虫体大量繁殖，致病力增强，导致宿主出现临床症状。此类寄生虫称为机会性致病寄生虫，如弓形虫、隐孢子虫等。

除此之外还可根据寄生虫寄生环境的不同，将寄生虫分为体内寄生虫和体外寄生虫，体内寄生虫是指寄生在宿主体内器官或组织细胞内的寄生虫，如寄生于人体小肠的蛔虫和寄生于肺的卫氏并殖吸虫。体外寄生虫是指一些吸血节肢动物如蚊、蚤、虱、蜱等，在吸血时与宿主体表接触，多数吸血后即离开，体外寄生虫又称暂时性寄生虫。根据寄生虫寄生部位的不同，又可将寄生虫分为消化道寄生虫，如蛔虫；肝与胆管寄生虫，如华支睾吸虫；血液与淋巴系统寄生虫，如丝虫；皮肤与组织寄生虫，如旋毛形线虫；呼吸系统寄生虫，如卫氏并殖吸虫；泌尿生殖道寄生虫，如阴道毛滴虫；眼部寄生虫，如结膜吸吮线虫。

三、宿主及其类型

1. 宿主的概念

被寄生虫寄生并受其损害的人或动物称为宿主。

2. 宿主的类型

寄生虫完成生活史的过程中，有的只需要一个宿主，有的则需要两个或两个以上宿主。根据寄生虫不同发育阶段所寄生的宿主不同，可将宿主分为以下四种。

（1）中间宿主　是指寄生虫的幼虫或无性生殖阶段所寄生的宿主。若有两个及以上中间宿主，可按寄生先后分别称为第一、第二中间宿主等，如华支睾吸虫的幼虫先寄生于某些淡水螺体内，后又寄生于淡水鱼、虾体内，故淡水螺是第一中间宿主，淡水鱼、虾是第二中间宿主。

（2）终宿主　是指寄生虫成虫或有性生殖阶段所寄生的宿主。如华支睾吸虫的成虫寄生于人体的肝胆管内，人就是华支睾吸虫的终宿主。

（3）保虫宿主　某些寄生虫既可寄生于人，又可寄生于某些脊椎动物，在一定条件下脊椎动物体内的寄生虫可传播给人。在流行病学上，这些脊椎动物称为保虫宿主或储存宿主。如华支睾吸虫的成虫除可寄生于人体外，还可寄生于猫体内，猫即是华支睾吸虫的保虫宿主。

（4）转续宿主　某些寄生虫幼虫侵入非适宜宿主后，虽能存活，但不能继续发育为成虫，长期维持幼虫状态，只有当该幼虫有机会侵入其适宜宿主体内，才能发育为成虫。这种非适宜宿主称为转续宿主。如斯氏狸殖吸虫的适宜宿主是猫、犬和果子狸等动物，人是其非适宜宿主。斯氏狸殖吸虫侵入人体后，只能发育到童虫（幼虫），再侵入果子狸体内即可发育为成虫，因此，人为该虫的转续宿主。

四、寄生虫生活史

1. 生活史

寄生虫完成一代生长、发育、繁殖的整个过程及其所需要的环境条件称为寄生虫的生活史。寄生虫的生活史具有多样性，有的比较简单，有的比较复杂。根据其在完成生活史过程中是否需要中间宿主，可将其分为直接发育型和间接发育型两大类。直接发育型是指在整个生活史过程中不需要中间宿主，如钩虫、蛔虫等；间接发育型则是指在完成生活史过程中需要在中间宿主或吸血节肢动物体内发育至感染阶段后才能感染人，如华支睾吸虫需要在中间宿主淡水螺、淡水鱼体内发育繁殖，以囊蚴感染人体，再继续发育为成虫。

2. 感染阶段

在寄生虫生活史发育的各个阶段中，能够感染人体的某一特定发育阶段称为寄生虫的感染阶段或感染期。如华支睾吸虫的生活史中有多个发育阶段，如虫卵、毛蚴、胞蚴、雷蚴、尾蚴、囊蚴、童虫及成虫阶段，只有囊蚴阶段经口进入人体才能使人感染，因此囊蚴是华支睾吸虫的感染阶段。若寄生虫的生活史需经无性生殖世代与有性生殖世代交替，才能完成一代生长发育，称为世代交替，如疟原虫。

第二节　寄生虫与宿主的相互关系

寄生虫进入宿主体内后，对宿主产生不同程度的损害；同时宿主对寄生虫产生不同程度的免疫力设法把它清除。如果宿主抵抗力弱或寄生虫致病力强，就会对宿主造成不同程度的损害，有明显临床症状，导致寄生虫病；如果宿主防御功能强于寄生虫的致病力时，就可以将寄生虫杀死并排出，机体得以痊愈。当寄生虫与宿主之间的相互关系达到平衡状态时，寄生虫可在宿主体内存活，宿主没有明显的临床表现，但可传播病原体，称为带虫者。

一、寄生虫对宿主的作用

1. 夺取营养

寄生虫寄生在宿主体内，需从宿主体内夺取营养，以满足其生长、发育、繁殖的需要。寄生的虫体数目越多，掠夺的营养也就越多，对宿主造成的损害就越严重。例如寄生在人体小肠内的蛔虫、猪带绦虫，以人体肠腔内的消化或半消化的食物为食，引起宿主营养不良；钩虫以其口囊咬附于宿主肠黏膜吸血为食，造成宿主出现贫血。

2. 机械性损伤

寄生虫在其侵入、移行、定居等过程中对宿主的组织器官造成机械性损害、压迫或阻塞。如蛔虫大量寄生时可扭结成团堵塞肠管引起肠梗阻；细粒棘球绦虫在肝内形成棘球蚴压迫肝出现肝区疼痛等症状；卫氏并殖吸虫童虫在宿主体内移行引起肝等器官损伤。

3. 毒性与免疫损伤

寄生虫的排泄物、分泌物、死亡虫体与虫卵的崩解物对宿主均可引起局部或全身性毒害作用或免疫病理损伤。如溶组织内阿米巴滋养体可分泌溶组织酶侵入肠壁组织并造成破坏，引起肠壁溃疡性病变；日本血吸虫虫卵内毛蚴分泌可溶性抗原，诱导超敏反应，形成肉芽肿。

二、宿主对寄生虫的作用

寄生虫及其产物对宿主均是异物，侵入机体后能引起宿主产生一系列免疫反应。宿主对寄生虫的免疫反应表现为免疫系统对寄生虫的识别和清除，包括固有免疫和适应性免疫。

1. 固有免疫

固有免疫又称非特异性免疫，是宿主在进化过程中形成的，具有种及遗传性特征，包括屏障作用如皮肤黏膜及其附属成分的屏障作用、血-脑屏障和胎盘屏障作用；单核-吞噬细胞系统的吞噬杀伤作用；体液中的补体和溶菌酶等效应分子的溶细胞作用等。另外，人对某些动物寄生虫具有先天不感受性，如鸟和鼠类疟原虫、鸡蛔虫等不能感染人，这也属于固有免疫。

2. 适应性免疫

适应性免疫又称特异性免疫，是宿主的免疫系统针对寄生虫特异性抗原产生的免疫应答，主要表现为体液免疫和细胞免疫，可杀伤或清除寄生虫。由于寄生虫种类不同以及宿主与寄生虫间的相互作用存在差异，适应性免疫大致可分为消除性免疫和非消除性免疫。

（1）消除性免疫　消除性免疫是人体寄生虫感染中比较少见的一种免疫类型。是指宿主不仅能清除体内寄生虫，并对再感染具有完全的抵抗力。如皮肤利什曼病患者痊愈后，对同种病原具有完全免疫力，并可使人获终身免疫。

（2）非消除性免疫　非消除性免疫是人体寄生虫感染中比较常见的免疫类型。表现为带虫免疫和伴随免疫。带虫免疫是指宿主感染寄生虫后产生的免疫力不足以彻底清除体内寄生虫，使其维持在较低水平，但对同种寄生虫的再感染有一定的免疫力，如果用药使体内寄生虫完全被清除，这种免疫力也随之减弱或消失。如抗疟原虫的免疫。宿主感染寄生虫后，对同种寄生虫幼虫的再感染具有一定的免疫力，称为伴随免疫。如血吸虫感染机体后诱导宿主产生的免疫力，对体内原有的成虫不起作用，但对再感染侵入的童虫有防御功能。

（3）免疫逃避　免疫逃避是寄生虫与宿主长期相互适应过程中，有些寄生虫能逃避宿主的免疫效应，这种现象称免疫逃避。寄生虫能在有免疫力的宿主体内增殖并长期存活，有多种复杂的机制，主要包括：①抗原变异，如被疟原虫寄生的红细胞表面抗原变异，造成免疫系统不能识别。②抗原伪装，是寄生虫体表结合有宿主的抗原物质，或者被宿主的抗原包被，逃避免疫系统的识别。例如血吸虫童虫表面结合有宿主的血型抗原，这类抗原来自宿主组织而不是由寄生虫合成，因此宿主抗体不能与这种童虫结合，为逃避宿主的免疫攻击创造了条件。③解剖位置的隔离，如宿主组织内的寄生虫所形成的包囊，也是对免疫反应的有效屏障。肌肉期旋毛虫所形成的囊包、棘球蚴囊、蓝氏贾第鞭毛虫包囊等不但使寄生虫逃避了宿主免疫系统的识别，还防止抗体及其他效应因子向囊内的渗入，使囊内虫体得以生存。在肠道内寄生的蠕虫，不易与抗体和免疫细胞接触，可逃避免疫系统的攻击；④形成免疫复合物，寄生虫释放的大量可溶性抗原与抗体形成免疫复合物，抑制宿主的免疫攻击。

3. 超敏反应

机体对寄生虫感染产生的免疫反应，一方面表现为对机体的保护作用，另一方面也会诱导机体产生超敏反应，造成生理功能紊乱或组织损伤。超敏反应按其发病机制一般分为四型，即Ⅰ、Ⅱ、Ⅲ、Ⅳ型。如棘球蚴囊壁破裂，囊液吸收入血而诱发的过敏性休克、蛔虫幼虫引起的哮喘、血吸虫尾蚴引起的尾蚴性皮炎等均属于Ⅰ型超敏反应；疟原虫感染后引起的溶血性贫血属于Ⅱ型超敏反应；血吸虫感染后引起的肾小球肾炎属于Ⅲ型超敏反应；血吸虫虫卵所致的嗜酸性肉芽肿则属于Ⅳ型超敏反应。在寄生虫感染中，有的寄生虫可同时引起多型超敏反应，如血吸虫病可有Ⅰ、Ⅲ、Ⅳ型超敏反应同时存在。

第三节　寄生虫病的流行与防治

寄生虫病要在一个地区流行，不仅需要具备三个基本环节，同时还要受到自然因素、生物因素和社会因素的影响。

一、寄生虫病流行的基本环节

1. 传染源

传染源指感染寄生虫的人和动物，包括患者、带虫者和保虫宿主。如蛲虫病的传染源是患者和带虫者。对某些寄生虫来说，必须在人或动物体内发育为具有传播意义的阶段才能成为真正的传染源，如疟原虫在人体只有形成雌、雄配子体后才能成为疟疾的传染源。

2. 传播途径

传播途径指寄生虫从传染源排出，通过某些途径，传播到另一宿主的全过程。常见的传播途径有以下几种。

（1）经口感染 多数寄生虫的感染期虫体可通过污染的食物、饮水等方式侵入人体而造成感染，如误食含有蛔虫感染期卵的食物可使人感染。

（2）经皮肤感染 有些寄生虫的感染期幼虫可主动经皮肤侵入人体，如钩虫的丝状蚴。

（3）经媒介昆虫感染 有些寄生虫需在媒介节肢动物体内发育成感染阶段，并经媒介节肢动物叮咬吸血侵入机体，如蚊传播的丝虫病。

（4）经接触感染 某些寄生虫的感染期寄生在体表或腔道，可经直接接触或间接接触方式侵入人体。如阴道毛滴虫不仅可以通过性生活传播，而且还可通过公共浴池、浴具、公用游泳衣裤等间接接触方式传播。

（5）经胎盘垂直感染 当孕妇感染某些寄生虫后，可经胎盘将寄生虫传给胎儿，如刚地弓形虫。

除以上传播途径外，尚有其他一些途径可导致寄生虫感染，如自体感染、输血感染等。

3. 易感人群

易感人群是指对某种寄生虫缺乏免疫力或免疫力低下的人群。人体对寄生虫感染的免疫多为带虫免疫，当寄生虫从人体清除后免疫力也随之消失，机体又可重新处于易感状态。一般情况下儿童的免疫力低于成年人，来自非流行区的人进入疫区也属于易感人群。

二、影响寄生虫病流行的因素

寄生虫病的流行受自然因素、生物因素和社会因素的影响。

1. 自然因素

主要包括温度、湿度、雨量、光照和地理环境等，如热带地区气候炎热潮湿、雨量充沛，适合按蚊的孳生和繁殖，所以按蚊传播的疟疾是热带地区最严重的一种寄生虫病。

2. 生物因素

包括寄生虫的各类宿主和媒介节肢动物的地理分布等，如我国血吸虫的流行主要在长江以南地区，这与血吸虫的中间宿主钉螺的地理分布一致。

3. 社会因素

主要包括社会经济状态、科技水平、文化教育、医疗卫生、防疫保健、生产方式和生活习惯等，例如在占世界总人口77%的众多发展中国家，特别是在热带和亚热带地区，寄生虫病依然广泛流行、威胁着儿童和成人的健康甚至生命，寄生虫病的危害仍是普遍存在的公共卫生问题。

三、寄生虫病流行的特点

1. 地方性寄生虫病的流行与分布常有明显的区域性

地方性寄生虫病的流行与分布主要与下列因素有关。

（1）气候条件 如多数寄生虫病在温暖潮湿的地方流行且分布较广泛。

（2）与中间宿主或媒介节肢动物的地理分布有关，如血吸虫的流行区域与其中间宿主钉螺的分布有密切关系，又如黑热病仅流行于长江以北地区，与媒介昆虫白蛉的分布一致。

（3）与人群的生活习惯有关　如猪带绦虫病与牛带绦虫病多流行于吃生的或未煮熟的猪、牛肉的地区，华支睾吸虫病多流行于有吃生鱼的地区。

2. 季节性寄生虫病的流行有明显的季节性

某些寄生虫需要节肢动物作为传播媒介，因而此类寄生虫病的流行季节与媒介节肢动物的季节消长相一致，如间日疟原虫的流行季节与中华按蚊的活动季节一致；又如人源性黑热病与中华白蛉活动的关系一致。有些寄生虫病的流行与生产工作的季节有关，如日本血吸虫病常流行于夏季，人们因农田生产或下水活动接触疫水而感染。

> **知识链接**
>
> ### 美食中暗藏的危机
> #### ——警惕食源性寄生虫病
>
> 随着人们生活水平的提高，国人的饮食习惯也发生了很大的变化，一些寄生虫传染病等也随着饮食习惯的变化"乘虚而入"，引起食源性寄生虫病。常见食源性寄生虫病有：华支睾吸虫病、肺吸虫病、猪肉绦虫病、牛肉绦虫病、曼氏迭宫绦虫病、旋毛虫病、异尖线虫病、弓形虫病、广州管圆线虫病等，而要避免感染食源性寄生虫病，惟一的办法就是不要吃"生"。

3. 自然疫源性

有些寄生虫病不仅可以寄生于人体内，还可以寄生于其他脊椎动物体内，这类可以在脊椎动物和人之间自然传播的寄生虫病，称为人兽共患寄生虫病。在原始森林或荒漠地区，一些人兽共患寄生虫病可以一直在脊椎动物之间传播，人偶然进入该地区时，这些寄生虫病则可通过一定途径从脊椎动物传播给人。这类不需要人的参与而存在于自然界的人兽共患寄生虫病具有明显的自然疫源性。这种地区称为自然疫源地。寄生虫病的这种自然疫源性增大了寄生虫病在流行病学和防治方面的复杂性。

四、寄生虫病的防治原则

防治和消灭寄生虫病应根据各种寄生虫的生活史及流行病学规律，针对不同寄生虫病流行的三个基本环节及影响因素，制定综合防治措施。

1. 控制与消灭传染源

普查普治寄生虫病患者或带虫者，查治或适当处理保虫宿主，监测来自流行区的流动人口，控制流行区传染源的扩散。

2. 切断传播途径

针对不同传播途径的寄生虫病，根据其生活史的特点，采取有效手段切断传播途径。如针对经口感染的肠道寄生虫病应加强粪便和水源管理，搞好环境、个人和饮食卫生；对于一些经媒介节肢动物感染的寄生虫病，应采取消灭媒介节肢动物的手段等。

3. 保护易感人群

对易感人群进行广泛的健康教育，普及预防寄生虫病的知识，改变不良的饮食习惯，增强体质，提高防病的自我保护意识，必要时可使用药物进行预防以达到保护易感人群的目的。

目标检测

1．什么是寄生虫，寄生虫的种类有哪些?

2．寄生虫对宿主有哪些危害，请举例说明。

3．寄生虫感染的免疫类型有哪些?

4．寄生虫病流行的基本环节和流行因素分别是什么，如何有效防治寄生虫病?

（郭积燕）

消化道寄生虫

1. 描述消化道常见线虫、吸虫、绦虫、原虫的形态结构。
2. 复述消化道常见线虫、吸虫、绦虫、原虫的生活史。
3. 分析消化道常见线虫、吸虫、绦虫、原虫的致病性。
4. 概述消化道常见线虫、吸虫、绦虫、原虫的实验诊断及防治原则。

　　本章主要介绍消化道寄生线虫、消化道寄生吸虫、消化道寄生绦虫、消化道寄生原虫、猪巨吻棘头虫的形态，生活史，致病性，实验诊断及防治原则。

　　消化道寄生虫又称肠道寄生虫，是指寄生在人体胃肠道内的一类寄生虫。其种类多，分布广，人体感染最常见。目前我国发现的人体消化道寄生虫至少有 80 余种，主要为线虫、吸虫、绦虫、原虫，少数为其他寄生虫，如棘头虫、节肢动物等。本章介绍的虫体主要是似蚓蛔线虫、毛首鞭形线虫、蠕形住肠线虫、十二指肠钩口线虫和美洲板口线虫、布氏姜片吸虫、链状带绦虫、肥胖带绦虫、猪巨吻棘头虫、溶组织内阿米巴、蓝氏贾第鞭毛虫、隐孢子虫和纤毛虫等。

第一节　消化道寄生线虫

一、似蚓蛔线虫

　　似蚓蛔线虫（ascaris lumbricoides）简称蛔虫，寄生于人体肠道，引起蛔虫病。此病呈世界性分布，我国感染率较高，农村多于城市，儿童高于成年，是我国常见的寄生虫病之一。

　　（一）形态

1. 成虫

　　成虫虫体圆柱形，头端较钝，尾端较细，形似蚯蚓。活时淡红或微黄色，死后灰白色。体表有细横纹，两侧有明显的侧线。虫体前部顶端有 3 个呈"品"字形排列的唇瓣围成口孔，唇瓣内缘有细齿。雌虫长20~31cm，有的可达49cm，尾端尖直，末端有肛门，生殖系统双管型，阴门位于虫体前1/3腹面；雄虫长15~31cm，尾端向腹面卷曲，有镰刀状的交合刺一对。

2. 虫卵

蛔虫卵分受精卵和未受精卵。受精卵呈宽椭圆形，大小为（45~75）μm ×（35~50）μm，卵壳厚，由内向外有蛔甙层、壳质层、受精膜。卵壳表面有一层凹凸不平的蛋白质膜，被胆汁染成棕黄色。虫卵内含一个大而圆的卵细胞，在卵细胞和卵壳之间有新月形空隙。未受精卵呈长椭圆形，棕黄色，大小为（88~94）μm ×（39~44）μm，卵壳及其表面的蛋白质膜均较薄，卵壳内充满大小不等的折光颗粒。蛔虫卵的蛋白质膜均能脱落，脱蛋白质膜受精卵与钩虫卵相似，注意区别（图34－1）。

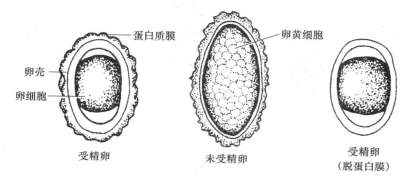

图34－1　蛔虫的虫卵模式

（二）生活史

蛔虫发育过程中不需要中间宿主。成虫寄生于人体小肠，以肠道内消化或半消化食物为营养。雌雄虫交配产卵，每条雌虫每天产卵24万个，虫卵随宿主粪便排出体外。在氧气充足、温度适宜（21~30℃）的潮湿荫蔽环境中，约经2周，卵内细胞发育为幼虫，再经1周，卵内幼虫蜕皮1次，此时的虫卵成为感染期虫卵。感染期虫卵被人误食后，在小肠中孵化出幼虫。幼虫分泌透明质酸酶和蛋白酶，进入肠壁小血管或小淋巴管，经门静脉回流到肝，入下腔静脉回流到右心、肺，穿过肺泡毛细血管进入肺泡，在此进行第2次和第3次蜕皮，然后幼虫沿支气管、气管到咽，被吞咽进入食管，经胃回到小肠。幼虫在小肠内完成第4次蜕皮后变为童虫，再经数周发育为成虫。成虫寿命为1年左右（图34－2）。

（三）致病性

1. 幼虫致病

幼虫的蜕皮、移行可对宿主造成机械性损伤及超敏反应，导致细支气管上皮脱落，肺部出血，引起蛔蚴性肺炎，表现为发热、咳嗽、胸痛、哮喘、痰中带血，严重者咯血，痰中嗜酸性粒细胞增高，外周血中嗜酸性粒细胞可达白细胞总数的11%~50%。

2. 成虫致病

（1）掠夺营养引起营养不良　蛔虫在小肠内不仅掠夺人体营养，而且损伤肠黏膜，导致消化不良和营养吸收障碍，重度感染儿童可出现营养不良、智力迟钝或发育障碍。

（2）消化道症状和超敏反应　蛔虫对肠黏膜的损伤可引起患者腹痛、腹泻、消化不良、便秘，腹痛常为间歇性脐周疼痛。成虫的代谢产物或死亡虫体分解物还可导致荨麻疹、血管神经性水肿和皮肤过敏等超敏反应性疾病。

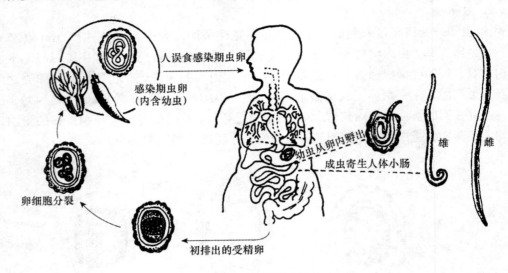

图 34 - 2　蛔虫的生活史

（3）并发症　蛔虫有钻孔的习性，当宿主体温升高、食入辛辣食物或某些药物作用，蛔虫钻入开口于肠道的孔道（如胆管、胰腺管、阑尾等），引起相应的并发症。胆道蛔虫病是最常见的并发症，占严重并发症的 64%，其次是蛔虫性肠梗阻、胰腺炎、阑尾炎、肠穿孔等。

（四）实验诊断

由于蛔虫产卵量大，因此采用粪便直接涂片法可获得较好的效果。1 张涂片检出率为 80% 左右，查 3 张涂片可达 95%。必要时也可采用饱和盐水浮聚法和自然沉淀法以提高检出率。从呕吐物或粪便中检获虫体可按其形态特征进行鉴别。

（五）防治原则

加强卫生宣教，注意个人卫生和饮食卫生，生食瓜果蔬菜要洗净、去皮，防止食入感染性虫卵。加强粪便管理对粪便进行无害化处理，杀死粪便中的虫卵，减少对土壤和地面的污染。治疗患者和带虫者，常用药有甲苯达唑、丙硫咪唑（肠虫清）、阿苯达唑、伊维菌素等。对有并发症者应及时送医院治疗。

二、毛首鞭形线虫

毛首鞭形线虫（trichuris trichiura）简称鞭虫。成虫寄生于人体回盲部，引起鞭虫病。我国各地都有分布。

（一）形态

1. 成虫

成虫虫体前端 3/5 细长，后 2/5 粗大，形似马鞭，故名鞭虫。雌虫长 35 ~ 50mm，尾端钝圆且直；雄虫长 30 ~ 45mm，尾端向腹面卷曲，有一根交合刺。

2. 虫卵

虫卵腰鼓形，黄褐色，大小为（50～54）μm×（22～23）μm，卵壳较厚，两端各有一个透明栓塞。卵内有 1 个尚未分裂的卵细胞（图 34－3）。

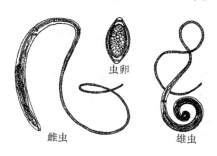

图 34－3　鞭虫的成虫与虫卵

（二）生活史

成虫寄生于回盲肠，也可在直肠、结肠寄生。虫体以细长的前端插入肠黏膜，甚至黏膜下层，以组织液、血液为食。雌、雄虫交配后，雌虫产出的虫卵随宿主粪便排出体外，在温暖、潮湿的土壤中，经 3～5 周发育为含蚴卵，即感染期卵。感染期卵污染蔬菜、食物，被人食入，在小肠内幼虫孵出，并侵入肠黏膜摄取营养。经 10d 左右，幼虫移行至盲肠发育为成虫。从感染期卵经口感染到发育为成虫需 1～3 个月，成虫寿命为 3～5 年。

（三）致病性

虫体寄生引起机械损伤，代谢产物诱发超敏作用，致使局部肠黏膜出现慢性炎症或肉芽肿病变。轻度感染一般没有明显症状，严重感染者可出现食欲减退、头晕、腹痛、腹泻、消瘦、贫血等症状，少数有腹部阵痛感。营养不良的儿童重度感染时，可导致直肠脱垂。

（四）实验诊断

采取粪便标本，用直接涂片法、饱和盐水浮聚法等检查虫卵。

（五）防治原则

防治原则与蛔虫相似。加强粪便管理，注意个人卫生和环境卫生，防止经口感染。对患者和带虫者可用驱虫药物甲苯达唑、阿苯达唑治疗。

三、蠕形住肠线虫

蠕形住肠线虫（enterobius vermicularis）又称蛲虫，寄生于人体肠道回盲部，引起蛲虫病。蛲虫病分布于全世界，我国广泛流行。城市感染率高于农村，儿童感染率高于成人，常在幼儿园等儿童集中处传播。

（一）形态

1. 成虫

成虫细小乳白色，线头状。头端角皮膨大成头翼，其上有细横纹。口孔周围有 3 个唇瓣，下接咽管，咽管末端膨大呈球形，称咽管球。雄虫长为 2～5mm，尾端向腹面卷曲，生殖器官为单管型，有交合刺 1 根；雌虫长 8～13mm，虫体中部膨大，尾端长直而尖细。

2. 虫卵

虫卵形似柿核，一侧扁平、另一侧凸起，大小为（50～60）μm×（20～30）μm，无色透明，卵自虫体产出很快发育成蚴卵（图 34 - 4）。

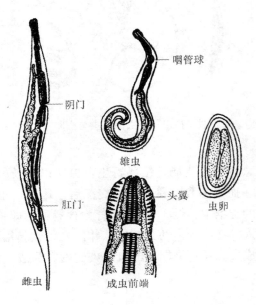

图 34 - 4　蛲虫的成虫与虫卵模式

（二）生活史

成虫寄生于人体盲肠、结肠和回肠下段，吸附于肠壁或游离于肠腔，以肠内容物、组织液及血液为食。雌、雄成虫交配后，雄虫死亡。雌虫子宫内充满虫卵，向下移行至直肠。宿主睡眠后，肛门括约肌松弛，雌虫爬到肛门外。在外界温度、湿度变化及空气刺激下，雌虫在肛周大量产卵。产卵后大多虫体死亡，也有少数可返回肛门到肠腔或误入阴道、尿道等处异位寄生。

虫卵在肛门周围适宜的温度、湿度和氧气环境下，约经 6h，卵内幼虫蜕皮一次发育为感染期卵。感染期卵污染手指或散落在衣物、被褥、玩具、食物上，经口进入人体，在十二指肠内孵出幼虫，幼虫移行到回盲部蜕皮 2 次发育为成虫。自误食感染期卵到发育为成虫产卵，需 2～4 周。雌虫寿命为 2～4 周，一般不超过 2 个月（图 34 - 5）。

由于蛲虫生活史简单，感染期卵抵抗力强，感染方式多样（自体感染和异体感染），极易造成传播。

（三）致病性

成虫寄生可损伤肠黏膜，引起慢性炎症及消化道功能紊乱。雌虫夜间在肛周、会阴处移行产卵，刺激局部皮肤黏膜，引起局部瘙痒，此为蛲虫病的主要症状。因抓破局部皮肤引起继发性炎症，患者表现为烦躁不安、夜惊、失眠、食欲减退、夜间磨牙等症状。雌虫若误入阴道、尿道、子宫等处异位寄生，也可引起相应部位的炎症。

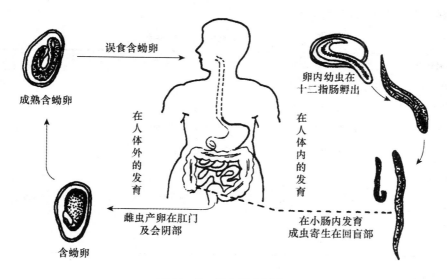

图 34 - 5 蛲虫的生活史

（四）实验诊断

根据蛲虫产卵的特性，常采用透明胶纸法或棉签拭子法，于清晨排大便前在肛周皮肤取标本，蛲虫卵检出率高。在粪便中或患者入睡后在肛门附近检获成虫也可确诊。

（五）防治原则

加强卫生宣传，注意个人卫生、家庭卫生、幼儿园、托儿所等集体环境卫生，培养儿童良好的卫生习惯，不吸吮手指，饭前便后洗手，儿童睡眠时穿闭裆裤，烫洗内裤、被褥，经常消毒玩具，以防相互感染或重复感染。积极治疗患者，常用甲苯达唑、阿苯达唑等药物内服，也可用蛲虫膏、2%白降汞软膏肛周外用止痒杀虫。

四、十二指肠钩口线虫和美洲板口线虫

寄生于人体的钩虫主要有十二指肠钩口线虫（ancylostoma duodenale）简称十二指肠钩虫，美洲板口线虫（necatoramerzcanus）简称美洲钩虫。成虫寄生于人体小肠、以血液为食，引起以贫血为主要症状的钩虫病。此病几乎遍及全世界，热带、亚热带国家更为广泛，我国黄河以南农村地区为主要流行区。

（一）形态

1. 成虫

成虫虫体细长，长约1cm左右，略弯曲，半透明，活时呈淡红色，死后呈灰白色。十二指肠钩虫前后均向背面弯曲呈"C"形；美洲钩虫前面向背面仰曲、后端向腹面弯曲，整个虫体呈"S"形。虫体前端有口囊，十二指肠钩虫口囊腹侧有两对三角形钩齿；美洲钩虫口囊腹侧有一对半月形板齿。口囊两侧的头腺能分泌抗凝素和乙酰胆碱酯酶，抗凝素能阻止宿主肠壁的血液凝固；乙酰胆碱酯酶能水解乙酰胆碱，影响神经介质的传导，降低宿主肠壁的蠕动，利于钩虫的附着寄生。咽管肌肉发达，具有唧筒样作用，便于吸食血液。雌虫较大，尾端尖直；雄虫较小，尾端有皮质层延伸形成的膜状交合伞，是钩虫成虫形态鉴别的重要依据。

两种钩虫成虫的形态鉴别见表34-1。

表34-1　两种钩虫成虫的鉴别

鉴别要点	十二指肠钩虫	美洲钩虫
成虫大小（mm）	♀（10～13）×0.6	♀（9～11）×0.4
	♂（8～1）×10.4～0.5	♂（7～9）×0.3
体形	呈"C"形	呈"S"形
口囊附齿	2对钩齿	1对板齿
交合伞形状	圆形	扁圆形
交合刺	长鬃状，末端分开	一刺末端呈钩状，包于另一刺的凹槽中
阴门位置	虫体中部略后	虫体中部略前
尾刺	有	无

2. 虫卵

两种钩虫卵形态相似，呈椭圆形，大小为$(56～76)\mu m \times (36～40)\mu m$，卵壳薄，无色透明。新鲜粪便中的虫卵含有2～4个卵细胞，放置时间稍长，卵细胞即发育成桑葚状，为多细胞卵，卵细胞和卵壳之间有明显的空隙（图34-6）。

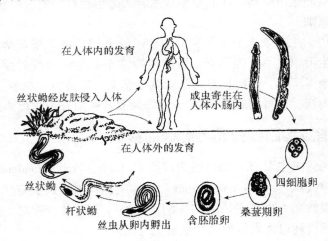

图34-6　钩虫的生活史

（二）生活史

两种钩虫生活史基本相同，不需中间宿主。

1. 在外界的发育

钩虫虫卵随粪便排出体外。在温暖（25～30℃）、潮湿（相对湿度60%～80%）、氧气充足的疏松土壤中，卵细胞不断分裂，经24h孵出幼虫即第一期杆状蚴，又经48h，幼虫蜕皮成第二期杆状蚴，杆状蚴以土壤中的细菌、有机物等为食，幼虫经第二次蜕皮成丝状蚴，此时幼虫的口孔封闭不进食，生活在近地面的土壤中。丝状蚴是钩虫的感染阶段。

2. 在人体内发育

土壤中的丝状蚴具有向温性、向湿性，当接触人的皮肤时，受到人体温度刺激后，虫体借其机械穿刺运动及酶的作用，经毛囊、汗腺口或破损的皮肤钻入人体，先进入小静脉或淋巴管，随血流经右心至肺，穿过肺泡壁毛细血管到达肺泡。然后幼虫从肺移行到支气管，借助呼吸道上皮细胞纤毛的运动上行至咽，随吞咽进入食管、胃到达小肠。幼虫在小肠内蜕皮2次，逐渐发育为成虫。成虫寄生于小肠上段，借钩齿或板齿咬附于肠壁，以血液、组织液和脱落的肠上皮细胞为食。自丝状蚴侵入人体到发育为成虫产卵需5~7周，成虫寿命为3年左右，有时十二指肠钩虫可达7年，美洲钩虫可达15年（图34-6）。

（三）致病性

两种钩虫的致病作用相似，十二指肠钩虫对人体危害更大。

1. 幼虫致病

丝状蚴钻入皮肤，数分钟后局部皮肤可有灼痛、痒感，很快出现充血斑点、丘疹、水泡，称钩蚴性皮炎，俗称"粪毒"。搔破后可继发细菌感染，形成脓疱。幼虫移行到肺，对肺毛细血管和肺泡造成损伤，引起局部出血及炎症，称钩蚴性肺炎，患者可出现阵发性咳嗽、哮喘、血痰，伴有畏寒、发热等全身症状。

2. 成虫致病

钩虫成虫寄生于人体小肠，造成肠黏膜损伤，可引起上腹部不适、隐痛、恶心、呕吐、腹泻等，也有钩虫引起消化道大出血的报道。钩虫咬破肠壁，靠其咽管发达的肌肉形成唧筒作用吸食血液，利用其头腺分泌抗凝素，使伤口不断渗血，又因钩虫不断更换吸血部位，以致肠黏膜多处伤口出血。患者长期慢性失血，铁和蛋白质不断耗损，致使造血原料不足，蛋白质合成障碍，导致缺铁性贫血（低色素小细胞性贫血）。临床表现为皮肤、黏膜苍白，眩晕，乏力，重者可有心慌、气短、水肿和贫血性心脏病。严重感染可致儿童发育障碍、妇女闭经、流产。部分患者还会出现喜食生米、生豆、泥土、茶叶、石块等异常嗜好，称异嗜症，可能与铁耗损有关，补充铁剂后症状可消失。

（四）实验诊断

粪便中检出钩虫卵，或经钩蚴培养检出幼虫是确诊的依据。

1. 直接涂片法

因虫卵无色透明、卵壳极薄，易被粪渣遮盖，检出率低。

2. 饱和盐水浮聚法

钩虫卵比重轻，在饱和盐水中漂浮于表面。此法可达到集卵的目的，检出率明显高于直接涂片法。

3. 钩蚴培养法

虫卵在适宜条件下，孵出钩蚴，在培养的试管中可直接观察到，检出率高于饱和盐水浮聚法，并可用于鉴别两种钩虫。

（五）防治原则

加强宣传教育，尽量减少手足与土壤直接接触，必要时在手足皮肤涂抹1.5%左旋咪唑硼酸乙醇或15%噻苯咪唑软膏，可明显减少感染机会。加强粪便管理，粪便进行无害化处理，杀死其中虫卵后再作肥料使用。治疗患者、带虫者，常用药物有甲苯达唑、阿苯达唑、噻嘧啶、伊维菌素等。严重贫血者要先纠正贫血再驱虫。

第二节　消化道寄生吸虫

布氏姜片吸虫

布氏姜片吸虫（fasciolopsis buski）简称姜片虫，是寄生于人或猪小肠内的大型吸虫，引起姜片虫病。姜片虫病主要流行于亚洲国家，我国除东北、内蒙古、新疆、西藏、青海、宁夏等无报道外，其余18个省、市、自治区均有流行。

（一）形态

1. 成虫

成虫虫体长椭圆形，长 20～75mm，宽 8～20mm，背腹扁平，肥厚，活虫肉红色，死后灰白色。口吸盘小，位于虫体前端；腹吸盘比口吸盘大 4～5 倍，漏斗状，肌肉发达，居口吸盘下缘。消化道有口、咽、食管及肠支，肠支在腹吸盘之前分支，伸向虫体后部，波浪状。两个睾丸高度分支，呈珊瑚状，前后排列于虫体后半部；分支状卵巢位于睾丸之前，子宫盘曲于卵巢与腹吸盘之间，开口于腹吸盘的生殖孔；卵黄腺布满虫体两侧（图34－7）。

2. 虫卵

虫卵长椭圆形，淡黄色，大小为（130～140）μm ×（80～85）μm，是最大的蠕虫卵。卵壳薄，卵盖小而不明显，内含 1 个卵细胞和数 10 个卵黄细胞（图34－7）。

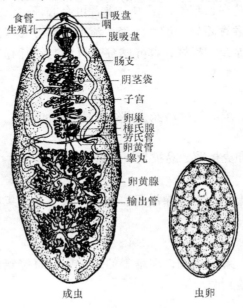

成虫　　　　　　　　　虫卵

图34－7　姜片虫的成虫与虫卵

（二）生活史

姜片虫成虫寄生于人或猪小肠内，虫卵随粪便排出体外。虫卵入水，在 26 ~ 32℃ 条件下，3 ~ 7 周孵出毛蚴。毛蚴侵入扁卷螺体内经无性繁殖，发育为胞蚴、母雷蚴、子雷蚴后发育为尾蚴，尾蚴逸出螺体进入水中，在菱角、荸荠、茭白等水生植物表面附着，脱去尾部形成囊蚴。人或猪食入有囊蚴的水生植物后，在十二指肠内，经消化液作用脱去囊壁发育为童虫，吸附在小肠黏膜，经 1 ~ 3 个月发育为成虫。成虫寿命为 1 ~ 2 年（图 34 – 8）。

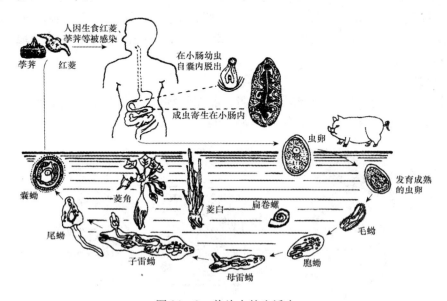

图 34 – 8　姜片虫的生活史

（三）致病性

成虫以发达的腹吸盘吸附于肠黏膜，可因机械性刺激造成小肠黏膜充血、水肿、炎症，甚至出血、溃疡或脓肿。症状轻者可出现恶心、呕吐、腹痛、腹泻等症状；严重者表现为乏力、消瘦、水肿甚至腹水，有时会出现肠梗阻。儿童可引起发育障碍、智力减退，甚至出现侏儒症。

（四）实验诊断

粪检获虫卵即可确诊。姜片虫虫卵大，检出率较高，常用直接涂片法和自然沉淀法。呕吐物或粪便中检获成虫也可确诊。

（五）防治原则

加强粪便管理，严禁新鲜的人粪、猪粪入水；不生食水生植物，不饮生水；科学养猪。治疗患者、带虫者和病猪。首选药物吡喹酮，中药槟榔也有较好疗效。

（贾秀艳）

第三节 消化道寄生绦虫

一、链状带绦虫

链状带绦虫（taenia solium）又称猪带绦虫、猪肉绦虫或有钩绦虫。成虫寄生于人体的小肠内，幼虫寄生于人体组织中，分别引起猪带绦虫病和囊尾蚴病（囊虫病）。猪带绦虫病和囊虫病在我国分布广泛，一般呈散发感染，主要分布于吉林、辽宁、黑龙江、内蒙古、河北、山西、河南、广西、云南、贵州、甘肃、陕西、福建等地。

（一）形态

1. 成虫

成虫虫体乳白色，扁平带状，略透明。前端较细，向后渐扁阔，体长 2～4m，虫体可分为头节、颈部和链体 3 部分（图 34-9）。

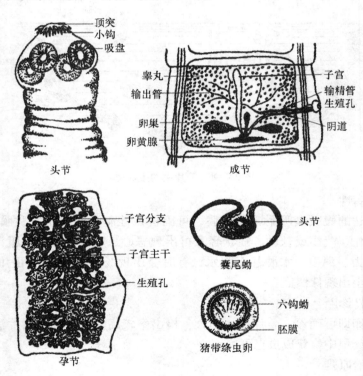

图 34-9　链状带绦虫形态

（1）头节　近球形，直径 0.5～1mm，其上有 4 个吸盘和 1 个可伸缩的顶突，顶突上有 25～50 个小钩，排列成内外两圈，内圈较大，外圈稍小。

（2）颈部　颈部纤细，不分节，具有生发功能。

（3）链体　由 700～1 000 个节片组成。依据节片内生殖器官的发育程度不同，将其分为幼节、成节及孕节三部分。幼节短而宽，内部生殖器官尚未发育成熟。成节近方形，每节内部有发育成熟的雌性和雄性生殖器官各一套。雄性生殖器官中，睾丸呈滤泡状，150～200个，分布于节片两侧；每个睾丸发出一条输出管，输出管汇集成输精管，向一侧横行，经阴茎囊，开口于节片边缘的生殖腔。雌性生殖器官位于节片中后部，卵巢位于节片后1/3的中央，分3叶，左右两侧叶较大，中央小叶较小；子宫为一细长盲管，纵行于节片中央；阴道管状，近端膨大为受精囊，远端与雄性生殖孔共同开口于生殖腔；卵黄腺位于节片后部中央；生殖孔不规则交替排列于节片侧缘的中部。孕节位于虫体末端，呈长方形，除充满虫卵的子宫外，其他生殖器官均已萎缩退化。子宫向两侧分支，呈不规则的树枝状。若从分支的基部计数，每侧7～13支。

2. 虫卵

虫卵呈球形或近似球形，大小50～60μm。卵壳薄，虫卵自孕节散出后，卵壳多已脱落。粪检时查到的虫卵近圆球形，直径31～43μm，胚膜较厚，呈棕黄色，具有放射状条纹，内含一个具有3对小钩的幼虫，称为六钩蚴（图34－9）。

3. 幼虫

幼虫又称猪囊尾蚴或猪囊虫，椭圆形、白色半透明的囊状体，大小为5mm×(8～10)mm，囊壁薄，囊内充满液体。囊内有一米粒大小的白点，为向内翻卷收缩的头节，其形态结构与成虫头节相同（图34－9）。

（二）生活史

人是本虫惟一终宿主。成虫寄生于人体小肠内，以头节固着肠壁，靠体壁吸收营养。虫体末端的孕节常数节连在一起从链体脱落后随粪便排出体外，孕节或虫卵被中间宿主（猪）吞食，在小肠消化液的作用下，经1～3d孵出六钩蚴并钻入肠壁血管或淋巴管，随血流到达猪全身，尤以运动较多的肌肉如股、肩、心、舌、颈等处为多，约经10周发育成囊尾蚴。人因生食或半生食含囊尾蚴的猪肉（俗称米猪肉、豆猪肉）而感染，囊尾蚴在人体小肠内头节翻出，附着于小肠黏膜，经2～3个月发育为成虫（图34－10）。成虫在人体可存活20～30年。

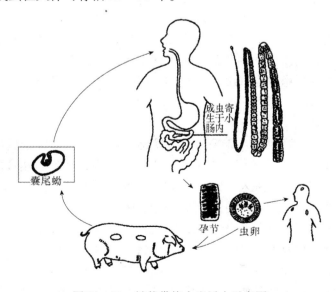

图34－10 链状带绦虫生活史示意图

人除作为终宿主外，也可以成为猪带绦虫的中间宿主。原因是猪带绦虫卵进入人体后，卵内孵出的六钩蚴可到达人体各部位发育为猪囊尾蚴。虫卵感染人体的方式分别是：①自体内重复感染，如绦虫病患者反胃、呕吐时，肠道逆蠕动将孕节反入胃中，卵内六钩蚴孵出而引起感染；②自体外感染，患者误食自己排出的虫卵而引起再感染；③异体感染，误食入他人排出的虫卵引起的感染。

（三）致病性

成虫寄生于人体小肠，引起猪带绦虫病。临床症状一般较轻，少数患者有腹痛、腹泻、消化不良、食欲亢进、消瘦等症状，偶有头节穿过肠壁或虫体引起肠梗阻者。

囊尾蚴寄生于人体组织器官，引起囊尾蚴病（囊虫病），其症状和危害因寄生的部位和数量而不同。人体囊尾蚴病依其主要寄生部位可分为三类：①皮下及肌肉囊尾蚴病，若寄生于皮下，则引起皮下结节，直径 0.5~1.5cm 大小，坚实而有弹性，能推动，无压痛，以躯干及头部多见。若寄生于肌肉组织中，可出现结节、肌肉酸痛及假性肌肥大等。②脑囊尾蚴病，囊尾蚴寄生于脑内，由于囊尾蚴在脑部的寄生部位和数量不同，患者临床表现复杂多样。可从全无症状到突然猝死。患者有头痛、恶心、呕吐、失语、记忆力减退、视力障碍、精神错乱等表现。癫痫发作、颅内压增高和精神症状是脑囊虫病的三大主要症状。③眼囊尾蚴病，囊尾蚴可寄生于眼任何部位，轻者可致视力障碍，重者导致失明。

（四）实验诊断

1. 猪带绦虫病诊断

询问有无食用"米猪肉"及节片排出史有助于临床诊断。病原学确诊依据主要依靠孕节检查，如从粪便中检获孕节，可压片计数子宫分支数鉴定虫种。也可在患者粪便中查找虫卵，可用粪便直接涂片法、浮聚法和沉淀法。对可疑患者，必要时可采用试验性驱虫，收集患者全部粪便，用水淘洗，若查得头节、成节、孕节可鉴定虫种。

2. 囊虫病诊断

皮肤和肌肉囊虫病，可手术摘取皮下结节或肌肉内包块活检，检查囊尾蚴。免疫学检测对囊虫病具有辅助诊断的价值，对深部组织的囊虫病，尤其对脑型患者具有重要参考意义。脑囊虫病患者也可用 X 线、CT、MRI 等影像设备进行辅助检查。眼部囊虫病可用眼底镜检查。

（五）防治原则

防治猪带绦虫病和囊虫病，应采取综合防治措施，有效防止猪囊尾蚴和猪带绦虫卵进入人体。加强卫生宣传教育，不生食或半生食猪肉，切生、熟食的刀、砧板分开使用，以避免活的猪囊尾蚴进入人体。加强肉类检疫，严禁出售"米猪肉"。提倡建圈养猪，厕所和猪圈要分开，对粪便进行无害化处理。

治疗病人可采用槟榔和南瓜子合剂，吡喹酮、甲苯咪唑等也有较好的疗效。驱虫后应留取 24h 粪便，检查有无头节排出，如未将头节排出，应继续随访观察。眼及皮下囊尾蚴病常用手术治疗，脑囊虫病可口服吡喹酮等。因杀虫过程中可导致颅内压增高，诱发癫痫发作，甚至抽搐死亡，故应同时使用降颅压药和抗癫痫药，以避免不良反应发生。

二、肥胖带绦虫

肥胖带绦虫（taenia saginata）也称牛带绦虫、牛肉绦虫或无钩绦虫。成虫寄生在人体小肠内，引起牛带绦虫病。该病在我国分布于新疆、内蒙古、西藏、云南、四川、贵州、广西等20多个省、市、自治区，一般呈散在感染，但在一些少数民族地区和农牧区呈地方性流行，人群感染率较高。

（一）形态

1. 成虫

肥胖带绦虫成虫的外形与链状带绦虫很相似（图34 – 11）。但虫体大小和结构有差异，主要区别见表34 – 2。

表34 – 2　链状带绦虫与肥胖带绦虫的形态区别

主要区别点	链状带绦虫	肥胖带绦虫
体长	2 ~ 4m	4 ~ 8m
节片	700 ~ 1 000 片，薄，略透明	1 000 ~ 2 000 片，肥厚，不透明
头节	圆球形，有顶突及小钩	近方形，无顶突及小钩
成节	卵巢分左、右叶及中央小叶	卵巢仅2叶
孕节	子宫分支不整齐，每侧7 ~ 13支	子宫分支整齐，每侧15 ~ 30支
囊尾蚴	头节有小钩，可寄生人体引起囊尾蚴病	头节无小钩，不寄生于人体

2. 虫卵

链状带绦虫与肥胖带绦虫的虫卵在形态上难以区别，故统称带绦虫卵。

3. 幼虫

牛囊尾蚴略大于猪囊尾蚴，其内翻卷收缩的头节与成虫头节相似。

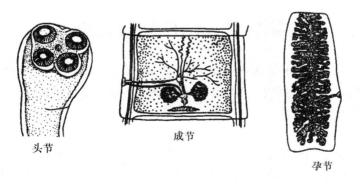

头节　　　　　成节　　　　　孕节

图34 – 11　肥胖带绦虫形态

（二）生活史

肥胖带绦虫与链状带绦虫生活史相近似。人为本虫惟一终宿主，人食入生的或半生的含活囊尾蚴的牛肉，囊尾蚴在肠内消化液的作用下，头节翻出，吸附在肠壁上，靠体壁吸收营养，经8 ~ 10周发育为成虫。成虫寄生于人体小肠上段，孕节常单节脱落。脱落的孕节片肌肉肥厚，蠕动性强，可自行逸出肛门或随粪便排出体外。孕节及孕节破裂后散出的虫卵污染草地和水源，如被草食动物牛、羊、马、骆驼及长颈鹿等中间宿主吞食，卵内六钩蚴在小肠孵出，钻入肠壁，随血液循环到达牛身体各部，尤其是运动较多的股、腰、肩、舌、心、颈等处肌肉内，经 60～70d 发育为牛囊尾蚴。牛囊尾蚴不寄生于人体，人不能作为肥胖带绦虫的中间宿主。牛带绦虫感染人体多为 1 条，成虫寿命可达 20 年以上。

（三）致病性

成虫寄生于人体小肠，引起牛带绦虫病。患者一般无明显临床症状，有时出现有腹部不适、消化不良、饥饿痛、食欲亢进、消瘦等。由于牛带绦虫孕节活动力较强，几乎所有的患者都有自排节片史。脱落的孕节自行逸出肛门，可引起肛周不适或瘙痒等。偶有阑尾炎、肠梗阻等并发症报道。

（四）实验诊断

询问是否有孕节自动逸出肛门病史很重要。确诊主要依据病原学检查虫卵或孕节。由于牛带绦虫孕节从肛门主动排出过程中破裂，虫卵黏附于肛门周围皮肤，故用肛门拭子法检查虫卵比其他粪便检查法检出率高。孕节检查方法与猪带绦虫相同，根据孕节子宫分支数即可确诊。对可疑患者必要时可以试验性驱虫，收集患者全部粪便，用水淘洗，若查得头节、成节、孕节即可鉴定虫种。

（五）防治原则

牛带绦虫病与猪带绦虫病的防治原则基本相同。在我国本病流行于新疆、内蒙古、西藏、云南等 20 多个省、市、自治区，以少数民族农牧区的感染率较高。注意个人饮食卫生，不吃生的或半生的牛肉。加强牛肉检疫，有效防止牛囊尾蚴进入人体。治疗患者可采用槟榔和南瓜子合剂，吡喹酮、甲苯咪唑等也有较好的疗效。在驱虫后，应收集患者的全部粪便，用水淘洗检查头节是否排出以确定疗效。

（许郑林）

第四节　猪巨吻棘头虫

猪巨吻棘头虫（macracanthorhynchus hirudinaceus）主要寄生于猪的小肠，偶尔可寄生于人，引起人体棘头虫病。该病国内分布于南、北方各地区，国外广泛分布于各大洲。我国已报道数百例。

（一）形态

猪巨吻棘头虫形态包括虫卵、棘头蚴、棘头体、感染性棘头体和成虫等五个阶段。

成虫乳白或淡红色，活体时背腹略扁平，死后经固定呈圆柱状，体表有横皱纹。虫体由吻突、颈部和躯干三部分组成。吻突呈球形可伸缩，其周围有 5～6 排尖锐吻钩起固着作用。无口及消化道。雄虫体长 5～10cm，尾端有一钟形交合伞；雌虫长 20～65cm，尾端钝圆（图 34-12）。

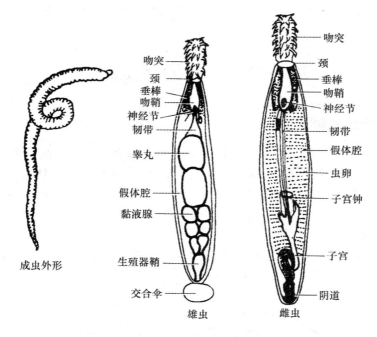

图 34－12　猪巨吻棘头虫成虫

虫卵椭圆形，棕褐色，大小为（67～110）μm×（40～65）μm，卵壳厚，一端闭合不全，呈透明状，易破裂。成熟卵内含 1 个具有小钩的幼虫（棘头蚴）。

（二）生活史

猪和野猪是本虫的主要终宿主，鞘翅目的某些昆虫（多种天牛和金龟子）既是棘头虫的中间宿主，又是其传播媒介。成虫主要寄生于猪和野猪小肠内，虫卵随粪便排出体外，被天牛、金龟子等甲虫类昆虫吞食后发育为感染性棘头体。当猪等动物吞食含有感染性棘头体的甲虫后，在小肠内经 2～3 个月发育为成虫。人因误食含活感染性棘头体的甲虫而感染，由于人不是适宜宿主，棘头虫多不能发育成熟和产卵。

（三）致病性

虫体多寄生于人体回肠的中、下段，以吻突的倒钩固着于肠黏膜上，引起黏膜组织充血和少量出血。分泌的毒素可使肠黏膜发生坏死和溃疡，继而出现结缔组织增生，形成棘头虫结节，与大网膜形成包块。虫体常可引起肠壁深层受损，甚至穿破肠壁造成肠穿孔，导致局限性腹膜炎及腹腔脓肿，亦可因肠粘连出现肠梗阻。

感染早期症状不明显，可有消化不良、乏力、消瘦、贫血、腹泻和黑便等。右下腹部常出现阵发性疼痛。患者可出现恶心、呕吐、失眠、夜惊等症状和嗜酸性粒细胞增多。主要危害是引起外科并发症，有半数以上病例发生肠穿孔。

（四）实验诊断

根据流行病学资料及临床表现，通过诊断性驱虫或经急症手术发现虫体是确诊的依据。

（五）防治原则

在流行区，儿童有烧吃、炒吃，甚至生吃天牛、金龟子的习惯，感染人数最多。防治应做好宣传教育，不捕食甲虫；加强猪饲养管理；及时发现感染者早期治疗。首选药物有阿苯达唑、甲苯咪唑等。出现并发症时应及时手术取出虫体。

（许郑林）

第五节　消化道寄生原虫

一、溶组织内阿米巴

溶组织内阿米巴（entamoeba histolytica）又称痢疾阿米巴，主要寄生于人体结肠，在一定条件下侵入肠壁组织引起阿米巴痢疾。该虫还可侵入其他组织，引起肠外阿米巴病。溶组织内阿米巴病呈全球性分布，以热带与亚热带感染率较高。我国各地均有感染，男性多于女性，农村高于城市。

（一）形态

溶组织内阿米巴有滋养体、包囊两个时期，成熟的 4 核包囊为感染阶段（图 34 - 13）。

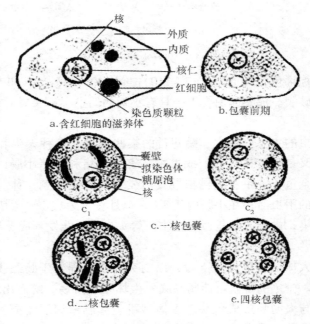

图 34 - 13　溶组织内阿米巴滋养体和包囊

1. 滋养体

溶组织内阿米巴滋养体直径为 12 ~ 60 μm，在生理盐水（0.9% 氯化钠溶液）涂片中，适宜温度（34℃）下运动活泼，形态多变。虫体分为内质和外质，内、外质界限明显。外质均匀，无色透明，常伸出伪足做定向阿米巴运动。内质呈颗粒状，内含细胞核、食物泡及吞噬的红细胞等。内质中有无被吞噬的红细胞是溶组织内阿米巴滋养体与其他肠内阿米巴滋养体区别的重要依据。经铁苏木素染色后外质不着色，内质呈蓝灰色颗粒状，可见一个典型的泡状核，蓝黑色。核膜较薄，内缘有一层排列均匀整齐的染色质粒。核仁居中，核膜与核仁之间有网状的核纤维。内质中被吞噬的红细胞染成蓝黑色，其大小与数目不等。

2. 包囊

包囊圆球形，直径为 10～20μm，外有较厚的囊壁，经碘液染色后呈淡黄色，可见核及核仁、棕色的糖原泡和无色透明的棒状拟染色体。内有 1～4 个细胞核，单核、双核包囊为未成熟包囊。四核包囊为成熟包囊，糖原泡和拟染色体多已消失，是其感染阶段。经铁苏木素染色，包囊呈蓝黑色，囊壁不着色，拟染色体着色深，糖原泡在染色过程中被溶解成空泡，细胞核结构清晰可见。

（二）生活史

溶组织内阿米巴的发育过程基本为包囊→滋养体→包囊。

人因误食被四核包囊污染的水和食物而感染。四核包囊经口摄入通过胃和小肠，在回肠末端或结肠的中性或碱性环境中，由于包囊中的虫体运动和肠道内酶的作用，囊壁变薄，加之虫体的活动使虫体脱囊而出，很快分裂为 4 个滋养体，并迅速再分裂，形成 8 个滋养体。滋养体以细菌为食并进行二分裂增殖。滋养体在宿主肠腔内下移，随着肠内容物的脱水和环境变化等因素的刺激，而形成圆形的前包囊，分泌出厚的囊壁，形成单核包囊，经继续分裂形成双核或四核包囊，包囊随粪便排出体外。包囊排出量大，在外界的抵抗力较强，在外界潮湿环境中可存活并保持感染性数日至 1 个月，但在干燥环境中易死亡。

当宿主免疫力下降或肠壁组织受损时，滋养体可侵入肠黏膜，吞噬红细胞并大量增殖，破坏肠壁及引起肠壁溃疡，病变部位以回盲部多见。滋养体也可随血流进入其他组织或器官，引起肠外阿米巴病。滋养体也可随坏死的肠壁组织脱落进入肠腔，随粪便排出体外，但其抵抗力低，排出体外很快死亡（图 34－14）。

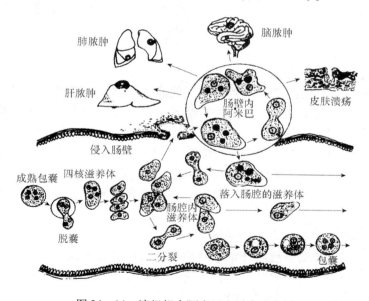

图 34－14 溶组织内阿米巴生活史示意图

（三）致病性

溶组织内阿米巴的致病性与其毒力、侵入数量、宿主肠道细菌的协同作用、理化因素及宿主的免疫功能状态等有关。

1. 致病机制

滋养体伪足的机械运动、吞噬作用以及滋养体释放的致病因子，如凝集素、穿孔素、半胱氨酸蛋白酶等毒性物质是主要致病因素。

溶组织内阿米巴表面的凝集素有吸附、溶解宿主细胞作用；穿孔素可使滋养体与靶细胞接触时或侵入组织时，在宿主细胞形成孔状破坏；半胱氨酸蛋白酶可使靶细胞溶解；凝集素、半胱氨酸蛋白酶也具有抵抗补体、降解补体的作用，使虫体逃避机体的免疫力。此外，机体对病原体的易感性增加和抵抗力下降，或合并其他肠道细菌感染等，都有利于滋养体的侵袭和致病。

2. 临床表现

人被感染后，多数人无症状，呈带虫状态，带虫者为重要传染源。仅少数表现为肠阿米巴病和肠外阿米巴病。

（1）肠阿米巴病　包括阿米巴肠炎和阿米巴痢疾。病变部位以回盲部多见。虫体侵入黏膜下层，并在黏膜下层繁殖扩散，形成口小底大的烧瓶样溃疡。轻者表现为腹痛、腹胀，腹泻与便秘交替出现，症状持续存在或反复发作。因长期肠功能紊乱，患者可有消瘦、贫血或营养不良等。重者出现腹痛、腹泻、大便次数增多、排出酱红色、具有特殊腥臭味的脓血黏液便，称为阿米巴痢疾。个别病例滋养体侵入肠壁肌层和浆膜层，并发肠出血和肠穿孔，或侵入阑尾引起阿米巴阑尾炎。

（2）肠外阿米巴病　肠壁组织中的滋养体也可随血流侵入肝、肺、脑等器官，引起肠外阿米巴病，以肝多见，其次是肺。阿米巴肝脓肿好发于肝右叶后上部，患者可出现发热、肝脏肿大、肝区疼痛等症状。阿米巴肺脓肿多数是因肝脓肿穿破横膈，进入胸腔直接侵入肺而引起，患者可咯出酱红色痰液。溶组织内阿米巴也可引起脑脓肿，偶可侵入心包和腹壁，以及导致肛周脓肿或炎症。

（四）实验诊断

1. 粪便检查

人体消化道寄生的溶组织内阿米巴与其他非致病性阿米巴形态相似，因此在粪便检查中，一定要注意加以区别，常见的有结肠内阿米巴、哈氏内阿米巴及齿龈内阿米巴等（图34-15、表34-3）。

（1）滋养体检查　常用生理盐水（0.9%氯化钠溶液）涂片法，适用于急性痢疾患者的脓血便或阿米巴肠炎的稀便，主要检查活动的滋养体。

（2）包囊检查　一般常用碘液染色法，在带虫者或慢性患者的成形粪便中以检查包囊为主。

2. 活组织检查

可疑患者可用乙状结肠镜或纤维结肠镜直接观察肠黏膜溃疡，从溃疡边缘或深层取活组织作涂片或切片查滋养体，检出率高。疑是肝脓肿或肺脓肿患者，可做肝穿刺抽取脓液或收集痰液0.9%氯化钠溶液涂片查滋养体。

3. 免疫学检查

对查不到病原体的可疑患者，可用免疫学诊断方法如间接荧光抗体试验、酶联免疫吸附试验等进行辅助诊断。

（五）防治原则

加强卫生宣传，搞好环境卫生、个人卫生和饮食卫生；加强粪便管理，注意保护水源，消灭苍蝇、蟑螂等传播媒介，切断传播途径。治疗阿米巴痢疾和肠外阿米巴病的首选药物是甲硝唑，中药鸦胆子、大蒜素、白头翁等均有一定疗效。

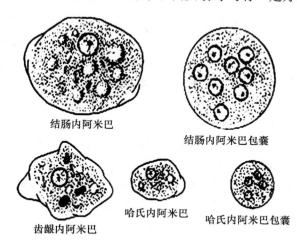

结肠内阿米巴　　结肠内阿米巴包囊

齿龈内阿米巴　哈氏内阿米巴　哈氏内阿米巴包囊

图 34-15　人体消化道内其他阿米巴滋养体及包囊形态

表 34-3　溶组织内阿米巴与非致病阿米巴形态鉴别特征

		鉴别内容	溶组织内阿米巴	哈氏内阿米巴	结肠内阿米巴	齿龈内阿米巴
滋养体	0.9%氯化钠溶液涂片	直径	12~60μm	3~12μm	20~50μm	10~30μm
		伪足及活动力	伪足指状，透明、伸展活跃，有定向	运动迟缓而不连续，有定向	伪足短而宽，伸展迟缓，无定向	伪足多，活泼
		胞核	1个，不易见	1个，不易见	1个，可见	1个，不易见
		胞质	内外质分明	内外质分明	内外质不分明	内外质分明
		吞噬物	红细胞、白细胞、细菌	细菌	细菌，碎屑物	细菌、白细胞、偶有红细胞
	铁苏木素染色	胞核	小，常居于中部	小，常居于中部	大，偏于一侧	居中或偏位
		核仁	小，居中	小，居中或偏位	大，偏位	
		核周染粒	呈均匀分布的细粒	细小，分布不匀	大小不一，分布不匀	排列整齐
包囊	碘液涂片	直径	10~20μm	4~10μm	10~30μm	
		形态	圆形	类圆形	圆形	
		胞核	1~4个，偶见8个	1~4个	1~8个，遇见16个	
		糖原泡	棕黄色，见于未成熟包囊	同溶组织内阿米巴	同溶组织内阿米巴	
	铁苏木素染色	胞核	同滋养体	同滋养体	同滋养体	
		拟染色体	1至数个，棒状，两端钝圆，主要见于未成熟包囊	4~6个，短棒状，成熟包囊常不能见	碎片状或束状，边缘不整	

二、蓝氏贾第鞭毛虫

蓝氏贾第鞭毛虫（Giardia lamblia）简称贾第虫，寄生在人体小肠、胆囊内，引起贾第虫病。该病呈世界性分布，我国分布也很广泛。引起的症状以腹泻为主，多发于夏秋季节，在旅游者中发病率较高，故又称"旅游者腹泻"。目前该虫已被认为是引起旅游者腹泻的重要病原之一。

（一）形态

贾第虫分滋养体和包囊两个发育阶段（图34-16）。

1. 滋养体

滋养体形似半个纵切的梨，大小为（9.5～21）μm×（5～15）μm。两侧对称，前端钝圆，后端尖细，背面隆起，腹面扁平，腹面前半部向内凹陷形成吸盘，吸盘背侧有1对并列在吸盘底部的圆形泡状核，1对轴柱纵贯虫体中部，在轴柱中部可见2个半月形的中体，其前端有基体复合器，由此发出4对鞭毛，伸出体外。

2. 包囊

包囊呈椭圆形，大小为（10～14）μm×（7.5～9）μm。经碘液染色后呈黄绿色，囊壁厚。未成熟包囊内有2个核，成熟包囊内有4个核，多偏于一端。囊内可见鞭毛、丝状物和轴柱。

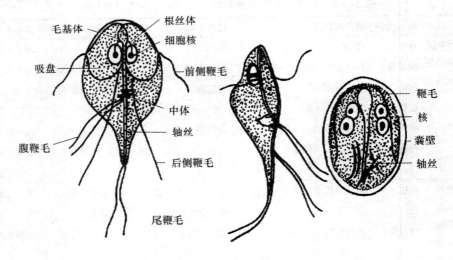

毛基体　根丝体　细胞核　吸盘　前侧鞭毛　中体　轴丝　腹鞭毛　后侧鞭毛　尾鞭毛　鞭毛　核　囊壁　轴丝

图34-16　蓝氏贾第鞭毛虫的形态

（二）生活史

四核包囊为感染阶段，如被人误食后在十二指肠脱囊形成2个滋养体，虫体以吸盘吸附于肠黏膜上，以纵二分裂法繁殖。当滋养体落入肠腔，可随肠内容物移向结肠，形成包囊，随成形粪便排出体外，在腹泻者粪便中可发现滋养体。包囊在外界抵抗力较强，在潮湿粪便中可活3周、在水中可活5周。

（三）致病性

虫体吸附在肠黏膜上，影响肠黏膜消化吸收功能，尤其是脂肪的吸收。人体感染贾第虫后，多数无临床症状，称带虫者。少数患者出现腹痛、腹泻、发热、疲乏、厌食等症状，粪便黏液较少，稀呈水样、无脓血，含较多脂肪颗粒。典型患者有暴发性水泻、粪便恶臭味，伴腹胀、腹痛、呕吐、发热、疲乏、厌食等症状。若不及时治疗，多发展为慢性，表现为周期性稀便，反复发作，病程可长达数年。儿童久病不愈可致营养不良，甚至引起贫血。虫体如侵入胆管与胆囊，可引起胆管炎和胆囊炎。

（四）实验诊断

用碘液染色法在成形粪便中检查包囊，用生理盐水（0.9%氯化钠溶液）涂片法在水样或脓血便中查找滋养体。检查时应以隔日粪检1次并连续检查3次以上为宜。若怀疑被感染而粪检多次阴性者可引流十二指肠液或胆汁检查。

（五）防治原则

开展卫生宣传教育，注意个人卫生和饮食卫生，加强水源保护是预防本病的重要措施。旅游者应饮用煮沸后的水。彻底治疗患者及带虫者，常用的药物有甲硝唑、呋喃唑酮、甲硝磺酰咪唑等。

三、隐孢子虫

隐孢子虫（Cryptosporidium）广泛存在于动物中，亦可寄生于人体消化道，属机会致病原虫，引起隐孢子虫病。本病在国外的研究报道日趋增多，近几年在国内也逐渐引起人们的注意，该虫也是引起"旅游者腹泻"的重要病原体之一。

（一）形态

隐孢子虫卵囊呈圆形或椭圆形，直径4~6μm，成熟卵囊内含4个月牙形的子孢子和由颗粒物组成的残留体（图34-17）。粪便中的卵囊若不染色，难以辨认。在改良抗酸染色标本中，卵囊为玫瑰红色，背景为蓝绿色，对比性很强。因观察的角度不同，囊内子孢子排列似不规则，呈多态状，残留体为暗黑（棕）色颗粒状。

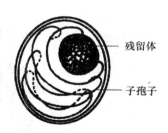

图34-17 隐孢子虫卵囊

（二）生活史

隐孢子虫主要寄生于小肠上皮细胞内，卵囊随宿主的粪便排出体外。

成熟卵囊是感染期，人误食后，子孢子在消化液的作用下从囊内逸出，侵入肠上皮细胞的绒毛膜缘区，在小肠上皮细胞胞膜下胞质外形成纳虫空泡，虫体即在泡内进行无性繁殖。

子孢子逐渐发育为滋养体，经两代裂体增殖，成熟的二代裂殖体释出后的裂殖子发育成为雌、雄配子体，雌、雄配子体分别发育为雌、雄配子，两者结合形成合子，合子最后发育成含4个子孢子的卵囊。卵囊有薄壁和厚壁两种类型。薄壁卵囊中的子孢子逸出后直接侵入宿主肠上皮细胞，而致宿主自身体内重复感染。厚壁卵囊随宿主粪便排出体外。

（三）致病性

隐孢子虫感染后，其临床症状和严重程度取决于宿主的免疫功能与营养状况。免疫功能正常者，常表现为自限性腹泻，粪便呈水样、量大，可有腹部痉挛性疼痛、恶心、厌食、发热和全身不适等症状。免疫功能缺陷者或严重感染的幼儿，则腹泻更为严重，表现为持续性霍乱样水便，一日数次至数十次。也有同时并发肠外器官寄生，如呼吸道、胆道感染。尤为值得关注的是，隐孢子虫也是艾滋病患者合并肠道感染的常见病原体之一，感染后常危及患者的生命。

（四）实验诊断

本病从患者粪便、呕吐物或痰中找到卵囊进行确诊。取粪便标本做金胺－酚或改良抗酸染色镜检，最好在做金胺－酚染色发现阳性后，再用改良抗酸染色法进行鉴别，以提高检出率。

（五）防治原则

加强人、畜粪便管理，注意个人和饮食卫生是防止本病流行的基本措施。对于免疫功能低下的人群，尤其是艾滋病患者要加强保护。目前，对于本病的治疗尚无理想的有效药物，螺旋霉素有一定的控制感染、减轻腹泻、缓解病情的效果。国内试用大蒜素治疗有一定疗效。

四、结肠小袋纤毛虫

结肠小袋纤毛虫（balantidium coli）是人体最大的寄生原虫，该虫寄生人体结肠内，可侵犯宿主的肠壁组织引起结肠小袋纤毛虫痢疾。猪是重要的保虫宿主。本病流行于热带和亚热带地区，我国山西、河南和山东以南各地均有散发的病例报告。

（一）形态

结肠小袋纤毛虫生活史中有滋养体和包囊两个时期（图34－18）。

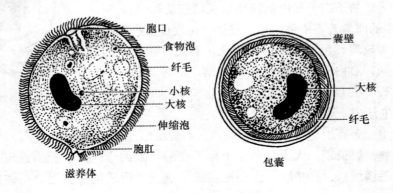

图34－18　结肠小袋纤毛虫

1. 滋养体

滋养体呈椭圆形，无色透明或淡灰略带绿色，大小为（30～200）μm×（25～120）μm。全身披有纤毛，活的滋养体可借纤毛的摆动呈迅速旋转式运动。虫体极易变形，前端有一凹陷的胞口，下接漏斗状胞咽，颗粒食物借胞口纤毛的运动进入虫体，形成食物泡经消化后，残渣经胞肛排出体外。虫体中、后部各有一伸缩泡具有调节渗透压的功能。苏木素染色后可见一个肾形的大核和一个圆形的小核，后者位于前者的凹陷处。

2. 包囊

包囊圆形或椭圆形，直径为 40~60μm，淡黄或淡绿色，囊壁厚而透明，染色后可见胞核等。

（二）生活史

猪是该病的主要传染源。包囊污染食物和饮水经口进入宿主体内，在胃肠道脱囊逸出滋养体。滋养体在结肠内定居，以淀粉颗粒、细菌及肠壁脱落的细胞为食。在一定的条件下滋养体还可侵犯肠壁组织。当滋养体至结肠下段时，由于肠内理化环境的变化，部分滋养体变圆，并分泌囊壁成为包囊，包囊随粪便排出体外。滋养体若随粪便排出，在外界适宜条件下也可形成包囊。

（三）致病性

滋养体在结肠寄生、增殖，引起宿主消化功能紊乱。虫体分泌透明质酸酶并借助纤毛机械运动侵犯结肠黏膜甚至黏膜下层，引起溃疡。严重病例可出现大面积结肠黏膜的破坏和脱落，病理变化颇似溶组织内阿米巴痢疾。

多数感染者一般无临床症状，但粪便中可有虫体排出，因此，这部分感染者在流行病学上有重要意义。急性病例表现为突然发病，可有腹痛、腹泻和黏液血便，并伴有里急后重等痢疾症状，即为结肠小袋纤毛虫痢疾。急性病例若治疗不当或不及时，可转为慢性，患者可表现为周期性腹泻，大便呈粥样或水样，常伴有黏液而无脓血。滋养体偶可经淋巴通道侵袭肠外组织，如肝、肺或泌尿生殖器官等。

（四）实验诊断

粪便直接涂片查到滋养体或包囊可确诊。由于虫体较大，一般不易漏检。新鲜粪便反复送检可提高检出率。必要时亦可采用乙状结肠镜进行活组织检查或用阿米巴培养基进行培养。

（五）防治原则

加强卫生宣传教育，注意个人卫生和饮食卫生，加强人粪、猪粪的管理，能有效阻止本病的传播。治疗上可用甲硝唑或黄连素。

目标检测

1．比较消化道寄生线虫生活史的主要异同点。

2．蛔虫对人体的危害有哪些，如何防治蛔虫病？

3．叙述钩虫对人体的最主要危害及发生的原因。

4．为什么蛲虫在集体机构的儿童感染率高？

5．能引起自体重复感染的寄生虫有哪些？

6．猪带绦虫与牛带绦虫哪一种对人体的危害大，猪带绦虫卵感染人体的方式有哪些？

7．简述阿米巴病的临床分型及临床表现。

8．简述贾第虫病的主要临床症状。

9．叙述隐孢子虫的防治原则。

（许郑林）

第三十五章

肝与胆管寄生虫

学习目标

1. 描述华支睾吸虫成虫、虫卵，细粒棘球绦虫棘球蚴形态结构。
2. 复述华支睾吸虫、细粒棘球绦虫生活史。
3. 分析肝吸虫、棘球蚴的致病性。
4. 概述肝吸虫病、棘球蚴病的实验诊断及防治原则。

本章主要介绍华支睾吸虫和细粒棘球绦虫的形态、生活史、致病性、实验诊断以及防治原则。

肝与胆管寄生虫通过在肝和胆道系统的寄生而引起疾病，如华支睾吸虫、棘球蚴、泡球蚴、溶组织内阿米巴滋养体、血吸虫虫卵、似蚓蛔线虫幼虫等。本章主要介绍华支睾吸虫和细粒棘球绦虫。

第一节　华支睾吸虫

华支睾吸虫（clonorchis sinensis）又称肝吸虫，成虫寄生于人体的肝、胆管内引起华支睾吸虫病，又称肝吸虫病。本病主要分布于日本、朝鲜、越南和东南亚国家，以及俄罗斯远东地区。在我国呈点状、片状或线状分布，调查资料显示已有30个省、市、自治区（包括台湾）有该病不同程度的流行或病例报道。

一、形态

1. 成虫

成虫外形似葵花籽仁，淡红色，半透明，雌、雄同体，大小为（10～25）mm×（3～5）mm。具有口吸盘和腹吸盘，口吸盘略大于腹吸盘，口吸盘位于虫体的亚顶端，腹吸盘位于虫体的前1/5处。雄性生殖系统有1对分支状的睾丸前后排列于虫体的后1/3。雌性生殖系统有1个分叶状的卵巢，位于睾丸之前，受精囊椭圆形，位于卵巢的斜后方，子宫位于卵巢与腹吸盘之间，开口于腹吸盘前缘的生殖孔（图35-1）。

2. 虫卵

虫卵外形似芝麻粒，黄褐色，大小为 $29\,\mu m \times 17\,\mu m$，是寄生于人体蠕虫卵中最小的。前端较窄后端钝圆，前端卵盖与卵壳相交处，可见突起的肩峰，后端有一点状小疣，卵壳厚内含一成熟毛蚴（图 35-1）。

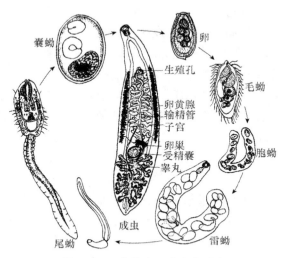

图 35-1　华支睾吸虫各期形态

二、生活史

成虫寄生于人或猫、犬等哺乳动物的肝胆管内，严重时也可在胆囊、胆管及胰腺管内寄生。虫卵随胆汁进入消化道，随粪便排出体外。虫卵入水后，被第一中间宿主淡水螺吞食后，在螺体消化道孵出毛蚴，穿过肠壁在螺体内发育，经毛蚴、胞蚴、雷蚴和尾蚴的无性增殖阶段的发育，成熟尾蚴逸出螺体，进入第二中间宿主淡水鱼、虾体内，发育为囊蚴即感染阶段。

人或猫、犬等动物因食入含有活囊蚴的淡水鱼、虾而被感染。囊蚴进入小肠在消化液的作用下孵出童虫，童虫经胆总管进入肝胆管，也可经血循环或穿过肠壁经腹腔进入肝胆管内，约 1 个月后发育为成虫并产卵。成虫寿命长达 20~30 年（图 35-2）。

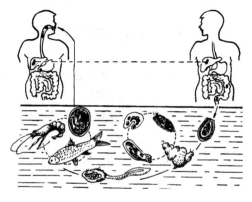

图 35-2　华支睾吸虫生活史

三、致病性

成虫在肝胆管内的机械性刺激和代谢产物的化学性刺激，引起肝胆管内皮细胞脱落、增生，管壁变厚、管腔变窄，甚至阻塞，导致胆汁淤积，形成阻塞性黄疸。继发细菌感染可导致胆管炎、胆囊炎。由于肝胆管管壁及其周围结缔组织的增生，使其周围的肝细胞坏死、萎缩、脂肪变，甚至发生纤维化，少数患者可导致胆汁性肝硬化。肝吸虫病晚期可诱发肝癌、胆管上皮癌、胆石症、急性胰腺炎等。

轻度感染者除肝肿大外，无其他明显症状；中度感染者可出现头晕、乏力、食欲缺乏、厌油腻、上腹部不适、肝区隐痛等症状；重度感染者可表现为营养不良、腹痛、腹泻、肝脾肿大、神经衰弱及黄疸；晚期出现肝硬化、腹水，甚至消化道大出血、肝性脑病而死亡。儿童重度感染者可引起发育障碍或侏儒症。

四、实验诊断

由于肝吸虫虫卵小，且产卵量低，粪便直接涂片法易漏检，故常用自然沉淀法、倒置沉淀法、氢氧化钠消化法等，检出率通常在 80% ～90% 左右。对便检虫卵阴性，临床症状高度可疑肝吸虫病患者，可引流十二指肠液进行检查，检出率近 100%。

免疫学检查常用方法有皮内试验、间接血凝试验、酶联免疫吸附试验等。

五、防治原则

肝吸虫病的传播主要与当地居民生吃或半生吃鱼、虾习惯有关。实验证明，1mm 厚鱼片中的囊蚴在 90℃ 的水中，经 1s 即死，在 60℃ 的水中需经 15s 才被杀死。囊蚴在醋、酱油等佐料中分别可活 2h 和 5h，因此囊蚴的抵抗力较强。

开展卫生宣教，改变不良的饮食习惯，不生食或半生食鱼、虾，生熟刀具、砧板要分开。不要用生的鱼内脏喂猫、狗或随地乱丢，以防动物吞食。教育儿童不要煨食或烤食小鱼、小虾。加强粪便和水源的管理，防止粪便入水，不用未经处理的新鲜粪便施肥，鱼塘或虾池要定期灭螺。积极查治病人、带虫者和保虫宿主，首选药物为吡喹酮，也可用阿苯哒唑等。

第二节 细粒棘球绦虫

细粒棘球绦虫（echinococcus granulosus）又称包生绦虫，成虫寄生于犬科动物的小肠内，幼虫（棘球蚴）寄生于人或草食动物组织内，引起棘球蚴病，俗称包虫病。本病是一种严重的人兽共患病，呈世界分布，常见于畜牧业发达的地区。在我国本病主要分布于西北、西南广大农牧区。

一、形态

1. 成虫

细小，大小为（2～7）mm ×(0.5～0.6)mm，头节呈梨形，吸盘 4 个，有顶突及 2

圈小钩；颈部之后为链体，包括幼节、成节、孕节各1节。幼节长略大于宽。成节较幼节长1倍，内有发育成熟的雌、雄性生殖器官。孕节可超过虫体其他部位的总长，子宫向两侧突出成侧囊，内含虫卵200～800个（图35-3）。

2. 虫卵

与带绦虫卵形态相似，虫卵随终宿主粪便排出体外，被牛、羊或人等中间宿主吞食，在小肠内孵出六钩蚴。六钩蚴钻入肠壁，随血流到肝、肺等器官，发育为棘球蚴。

3. 棘球蚴

圆形囊状，大小不一，直径由几毫米到数十厘米不等，由囊壁和囊内容物（生发囊、子囊、孙囊、原头蚴和囊液）组成，囊内充满液体。囊壁分两层：外层为角皮层，内层为胚层，又叫生发层。胚层内长出许多原头蚴和生发囊。生发囊的胚层又可形成多个原头蚴及与其结构相似的子囊，子囊内又可形成孙囊。原头蚴、生发囊可从胚层上脱落，悬浮于囊液中，称为棘球蚴砂。当犬、狼等终宿主吞食含棘球蚴的脏器，每个原头蚴都可在小肠内发育成1条成虫（图35-3）。

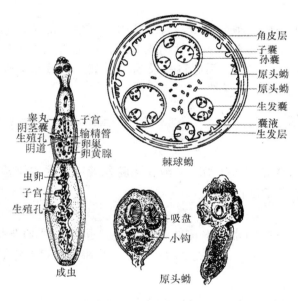

图35-3 细粒棘球绦虫形态

二、生活史

成虫寄生在犬、狼或狐等食肉类动物的小肠，孕节或虫卵随粪便排出体外，污染牧草、水源及周围环境，如被羊、牛、马、猪、骆驼等中间宿主吞食，于十二指肠中孵出六钩蚴，并穿入肠壁的血管或淋巴管，随血流到达身体各部位，约经5个月发育为棘球蚴。棘球蚴的脏器或组织被犬、狼吞食后，囊内原头蚴散出，在小肠中约经8周发育为成虫。犬肠道中寄生的成虫不断排出孕节或虫卵，人因误食虫卵而得棘球蚴病（图35-4）。

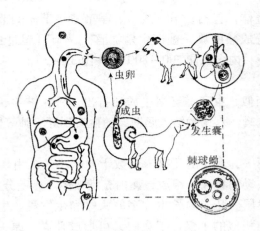

图 35 - 4　细粒棘球蚴生活史

三、致病性

棘球蚴寄生于人体肝、肺等器官，其症状因所寄生的部位、大小、数量而异。一般表现为压迫症状，如压迫胆囊、胆管出现黄疸；压迫支气管出现咳嗽、胸痛、呼吸困难。囊内液体透过囊壁渗出，引起毒性及超敏反应。当棘球蚴破裂时，大量囊液外溢，可致过敏性休克和继发性感染。

四、实验诊断

1. 病原学检查

从手术摘除的棘球蚴或从痰液、尿液、胸腔积液或腹水中镜检发现棘球蚴砂，可作为确诊依据，但严禁诊断性穿刺。

2. 免疫学检查

免疫学检查为棘球蚴病常用的辅助诊断方法。近年来用 ELISA 法检测循环抗原、循环免疫复合物和特异性 IgE 可以提高包虫病的检出率，并可对疗效进行评价。

五、防治原则

在流行区主要采取以预防为主的综合性防治措施。注意个人卫生、杜绝虫卵感染；不用病畜内脏饲养犬，对家犬、牧犬定期用药物驱虫，减少传染源；可用手术方法摘除棘球蚴，但应注意将包虫完整地取出，严防囊液外溢造成的继发感染。药物治疗方面，主要是口服丙硫咪唑、吡喹酮等。

目标检测

1．引起肝、胆管损害的寄生虫有哪些？
2．叙述华支睾吸虫的致病作用。
3．人是怎样感染棘球蚴的，棘球蚴病有哪些危害？

（许郑林）

血液与淋巴系统寄生虫

本章主要介绍丝虫、日本裂体吸虫、疟原虫、杜氏利什曼原虫的形态，生活史，致病性，实验诊断及防治原则。

第一节　班氏吴策线虫和马来布鲁线虫

丝虫（filaria）隶属线形动物门，丝虫总科，因成虫纤细如丝线而得名。寄生于人体的丝虫有 8 种，我国主要有马来布鲁线虫（Brugia malayi，简称马来丝虫）和班氏吴策线虫（Wuchereria bancrofti，简称班氏丝虫）。丝虫成虫主要寄生于人体的淋巴系统、皮下组织及体腔，引起丝虫病（filariasis），是我国五大寄生虫病之一。

一、形态

1. 成虫

两种丝虫成虫的形态相似，虫体细长如丝线，乳白色，体长约1cm。雄虫尾端向腹面卷曲，泄殖腔周围有数对乳突，从中伸出长短交合刺各一根。雌虫大于雄虫，头端略膨大，呈球形或椭圆形，头顶正中为口，周围有两圈乳突，尾端钝圆。生殖系统为双管型，子宫近卵巢段含大量卵细胞，向前逐渐形成不同发育程度的虫卵，成熟虫卵壳薄而透明，内含卷曲的幼虫。在向阴门移动的过程中，幼虫伸直，卵壳随之伸展成为鞘膜而被覆于幼虫体表，此幼虫称为微丝蚴（microfilaria）。

2. 微丝蚴

虫体细长，头端钝圆，尾端尖细，外被鞘膜。体内有许多圆形或椭圆形的体核，头端无体核区为头间隙，尾端有无尾核因种而异。虫体前端 1/5 处有神经环，尾部逐渐变细，近尾端腹侧有肛孔（图 36 - 1）。以上结构在两种微丝蚴有所不同，其鉴别要点见表 36 - 1。

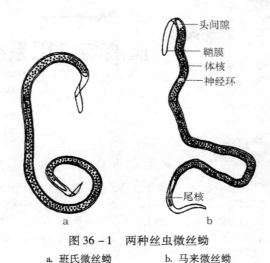

图 36 - 1　两种丝虫微丝蚴

a. 班氏微丝蚴　　　b. 马来微丝蚴

表 36 - 1　班氏与马来微丝蚴形态鉴别

区别	班氏微丝蚴	马来微丝蚴
长×宽（μm）	244～296×5.3～7.0	177～230×5.0～6.0
体态	柔和，弯曲较大	硬直，大弯上有小弯
头间隙（长：宽）	较短（1:1）	较长（2:1）
体核	圆形或椭圆形，各核分开，排列整齐，清晰可数	椭圆形，大小不等，排列紧密，常互相重叠，不易分清
尾核	无	2个，前后排列，尾核处角皮略膨大

二、生活史

马来丝虫和班氏丝虫的生活史基本相似，其幼虫在中间宿主蚊体内发育，成虫在终宿主人体内发育（图 36 - 2）。

1. 在蚊体内的发育

当蚊叮咬患者时，外周血中的微丝蚴被吸入蚊胃，经 1～7h 蜕去鞘膜，穿过胃壁经血腔侵入胸肌，在蚊胸肌内发育为腊肠期幼虫。其后虫体继续发育变长，蜕皮 2 次成为丝状蚴。丝状蚴离开胸肌进入蚊血腔，多数到达蚊的下唇，为感染期丝状蚴。当蚊再次叮人吸血时，丝状蚴自蚊下唇逸出，经皮肤侵入人体。

2. 在人体内的发育

一般认为，感染期丝状蚴进入人体后，迅速侵入附近的淋巴管，再移行至大淋巴管或淋巴结，经 2 次蜕皮后发育为成虫。成虫交配后，雌虫产出微丝蚴，微丝蚴可停留在淋巴系统内，但大多随淋巴液进入血循环。自感染期幼虫侵入人体至发育为成虫并产出微丝蚴，需3个月至1年的时间。丝虫成虫的寿命一般为4～10年，个别可长达40年。微丝蚴的寿命一般为2～3个月，也可长达2年以上。

马来丝虫和班氏丝虫的微丝蚴白天滞留在肺毛细血管中，夜晚则出现于外周血液，这种微丝蚴在人体外周血液中的昼伏夜出现象称为夜现周期性（nocturnal periodicity）。班氏微丝蚴为晚上10时至次晨2时，马来微丝蚴为晚上8时至次晨4时出现在外周血液中。

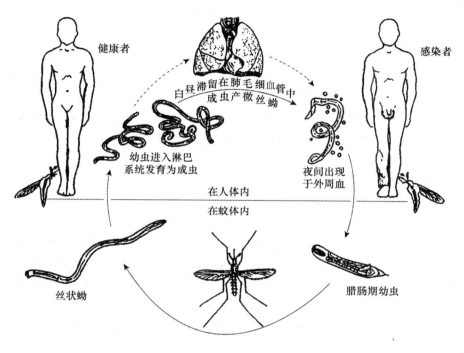

图36－2　丝虫生活史

三、致病性

依据丝虫病的病程发展和临床表现可分为二期。

1. 急性期过敏和炎症反应

受虫体分泌物、代谢物、分解产物等刺激，早期淋巴管内膜肿胀，管壁及周围组织发生炎细胞浸润，内皮细胞增生，导致淋巴管壁增厚，瓣膜功能受损，管内形成淋巴栓。浸润的细胞中有大量嗜酸性粒细胞，提示急性炎症与超敏反应有关。

急性期患者的临床症状表现为淋巴管炎、淋巴结炎及丹毒样皮炎等。淋巴管炎发作时可见皮下一条红线离心性发展，俗称"流火"或"红线"，以下肢多见。当炎症波及皮肤浅表毛细淋巴管时，局部皮肤出现弥漫性红肿，表面光亮，有压痛及灼热感，状似丹毒，病变部位多见于小腿内侧及内踝上方。若班氏丝虫成虫寄生于阴囊内淋巴管中，可引起精索炎、附睾炎或睾丸炎。同时，伴有畏寒发热、头痛、关节酸痛等全身症状，称丝虫热。

2. 慢性期阻塞性病变

淋巴管阻塞是引起丝虫病慢性病变的重要因素。由于成虫的机械刺激，淋巴管扩张，瓣膜关闭不全，淋巴液淤积，致使病变部位以下淋巴管内压增高，远端的小淋巴管破裂，淋巴液流入周围组织。因阻塞部位不同，患者的临床表现各异。

（1）象皮肿（elephantiasis）　初期为淋巴水肿，继而淋巴管阻塞致淋巴管破裂，淋巴液积聚于皮下组织，刺激纤维组织增生，使局部皮肤明显增厚、变粗、变硬似大象皮肤，即为象皮肿。多发生于下肢及阴囊，是晚期丝虫病最多见的体征。

（2）睾丸鞘膜积液（hydrocele testis）　在班氏丝虫病中较常见。由于精索、睾丸的淋巴管阻塞，使淋巴液流入鞘膜腔内，引起睾丸鞘膜积液。

（3）乳糜尿（chyluria）　班氏丝虫病患者的阻塞部位在主动脉前淋巴结或肠干淋巴结时，造成腰干淋巴压力增高，从小肠吸收的乳糜液回流受阻，而经侧支流入肾淋巴管，致使肾乳头黏膜处溃破，乳糜液即可流入肾盂，随尿液排出。乳糜尿常呈间歇发作，发作时尿呈乳白色，如淘米水样，混有血液时略呈粉红色。

四、实验诊断

1. 病原学诊断

自外周血液中检出微丝蚴是确诊丝虫病的主要依据。

（1）血液检查微丝蚴　由于在我国流行的两种丝虫的微丝蚴具有夜现周期性，故采血时间以晚 9 时至次晨 2 时为宜。夜间采血不便或低度感染易漏诊者可用海群生白天诱出法。白天给被检患者口服海群生 2～6mg/kg，于服药后 30～60min 期间采血检查。

（2）体液和尿液检查微丝蚴　将患者的鞘膜积液、淋巴液、腹水、乳糜尿等直接涂片染色镜检；或采用离心浓集法检查。

（3）成虫检查法　用注射器从可疑的淋巴结节中抽取成虫，或切除可疑结节，在解剖镜下或肉眼剥离组织检查成虫，鉴别虫种。

2. 免疫诊断

免疫诊断常作为辅助性诊断。目前，世界卫生组织推荐使用免疫色谱技术（ICT）检测丝虫抗原，以取代检测抗体的办法。近年来，DNA 探针和 PCR 技术也用于丝虫病的诊断。

五、防治原则

普查普治、防蚊灭蚊是防治丝虫病的主要措施。在丝虫病已基本消灭的地区，监测管理是防治重要工作。普查应以 1 周岁以上的全体居民为对象，要求全体居民（95% 以上）接受采血。血微丝蚴阳性者都必须接受治疗。海群生又名乙胺嗪（DEC）是特效药，对两种丝虫均有杀灭作用。呋喃嘧酮对微丝蚴与成虫均有杀灭作用，对两种丝虫均有良好效果。

第二节 日本裂体吸虫

日本裂体吸虫又称日本血吸虫（schistosoma japonicum），简称血吸虫（blood fluke），属扁形动物门，吸虫纲，复殖目，裂体科。成虫寄生于人、动物的门静脉系统，引起血吸虫病。

一、形态

1. 成虫

雌雄异体。雄虫较粗短，圆柱状，乳白或微灰白色，体长 12 ～ 20mm，宽约 0.5mm，尾端常向腹面弯曲。有口、腹吸盘各 1 个，腹吸盘之后的虫体略扁平，两侧向腹面卷折，形成抱雌沟。在腹吸盘之后的背部有串珠状睾丸 7 个。雌虫纤细如丝线，暗褐色，口、腹吸盘不发达，体长 12 ～ 26mm，宽约 0.3mm，生殖系统有卵巢、卵黄腺等（图 36 - 3）。

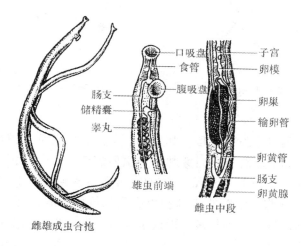

图 36 - 3 日本裂体吸虫成虫

2. 虫卵

虫卵椭圆形，淡黄色，大小 (70 ～ 100) μm ×(50 ～ 65) μm。无卵盖，卵壳一侧有一指状棘突，卵内含胚胎或成熟毛蚴（图 36 - 4）。

3. 尾蚴

尾蚴体长 280 ～ 360 μm，蝌蚪状，分体部和尾部，尾部分叉。体部有口、腹吸盘，前端有特化的头器，腹吸盘周围有 5 对穿刺腺，分泌多种酶类，协助尾蚴侵入皮肤（图 36 - 4）。

二、生活史

成虫寄生于人或动物的门脉 - 肠系膜静脉系统，雌虫在肠黏膜下层的静脉末梢内产卵，一部分虫卵随门静脉系统入肝门静脉并沉积在肝组织内，另一部分虫卵沉积在肠壁，或随坏死的肠组织落入肠道，随粪便排出体外。若虫卵随粪便入水中，则在水里孵出毛蚴。毛蚴在水中游动，钻入钉螺体内，经母胞蚴、子胞蚴的无性繁殖后，发育成大量尾蚴，尾蚴自钉螺逸出，在水中游动。当人或其他哺乳动物接触含有尾蚴的疫水后，尾蚴钻入宿主皮肤，脱去尾部转化为童虫，穿入静脉或淋巴管，随血液移行至门脉－肠系膜静脉系统内定居并发育为成虫。雌、雄成虫合抱，发育成熟后，雌虫开始产卵。完成生活史约需 1 个月（图 36 - 5）。成虫平均寿命为 4.5 年，最长可达 40 年。

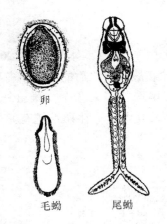

图 36 - 4　日本裂体吸虫虫卵和幼虫

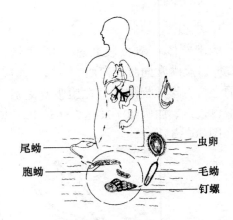

图 36 - 5　日本裂体吸虫生活史

三、致病性

血吸虫生活史中的各个发育阶段，如尾蚴、童虫、成虫及虫卵均可对宿主造成不同程度的损害，而虫卵引起的虫卵肉芽肿是最主要病变。虫卵沉积在宿主的肝和肠壁等组织，释放可溶性虫卵抗原（SEA），经卵壳微孔渗透到组织中，被巨噬细胞吞噬、处理、提呈给 T 淋巴细胞。致敏的 T 细胞再次受到抗原刺激，可产生多种淋巴因子，趋化淋巴细胞、嗜酸性粒细胞等集聚，形成虫卵肉芽肿。虫卵肉芽肿的形成一方面有利于隔离和清除虫卵释放的抗原，减少血液循环中抗原－抗体复合物的形成；另一方面破坏了宿主的正常组织，导致以肝硬化和肠纤维化为主的血吸虫病典型病变。

根据患者的感染程度、免疫状态、营养状况、治疗是否及时等因素不同表现为多种类型。

1. 急性血吸虫病

常在接触疫水后 1~2 个月出现，多发生于夏秋季。患者出现急性超敏反应症状，如发热、腹痛、腹泻、肝脾肿大及嗜酸性粒细胞增多。经治疗后常迅速痊愈。如不治疗，则可发展为慢性或晚期血吸虫病。

2. 慢性血吸虫病

患者可无症状或轻微肝、脾肿大。出现不定期腹泻、腹痛，粪便中带有黏液脓血。症状随病情进展加重，脾大，出现乏力、贫血、消瘦，进而发展为肝纤维化。

3. 晚期血吸虫病

肝硬化，出现门静脉高压、腹水、侧支循环形成及严重生长发育障碍，临床表现为巨脾、腹水、结肠增殖和侏儒。巨脾型约占晚期患者的70%，伴脾功能亢进。腹水是门脉高压、肝功能失代偿和水、钠代谢紊乱等诸多因素所致。结肠增殖型肠道症状较突出，肠壁新生肿物形成，肠腔狭窄与梗阻，左下腹可扪及肿块或条索状物。儿童期反复感染血吸虫后，患儿性腺和垂体等内分泌腺出现不同程度萎缩和功能减退，表现为垂体性侏儒。

宿主感染血吸虫后，可产生不同程度的保护性免疫。此种免疫不能杀死体内现存的成虫，但对再次入侵的童虫具有一定的抵抗作用，这种伴随着成虫的存在而产生的对再感染的保护性免疫为伴随免疫。

四、实验诊断

1. 病原学检查

从粪便中检出虫卵、毛蚴孵化及活检直肠黏膜内的虫卵是确诊和考核疗效的主要依据。但轻度感染或晚期患者，检出率较低，故粪检阴性不能排除血吸虫病。

2. 免疫学诊断

患者血清中血吸虫抗原或抗体阳性可作为本病的辅助诊断依据。常用的有环卵沉淀试验（COPT）、间接血凝试验（IHA）、酶联免疫吸附试验（ELISA）等。

五、防治原则

治疗血吸虫病患者及病畜，加强粪便管理，避免虫卵入水。根据钉螺生态特点和地理条件，因地制宜，采取改变钉螺孳生环境的办法，结合物理和化学方法消灭钉螺。加强个体防护，尽量避免与疫水接触，如必须在疫水中作业时应采用皮肤涂抹防护药物（氯硝柳胺或邻苯二甲酸二丁酯油膏、乳剂）或穿防水胶鞋、塑料防护裤等防护措施。

第三节　疟原虫

疟原虫（plasmodium）是人体疟疾（malaria）的病原体，属真球虫目，疟原虫科，是我国五大寄生虫病之一。寄生于人体的疟原虫有间日疟原虫（*P. lasmodium*）、恶性疟原虫（*P. falciparum*）、三日疟原虫（*P. malarial*）和卵形疟原虫（*P. ovale*），分别引起间日疟、恶性疟、三日疟和卵形疟，在我国主要有间日疟原虫和恶性疟原虫，三日疟原虫少见，卵形疟原虫罕见。疟疾是人类的一种古老疾病，呈世界性分布，按蚊是传播媒介。

一、形态

现以红细胞内期间日疟原虫的形态结构为代表描述如下。

1. 早期滋养体（环状体）

早期滋养体为疟原虫侵入红细胞内最早发育阶段。细胞核小，位于虫体一侧，细胞质少，中间有一大空泡，使胞质呈环状，似戒指环，故称为环状体（ring form）。

2. 晚期滋养体（大滋养体）

晚期滋养体由环状体发育而来，细胞核增大，细胞质增多并出现疟色素（malarial pigment）。整个虫体长大，有时伸出伪足，形状不规则，常有空泡，亦称为大滋养体。宿主红细胞胀大，颜色变淡，并出现淡红色的小点，称薛氏小点（schüffner's dots）。

3. 裂殖体

晚期滋养体发育成熟，出现核分裂后即成为裂殖体（schizont）。裂体增殖早期，虫体变圆，胞质内空泡消失，核分裂为多个，而细胞质未分裂，称未成熟裂殖体（immature schizont）。约48h后，细胞质随细胞核继续分裂而分裂，每一个核都被部分细胞质包裹，形成12~24个裂殖子，充满被寄生的红细胞，同时疟色素集中成团，称为成熟裂殖体（mature schizont）。此时红细胞胀大甚至破裂，裂殖子散出进入血流。

4. 配子体

经过几次裂体增殖后，部分裂殖子在红细胞内不再进行裂体增殖，虫体长大，胞质增多，逐渐发育为配子体（gametocyte），即雌配子体或雄配子体，这是疟原虫有性生殖的开始。雌配子体呈椭圆形或圆形，胞质深蓝，虫体较大，几乎占满整个胀大的红细胞；核小而致密，深红色，多偏于虫体一侧；疟色素多而粗大，均匀分布于虫体内。雄配子体较小，呈圆形，胞质浅蓝，略带红色；核大而疏松，淡红色，多位于虫体的中央；疟色素少而细小。

二、生活史

疟原虫的生活史，需要人和按蚊两个宿主，经历人体内的无性生殖和蚊体内的有性生殖两个时期（图36-6）。

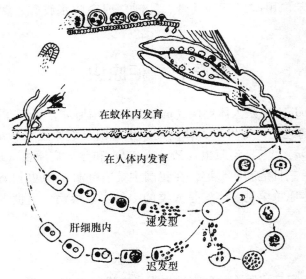

图36-6　间日疟原虫生活史

1. 人体内的发育

包括红细胞外期和红细胞内期两个阶段。

（1）红细胞外期（exo-erythrocytic stage）　子孢子为感染阶段。当受染的雌性按蚊叮咬人时，子孢子随蚊的唾液进入人体血液，约经30min，子孢子陆续进入肝细胞。每一个子孢子在肝细胞内进行裂体增殖，形成一个红外期裂殖体，再经反复核分裂，发育至成熟裂殖体，内含大量的裂殖子，最终将寄生的肝细胞胀破，裂殖子散出，一部分被巨噬细胞吞噬，一部分则侵入红细胞，开始红细胞内期的发育。目前认为子孢子在遗传学上有两种类型，即速发型子孢子和迟发型子孢子。速发型子孢子先完成肝细胞内的发育；迟发型子孢子则经过一段时间的休眠后，才完成肝细胞内的裂体增殖，是疟疾复发的根源。

（2）红细胞内期（erythrocytic stage） 由肝细胞释放的裂殖子进入血流后，很快侵入红细胞内进行裂体增殖，称为红细胞内期。侵入红细胞内的裂殖子顺序发育形成早期滋养体、晚期滋养体、未成熟裂殖体、成熟裂殖体。成熟裂殖体胀破红细胞释放裂殖子，再侵入邻近正常的红细胞，重复红细胞内期的裂体增殖过程。如此反复增殖3～5代后，部分裂殖子进入红细胞后不再进行裂体增殖，直接发育为雌、雄配子体。此时如有按蚊吸血，配子体则进入蚊胃，开始在蚊体内的发育。否则配子体衰老变性，被巨噬细胞吞噬。红细胞内期为疟原虫的主要致病阶段。间日疟原虫完成红细胞外期发育约需8d，完成一代红细胞内期裂体增殖约需48h，在按蚊体内发育成熟需9～10d。

2. 蚊体内的发育

（1）配子生殖 当按蚊刺吸疟疾患者或带虫者血液时，血中各期疟原虫被吸入蚊胃，只有雌、雄配子体存活并继续发育为雌、雄配子，其余各期原虫均被消化。雌、雄配子经1～2h受精形成圆球形的合子，合子数小时后变为能活动的动合子。12～24h后成熟动合子穿过胃上皮细胞，停留在蚊胃弹性纤维膜下，虫体变圆，分泌囊壁形成球形的囊合子。

（2）孢子生殖 囊合子逐渐长大并向蚊胃壁外突出，囊内物质反复分裂释放出成千上万的子孢子，子孢子呈梭形，经8～10d从卵囊壁钻出或因卵囊破裂后散出，进入蚊的血腔并到达蚊涎液内。子孢子为疟原虫的感染阶段，当受染按蚊再度叮人吸血时，子孢子随蚊唾液进入人体，开始在人体内的发育。

三、致病性

1. 潜伏期

间日疟短潜伏期株一般为11～25d，长潜伏期株为6～12个月。恶性疟的潜伏期为7～27d，三日疟为18～35d。

2. 发作

当红细胞内期疟原虫裂殖子胀破红细胞，疟原虫的代谢产物、残余和变性的血红蛋白、红细胞碎片、裂殖子等进入血流；其中相当一部分可被多形核白细胞及单核－巨噬细胞吞噬，刺激这些细胞产生内源性致热原，与疟原虫代谢产物共同作用于下丘脑的体温调节中枢引起发热，这一过程称为疟疾发作（malaria paroxysm）。

典型的疟疾发作表现为周期性寒战、发热和出汗退热3个连续的阶段。发作的周期与疟原虫红细胞内期裂体增殖周期一致。间日疟和卵形疟的裂体增殖为48h，故隔日发作1次；三日疟为72h，隔两日发作一次；恶性疟为36～48h，起初为隔日发作1次，以后则出现每天发作或间歇期不规则发热。

3. 再燃与复发

疟疾初发停止后，在无重复感染的情况下，短期内再次出现疟疾的发作，称为再燃（recrudescence）。再燃主要是由于宿主体内残存的少量红内期疟原虫在一定条件下重新大量繁殖所致。疟疾初发停止后，患者血液中红细胞内期疟原虫已被消灭，未经蚊媒传播感染，经过数周至年余，又出现疟疾发作，称为复发（relapse）。目前认为复发是肝细胞内迟发型子孢子结束休眠，开始其红外期发育，继之侵入红细胞进行裂体增殖所致。恶性疟原虫和三日疟原虫无复发，只有再燃。间日疟原虫和卵形疟原虫既有再燃又有复发。

4. 贫血

在疟疾多次发作后，患者可出现不同程度的贫血。发作次数越多，病程越长，贫血越严重。红内期疟原虫直接破坏红细胞是疟疾贫血的原因之一，此外，贫血还与脾功能亢进、骨髓造血功能受抑制、免疫病理损伤等因素有关。

5. 脾肿大

脾肿大是疟疾常见体征，长期不愈或反复感染者脾大十分明显，脾充血及单核 - 吞噬细胞增生是主要原因。

6. 凶险型疟疾

凶险型疟疾多由恶性疟原虫引起，以脑型疟最常见，患者持续高热、昏迷、抽搐、重症贫血、肾衰竭等，病死率为 5% ~6%。

四、实验诊断

1. 病原学检查

取患者末梢血做薄、厚血膜涂片检出疟原虫，是疟疾确诊的重要依据。吖啶橙荧光染色法可提高检出率，特别适用于疟原虫数量较少的不典型发热或贫血患者。采取血液标本的时间最好是在用药之前。恶性疟在发作开始时采血，间日疟和三日疟一般在发作后数小时至 10h 采血可提高检出率。

2. 免疫学诊断

常用间接免疫荧光法（IFA）、间接血凝试验（IHA）、酶联免疫吸附试验（ELISA）等方法，多用于流行病学调查。

3. 分子生物学诊断

分子生物学诊断主要用于恶性疟的诊断。如 DNA 探针检测疟原虫的核酸，或 PCR 法扩增少量疟原虫的 DNA，可提高检出率。

五、防治原则

要控制和预防疟疾，必须认真贯彻预防为主的卫生工作方针。正确治疗出现症状的患者，尽快控制并予根治，对带虫者进行休止期治疗或抗复发治疗。切断传播途径，灭蚊措施除大面积应用灭蚊剂外，重要的是消除积水、根除蚊子孳生场所。治疗用氯喹、奎宁、青蒿素衍生物或复方制剂等。

第四节 杜氏利什曼原虫

杜氏利什曼原虫（Leishmania donovani）又称黑热病原虫，属动基体目，锥虫亚目，锥虫科，利什曼属。其生活史中有前鞭毛体和无鞭毛体两个时期，前者寄生于白蛉消化道内，后者寄生于脊椎动物的单核吞噬细胞内。在人体内，无鞭毛体主要寄生在肝、脾、骨髓、淋巴结等器官的巨噬细胞内，引起发热、肝脾肿大、贫血、鼻衄等症状，患者皮肤常伴有暗的色素沉着，故称黑热病（kala-azar）。该病属人兽共患病，犬为主要保虫宿主。在我国，中华白蛉是主要传播媒介。本病在世界上分布很广，主要流行于中国、印度及地中海沿岸国家。

一、形态

1. 无鞭毛体

无鞭毛体（amastigote）又称利杜体（Leishman-Donovan body）。虫体卵圆形，大小为（2.9~5.7）μm×（1.8~4.0）μm，常见于巨噬细胞内。经瑞氏染色后，虫体的细胞质呈淡蓝色或深蓝色，细胞核大而圆，呈红色或淡紫色。动基体（kinetoplast）位于核旁，着色较深，细小，杆状，基体点状，与根丝体（rhizoplast）相连（图36-7）。

2. 前鞭毛体

前鞭毛体（promastigote）寄生于白蛉的消化道内。虫体呈长梭形，大小为（14~20）μm×（1.5~1.8）μm，细胞核位于虫体中部，动基体位于虫体前部，基体在动基体之前，鞭毛自基体发出并游离于虫体外（图36-7）。在培养基内前鞭毛体常以其前端聚集成团，排列成菊花状。

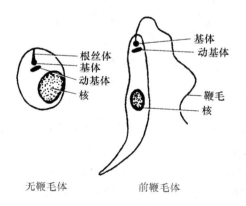

图36-7 杜氏利什曼原虫

二、生活史

杜氏利什曼原虫的发育过程中需要两个宿主：白蛉、人或哺乳动物。

1. 白蛉体内的发育

当雌性白蛉叮刺被感染的人或动物时，患者血液或皮肤内含无鞭毛体的巨噬细胞被吸入白蛉胃内，虫体遂长出鞭毛，发育为成熟的前鞭毛体，迅速分裂繁殖，同时逐渐向白蛉的前胃、食管和咽部移动，约 1 周后，前鞭毛体大量聚集在白蛉的喙部。

2. 人体内的发育

当受染的雌性白蛉叮咬人或哺乳动物时，其喙部的前鞭毛体即可随白蛉的涎液进入宿主体内。部分前鞭毛体被多形核白细胞吞噬消灭，部分则进入巨噬细胞。前鞭毛体进入巨噬细胞后逐渐变圆，失去鞭毛，转化为无鞭毛体。无鞭毛体在巨噬细胞内存活并进行分裂繁殖，大量繁殖最终导致巨噬细胞破裂，释放入血的无鞭毛体又进入其他巨噬细胞，重复上述增殖过程（图 36 - 8）。

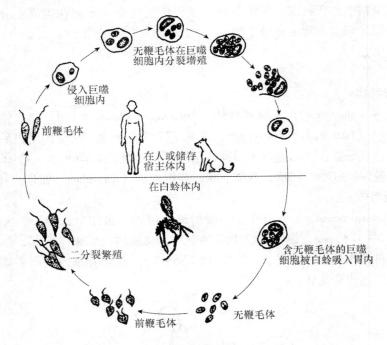

图 36 - 8　杜氏利什曼原虫生活史

三、致病性

人体感染杜氏利什曼原虫后，经 3 ~ 5 个月或更长的潜伏期，即可出现临床症状。

1. 脾、肝、淋巴结肿大

无鞭毛体在巨噬细胞内繁殖，使巨噬细胞大量破坏和增生。巨噬细胞的增生使脾、肝、淋巴结肿大，其中脾肿大最为常见，出现率在 95% 以上。早期脾充血性肿大，后期因网状纤维结缔组织增生而变硬。

2. 贫血

血液中的红细胞、白细胞及血小板均减少，导致全血性贫血。其主要原因有脾功能亢进、免疫溶血、骨髓造血功能受到抑制等。

3. 白蛋白、球蛋白比例倒置

患者血浆内白蛋白量减少而球蛋白量增加，球蛋白中 IgG 的滴度升高。患者出现蛋白尿及血尿。

4. 感染

机体免疫低下或缺陷，易并发各种感染性疾病，是造成患者死亡的主要原因。

四、实验诊断

1. 病原学检查

以骨髓、淋巴结、脾穿刺物做涂片，染色后镜检，也可将上述穿刺物接种于 NNN 培养基或易感动物培养后再做检查，以提高检出率。

2. 实验室检查

血清 A/G 比值降低甚至倒置，红细胞沉降率（ESR）常明显增快。

3. 免疫学、分子生物学诊断

如间接血凝试验（IHA）、酶联免疫吸附试验（ELISA）、单克隆抗体－抗原斑点试验（McAb－AST）、聚合酶链反应（PCR）及 kDNA 探针技术等。

五、防治原则

采取防蛉、驱蛉、灭蛉措施，避免白蛉叮刺。治疗患者，低毒高效的葡萄糖酸锑钠（斯锑黑克，stihek）为特效药，抗锑剂患者可采用戊烷脒、二脒替、羟脒替。捕杀病犬，对丘陵、山区犬类管理确有困难者需采取有效措施加以控制。

目标检测

1. 丝虫病、疟疾各有何典型的临床表现，如何防治？
2. 简述日本裂体吸虫虫卵肉芽肿的形成机制。
3. 简述疟原虫各期形态特点及生活史。
4. 杜氏利什曼原虫对人体有哪些危害，如何防治？

（王　琨）

第三十七章

皮肤与组织寄生虫

学习目标

1. 描述旋毛形线虫、刚地弓形虫的形态结构。
2. 复述旋毛形线虫、刚地弓形虫的生活史。
3. 分析旋毛形线虫、刚地弓形虫的致病性。
4. 概述旋毛形线虫、刚地弓形虫实验诊断及防治原则。

本章主要介绍旋毛形线虫、刚地弓形虫的形态，生活史，致病性，实验诊断与防治原则。

第一节　旋毛形线虫

旋毛形线虫（trichinella spiralis）简称旋毛虫，属线虫纲，无体外发育期，其幼虫和成虫分别寄生于同一宿主的肌纤维细胞和小肠内，可致旋毛虫病（trichinosis）。旋毛虫病是一种人兽共患寄生虫病，在猪、犬、羊、牛、鼠等120种哺乳动物之间广泛传播，这些动物之间相互捕食或摄食尸体而形成"食物链"，成为人类感染的自然疫源。人类旋毛虫病的流行与猪最为相关，对人危害性很大，严重感染常致人死亡。

一、形态

1. 成虫

虫体细小呈线状，前端较细后端较粗。咽管占体长 $1/3 \sim 1/2$，其后段背面有一杆状体，由一列圆盘状杆细胞组成。肛门位于虫体尾端。雌、雄异体。雄虫大小为 $1.5mm \times 0.05mm$，雌虫大小为 $3.5mm \times 0.06mm$。生殖器官单管型。生殖孔位于虫体前端 $1/5$。子宫内可见分裂的卵细胞，至阴道附近已出现成熟的幼虫（胎生）。

2. 幼虫

囊包寄生于宿主的横纹肌内，呈梭形，其纵轴与肌纤维平行，大小为（$0.25 \sim 0.5$）$mm \times (0.21 \sim 0.42)$ mm。一个囊包内通常含有 $1 \sim 2$ 条卷曲的幼虫，个别也有 $6 \sim 7$ 条。成熟幼虫的咽管结构与成虫相似。旋毛虫囊包有较强抵抗力，能耐低温，在腐肉中能活2～3个月，70℃可杀死囊包。

二、生活史

旋毛虫成虫主要寄生于宿主的十二指肠和空肠上段，幼虫则寄生于同一宿主的横纹肌细胞内，在肌肉内形成具有感染性的囊包。旋毛虫发育过程中无外界的自由生活阶段，但完成生活史必须更换宿主。除人以外，猪、犬、鼠及熊、野猪等野生动物均可作为本虫宿主。

人或动物宿主食入含有活旋毛虫幼虫囊包的肉类而感染，囊包在宿主胃内被溶解，幼虫释出后到十二指肠和空肠内发育为成虫。雌、雄虫交配后不久雄虫死亡，雌虫重新侵入肠黏膜内，其子宫内的虫卵发育为幼虫，于感染后5～7d开始产出，每条雌虫一生可产幼虫1500～2000条。雌虫寿命一般为1～2个月，长者达3～4个月。

产于肠黏膜内的新生幼虫侵入肠腔淋巴管和小静脉，经心、肺到达全身组织，但只有到达横纹肌内才能发育成熟。幼虫到达横纹肌后，虫体开始卷曲，体积迅速增长，一般为1mm长。由于虫体刺激引起组织反应，大约20d后即可在横纹肌内形成囊包。囊包若无机会进入新的宿主，多在半年后钙化，少数钙化囊包内的幼虫可存活数年，最长可达30年。幼虫最终死亡（图37-1）。

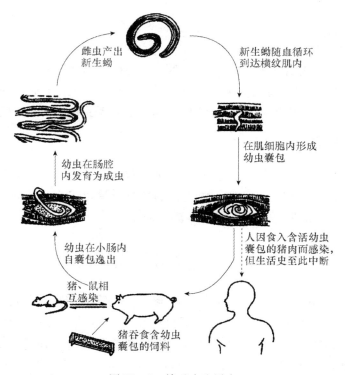

图37-1 旋毛虫生活史

三、致病性

旋毛虫对人体的危害程度，与侵入人体的数量、生活力、幼虫侵犯部位及宿主免疫力有关，轻症感染者可无明显症状，重者临床表现复杂多样，如不及时诊治，甚至可在发病后 3~7 周内死亡。

旋毛虫的致病过程及临床表现可分为三期。

1. 侵入期（约1周）

脱囊幼虫及成虫钻入肠壁而引起小肠炎症。小肠壁局部充血水肿、形成浅表溃疡，引起多种胃肠道症状及乏力、发热、恶心等全身症状。

2. 幼虫移行期（2~3周）

幼虫侵入横纹肌后，可引起肌纤维的肿胀、变性，虫体附近的肌细胞坏死和不同程度的炎细胞浸润，患者出现全身肌肉酸痛、压痛，尤以腓肠肌、肱二头肌、肱三头肌疼痛明显。幼虫移行部位发生炎症反应，如急性全身性血管炎。严重感染时患者可出现发热、水肿，尤以眼、面部浮肿最为常见。感染后第2周，血中嗜酸性粒细胞增多，3~4周可达高峰。重症患者可表现恶病质，或因毒血症、心肌炎而死亡。

3. 囊包形成期（1~2个月）

一般在感染后第3周，受损肌细胞开始出现修复，幼虫周围形成囊包，急性炎症消退。随着滞留肌内的幼虫长大并卷曲，其周围的肌细胞逐渐膨大呈纺锤状，形成梭形肌腔包绕幼虫，囊包内幼虫最终钙化死亡。患者全身症状相应减轻或消失，但肌痛仍可持续数月。

四、实验诊断

旋毛虫病的临床表现复杂，在诊断过程中应注意流行病学调查和病史的询问。病原学检查采用活检法，自患者腓肠肌或肱二头肌取样，经切片或压片镜检有无囊包及幼虫。免疫学检查以 ELISA 应用最广泛，已被用于人体及猪旋毛虫病血清流行病学调查。

五、防治原则

大力进行卫生宣教，加强肉类检查，保证肉类熟食。消灭鼠类以减少传染源；提倡肉猪圈养，加强卫生和饲料管理，防止猪的感染。治疗患者，药物为阿苯达唑和甲苯咪唑等，其疗效好、疗程短、毒性低，副作用小。

第二节　刚地弓形虫

刚地弓形虫（toxoplasma gondii）简称弓形虫，是猫科动物的肠道寄生原虫，也可侵袭多种哺乳动物、家禽及人类，寄生于机体除红细胞以外的几乎所有有核细胞中，引起人、畜弓形虫病。该病呈世界性分布，传播途径有先天性和获得性两种。尤其是先天性弓形虫病，可影响胎儿的发育，导致畸胎、死胎，是优生学关注的重要问题。人体感染弓形虫后常为隐性感染，不表现临床症状，一旦免疫功能下降如 AIDS 或应用免疫抑制剂，可使隐性感染急性发作，甚至危及生命，故本虫属机会致病性原虫。

一、形态

弓形虫在终宿主体内有 5 种不同形态的发育阶段：速殖子（又称滋养体）、包囊、裂殖体、配子体（包括雌、雄配子体）、卵囊，在中间宿主体内仅有速殖子和包囊。

1. 速殖子

游离的虫体呈弓形或月牙形，一端较尖，一端钝圆；一边扁平，另一边较膨隆。速殖子（tachyzoite）长 4～7μm，最宽处 2～4μm。经瑞氏或吉氏染色，可见虫体胞质呈蓝色，胞核呈紫红色，位于虫体中央。多个速殖子寄生于胞内，形成假包囊（图 37－2）。

2. 包囊

包囊（cyst）呈圆形或椭圆形，直径为 5～100μm，囊壁坚韧富有弹性，内含数个至数千个缓殖子（图 37－2）。

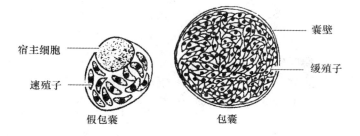

图 37－2 刚地弓形虫速殖子及包囊

3. 卵囊

卵囊（oocyst）呈圆形或椭圆形，直径为 10～12μm，具有两层光滑透明的囊壁，内部充满均匀小颗粒。成熟卵囊含 2 个孢子囊，每个孢子囊内含 4 个新月形子孢子（图 37－3）。

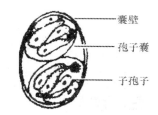

图 37－3 刚地弓形虫卵囊

二、生活史

1. 在中间宿主体内发育

刚从猫粪便排出的卵囊无感染性，在外界经 2～4d 后发育为成熟卵囊。此期对人、猫等动物均有感染性，并且对外界抵抗力强。当猫粪内的卵囊、动物肉类中的包囊或假包囊，被中间宿主如人、羊、猪、牛等吞食后，子孢子、缓殖子或速殖子在小肠内逸出，随即侵入肠壁血管或淋巴管，进入单核－吞噬细胞系统内寄生，并扩散至全身各器官组织的几乎所有有核细胞内，速殖子在细胞内进行无性增殖，20 余个或更多速殖子形成一个集合体，充满宿主细胞。宿主的细胞膜包绕其外，通常称之为假包囊。有些速殖子侵入组织细胞后，增殖速度缓慢并分泌成囊物质形成包囊，囊内虫体称之为缓殖子（bradyzoite）。

2. 在终宿主体内发育

当猫科动物吞食猫粪内的卵囊，或捕食其它感染弓形虫的动物，卵囊内子孢子或感染动物组织内的缓殖子（包囊内）侵入猫小肠（主要是回肠）上皮细胞，经裂体增殖形成裂殖体，裂殖体内的部分裂殖子随血流侵入肠外其他组织细胞内，形成速殖子或包囊；部分裂殖子在猫的小肠绒毛上皮细胞内进行有性增殖形成卵囊。卵囊从肠上皮细胞脱落进入肠腔，随猫粪排出体外并在体外发育成熟，通过食物感染中间宿主，或再感染宿主（图37-4）。

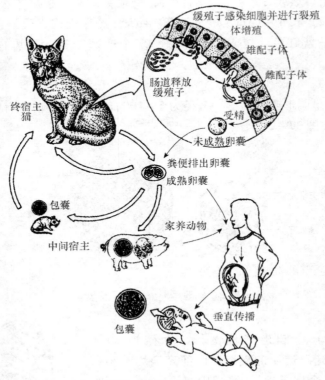

图 37 - 4　弓形虫生活史

三、致病性

速殖子是弓形虫的主要致病阶段。速殖子在细胞内迅速繁殖，以致细胞破裂，速殖子逸出并侵入邻近的细胞，如此反复破坏，导致局部组织坏死，同时伴有以单核细胞为主的炎细胞浸润，此为本病的基本病变。人弓形虫的感染率与养猫的多少呈正比，在健康成人和儿童的获得性感染者中，有80%～90%是自愈或无症状的隐性感染者，但胎儿、婴幼儿、恶性肿瘤和艾滋病患者感染常引起严重的弓形虫病。弓形虫病临床表现分为先天性和获得性两类。

1. 先天性弓形虫病

先天性弓形虫病是指母亲在妊娠期间感染弓形虫，虫体经胎盘传染给胎儿。母亲在孕前感染弓形虫，一般不会传染给胎儿。胎儿受染率和危害程度与母亲受孕的孕期有关，孕期的前3个月和中3个月受感染，对胎儿感染率低（14%和21%），但致畸率高，可造成孕妇流产、早产、畸胎或死胎；末3个月对胎儿感染率高（59%），但危害轻，受染胎儿可表现为隐性感染，在出生后数月甚至数年才出现症状，常以长期反复发病为特征，如慢性淋巴结炎、头痛、癫痫等。在先天性弓形虫病中，以脑和眼弓形虫病为主，表现为脑积水、无脑儿、小头畸形、脊柱裂、精神障碍、智能迟钝等；眼部最常见为脉络膜视网膜炎、视神经炎、视力障碍等。

2. 获得性弓形虫病

获得性弓形虫病因食入受卵囊污染的水和食物或含包囊、假包囊的肉类而感染。免疫力正常者多呈隐性感染，或出现淋巴结炎、发热等。免疫缺陷或免疫功能抑制的患者，常表现为隐性感染急性发作，从而出现严重的全身性弓形虫病。淋巴结肿大是最常见的临床表现，其次为脑病和眼病。

临床上典型的复发性弓形虫病主要见于中枢神经系统，脑内出现大面积病变或脑膜脑炎。AIDS 病患者中 20% ~ 80% 的脑炎或脑脓肿是由弓形虫所致。据美国疾病预防控制中心（CDC）报告，在 14510 例艾滋病患者中并发弓形虫病脑炎者有 508 例，发病率为 3.5%，其中大多在发病 2~8 个月内死亡。

四、实验诊断

病原学检查的检出率低。常用弓形虫染色试验（DT）、IHA、ELISA 等免疫学检查。近年来 PCR 技术检测也已用于该病的诊断。

五、防治原则

防止弓形虫病流行重在预防。应加强对家畜、家禽和可疑动物的监测和隔离，对肉类加工厂建立必要的检疫制度，加强饮食卫生管理，教育群众不吃生或半生的肉制品。妇女在怀孕期间应避免接触猫科动物。定期对孕妇作弓形虫常规检查，以防止先天性弓形虫病的发生。弓形虫病的治疗至今尚无理想的药物，常用的为螺旋霉素、磺胺嘧啶等。

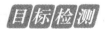

1. 简述旋毛虫的致病过程及临床表现。
2. 简述刚地弓形虫的生活史及主要危害。
3. 如何防治旋毛虫病和弓形虫病？

（王　琨）

第三十八章

呼吸系统寄生虫

学习目标

1. 描述卫氏并殖吸虫、肺孢子虫的形态结构。
2. 复述卫氏并殖吸虫、肺孢子虫的生活史。
3. 分析卫氏并殖吸虫、肺孢子虫的致病性。
4. 概述卫氏并殖吸虫、肺孢子虫的实验诊断及防治原则。

本章主要介绍卫氏并殖吸虫、肺孢子虫的形态，生活史，致病性，实验诊断及防治原则。

第一节 卫氏并殖吸虫

卫氏并殖吸虫（Paragonimus westermani）又称肺吸虫，主要寄生于宿主肺部，引起肺吸虫病。该虫在我国分布较广，目前除西藏、新疆、内蒙古、青海、宁夏未见报道外，其他省、市、自治区均有本虫存在的报道。

一、形态

1. 成虫

成虫虫体肥厚呈椭圆形，背面稍隆起，腹面扁平，似半粒黄豆状，虫体长 7.5 ~ 12.0mm，宽 4 ~ 6mm，厚 3.5 ~ 5.0mm，活时呈红褐色，半透明，死后呈灰白色。有口吸盘和腹吸盘，口吸盘位于虫体前端，腹吸盘位于虫体中横线偏前处，2 个吸盘大小略同。雌雄同体，两个指状分支的睾丸左右并列于虫体中部之后，卵巢与子宫左右并列于腹吸盘两侧。生殖器官并列是本虫的显著形态特征，故称之为并殖吸虫。

2. 虫卵

虫卵呈不规则椭圆形，金黄色，大小为 (80 ~ 118) μm ×(48 ~ 60) μm。前端较宽，有一扁平卵盖，大而略倾斜，后端较窄。卵壳厚薄不均匀，后端明显增厚。卵内含有一个卵细胞和十余个卵黄细胞。

二、生活史

肺吸虫成虫多寄生于人或哺乳动物的肺部，产出的虫卵随痰液或粪便排出体外。虫卵入水后，在适宜的温度下约经 3 周后孵出毛蚴，毛蚴钻入第一中间宿主川卷螺等淡水螺体内，经胞蚴、母雷蚴、子雷蚴等无性生殖阶段，最后形成大量尾蚴。成熟的尾蚴自螺体逸出，侵入第二中间宿主溪蟹或蝲蛄体内，在其肌肉、内脏等处逐渐发育为囊蚴。人或其他终宿主因食入含有活囊蚴的溪蟹或蝲蛄而感染。囊蚴进入终宿主消化道后，在消化液作用下囊内幼虫逸出发育为童虫，穿过肠壁进入腹腔。童虫在组织间移行并徘徊于各器官及腹腔间，经 1~3 周窜扰后，穿过膈经胸腔进入肺部，发育为成虫。童虫在移行过程中，也可在肌肉、皮下、腹腔、肝等处异位寄生，但多不能发育为成虫。自囊蚴进入终宿主到成熟产卵，一般需 2 个多月，成虫寿命一般为 5~6 年，长者可达 20 年（图 38 – 1）。

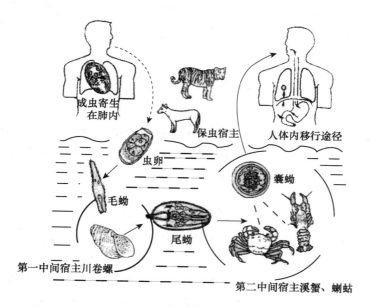

图 38 – 1　卫氏并殖吸虫生活史

三、致病性

卫氏并殖吸虫致病机制主要是由童虫和成虫在组织器官移行、窜扰和定居所造成的机械性损伤及其排泄、分泌等代谢产物而引起的免疫病理反应。

本病临床表现复杂多样，临床上常依据患者的病情及受损部位进行分型。急性期多出现在食入囊蚴后数天至 1 个月左右，症状表现轻重不一、差别较大。轻者仅表现为食欲缺乏、乏力、腹痛、腹泻、发热等一般症状，重者可出现全身过敏反应、高热、腹痛、胸痛、咳嗽、气促、肝肿大、荨麻疹等症状，白细胞总数增多，嗜酸性粒细胞数升高明显。慢性期包括童虫侵入肺部至发育为成虫以及童虫和成虫异位寄生引起的病变，根据虫体寄生或异位寄生的部位不同可将慢性期肺吸虫病分为不同的临床类型。

其中胸肺型最为常见，患者以咳嗽、胸痛、咳出果酱样或铁锈色血痰等为主要症状；腹肝型表现为腹痛、腹泻、大便带血等症状；皮下型出现游走性皮下包块；脑脊髓型常出现阵发性剧烈头痛、癔症发作、癫痫，也可表现为颅内占位性病变、脑膜炎、视神经受损、蛛网膜下隙出血等症状。

四、实验诊断

粪便或痰中找到虫卵、摘除的皮下包块中找到虫体均可确诊。免疫学检查常用皮内试验作普查初筛，但假阳性和假阴性均较高。ELISA 敏感性高，是目前普遍使用的检测方法。X 线、CT 及 MRI（磁共振）等检查可用于胸肺型及脑脊髓型患者的辅助诊断。

五、防治原则

加强卫生宣传教育，提倡不生食或半生食溪蟹、蝲蛄及其制品，不饮用生水是预防本病重要的措施。目前常用的治疗药物是吡喹酮，具有疗效高、毒性低、疗程短等优点。

第二节　肺孢子虫

肺孢子虫（pneumocystis）是一种威胁人类健康的机会致病性原虫，引起肺孢子虫肺炎（或称肺孢子虫病）。常发生于免疫功能低下者，近年来成为艾滋病患者常见的并发症，美国有 90% 的艾滋病患者合并本病。

一、形态

肺孢子虫发育过程经历几个阶段，即滋养体、包囊前期、包囊。

1. 滋养体

小滋养体为圆形，体长为 1.2~2.0μm，胞膜光滑而薄，内含一个核；大滋养体为不规则形，大小为 1.2~5.0μm，表面可出现明显的凹陷和叶片状突起，内含一个核。

2. 包囊前期

包囊前期为滋养体和包囊的中间阶段，大小为 3~5μm，早期囊壁较薄，之后胞膜不断增厚，并逐渐过渡到包囊阶段。

3. 包囊

包囊呈圆形或椭圆形，直径 4~6μm，囊壁较厚，吉姆萨染色标本上不着色，呈透明圆圈状或环状。成熟包囊内含 2~8 个形似滋养体的囊内小体。囊内小体呈香蕉形或球形，横径 1.0~1.5μm，胞质呈淡蓝色，内含一个紫红色的核。

二、生活史

肺孢子虫在宿主体外的发育阶段尚未明了，但在人和动物肺组织内的发育过程已基本清楚。成熟包囊为肺孢子虫的感染阶段，感染方式为成熟包囊经飞沫传播。囊内小体自包囊释放出，形成小滋养体。小滋养体继续发育，体积逐渐增大成大滋养体，后经二分裂、出芽、接合生殖进行繁殖。大滋养体接合生殖后胞膜增厚形成囊壁，并进入包囊前期。随后囊内核进行分裂，每个核周围以一团胞质包围，形成囊内小体。囊壁继续增厚形成包囊，并逐渐发育为内含8个囊内小体的成熟包囊。

三、致病性

一般认为，肺孢子虫经呼吸道吸入肺内多为隐性感染，无症状；当宿主抵抗力低下时，潜伏在肺内以及新入侵的肺孢子虫得以大量繁殖，引起肺孢子虫肺炎。典型的病理变化为肺间隔增宽和肺泡腔内大量的泡沫状或蜂窝样渗出物使肺组织发生实变。病变多局限在肺部，但严重感染时也可累及其他组织或器官。

肺孢子虫肺炎可分为两种类型：①婴儿型或流行型，主要发生于早产儿及营养不良的婴儿，患儿主要表现为突然发热、干咳、呼吸及脉搏加快，严重时可出现呼吸困难及发绀；②成人型或散发型，多见于免疫缺陷病患者、抗癌化疗和接受免疫抑制剂治疗的患者，也是艾滋病患者常见的并发症和致死原因之一。临床表现为干咳、呼吸困难、发绀、精神不安，咳嗽几乎无痰，肺部无明显啰音等。重症患者如诊治不及时，多于2~6周内死亡，病死率极高。

四、实验诊断

病原学诊断通过采集痰液或支气管灌洗液涂片镜检，若发现滋养体或包囊可确诊，X线检查也有助于明确诊断。免疫学检查可用ELISA、免疫荧光技术等检查血清中的特异性抗体，但因多数健康者也曾有过肺孢子虫的隐性感染，故血清学检查仅可作为辅助诊断。近年来，DNA探针技术及PCR已试用于肺孢子虫肺炎诊断。

五、防治原则

肺孢子虫肺炎目前尚无有效的预防措施。对于进行放疗和接受免疫抑制剂治疗的患者以及艾滋病患者，应警惕诱发本病。本病病死率极高，及早的治疗可有效降低病死率。复方磺胺甲噁唑（复方新诺明）是目前治疗肺孢子虫肺炎的首选药物，临床应用最广泛。

目标检测

1. 如何预防肺吸虫病的发生？
2. 简述卫氏并殖吸虫的感染阶段及对人体的危害。
3. 肺孢子虫的致病性有何特点？

（曹明刚）

第三十九章

泌尿生殖系统及眼部寄生虫

学习目标

1. 描述阴道毛滴虫、结膜吸吮线虫的形态结构。
2. 复述阴道毛滴虫、结膜吸吮线虫的生活史。
3. 分析阴道毛滴虫、结膜吸吮线虫的致病性。
4. 概述阴道毛滴虫、结膜吸吮线虫的实验诊断及防治原则。

本章主要介绍阴道毛滴虫和结膜吸吮线虫的形态、生活史、致病性、实验诊断及防治原则。

寄生于人体泌尿生殖系统的寄生虫主要有阴道毛滴虫、肾膨结线虫、埃及血吸虫等，日本血吸虫、微孢子虫、猪带绦虫的囊尾蚴、蛲虫、艾氏小杆线虫、粉螨等也可异位寄生或偶尔寄生于泌尿生殖系统。寄生于眼部的寄生虫主要有结膜吸吮线虫、盘尾丝虫等，猪囊尾蚴、曼氏迭宫绦虫裂头蚴、弓形虫等也可寄生于眼部，本章仅介绍阴道毛滴虫和结膜吸吮线虫。

第一节 阴道毛滴虫

阴道毛滴虫（trichomonas vaginalis donne）主要寄生于女性阴道、尿道以及男性尿道、前列腺等，可引起滴虫性阴道炎、尿道炎及前列腺炎。由阴道毛滴虫感染所引起的疾病属于性传播疾病。阴道毛滴虫呈世界性分布，在我国的流行也很广泛，以 16～35 岁年龄组的女性感染率最高。

一、形态

阴道毛滴虫仅有滋养体期，活体无色透明，有折光性，体态多变，活动力强。经固定染色后呈椭圆形或梨形，体长 7～23μm，一根轴柱由前向后纵贯虫体并伸出体外。虫体前端有一泡状核，核的前缘有 5 颗排列成杯状的毛基体，由此发出 4 根前鞭毛和 1 根后鞭毛。虫体外侧前 1/2 处，有一波动膜，其外缘与向后延伸的后鞭毛相连。虫体借助鞭毛摆动向前移动，以波动膜的波动作旋转式运动（图39-1）。

二、生活史

阴道毛滴虫生活史简单，滋养体期既是感染阶段，也是致病阶段，其主要寄生在女性阴道，尤以穹后部多见，偶可侵入尿道。在男性一般寄生于尿道、前列腺，也可侵及睾丸、附睾及包皮下组织。虫体以二分裂法繁殖，传染源为滴虫性阴道炎患者或无症状带虫者，包括男性带虫者。虫体在外界环境中抵抗力较强，通过性接触直接传播或通过使用公共浴池、浴具、共用泳衣裤、坐式便器等间接传播。

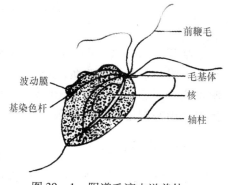

图39-1　阴道毛滴虫滋养体

三、致病性

阴道毛滴虫的致病力与宿主生理状态有关，正常情况下，健康妇女的阴道内存在大量乳酸杆菌，能酵解阴道上皮细胞的糖原产生乳酸，使阴道内保持酸性环境（pH3.8~4.4），从而抑制虫体或其他细菌生长、繁殖，称为阴道自净作用。滴虫寄生后，消耗糖原，抑制乳酸杆菌的酵解作用，降低了乳酸的浓度，阴道内环境转变为中性或碱性，滴虫得以大量繁殖，更促进继发性细菌感染，加重炎症反应。妊娠或月经后，阴道内pH接近中性，更有利于滴虫和细菌生长、繁殖。

滴虫性阴道炎的主要症状为阴部瘙痒或烧灼感，白带增多，多呈灰黄色、泡沫状、有臭味。合并细菌感染时，白带呈脓液状或粉红色黏液状。当滴虫侵及尿道，可有尿频、尿急、尿痛等症状。男性感染者一般呈带虫状态，常使配偶重复感染，严重者表现为尿痛、夜尿增多、前列腺肿大及触痛和附睾炎等症状。

四、实验诊断

病原学诊断多取阴道穹后部及阴道分泌物、尿液离心沉渣或前列腺液，直接涂片或染色镜检滋养体。对于疑难病例可采用培养法或免疫学方法进行诊断。此外，DNA探针技术也可用于本虫诊断。

五、防治原则

加强卫生宣教，注意个人卫生和经期卫生；不共用泳衣裤和浴具；在公共浴室提倡使用淋浴；慎用公共坐式便器等是预防本病的重要措施。及时治疗患者及无症状带虫者以控制传染源，夫妻双方应同时治疗方能根治。临床上常用的口服药物为甲硝唑（灭滴灵），局部可用滴维净或1:5 000高锰酸钾溶液冲洗阴道。

第二节 结膜吸吮线虫

结膜吸吮线虫（thelazia callipaeda）主要寄生于犬、猫等动物眼结膜囊内，也可寄生于人眼，引起结膜吸吮线虫病（thelaziasis）。因本病多流行于亚洲地区，故又称东方眼虫病。现已知我国有 25 个省、市、自治区有病例报道，其中以江苏、湖北、安徽、河南、山东等地的病例较多。

一、形态

成虫细长，线头状（图 39 - 2），在人眼结膜囊内时呈淡红色，半透明，离开人体后为乳白色。虫体表面具有边缘锐利的环形皱褶，侧面观其上下排列呈锯齿状。雌虫大小为 $(6.2 \sim 20.0)mm \times (0.30 \sim 0.85)mm$，近阴门处子宫内的虫卵逐渐变为内含盘曲的幼虫，雌虫直接产出幼虫。雄虫大小为 $(4.5 \sim 15)mm \times (0.25 \sim 0.75)mm$，尾端向腹面弯曲，由泄殖腔伸出长短、形态各异的交合刺两根。雌、雄虫肛门周围都有乳突数个。

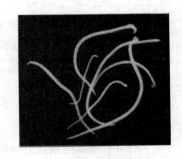

图 39 - 2 结膜吸吮线虫成虫

二、生活史

成虫寄生于犬、猫的眼结膜囊及泪管内，偶可寄生于人眼。雌虫在终宿主结膜囊内产出幼虫，当中间宿主蝇类吸食终宿主眼部分泌物时幼虫被吸入蝇体内，经过 2 次蜕皮发育为感染期幼虫后进入蝇的头部口器。当蝇再叮食其他宿主眼部时，感染期幼虫自蝇口器逸出并进入宿主眼结膜囊，经 15～20d 发育为成虫。成虫寿命可达 2 年以上。

三、致病性

成虫多寄生于人眼结膜囊内，以上结膜囊外眦侧为多见，其次为眼前房、泪小管及眼睑内，也可能寄生于泪腺、结膜下及皮脂腺管内。虫体活动时造成的机械性损伤、虫体的代谢产物以及继发细菌感染等，可引起眼结膜炎症反应及肉芽肿形成。轻者无明显症状，或有眼部异物感、痒感、畏光、流泪、分泌物增多、眼痛等，但视力一般无障碍。重感染者可发生结膜充血、形成小溃疡面、角膜混浊、眼睑外翻等。虫体寄生数量一般为 1～10 条，最多可达 20 余条。以单侧感染多见，少数病例可双眼感染。

四、实验诊断

诊断主要用镊子或棉签自眼部取出虫体，置盛有 0.9% 氯化钠溶液的平皿中，可见虫体蠕动，用显微镜检查虫体特征即可确诊。

五、防治原则

　　蝇类是本病主要的传播媒介，家犬、猫是重要的保虫宿主。因此，防蝇、灭蝇，加强犬、猫等动物的卫生管理，保持环境卫生，注意个人卫生，特别是婴幼儿应保持眼部清洁是预防感染的主要措施。治疗可用1%～2%可卡因或丁卡因溶液滴眼，虫体受刺激从眼角爬出，或用镊子取出。由于本虫可有多条寄生，一次不易取尽，常需多次治疗。

目标检测

　　1．简述月经期滴虫性阴道炎发病率较高的原因。

　　2．怎样有效预防阴道毛滴虫感染？

　　3．简述结膜吸吮线虫的致病性。

（曹明刚）

第四十章

病媒节肢动物

学习目标

1. 描述常见病媒节肢动物的形态结构。
2. 复述常见病媒节肢动物的生活史及生态。
3. 分析常见病媒节肢动物的致病性。
4. 概述常见病媒节肢动物的及防制原则。

本章主要介绍节肢动物的形态特征和分类、主要类群、生态与发育以及对人类健康的危害。蚊、蝇、蜱、蚤、虱、螨的形态、生活史、生态、与疾病的关系及防制原则。

第一节 概 述

医学节肢动物泛指以骚扰、刺螫、吸血、寄生和传播疾病等方式危害人类健康的节肢动物。研究节肢动物的形态、分类、生活史、生态、地理分布、致病或传播规律以及防制措施的学科，称为医学节肢动物学（medical arthropodology），又称为医学昆虫学（medical entomology）。

一、节肢动物的形态特征和分类

节肢动物是无脊椎动物，形态多样，其外形特征包括以下几点。

（1）虫体左右对称，躯体和对称分布的附肢（如足、触角、触须等）均分节，故称节肢动物。

（2）体表骨骼化，由几丁质及醌单宁蛋白质（quinone tanned protein）组成的表皮，亦称外骨骼。外骨骼与肌肉相连，可作敏捷的动作。

（3）循环系统开放式，体腔称为血腔，含有血淋巴。

（4）发育过程中大多有蜕皮（ecdysis，molt）和变态（metamorphosis）现象。

二、节肢动物的主要类群

危害人体健康的节肢动物分属蛛形纲、昆虫纲、甲壳纲、唇足纲、倍足纲、蠕形纲等 6 个纲，其中最重要的是蛛形纲和昆虫纲。

1. 蛛形纲

虫体分头胸和腹两部或头、胸、腹愈合成一个躯体，有足 4 对，无触角。与医学有关的有蜱、螨类及某些蜘蛛和蝎子等。

2. 昆虫纲

虫体分头、胸、腹 3 部。头部有触角 1 对，胸部有足 3 对，多有 1 对翅，有的具 2 对翅或无翅。与医学有关的有蚊、蝇、白蛉、蚤、虱、臭虫等。

三、节肢动物的生态与发育

生态学是研究生物与周围环境相互关系的学科，对医学节肢动物生态的深入研究，是为了掌握其发生、发展规律，找出对其生存的有利和不利因素，针对薄弱环节，制定切实可行的防制措施。

节肢动物从卵发育至成虫，其形态结构、生理特征、生活习性等一系列的变化称为变态。一般分为全变态和半变态两种类型。全变态又称为完全变态，其生活史过程包括卵、幼虫、蛹、成虫 4 个时期，各期形态、生理及生活习性完全不同，如蚊、蝇等。半变态又称为不完全变态。其生活史包括卵、若虫、成虫 3 个时期（如虱、臭虫等），或卵、幼虫、若虫、成虫 4 个时期（如蜱、螨等），其中若虫的形态、生活习性与成虫相似，仅虫体较小，生殖器官未发育成熟。

四、医学节肢动物的危害

医学节肢动物对人类的危害可分为直接危害和间接危害两方面。

（一）直接危害

直接危害指虫体本身直接对人体的危害或致病。

1. 骚扰和吸血

蚊、白蛉、蠓、蚋、虻、蚤、臭虫、虱、蜱、螨等昆虫都能叮刺吸血，被叮刺处有痒感，重者出现丘疹样荨麻疹，造成骚扰，影响工作和睡眠。

2. 螯刺和毒害

由于某些节肢动物具有毒腺、毒毛或者体液有毒，螯刺时分泌毒液注入人体而使人受害。如蜈蚣、蝎子、毒蜘蛛等刺咬人后，不仅局部产生红、肿、痛，而且可引起全身症状。

3. 超敏反应

节肢动物的唾液、分泌物、排泄物和皮壳等都是异种蛋白，可引起人体超敏反应。如尘螨引起的哮喘、鼻炎等；粉螨、尘螨、革螨引起的螨性皮炎。

4. 寄生

某些节肢动物的幼虫或成虫可寄生人体引起疾病，如蝇类幼虫寄生于肠道或伤口引起蝇蛆病，疥螨寄生于皮下引起疥疮。

（二）间接危害

节肢动物携带病原体传播疾病，是节肢动物对人体主要的危害。传播疾病的节肢动物称病媒节肢动物或传播媒介。根据病原体与节肢动物的关系，将节肢动物传播疾病的方式分为两类。

1. 机械性传播

机械性传播是指节肢动物对病原体的传播只起携带输送的作用。病原体可以附在节肢动物的体表、口器上或通过消化道散播，形态和数量均不发生变化，不经过发育和增殖就感染宿主，如蝇传播痢疾、伤寒、霍乱等。

2. 生物性传播

生物性传播是指病原体在节肢动物体内经历了发育和（或）增殖的阶段，待病原体发育至感染期或增殖至一定数量之后，才能传播到新的宿主。例如班氏微丝蚴只在某些蚊种体内才能发育至感染期的丝状蚴。由节肢动物经生物性方式传播的疾病称为虫媒病。

第二节 常见的病媒节肢动物

一、蚊

蚊（mosquito）属于昆虫纲，双翅目，蚊科，通过叮人吸血传播多种疾病，是一类重要的病媒节肢动物。蚊分布广，种类多，其中危害人类健康的主要是按蚊属、库蚊属、伊蚊属。

（一）形态

蚊是小型昆虫，成蚊体长 1.6～12.6mm，呈灰褐色、棕褐色或黑色，分头、胸、腹 3 部分（图 40 - 1）。头部似半球形，有复眼和触角各 1 对，喙 1 支。蚊喙为刺吸式

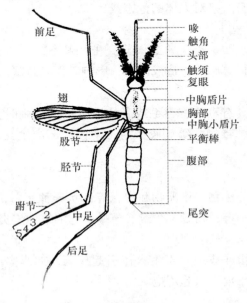

图 40 - 1 雌蚊成虫模式

口器，是传播病原体的重要构造。喙是由上内唇、舌各1个，上、下颚各1对，共同组成细长的针状结构，包藏在鞘状下唇之内。胸部分前胸、中胸和后胸，每胸节各有足1对，中胸有翅1对，后胸有平衡棒1对。蚊足细长，足上常有鳞片形成的黑白斑点和环纹，为蚊种分类特征之一。腹部细长，分节明显。

（二）生活史及生态

蚊的发育为全变态，生活史分4个时期，即卵、幼虫（孑孓）、蛹和成虫。前3个时期生活于水中，而成虫生活于陆地上。自卵发育至成蚊所需时间取决于温度、食物及环境诸因素，在适宜条件下需9～15d，一年可繁殖7～8代。

雄蚊不吸血，只吸植物汁液及花蜜。雌蚊必须吸食人或动物的血液卵巢才能发育、产卵，同时在吸血过程中获得病原体而成为传播媒介。吸血对象随蚊种而异，偏嗜人血的蚊传播人体疾病的机会较多，往往是蚊媒疾病的主要媒介；兼吸人和动物血的蚊则能传播人畜共患疾病，如流行性乙型脑炎和黄热病。蚊的季节消长与温度、湿度和雨量等密切相关。雌蚊在23～35℃时运动活跃，吸血频繁，我国大多数地区在6～9月是成蚊密度高峰季节。当外界气温在10℃以下时蚊开始越冬，伊蚊大多以卵越冬，以成蚊越冬的多为库蚊，以幼虫越冬的多见于微小按蚊。

（三）与疾病的关系

蚊类不仅吸血骚扰，而且传播多种疾病。蚊所传播的疾病如下：①疟疾，传播媒介主要有中华按蚊、嗜人按蚊、微小按蚊和大劣按蚊；②丝虫病，传播媒介主要为淡色库蚊，马来丝虫病的传播媒介主要是中华按蚊；③流行性乙型脑炎，传播媒介主要是三带喙库蚊；④登革热，传播媒介主要有白纹伊蚊和埃及伊蚊；⑤黄热病，传播媒介是埃及伊蚊。

（四）防治原则

通过环境治理、消除孳生环境是防治蚊虫的根本措施；也可通过化学防治、生物防治的方法杀灭成蚊和幼虫；同时应做好个人防护，避免蚊虫叮咬。

二、蝇

蝇（fly）属于昆虫纲，双翅目，环裂亚目，能传播多种疾病，是重要的医学节肢动物。蝇种类繁多，在我国与人类疾病有关的蝇类主要有蝇科、丽蝇科、麻蝇科及狂蝇科等。

（一）形态

蝇体粗短，体长5～10mm，呈暗灰、黑、黄褐或暗褐色，有些科类带有金属光泽，全身被有鬃毛，分头、胸、腹三部分。头部近似半球形，1对复眼大而明显，头顶有3个排成三角形的单眼，颜面中央有1对触角。大部分蝇类的口器为舐吸式，以唇瓣直接舐吸食物。吸血蝇类的口器为刺吸式，能刺入人、畜皮肤吸血。胸部有翅1对，足3对。足上多毛，跗节分5节，末端有爪和爪垫各1对和爪间突1个。爪垫发达，密布黏毛。可分泌黏液具黏附作用并能携带病原体（图40-2）。腹部圆筒形，分10节，外观可见4～5节，末端数节形成外生殖器。

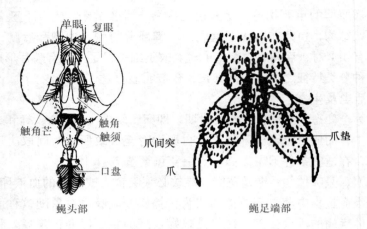

图 40 – 2　蝇头部及足端部模式图

（二）生活史及生态

蝇为全变态发育，除少数蝇类直接产幼虫外，生活史有卵、幼虫、蛹和成虫 4 个阶段。在适宜条件下，蝇完成生活史需 8~30d，成蝇寿命一般 1~2 个月。

成蝇食性复杂。不食蝇类口器退化，不能取食；吸血蝇类以动物与人的血液为食；住区非吸血蝇类多数为杂食，腐败的动植物、人和动物的食物、排泄物、分泌物和脓血等均可为食。蝇取食频繁，且边吃、边吐、边排粪，该习性在蝇类机械性传播疾病方面具有重要意义。蝇类白天活动，夜间栖息，对气候有相对严格的选择性。据此可将我国蝇类分为春秋型、夏秋型、夏型和秋型，其中以夏秋型和秋型蝇类与夏秋季肠道传染病的关系尤为密切。蝇除卵外的各期都可越冬，多数以蛹越冬，少数以幼虫和成虫越冬。

（三）与疾病的关系

蝇对人体的危害，除骚扰、吸血外，最重要的是可传播各种疾病及引起蝇蛆病。

1. 传播疾病

蝇类传播疾病包括机械性传播和生物性传播两种方式。

（1）机械性传播　是蝇类主要的传病方式。蝇通过停落、舐食、呕吐和排泄等活动将病原体传播扩散。蝇可传播的疾病有：痢疾、霍乱、伤寒、脊髓灰质炎、肠道蠕虫病、结核病、沙眼和眼结膜炎等。

（2）生物性传播　舍蝇能传播人体锥虫病（睡眠病）。此外，某些蝇类可作为眼结膜吸吮线虫的中间宿主。

2. 蝇蛆病

蝇幼虫寄生于人或动物的组织或腔道内而引起的疾病，通常取出幼虫后症状即消失。临床上常以蝇幼虫寄生部位的不同命名，如眼蝇蛆病、皮肤蝇蛆病、胃肠蝇蛆病、泌尿生殖道蝇蛆病、口腔及耳鼻咽蝇蛆病和创伤蝇蛆病等。

（四）防治原则

灭蝇的根本措施是做好环境卫生，清除蝇的孳生场所，注意饮食卫生和个人卫生。此外，也可通过物理防治、化学防治、生物防治等措施杀灭蝇、幼虫、蛹。根据蝇的生态习性和季节消长规律，杀灭越冬和早春第一代及秋末最后一代成蝇可收到良好效果。

三、蜱

蜱（tick）属于蛛形纲，寄螨目，后气门亚目，蜱总科，包括硬蜱科、软蜱科、纳蜱科。硬蜱科的蜱种在躯体背面有壳质化较强的盾板，通称为硬蜱；软蜱科的蜱种背面无盾板，通称为软蜱。

（一）形态

虫体椭圆形，未吸血时腹部扁平，背面稍隆起，成虫体长 2～10mm；吸饱血后胀大如赤小豆或蓖麻子状，大者可长达 30mm。表皮革质，黄褐色。

硬蜱（图 40-3）虫体分颚体和躯体两部份。颚体也称假头，位于躯体前端，从背面可见，由颚基、螯肢、口下板及须肢组成。躯体呈袋状，大多褐色，两侧对称。背面有盾板 1 块，雄蜱盾板几乎覆盖着整个背面，雌蜱、幼蜱和若蜱的盾板仅覆盖背面的前部。

软蜱（图 40-4）颚体在躯体腹面，从背面看不见，躯体背面无盾板，体表多呈颗粒状小疣，或具皱纹、盘状凹陷。

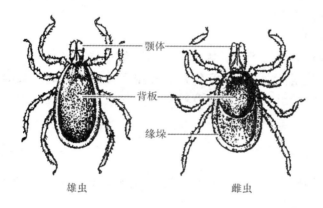

雄虫　　　　　　雌虫

图 40-3　硬蜱成虫模式

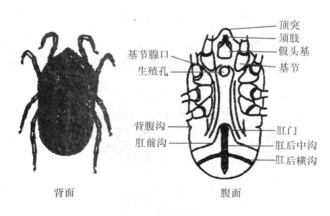

背面　　　　　　腹面

图 40-4 软蜱成虫模式

（二）生活史及生态

发育过程分卵、幼虫、若虫和成虫四个时期。硬蜱完成一代生活史所需时间由2个月至3年不等；多数软蜱需半年至两年。

硬蜱多分布在开阔的自然界，如森林、灌木丛、草原；软蜱一般栖息于隐蔽的场所，包括兽穴、鸟巢及人畜住处的缝隙里。蜱的幼虫、若虫、雌雄成虫都能刺吸人畜血液，且吸血量很大，各发育期吸饱血后可胀大几倍至几十倍，雌硬蜱甚至可达100多倍。蜱在宿主的寄生部位常有一定的选择性，一般在皮肤较薄，不易被搔动的部位。例如全沟硬蜱寄生在动物或人的颈部、耳后、腋窝、大腿内侧、阴部和腹股沟等处。

（三）与疾病的关系

1. 直接危害

蜱叮刺吸血可造成局部充血、水肿、急性炎症反应，还可引起继发性感染。有些硬蜱和软蜱在叮刺吸血过程中唾液分泌的神经毒素可导致宿主运动神经纤维的传导障碍，引起上行性肌肉麻痹现象，可导致呼吸衰竭而死亡，称为蜱瘫痪。

2. 传播疾病

蜱是人畜共患病的重要传播媒介，经蜱传播的疾病有：森林脑炎、新疆出血热、蜱媒回归热、Q热、北亚蜱媒斑疹伤寒、人埃里克体病、莱姆病等。

（四）防治原则

蜱的防治应根据其生态习性，因地制宜采取综合措施，进行全面治理。进入有蜱地区要穿防护服，扎紧裤脚、袖口和领口。外露部分应涂抹避蚊胺等驱避剂，离开时应相互检查，勿将蜱带出疫区。被蜱叮咬者应及时就医，将蜱取出，并做必要的对症治疗。

四、蚤

蚤（flea）俗称跳蚤，属于昆虫纲，蚤目，是哺乳动物和鸟类的体外寄生虫，仅少数种类可传播某些人畜共患病。

（一）形态

雌蚤长3mm左右，雄蚤稍短，体棕黄至深褐色，两侧扁平（图40-5）。头部较小，呈三角形，具刺吸式口器。胸部分3节，无翅。有足3对，长而发达，尤以基节特别宽大，善于跳跃。腹部由10节组成，雌蚤腹部钝圆，雄蚤腹部末端较尖。

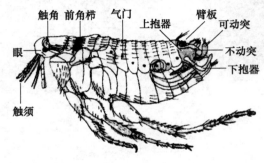

图40-5 雄蚤模式

（二）生活史及生态

蚤生活史为全变态，包括卵、幼虫、蛹和成虫4个时期。由卵发育为成虫需3～8周。蚤的寿命较短者为2～3个月，长者可达1～2年。

蚤主要孳生于动物的巢穴、屋角、墙缝、床下等尘土中。雌、雄蚤都能吸血，通常一天需吸血数次，有边吸血边排便的习性。蚤的宿主范围很广，包括兽类和鸟类，但主要是小型哺乳动物，尤以啮齿目（鼠类）为多。由于善跳跃，蚤可在宿主体表和窝巢内外自由活动，个别种类可固着甚至钻入宿主皮下寄生。蚤对温度敏感，当宿主因发病而体温升高或在死亡后体温下降时，蚤都会迅速离开，另觅新宿主。

（三）与疾病的关系

蚤对人的危害可分为骚扰吸血、寄生和传播疾病三个方面。

1. 骚扰吸血

蚤叮咬后，局部皮肤可出现红斑或丘疹，重者可出现丘疹样荨麻疹，因致痒而影响休息或因抓搔致感染。

2. 寄生

潜蚤雌虫寄生于动物皮下，引起潜蚤病。该病在人体见于中南美洲及热带非洲，我国较少见。

3. 传播疾病

蚤主要通过生物性方式传播疾病。最重要的是鼠疫，其次是地方性斑疹伤寒（鼠型斑疹伤寒），还能传播犬复孔绦虫、缩小膜壳绦虫和微小膜壳绦虫病等。

（四）防治原则

灭蚤必须处理蚤的孳生场所，宜结合灭鼠、防鼠进行。用各种杀虫剂喷洒室内及禽畜棚圈，杀灭成蚤及其幼虫。在鼠疫流行时应采取紧急灭蚤措施并加强个人防护，如穿防蚤袜、裸露皮肤涂擦驱避剂等。

五、虱

虱（louse）属于昆虫纲，虱目，寄生于人体的虱有两种，即人虱和耻阴虱。一般认为人虱又分为两个亚种，即人头虱和人体虱。

（一）形态

人虱呈灰白色，背腹扁平，体狭长，雌虫可达4.4mm，雄虫稍小，体分头、胸、腹三部分（图40-6）。具刺吸式口器1个，足3对，无翅。雌虫腹部较宽，末端呈"W"形，雄虫腹部较窄，末端呈"V"形。人头虱和人体虱形态区别甚微，仅在于人头虱体略小、体色稍深、触角较粗短。耻阴虱灰白色，体形宽短似蟹。雌虱体长为1.5～2.0mm，雄性稍小。胸部宽而短，胸腹部相连无界痕。足3对，前足及其爪均细小，中、后足粗壮，爪也较粗大。

（二）生活史及生态

虱为半变态，生活史中有卵、若虫和成虫三期。人虱完成生活史需16～25d，耻阴虱需34～41d。人头虱寄生在人头上长有毛发的部位，产卵于发根，以耳后较多。人体虱主要生活在贴身衣裤上，产卵于衣服皱褶的纤维上。耻阴虱寄生在体毛较粗、较稀之处，主要在阴部及肛门周围，也可寄生在眼睫毛上。

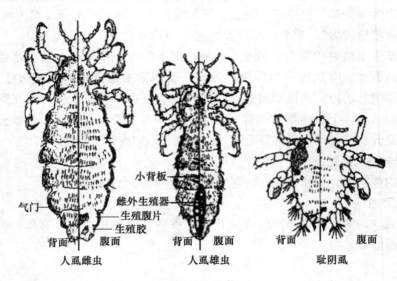

图 40 - 6　虱成虫

若虫和雌雄成虫都仅嗜吸人血，常边吸血边排便。虱对温度和湿度都极其敏感。当宿主患病或剧烈运动后体温升高、汗湿衣着，或病死后尸体变冷，虱即离开宿主。人虱是通过人与人之间的直接或间接接触而传播，耻阴虱主要通过性接触传播，世界卫生组织已将耻阴虱列为性传播疾病。

（三）与疾病的关系

1. 叮刺吸血

虱叮咬后，在叮刺部位可出现丘疹和瘀斑，由于抓骚可继发感染。耻阴虱寄生的主要症状为阴部皮肤瘙痒，有虫爬感，可见红斑，丘疹、淡褐色苔藓样变等。寄生在睫毛上的耻阴虱多见于婴幼儿，引起眼睑奇痒、睑缘充血等。

2. 传播疾病

人虱还可通过吸食人血传播疾病，如流行性斑疹伤寒。地方性斑疹伤寒由蚤传入人体后，也能由人虱进行传播。此外，虱还可传播战壕热（亦称五日热）、虱媒回归热等疾病。

（四）防治原则

注意个人卫生，勤洗澡、勤洗发、勤换洗衣被等是预防生虱的重要措施。药物灭虱可使用敌敌畏、倍硫磷等喷洒，浸泡，药笔涂抹。对人头虱和耻阴虱可剃去毛发，再加用药物，如二氯苯醚菊酯、百部酊等涂擦灭虱。

六、螨

螨为蛛形纲节肢动物，危害人类健康的有以下几种。

（一）蠕形螨

蠕形螨（demodicid mite）俗称毛囊虫，是一类永久性寄生螨，寄生于人和哺乳动物的毛囊、皮脂腺，也可寄生于腔道和组织内。寄生于人体的蠕形螨有毛囊蠕形螨和皮脂蠕形螨。

成虫细长呈蠕虫状，乳白色，半透明，体长为 0.1～0.4mm，雌虫略大于雄虫。寄生人体的两种蠕形螨形态基本相似，毛囊蠕形螨较细长，末端较钝圆；皮脂蠕形螨粗短，末端略尖，呈锥状（图 40－7）。两种蠕形螨生活史亦相似，可分卵、幼虫、前若虫、若虫和成虫 5 个时期，完成一代生活史约需半个月。

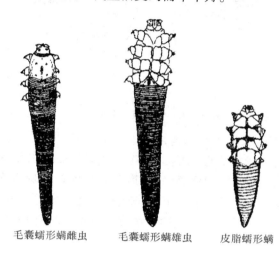

毛囊蠕形螨雌虫　　毛囊蠕形螨雄虫　　皮脂蠕形螨

图 40－7　人体蠕形螨成虫模式

蠕形螨寄生于人体的面部、头皮、颈、肩背等处，其中以面部感染率最高。在面部感染率依次为颊、颏、额、鼻、鼻沟、耳旁等处。蠕形螨主要刺吸宿主毛囊上皮腺细胞的内容物，也以皮脂腺分泌物、角质蛋白和细胞代谢物为食。蠕形螨喜潮湿，对酸性环境耐受力强于碱性环境，日常用的肥皂不能杀死蠕形螨。

人群中蠕形螨感染率较高，但大多数为无症状带虫者。临床症状表现为鼻尖、鼻翼两侧、颊、须眉间等处血管扩张，患处轻度潮红，继而皮肤出现弥漫性潮红、充血，继发红斑湿疹或散在红色丘疹、脓疱、结痂及脱屑、皮肤有痒感及烧灼感。在酒渣鼻、毛囊炎、痤疮、脂溢性脱发、眼睑缘炎和外耳道瘙痒症等疾病中，蠕形螨的寄生是病因或病因之一。

蠕形螨通常是通过直接接触而传播，也可通过共用毛巾、脸盆、衣物等间接接触而传播。预防感染，要尽量避免与患者直接接触及合用脸盆、毛巾、衣被等生活用品。常用的治疗药物有，口服甲硝唑、伊维菌素、维生素 B_6 及复合维生素 B，亦可外用甲硝唑霜、苯甲酸苄脂乳剂、二氯苯醚菊酯霜剂、硫黄软膏等。

（二）疥螨

疥螨（scab mite）是一种永久性寄生螨类，寄生于人和哺乳动物的皮肤表皮角质层内，可引起疥疮。寄生于人体的疥螨为人疥螨。

疥螨成虫体近圆形，背面隆起，乳白或浅黄色。雌螨体长 0.3～0.5mm，雄螨略小（图 40－8）。颚体短小，位于前端。躯体背面有横形的波状横纹和鳞片状皮棘，腹面光滑。有足 4 对，足粗而短，圆锥形。疥螨生活史分为卵、幼虫、前若虫、后若虫和成虫 5 期，完成生活史需 10～14d。

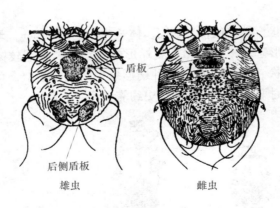

盾板

后侧盾板

雄虫　　　　　　　　雌虫

图40-8　疥螨成虫背面模式

疥螨常寄生于人体皮肤较柔软嫩薄之处，常见于指间、手背、腕屈侧、肘窝、腋窝、脐周、腹股沟、外生殖器、股内侧、女性乳房下等处；在儿童则全身皮肤均可被侵犯。虫体在皮下开凿一条与体表平行的隧道，雌虫即在此隧道内产卵（图40-9）。交配受精后的雌螨运动活跃，每分钟可爬行2.5cm，此时也是最易感染新宿主的时期。找到宿主适宜部位，即挖掘隧道钻入皮内，蜕皮为雌虫。2~3d后即在隧道内产卵。

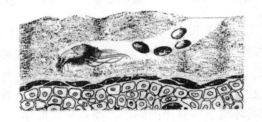

图40-9　疥螨寄生在隧道中的模式

疥螨在人体皮肤寄生后引起疥疮。主要致病作用是雌螨挖掘隧道时对皮肤的机械性刺激和局部损伤，以及其分泌物、排泄物及死亡螨体裂解物等变应原刺激所引起的超敏反应所致。临床表现为局部皮肤出现丘疹、水疱、脓疱、结节及隧道，多呈散在分布。隧道呈浅灰色或浅黑色的弯曲细线，内有成虫、幼虫、虫卵、空卵壳及排出物等。疥疮最突出的症状是剧烈瘙痒，尤其是夜间睡眠时虫体活动增强，以致奇痒难忍。患者常搔破皮肤而继发细菌感染，导致脓疱疮、毛囊炎或疖肿。

疥疮较多发生于学龄前儿童及卫生条件较差的家庭和集体住宿的人群中。其感染方式主要是通过直接接触，如与患者握手、同床睡眠等。疥螨离开宿主后还可生存3~10d，因此也可通过患者的衣被、手套、鞋袜等间接传播。

预防疥疮主要是加强卫生宣教，注意个人卫生，避免与患者接触及使用患者的衣被。发现患者应及时治疗，病人的衣物需煮沸或蒸汽消毒处理。治疗疥疮的常用药物有：外用硫黄软膏、苯氯菊酯、甲硝唑、N-乙基邻丁烯酸甲苯胺霜剂及口服伊维菌素等。

（三）恙螨

恙螨（chigger mite）生活史分为卵、前幼虫、幼虫、若蛹、若虫、成蛹和成虫等7

期，完成生活史需 2~3 个月，长者可达 1 年。成虫和若虫全身密布绒毛，外形呈葫芦形，营自生生活。幼虫大多椭圆形，呈红、橙、淡黄或乳白色，寄生在家畜和其他动物体表，能传播恙虫病等疾病。

恙螨多分布在温暖、潮湿地区，幼虫的宿主范围很广泛，包括哺乳类、鸟类、爬行类、两栖类，主要是鼠类，有些种类可侵袭人体。在人体常寄生在后头发缘、颈和肩部，少量寄生在前臂、乳房、腹股沟等处。恙螨幼虫叮咬能引起恙螨性皮炎，更重要的是通过生物性传播方式传播恙虫病。

（四）尘螨

尘螨（dust mite）呈椭圆形，体长 0.17~0.50mm。其生活史分卵、幼虫、第一若虫、第三若虫和成虫 5 期（无第二若虫），完成一代生活史需 20~30d。

尘螨分布广泛，以温暖、潮湿的地区为多。屋尘螨主要孳生于卧室内的枕头、被褥、地毯中；粉尘螨在面粉厂、棉纺厂及仓库等的地面大量孳生，居室内较少。尘螨的密度以春、秋季最高。尘螨的分泌物、排泄物和死亡虫体的分解产物等是强烈的过敏原，可引起人体超敏反应性疾病，如螨性哮喘、过敏性鼻炎、特应性皮炎、慢性荨麻疹等。

防制原则主要是注意清洁卫生，经常清除室内尘埃，勤洗衣被床单，勤晒被褥床垫；卧室、仓库要保持通风、干燥、少尘。也可使用杀螨剂灭螨，尼帕净、林丹、虫螨磷等都有一定作用。治疗尘螨性哮喘可采用尘螨变应原做脱敏疗法。

目标检测

1. 比较医学节肢动物机械性传播和生物性传播疾病的差异。
2. 简述节肢动物对人类健康的危害。
3. 简述蚊与疾病的关系。
4. 简述蚤的生活习性与传播疾病的关系。
5. 试述蝇与传播疾病有关的形态结构及生活习性。

（曹明刚）

实验部分

实验一 免疫器官和免疫细胞观察

【实验目的】

1. 认真观察胎儿胸腺及雏鸡腔上囊的位置、结构。

2. 认识淋巴结组织结构。

3. 了解中性粒细胞、巨噬细胞形态特点及吞噬现象。

4. 了解 E 花环试验和淋巴细胞转化试验的原理、方法、结果观察及意义。

【实验内容】

1. 胎儿胸腺、雏鸡腔上囊标本观察。

2. 淋巴结组织学切片标本观察。

3. 吞噬细胞吞噬现象标本片观察。

4. E 花环试验结果、淋巴细胞转化试验结果标本片观察。

【实验材料】

1. 胎儿胸腺、雏鸡腔上囊标本。

2. 淋巴结组织切片、吞噬细胞吞噬现象标本片、E 花环形成试验结果标本片、淋巴细胞转化试验结果标本片。

3. 待测血清、2% 绵羊红细胞、0.9% 氯化钠溶液（生理盐水）、试管架、小试管、1ml 刻度吸管、记号笔、水浴箱等。

【实验方法】

（一）胎儿胸腺、雏鸡腔上囊标本观察（示教）

1. 观察 4 ~ 6 个月以上的胎儿胸腺标本。

注意胸腺位于胸腔纵膈上部，胸骨后方，由不对称两叶合并在一起，中间可见一正中线。

2. 观察雏鸡腔上囊标本。

注意腔上囊位于泄殖腔内背侧直肠外上方，为一囊性组织。

（二）淋巴结组织切片标本观察（示教）

用显微镜低倍镜和高倍镜分别观察淋巴结组织切片。注意淋巴结中央着色浅，为髓质；周边染色较深，为皮质。

1. 皮质

皮质分浅层皮质、副皮质区和皮质淋巴窦。浅层皮质由淋巴小结及薄层的弥散淋巴组织组成。淋巴小结中央色浅处为生发中心，弥散淋巴组织位于淋巴小结之间及近被膜下淋巴窦处。淋巴小结处主要分布 B 淋巴细胞。副皮质区位于浅层皮质与髓质之间，为一大片弥散的淋巴组织，无明显的界限，主要由 T 淋巴细胞组成。皮质淋巴窦位于被膜之下方及小梁周围，结构比较疏松。

2. 髓质

髓质位于淋巴结的中央，淋巴组织形成不规则的、且互连的索状结构，为髓索，在髓索之间或髓索与小梁之间结构疏松处为髓窦。髓索主要由 B 淋巴细胞、浆细胞和 T 淋巴细胞构成。

（三）吞噬细胞（中性粒细胞、巨噬细胞）吞噬现象标本片观察（示教）

用油镜观察被中性粒细胞（小吞噬细胞）吞噬的细菌和被巨噬细胞（大吞噬细胞）吞噬的鸡红细胞的染色标本片。注意鸡红细胞为椭圆形，有细胞核，在巨噬细胞内有多个因不同程度被消化而大小不一的鸡红细胞。

（四）E 花环试验结果、淋巴细胞转化试验结果标本片观察（示教）

1. E 花环试验结果观察

用油镜观察 E 花环试验结果染色标本片。可见染成紫蓝色的小淋巴细胞（T 淋巴细胞），核呈圆形，常有一小凹，染色质呈块状，排列致密，胞质为新月形，其周围结合 3 个或 3 个以上染成红色的绵羊红细胞。

2. 淋巴细胞转化试验结果观察

用油镜观察淋巴细胞转化试验染色标本片。注意未转化的淋巴细胞与转化的淋巴母细胞的不同形态特征。淋巴母细胞体积为正常淋巴细胞的 3～5 倍，胞质丰富，胞质内有空泡，可见伪足，核内染色质疏松，可见 1～3 个核仁。

（钟民涛）

实验二　抗原－抗体反应

【实验目的】

1. 初步学会玻片凝集、试管凝集、间接凝集抑制试验操作。
2. 初步学会单向琼脂扩散试验操作。
3. 学会 ELISA 法检测乙肝病毒表面抗原（HBsAg）。
4. 初步学会斑点金免疫层析测定 HCG。
5. 观察豚鼠过敏反应。

【实验内容】

1. 玻片凝集试验。
2. 试管凝集试验。
3. 间接乳胶凝集抑制试验。
4. 豚鼠过敏试验。
5. 酶联免疫吸附试验。
6. 单向琼脂扩散试验。
7. 斑点金免疫层析试验。

【实验材料】

1. 凝集反应材料

伤寒沙门菌诊断血清、伤寒沙门菌及大肠埃希菌24h琼脂斜面培养物、0.9%氯化钠溶液、载玻片、接种环、乙醇等。

2. 间接凝集抑制试验材料

妊娠乳胶试验试剂盒、待检尿标本、玻璃板、球形滴管等；免疫胶体金妊娠试验测试条。

3. 琼脂扩散试验材料

待测人血清、抗IgG诊断血清、15g/L盐水琼脂、打孔器、有盖湿盒、测量器等。

4. 酶联免疫吸附试验材料

乙型肝炎病毒表面抗原（HBsAg）检测酶标试剂盒（抗HBs包被板、酶标记物、阳性和阴性对照血清、洗涤液、显色剂A液、显色剂B液、终止液等），待测血清、微量加样器、移液尖、洗板机、温箱等。

5. 豚鼠过敏反应材料

豚鼠、1:10稀释的鸡蛋清溶液、无菌0.9%氯化钠溶液等。

【实验方法】

（一）玻片凝集试验（操作）

1. 原理

颗粒性抗原（如细菌、红细胞等）与相应抗体结合，在电解质存在等条件下出现肉眼可见的凝集团块，称直接凝集反应。玻片上进行的凝集反应为玻片凝集反应。本实验为定性实验。多用于细菌和血型鉴定。

2. 操作方法

（1）于洁净玻片的一端加伤寒沙门菌诊断血清1滴，另一端加0.9%氯化钠溶液1滴作阴性对照。

（2）用接种环取待检菌悬液分别涂于诊断血清和0.9%氯化钠溶液中。

（3）轻轻转动玻片，使其充分混匀，静置数分钟，观察结果。

3. 结果分析

凝集成肉眼可见的颗粒团块或絮状，其周围液体澄清为阳性反应。阴性反应和生理盐水对照都不应发生凝集，为均匀混浊的乳状液。

（二）试管凝集试验（示教）

1. 原理

用定量抗原悬液与一系列倍比稀释的待检血清混合，保温静置后，根据每管内颗粒抗原凝集的程度，以判定待检血清中有无相应抗体及其效价，是一种经典的半定量凝集试验方法。

2. 操作方法

（1）稀释待检血清　取8支试管排列于试管架上，依次编号，在试管中加入生理盐水，第1管加0.9ml，其余各管均为0.5ml。然后吸取0.1ml待检血清加入第1管内，混匀，该管含1:10稀释血清。接着吸取0.5ml加至2号试管，随后按上法进行倍比稀释直至 7 号试管，最后从 7 号管中吸出 0.5ml 混合液弃去。至此，1～7 号试管的血清稀释度依次为 1：10、1：20、1：40、1：80、1：160、1：320、1：640，而 8 号管中只有 0.5ml 0.9% 氯化钠溶液，此管系阴性对照管（图实－1）。

（2）加入菌液　将每管各加 0.5ml 诊断菌液，此时，每支试管中的液体量均为 1ml，1～7 号试管的血清最终稀释度分别为 1：20、1：40、1：80、1：160、1：320、1：640、1：1280。

（3）保温静置　各种凝集试验的保温温度与时间视细菌和抗原性质不同而异。鞭毛凝集反应最好于 37℃ 静置 2h，初步判断结果，然后移放冰箱过夜，再次判断结果。菌体凝集试验需要较高的温度和较长的时间，最好放 37℃，移置 55℃ 中 24h。而布鲁菌凝集反应于 55℃ 放置 2d 最好，再观察结果。

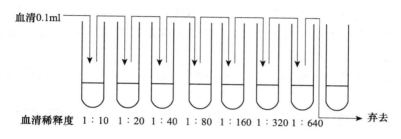

图实－1　血清等倍稀释法

3. 结果分析

（1）对照管（第 8 管）　上清液混浊，管底有沉淀物，如斜置试管可见其流动，若轻轻振荡便分散呈混浊状。

（2）试验管　按 1～7 号管依次观察。如有凝集（此为阳性），可见管底有凝集块，平铺于试管底部，边缘向上卷曲或出现凝结颗粒，轻摇即升起，"H" 菌液的凝集块呈絮状，液体上部澄清。阴性者则与对照管（第 8 管）相同。

（3）凝集强弱的判定与记录

＋＋＋＋：表示细菌全部凝集。试管底部有大量凝集块，上清液澄清透明。

＋＋＋：表示绝大部分细菌凝集，凝集物较多或与＋＋＋＋相当，上清液澄清。

＋＋：表示部分（约50%）细菌发生凝集，凝集物较少，呈颗粒状，上清液基本澄清。

＋：凝集物很少，需仔细观察才能发现，上清液基本浑浊。

－：表示不凝集。与阴性对照管相同。

（4）判定凝集效价（滴度）：以凝集物明显可见，且血清稀释度又最高的那一号试管的血清最终稀释度为血清效价。

（三）间接乳胶凝集抑制试验

1. 原理

将待测样品（HCG）与已知抗体混合作用一定时间后，再将其与相应抗原致敏的 HCG 乳胶颗粒混合。因抗体已被标本中 HCG 抗原结合，故不再出现凝集现象。

2. 操作方法

（1）取凹玻片一张置实验台上，用标记笔划线分为三格，并注明甲、乙、丙。

（2）用毛细滴管取生理盐水 1 滴加入乙格中，然后取待测孕妇尿 1 滴加在甲格中，另用毛细滴管取 HCG 阳性孕妇尿 1 滴加在丙格中。

（3）甲、乙、丙格中各加入 1 滴兔抗 HCG 血清，轻轻摇匀，静置 30s 至 1min。

（4）于甲、乙、丙格中各加入 1 滴 HCG 致敏乳胶试剂，摇匀。静置 10min 左右后观察结果。

3. 结果分析

出现凝集现象为妊娠试验阴性；不出现凝集现象（均匀乳状液）为妊娠试验阳性。

（四）酶联免疫吸附试验——双抗体夹心法测定 HBsAg（操作或示教）

1. 原理

双抗体夹心法测定 HBsAg 的基本原理是先将抗 HBs 抗体包被到固相载体表面，然后与待测样品中的 HBsAg 发生反应，再加入酶标抗体，与载体上的抗原抗体复合物结合，加入底物显色，根据有无颜色变化及变化的程度对该抗原进行定性或定量分析。

2. 操作方法

（1）加样　将待测血清和阳性、阴性对照血清分别加入抗 HBs 抗体包被板各反应孔内，每孔 50μl。

（2）加酶结合物　每孔中各加酶标抗 HBs 液 1 滴（空白对照孔不加），充分混匀后，封板。

（3）孵育　将反应板放入湿盒中，置于 37℃温箱中温育 30min。

（4）洗板　倒掉反应板孔中的液体，用洗板机洗涤 5 次。或人工洗板（将洗涤液注入各孔，静置 5s 后，甩去液体，拍干）5 次。

（5）加底物　每孔分别加显色剂 A 液、B 液各 1 滴，充分混匀，封板。置 37℃温箱中孵育 15min 后加终止液。

3. 结果分析

（1）目测法　阴性对照孔无色或极浅颜色，阳性对照孔呈黄色；待测孔颜色比阴性对照孔明显深者为阳性，待测孔呈现无色者为阴性。

（2）用酶标仪测 492nm 吸光度，用空白管调零，读取各孔 OD 值，以标本吸光度/阴性对照吸光度 ≥2.1 者判为阳性。

（五）单向琼脂扩散试验

1. 原理

将抗血清（抗体）混合于琼脂内，制成含抗体的琼脂板，再于琼脂板上打孔，孔中加入抗原，抗原向孔四周扩散，与相应抗体结合，在抗原－抗体比例合适处形成白色沉淀环，沉淀环的直径大小与抗原的浓度呈正相关。以不同浓度的标准抗原与固定浓度的抗血清反应测得沉淀环的直径作为纵坐标，以抗原浓度为横坐标，绘制标准曲线，量取待检抗原的沉淀环直径，即可从标准曲线中求得其含量。

2. 操作方法

（1）参考血清的稀释　取冻干 Ig 参考血清 1 支，加入 0.5ml 蒸馏水溶解，用 0.01mol/L pH 7.2～7.4 PBS 倍比稀释成 1∶10～1∶160 五种浓度。

（2）免疫琼脂板制备　将适宜浓度的人 Ig 抗血清与预先融化好的 1.5% 琼脂在

56℃水浴中混匀，制成琼脂板并做好标记。然后用3mm的打孔器在琼脂板上打孔，孔距1～1.5cm。

（3）加样　用微量移液器取10μl各种不同浓度的参考血清准确加入免疫板的孔内，每一浓度均加两个孔，然后用上述加样方法，取10μl适宜稀释度的待测血清，加入免疫反应板的孔内。

（4）反应　将加样的琼脂板置水平湿盘内，于37℃温箱反应24～48h后，取出反应板，用标尺测其沉淀环直径并记录。

（5）标准曲线的绘制　以各浓度标准抗原的沉淀环直径为纵坐标，相应孔中抗原Ig浓度含量为横坐标绘制标准曲线。

（6）待测标本Ig含量的计算　以待测标本的沉淀环直径查标准曲线，将查得的Ig含量乘其稀释倍数，即得该标本的Ig含量。

（六）斑点金免疫层析试验

1. 原理

以NC膜作载体，并利用微孔滤膜的毛细管作用，使加于膜条一端的液体标本向另一端渗移，样品中HCG在泳动中与包被在NC膜上的金标记抗HCG结合，此抗原抗体复合物流至测试区时即被固相抗体所获，在膜上显出红色反应线条。

2. 操作方法

将试剂条下端标志部插入尿液中10s左右，取出后放平，置室温下3min，目测观察结果。

3. 结果分析

若出现两条紫红色线为HCG阳性（妊娠），若只出现质控参照线显示紫红色为阴性（未妊娠）。

（七）豚鼠过敏试验（示教）

1. 操作方法

（1）取甲、乙、丙3只豚鼠，用碘酒和乙醇消毒注射部位，分别于甲、乙两只豚鼠皮下或腹腔注射1:10马血清0.1ml，丙注射0.1ml 0.9%氯化钠溶液作为对照。

（2）经过2～3周后，将两豚鼠耳静脉处消毒，于豚鼠乙、丙耳静脉注射1:10稀释的马血清1ml，于豚鼠甲耳静脉注射1:10稀释的鸡血清1ml。

2. 结果观察

致敏豚鼠注射马血清后立即出现不安，竖毛抓鼻、喷嚏、继而出现大小便失禁、痉挛性跳跃、呼吸困难等严重过敏性休克症状，甚至窒息死亡。对照豚鼠活动正常。

将豚鼠解剖观察，可见致敏豚鼠嘴唇发绀，心脏仍在跳动，但肺体积比对照豚鼠明显增大，表面苍白，边缘钝圆，呈现明显的肺气肿。对照豚鼠肺无异常改变。

（钟民涛）

实验三　显微镜油镜的使用和细菌形态结构观察

【实验目的】

1. 学会显微镜油镜的使用和保护。

2. 初步认识细菌的基本形态和特殊结构。

【实验内容】

1. 显微镜油镜的使用和保护。

2. 细菌基本形态和特殊结构观察。

【实验材料】

1. 显微镜、香柏油、丙酮、擦镜纸。

2. 细菌基本形态标本片、细菌特殊结构标本片。

【实验方法】

（一）显微镜油镜的使用和保护

（1）使用显微镜油镜时，必须端坐，不要将镜台倾斜，以免镜油流出污染镜台。

（2）以自然光为光源时，用平面反光镜；以灯光为光源时，用凹面反光镜。

（3）将载玻片标本放在载物台上，用移动器或固定夹固定好。先用低倍镜对好光线，然后转换油镜头，升高集光器，将光圈完全打开。

（4）在载玻片的标本部位滴加香柏油1滴，从侧面注视油镜，并缓慢将油镜头下降至镜油内，但不要碰到载玻片，以免损伤镜头。

（5）以左眼观察目镜视野内，先调节粗调节器使镜筒缓慢上移，调节至有模糊物像时，然后调节细调节器，调至物像清晰。观察标本时，两眼同时睁开，以减少眼睛疲劳。最好用左眼看镜筒，右眼配合绘图或记录。

（6）使用完毕后，应立即用擦镜纸擦去香柏油。如油镜头上油已干，可蘸少许丙酮擦去香柏油，再用擦镜纸将残存的丙酮擦干净。

（7）显微镜使用完毕后，将物镜转成"八"字形，反光镜竖起，下降聚光器和镜筒，罩好镜套，放入镜箱内。使用显微镜要轻拿轻放，平时应放置在干燥避光的地方，防发霉、防暴晒。

（二）细菌基本形态和特殊结构的观察（示教）

1. 细菌基本形态观察

（1）球菌　金黄色葡萄球菌、乙型溶血性链球菌、脑膜炎奈瑟菌。

（2）杆菌　伤寒沙门菌、大肠埃希菌、炭疽芽孢杆菌。

（3）弧菌　霍乱弧菌。

2. 细菌特殊结构观察

（1）荚膜　肺炎链球菌的荚膜。

（2）鞭毛　伤寒沙门菌的鞭毛。

（3）芽孢　破伤风梭菌的芽孢。

实验四 革兰染色法

【实验目的】

1. 初步学会细菌涂片标本的制作。

2. 掌握革兰染色法的操作及结果判断。

【实验内容】

细菌涂片标本制作与革兰染色法。

【实验材料】

1. 金黄色葡萄球菌、大肠埃希菌普通琼脂斜面 18～24h 培养物。

2. 载玻片、接种环、酒精灯、火柴。

3. 结晶紫染液、卢戈碘液、95% 乙醇、稀释复红染液。

4. 显微镜、香柏油、擦镜纸、丙酮。

【实验方法】

1. 细菌涂片制作

（1）涂片 用记号笔在洁净载玻片上画中线并标记，两侧各滴加 1 滴 0.9% 氯化钠溶液。以无菌操作的方法用接种环分别挑取少许葡萄球菌和大肠埃希菌菌落于载玻片两端的 0.9% 氯化钠溶液中，并研磨成均匀混浊的菌液。

（2）干燥 涂片放室温自然干燥；也可将标本面朝上，在离酒精灯火焰上方约 15cm 高处微微加热烘干，但切勿靠近火焰。

（3）固定 手执载玻片一端，标本面朝上，在酒精灯外焰迅速来回通过 3 次，注意温度不宜太高，以玻片反面触及手背部皮肤热而不烫为宜。

2. 染色

（1）初染 滴加结晶紫染液初染 1min，水洗。

（2）媒染 滴加卢戈碘液媒染 1min，水洗。

（3）脱色 滴加 95% 乙醇脱色，摇动玻片至紫色脱下为止，为 0.5～1min，水洗。

（4）复染 滴加稀释复红溶液复染 1min，水洗。将标本片用滤纸吸干，油镜观察。

3. 结果

葡萄球菌染成紫色，为革兰阳性菌（G^+ 菌）；大肠埃希菌染成红色，为革兰阴性菌（G^- 菌）。

（赵鹤廉）

实验五 细菌的人工培养与代谢产物观察

【实验目的】

1. 了解培养基的制备过程。

2. 学会观察细菌在液体、固体、半固体培养基上的生长现象。

3. 掌握无菌操作技术，进行平板划线、半固体、液体培养基接种。

4. 熟悉细菌的代谢产物及临床意义。

【实验内容】

1. 培养基的制备。

2. 细菌的接种与培养。

3. 细菌在培养基上生长现象的观察。

4. 细菌代谢产物观察。

【实验材料】

1. 培养基的制备材料

牛肉膏、蛋白胨、氯化钠、蒸馏水、琼脂，天平、试管、无菌平皿、三角烧瓶、电炉、高压蒸汽灭菌器、恒温培养箱、酸度计、比色管（器）、精密 pH 试纸、玻璃吸管、氢氧化钠溶液、盐酸溶液、酚红指示剂等。

2. 细菌的接种与培养材料

葡萄球菌、大肠埃希菌 18～24h 斜面培养物，普通肉汤，琼脂平板，斜面培养基，接种环，接种针，酒精灯，试管架，恒温培养箱等。

3. 细菌在培养基上生长现象的观察材料

金黄色葡萄球菌、大肠埃希菌 18～24h 琼脂平板培养物，金黄色葡萄球菌、大肠埃希菌、铜绿假单胞菌 18～24h 普通琼脂斜面培养物，大肠埃希菌、枯草芽孢杆菌及链球菌 18～24h 葡萄糖肉汤培养物，未接种细菌的葡萄糖肉汤培养基，放大镜。

4. 细菌代谢产物观察材料

蛋白胨水培养基、硫酸亚铁或醋酸铅培养基、单糖发酵管、大肠埃希菌菌种、伤寒沙门菌菌种、乙型副伤寒沙门菌菌种、靛基质试剂。

【实验方法】

（一）培养基的制备（示教）

1. 调配

确定需要制备的某种培养基的容积后，按计算好的质量准确称取各种成分。

2. 溶化

将盛有混匀培养基的三角烧瓶置电炉上，加热并不断搅拌，待完全溶解后，补足蒸发失去的水分。

3. 矫正 pH

可用 pH 比色计、标准管比色法或精密 pH 试纸矫正培养基的 pH，一般培养基调至 pH7.2～7.6。

4. 过滤澄清

培养基配成后可能有沉渣或浑浊，用四层纱布夹脱脂棉过滤。

5. 分装

根据需要将培养基分装于不同容量的三角烧瓶、试管等容器中。

6. 灭菌

常用高压蒸汽灭菌法，压力 103.425kPa，温度 121.3℃，持续 15～30min。

7. 鉴定

（1）无菌试验　将制备好的培养基置37℃温箱中孵育24h，证明无菌。

（2）效果检查　证明相应的已知细菌可在此培养基上生长，且形态、菌落等特征典型。

8. 保存

制成的培养基，每批应注明日期、名称，装保鲜袋内置4℃冰箱保存。

（二）细菌的接种与培养

平板划线分离培养法

（1）连续划线分离法　右手持笔式握接种环，经火焰上烧灼灭菌，待冷却后，以无菌操作方法沾取葡萄球菌培养物少许，左手持平板培养基底部，右手将蘸取细菌的接种环在平板表面的边缘部分左右划线3～4，此为基线，然后在火焰上将接种环烧灼灭菌，待冷却后，从基线上开始以密而不重叠曲线形式，左右来回连续将整个平板划满曲线（图实－2）。接种完毕后将接种环在火焰上烧灼灭菌，平板底部做好标记，放入37℃温箱培养24h观察结果。

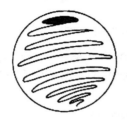

图实－2　连续划线分离法（左）培养后菌落分布（右）

（2）分区划线分离法　将平板培养基表面以目测分为四个区域，右手持笔式握接种环，经火焰灭菌后挑取菌落少许，左手持平板的底部，右手将蘸取菌种的接种环在平板表面的边缘部分左右划线，此为第一区约占整个平板的1/4，将接种环烧灼灭菌，待冷，将培养基转动80°，进行第二区划线，第二区与第一区划线开始相交2～3条，以后不相交。同理对第三区、第四区划线（图实－3）。

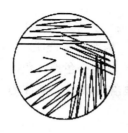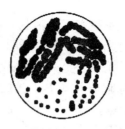

图实－3　分区划线分离法（左）孵育后菌落分布（右）

（3）斜面接种法　以灭菌接种环挑取细菌后伸到培养基斜面底端，从底部向上先划一条直线，再由底向上划蛇行曲线，直至斜面顶部（图实－4）。

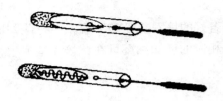

图实－4　琼脂斜面划线接种法

（4）液体接种法　用灭菌后的接种环挑取菌苔或菌落，先在接近液面的试管壁上研磨并沾取少许液体溶液，使细菌均匀分布于培养基中（图实－5）。

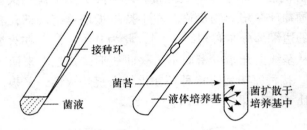

图实－5　液体培养基接种法

（5）穿刺接种法　用接种针挑取菌落，从培养基横截面的中心点垂直穿刺至距试管底部 5mm 左右（不能穿至试管底），将接种针沿原路退出（图实－6）。

（三）细菌在培养基上生长现象的观察

1. 细菌在平板培养基上的生长现象（菌落特征）

一般用肉眼直接（必要时用放大镜）观察平板培养物上长出的、发育良好的单个菌落。观察时要注意以下几点。

（1）菌落外形的直径大小　按其大小概略分为三等：＜2mm 者为小菌落；在 2～4mm 之间者为中等大菌落；＞4mm 者为大菌落。

（2）形状　圆形或不规则形。

（3）表面　光滑、粗糙；凸起、凹下、平坦；湿润有光泽、干燥无光泽。

（4）边缘　整齐、不整齐（波浪状、锯齿状、卷发状等）。

（5）透明度　要对光观察，分为透明、半透明、不透明。

（6）颜色　白色、黄色、金黄色、绿色、其他颜色或无色。

（7）如观察血液琼脂培养基上生长的菌落特征时，要注意菌落的周围有无溶血环及特点。

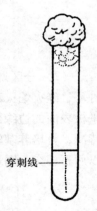

穿刺线

图实－6　半固体培养基穿刺接种法

2. 细菌在斜面培养基上的生长现象

菌苔的透明度及颜色是否均一，如不是均一的表示混有杂菌。辨别菌苔的颜色时，除看菌苔的颜色外，还要看培养基是否被水溶性色素浸润而着色。

3. 细菌在液体（肉汤）培养基中的生长现象

观察时应与未经接种的培养基对比观察，细菌在液体培养基中的生长现象概括为三种。

（1）混浊生长　培养基由原来的澄清透明变为明显的混浊状态。

（2）表面生长　培养基呈现混浊的同时，在液面还长出膜状物，称为菌膜。

（3）沉淀生长　培养基管底可看到有如絮状或颗粒状的沉积物。

4. 细菌在半固体培养基中的生长现象

（1）无动力的细菌沿穿刺线长成一条规则的灰白色线状物，培养基的其余部分仍透明，证明此菌没有鞭毛。

（2）有动力的细菌沿穿刺线向四周扩散生长，使培养基整个变混浊，甚至看不清穿刺线，证明此菌有鞭毛。

（四）细菌的代谢产物观察

1. 细菌对氨基酸分解产物观察

（1）靛基质试验　分别接种大肠埃希菌和伤寒沙门菌于蛋白胨水培养基内，置37℃、24h培养后，再沿管壁徐徐加入靛基质试剂（对二甲基氨基苯甲醛）数滴，静置片刻，在两液面交界处出现红色环者为靛基质试验阳性（大肠埃希菌），无红色环者为阴性（伤寒沙门菌）。

（2）硫化氢试验　将大肠埃希菌和乙型副伤寒沙门菌分别接种于含有硫酸亚铁或醋酸铅的培养基中，若细菌能分解培养基中含硫氨基酸产生硫化氢，硫化氢可与硫酸亚铁或醋酸铅反应，生成黑色的硫化亚铁或硫化铅沉淀，为硫化氢试验阳性（乙型副伤寒沙门菌），无黑色沉淀为阴性（大肠埃希菌）。

2. 细菌对糖分解产物观察

将大肠埃希菌和伤寒沙门菌分别接种于葡萄糖、乳糖培养基中，置37℃、24h培养后观察结果。大肠埃希菌分解葡萄糖、乳糖，产酸产气；伤寒沙门菌分解葡萄糖产酸不产气，不分解乳糖。

（赵鹤廉）

实验六　细菌的分布与消毒灭菌

【实验目的】

1. 了解细菌在自然界与正常人体的分布特点，牢固树立无菌观念，自觉遵守无菌操作规则，实施无菌操作技术。

2. 学会高压蒸汽灭菌器的使用方法，并熟悉使用注意事项。

3. 观察紫外线的消毒灭菌效果，掌握紫外线杀菌的机制和用途。

4. 观察化学消毒剂的消毒灭菌效果，并比较物理和化学消毒灭菌法的应用。

5. 学会药物敏感试验的操作方法，学会记录结果，认识其在临床实践中的意义。

【实验内容】

1. 细菌的分布检查。

2. 常用消毒灭菌器（高压蒸汽灭菌器）介绍。

3. 紫外线杀菌试验。

4. 皮肤消毒试验。

5. 药物敏感试验。

【实验材料】

1. 细菌的分布检查材料

无菌 0.9% 氯化钠溶液，普通琼脂平板，无菌棉拭子，75% 乙醇消毒棉球，培养箱。

2. 常用消毒灭菌器

高压蒸汽灭菌器。

3. 紫外线杀菌试验材料

大肠埃希菌、金黄色葡萄球菌 18～24h 肉汤培养物，普通琼脂平板，包裹灭菌的三角形黑纸片，镊子，酒精灯，紫外线灯，恒温培养箱。

4. 皮肤消毒试验材料

普通琼脂平板、无菌棉拭子、无菌 0.9% 氯化钠溶液、75% 乙醇、2.5% 碘酊、1% 碘伏。

5. 药物敏感试验

（1）菌种　金黄色葡萄球菌、大肠埃希菌、铜绿假单胞菌。

（2）培养基　水解酪蛋白琼脂（MH 琼脂）。

（3）试剂　无菌 0.9% 氯化钠溶液、阿米卡星（AMK）、庆大霉素（GEN）、青霉素（PEN）、头孢唑林（FZN）、环丙沙星（CIP）、万古霉素（VAN）、克林霉素（CLI）等。

（4）其他　无菌棉拭、镊子、毫米尺、接种环等。

【实验方法】

（一）细菌的分布检查

1. 正常人体细菌分布检查

（1）分区标记　用标记笔将普通琼脂培养基平皿底面划分为两个区域，并在底部分区侧面分别标记为鼻腔、口腔。在底部空余区标记姓名和日期等。

（2）接种　用两支无菌棉拭子分别刮取志愿者口腔和鼻腔分泌物，涂布在平板中已标记的相应区域。

（3）培养　置 37℃温箱培养 18～24h。

（4）观察结果　观察培养基表面不同区域生长的菌苔、菌落，注意形态、数量、颜色等特征。

2. 空气中细菌的检查

（1）标记　取普通琼脂平板数只，分别标记"室内"、"室外"等。

（2）接种　启开皿盖，暴露于室内或室外的空气中 10min。

（3）培养　置 37℃温箱，培养 18～24h。

（4）观察结果　观察不同地点取材的培养基上细菌生长情况，计数菌落种类和数量。

（二）常用消毒灭菌器（高压蒸汽灭菌器）介绍（示教）

1. 构造

高压蒸汽灭菌器是一个双层的金属圆筒，两层之间盛水，外层坚厚，其上或前方有金属厚盖。盖旁附有螺旋，借以紧闭盖门，使蒸汽不能外溢。随着蒸汽压力升高，筒内的压力也会升高。高压蒸汽灭菌器上装有排气阀、安全阀，以调节器内压力，装有的温度计及压力表以示内部温度和压力。器内装有带孔的金属搁板，用以放置欲灭菌对象（图实-7）。

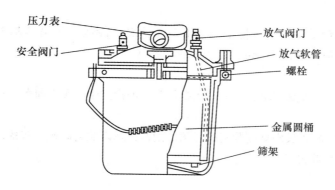

图实-7　手提高压蒸汽灭菌器示意图

2. 使用方法

（1）加水至锅内达规定的水平面，放入欲灭菌物品，把锅盖按对称的螺旋先后对称用力（切勿单个依次）扭紧，使锅盖确实均衡密闭。

（2）通电加热，同时打开排气阀门，使器内冷空气逸出，保证器内温度和压力表所示一致。待空气全部排出后，关闭排气阀。专人看守，不得离开。

（3）继续加热注视压力表，器内压力又逐渐升高，直到压力表指在所需压力和温度数值（例如 103.425kPa，121.3℃），即调节或断开电源，维持所需压力 15～20min，可完全杀死细菌的繁殖体和芽孢。

（4）灭菌时间到达后，停止加热，待压力自行下降至零时方可徐徐开放排气阀，排尽余气，打开锅盖，取出灭菌物品。

3. 使用注意事项

（1）检查排气活塞及安全阀门，特别是压力表的性能是否正常，以免发生危险。

（2）灭菌物品勿放置过挤，以免妨碍蒸汽流通，影响灭菌效果。

（3）灭菌开始时必须将器内冷空气完全排除，否则压力表上所示压力并非全部是热蒸汽压力，灭菌将不彻底。

（4）灭菌过程中及灭菌完毕，切不可突然打开排气阀门放气减压，以免器内液体外溢。

（5）高压灭菌设备有多种，规模较大的医院装备有大型的高压灭菌器。现代化的高压灭菌器已实现设置程序后自动化运行，不必专人看守。

（三）紫外线杀菌试验

1. 标记

在普通琼脂平板培养基底盘侧面标记菌名、实验者、日期等。

2. 接种

用无菌接种环取一环细菌培养物，密集均匀涂布于普通琼脂平板上。

3. 贴纸

用经过酒精灯灭菌后的镊子夹取无菌黑纸片，贴于涂菌后的平板中央。

4. 照射杀菌

在超净工作台或生物安全柜中，拿下皿盖，暴露涂菌后的培养基于紫外灯管下 1m 范围内，直接照射紫外线 30min。

5. 培养

用灭菌的镊子夹取贴于培养基上的黑纸片弃入消毒缸中，盖上皿盖，35℃培养 18～24h。

6. 结果观察

贴黑纸片的区域生长出规则茂密的三角形菌苔，暴露照射区域仅有稀疏的菌落生长。

（四）皮肤消毒实验

1. 标记

将普通琼脂平板培养基底部划分为五个区域，分别标记：无菌 0.9% 氯化钠溶液、75% 乙醇、2.5% 碘酊、1% 碘伏和对照。

2. 处理皮肤

用无菌棉签分别蘸取上列四种试验液体，分别涂擦不同手指掌面。

3. 接种

待约 3min 液体干燥时，将手指分别在培养基的不同标记区域轻轻涂抹，未经处理的手指在对照区域涂抹（接种完毕后，涂擦 2.5% 碘酊的手指以 75% 乙醇脱碘）。

4. 培养

置 37℃温箱培养 18～24h。

5. 观察结果

观察不同标记区域的培养基上细菌生长情况，对比计数菌落种类和数量。

（五）药物敏感试验

1. 刮取孵育 16～24h 的培养基上数个菌落置于 0.9% 氯化钠溶液管中。

2. 无菌棉拭蘸取菌液，在试管内壁旋转挤去多余菌液后在 MH 琼脂表面均匀涂布接种 3 次，每次旋转平板 60°，最后沿平板内缘涂抹 1 周。

3. 平板在室温下干燥 3～5min，用无菌镊子将含药纸片紧贴于琼脂表面，各纸片中心相距应大于 24mm，纸片外缘距平板内缘应大于 15mm，35℃孵育 16～18h，量取抑菌环直径。

4. 结果解释

用毫米尺量取抑菌圈直径，参照表实－1 的标准判读结果。按敏感（S）、中介（I）、耐药（R）报告。

表实 -1　纸片法药敏试验纸片含药量和结果解释

抗菌药物	纸片含药量	抑菌圈直径（mm）		
		耐药	中介	敏感
阿米卡星（AMK）	30μg	≤14	15～16	≥17
庆大霉素（GEN）	10μg	≤12	13～14	≥15
青霉素（PEN）	10U	≤28		≥29
头孢唑林（FZN）	30μg	≤14	15～17	≥18
环丙沙星（CIP）	5μg	≤15	16～20	≥21
万古霉素（VAN）	30μg			≥15
克林霉素（CLI）	2μg	≤14	15～20	≥21

（赵鹤廉）

实验七　病原性细菌实验

【实验目的】

1. 认识常见病原菌的形态结构及染色特点。

2. 描述常见病原菌的生长现象。

3. 验证血浆凝固酶的作用。

4. 学会触酶试验的操作，说出其临床意义。

【实验内容】

1. 常见病原性细菌形态和培养物的观察。

2. 血浆凝固酶试验。

3. 触酶试验。

【实验材料】

1. 常见病原性细菌形态和培养物的观察实验材料

（1）标本片　伤寒沙门菌、痢疾志贺菌、产气荚膜梭菌、结核分枝杆菌、白喉棒状杆菌、布鲁菌、铜绿假单胞菌；金黄色、表皮、腐生葡萄球菌；甲、乙、丙型链球菌、肺炎链球菌；脑膜炎奈瑟菌、淋病奈瑟菌。

（2）培养物　金黄色葡萄球菌、表皮葡萄球菌、腐生葡萄球菌普通琼脂平板18～24h培养物；金黄色葡萄球菌、表皮葡萄球菌、腐生葡萄球菌血琼脂平板18～24h培养物；甲型溶血性链球菌、乙型溶血性链球菌、丙型链球菌、肺炎链球菌血琼脂平板18～24h培养物；脑膜炎奈瑟菌、淋病奈瑟菌巧克力琼脂平板18～24h培养物、伤寒沙门菌、痢疾志贺菌在麦康凯琼脂平板18～24h培养物；铜绿假单胞菌普通琼脂平板18～24h培养物；产气荚膜梭菌厌氧培养基培养物；结核分枝杆菌改良罗氏培养基培养物。

2. 血浆凝固酶实验材料

新鲜兔血浆，0.9%氯化钠溶液，载玻片，金黄色葡萄球菌、表皮葡萄球菌普通琼脂平板 18～24h 培养物等。

3. 触酶实验材料

葡萄球菌、链球菌血平板 18～24h 培养物，3%过氧化氢溶液，载玻片等。

【实验方法】

（一）常见病原性细菌形态和培养物的观察

1. 细菌标本片的形态观察

用油镜观察细菌的形态、大小、排列、颜色、结构等。

2. 病原性细菌的培养现象观察

观察不同细菌在各种培养基上的菌落大小、颜色、透明与否、光滑与粗糙、湿润与干燥、凸或凹、边缘形状等。细菌在普通琼脂平板上生长后是否有水溶性色素浸润，在血琼脂平板上是否产生特殊的溶血现象，在麦康凯平板上的菌落颜色。

（二）血浆凝固酶试验

1. 取两张载玻片，分别标记菌名。

2. 在每张载玻片的两端各滴加0.9%氯化钠溶液1滴。

3. 分别自培养基上取菌研入0.9%氯化钠溶液滴中，呈均匀混浊的浓菌液。

4. 在每张玻片一端的菌液中加兔血浆1滴，立即混匀观察结果。

5. 实验结果　如一张玻片上加入兔血浆的菌液中有明显的小凝块出现，而未加血浆的菌液无此现象者为阳性；若加血浆的菌液中无凝块则为阴性。金黄色葡萄球菌应出阳性结果，表皮葡萄球菌则应出阴性结果。

（三）触酶实验

1. 在载玻片两端分别标记菌名。

2. 用接种环重复刮取培养基上的菌落，涂于载玻片相应的标记端，使成一厚菌膜片。

3. 分别滴加3%过氧化氢溶液2～3滴于每一菌膜片上，30s内观察结果。

4. 实验结果　阳性，不产生气泡为阴性。葡萄球菌阳性，链球菌阴性。

（赵鹤廉）

实验八　病毒及其他微生物

【实验目的】

1. 描述病毒及其他微生物的形态、组织切片、生长现象特征。

2. 学会乙型肝炎表面抗原 ELESA 检测的方法，叙述其检测的临床意义。

【实验内容】

1. 病毒组织切片、其他微生物形态及培养物观察。

2. 乙型肝炎表面抗原（HBsAg）的检测——ELESA 夹心法。

【实验材料】

1. 病毒组织切片、其他微生物形态及培养物观察实验材料

狂犬病病犬脑组织 H－E 染色标本片、钩端螺旋体、梅毒螺旋体镀银染色标本片，

肺炎支原体姬姆萨染色标本片，白假丝酵母菌（白色念珠菌）革兰染色标本片，新生隐球菌墨汁染色标本，真菌菌丝与孢子乳酸棉蓝染色标本，霉菌、白假丝酵母菌、新生隐球菌等培养物。

2. 乙型肝炎表面抗原（HBsAg）的检测——ELESA 夹心法试验材料

血清、HBsAg 试剂盒、微量加样器等。

【实验方法】

（一）病毒组织切片、其他微生物形态及培养物观察

1. 标本片的镜下观察，注意形态、染色性、排列方式、特殊构造等。

2. 酵母菌或白假丝酵母菌在沙保弱培养基上的生长现象观察

菌落外观、颜色、湿润度等特征，并与细菌菌落区别；霉菌培养物观察丝状菌落的形状、菌丝的颜色。

（二）乙型肝炎表面抗原（HBsAg）的检测——ELESA 夹心法

参照实验二。

（赵鹤廉）

实验九　医学蠕虫实验

【实验目的】

1. 熟悉各种医学蠕虫虫卵和幼虫的形态特点。

2. 了解各种医学蠕虫成虫形态。

3. 了解吸虫中间宿主。

4. 熟悉粪便直接涂片法、饱和盐水浮聚法、钩蚴培养法、透明胶纸法、厚血膜法、新鲜血片检查法、倒置沉淀法、毛蚴孵化法、带绦虫孕节检查法等操作方法。

【实验内容】

1. 医学蠕虫虫卵和幼虫形态观察。

2. 医学蠕虫成虫形态观察。

3. 吸虫中间宿主观察。

4. 粪便直接涂片法。

5. 饱和盐水浮聚法。

6. 钩蚴培养法。

7. 透明胶纸法。

8. 厚血膜法和新鲜血片检查法。

9. 倒置沉淀法。

10. 毛蚴孵化法。

11. 带绦虫孕节检查法。

【实验材料】

1. 医学蠕虫虫卵玻片标本、医学蠕虫幼虫玻片标本、医学蠕虫成虫浸制标本、猪

带绦虫囊尾蚴浸制标本、吸虫中间宿主大体标本。

2. 实验操作物品

载玻片、盖玻片、竹签、透明胶纸（宽2cm）、干棉签、浮聚瓶（可用青霉素小瓶代替）、0.9%氯化钠溶液、饱和盐水、显微镜、纱布、锥形量杯、烧杯、三角烧瓶、吸管、试管、试管架、滤纸、剪刀、冷开水、蒸馏水、放大镜、镊子、乳胶手套、玻璃平皿。

【实验方法】

（一）医学蠕虫虫卵和幼虫形态观察

1. 蛔虫卵（玻片标本）

（1）蛔虫受精卵　镜下观察可见虫卵呈椭圆形，大小为（45～75）$\mu m \times$（35～50）μm，表面有一层凹凸不平的蛋白质膜（新鲜粪便中的卵因受宿主胆汁染色呈棕黄色），卵壳厚，内含一个大而圆的卵细胞，卵细胞与卵壳两端之间有新月形间隙。

（2）蛔虫未受精卵　镜下观察可见虫卵呈长椭圆形，有时形状不甚规则，大小为（88～94）$\mu m \times$（39～44）μm，棕黄色，蛋白质膜与卵壳均比受精卵薄，内充满折光性强的卵黄颗粒。

（3）无蛋白膜蛔虫卵　受精蛔虫卵和未受精蛔虫卵的蛋白质膜脱落，卵壳则呈无色透明，应注意与钩虫卵、蛲虫卵及植物细胞相鉴别。

2. 钩虫卵（玻片标本）

钩虫卵椭圆形，壳薄，无色透明。大小为（56～76）$\mu m \times$（36～40）μm，新鲜粪便中卵内多为2～4个卵细胞，卵壳与细胞间有明显的空隙。若患者便秘或粪便放置过久，卵内细胞可继续分裂为多细胞期。

3. 蛲虫卵（玻片标本）

蛲虫卵大小为（50～60）$\mu m \times$（20～30）μm，卵壳无色透明，蛋白质膜光滑。普通显微镜下观察的卵壳一侧较平，一侧稍凸，两端不等宽。初产卵内含有蝌蚪期胚胎，经短期发育即为含幼虫卵。注意与钩虫卵和无蛋白质膜蛔虫卵的鉴别。

4. 鞭虫卵（玻片标本）

鞭虫卵腰鼓形，黄褐色，大小为（50～54）$\mu m \times$（22～23）μm，卵壳较厚，两端各有一个透明栓塞。卵内有1个尚未分裂的卵细胞（图34-3）。

5. 丝虫微丝蚴（玻片染色标本）

低倍镜观察，见白细胞呈小点状，微丝蚴为细小弯曲的线状。高倍镜或油镜观察，可见微丝蚴体外有鞘膜（也有些会鞘膜脱落），体内有点状体核。通过头间隙的大小、体态、体核的分布与密度以及有无尾核等鉴别两种微丝蚴。

6. 肝吸虫卵（玻片标本）

肝吸虫卵是蠕虫卵中最小的一种。平均为 $29\mu m \times 17\mu m$，黄褐色，低倍镜观察形状似芝麻，高倍镜观察形似灯泡状，一端较窄且有盖，盖周围的卵壳增厚、形成肩峰，另一端有小疣状突起，卵内含成熟毛蚴。

7. 姜片虫卵（玻片标本）

姜片虫卵是人体常见蠕虫卵中最大者之一，卵呈椭圆形，大小为（30～140）$\mu m \times$

（80～85）μm，淡黄色，卵壳薄，一端有不明显的卵盖。卵内含卵细胞 1 个，卵黄细胞 20～40 个，但在固定标本中不易见到卵细胞。

8. 肺吸虫卵（玻片标本）

低倍镜下观察，肺吸虫卵呈不规则椭圆形，前端较宽，有一扁平卵盖，大而略倾斜，后端较窄。卵壳厚薄不均匀，后端明显增厚。卵内含有 1 个卵细胞和十余个卵黄细胞。

9. 血吸虫卵（玻片标本）

低倍镜与高倍镜观察，成熟虫卵大小平均 89μm × 67μm，椭圆形，淡黄色，卵壳厚薄均匀，无卵盖，卵壳一侧有一小棘，但常因虫卵的位置或被卵壳上的黏附物遮盖而不易见到。成熟虫卵内含有一毛蚴，毛蚴与卵壳之间常有大小不等圆形或长圆形油滴状的头腺分泌物。

10. 猪带绦虫卵（玻片标本）

镜下观察虫卵呈球形或近似球形，直径 31～43μm。卵壳很薄，内为胚膜，卵壳多已脱落，称不完整卵。胚膜较厚，棕黄色，由许多棱柱体组成，在光镜下呈放射状的条纹。胚膜内含球形的六钩蚴，直径为 14～20μm，有 3 对小钩。

11. 猪带绦虫囊尾蚴（玻片标本）

猪带绦虫囊尾蚴椭圆形、白色半透明的囊状体，大小为 5mm ×（8～10）mm，囊壁薄，囊内充满液体。囊内有一米粒大小的白点，为向内翻卷收缩的头节，其形态结构与成虫头节相同。

（二）医学蠕虫成虫形态观察

1. 蛔虫成虫（液浸标本）

肉眼观察成虫呈长圆柱形，头部较尖细，尾部钝圆，外形近似蚯蚓，经甲醛溶液固定后呈灰白色。虫体体表有横纹，两侧各有一条侧线。虫体顶端口孔周围有品字形排列的 3 个唇瓣，背唇瓣 1 个较大，亚腹唇瓣 2 个较小。雌虫较大，长 20～35cm，尾部钝圆而直。雄虫较小，长 15～31cm，尾部向腹面卷曲，有 1 对镰状交合刺。

2. 钩虫成虫（液浸标本）

成虫体长约 1cm，半透明，呈灰白色。虫体前端较细，顶端有一发达的口囊。注意鉴别十二指肠钩虫与美洲钩虫形态，十二指肠钩虫前端与后端均向背面弯曲，体呈"C"形，美洲钩虫后端向腹面弯曲，体呈"S"形。

3. 蛲虫成虫（液浸标本）

用肉眼直接观察，可见雌虫大小约为 1cm，虫体中部膨大，尾端直而尖细，呈纺锤形，其尖细部分约为虫体长的 1/3。

4. 鞭虫成虫（液浸标本）

虫体前端 3/5 细长，后 2/5 粗大，形似马鞭。雌虫长 35～50mm，尾端钝圆且直；雄虫长 30～45mm，尾端向腹面卷曲，有一根交合刺。

5. 丝虫成虫（液浸标本）

肉眼观察，丝虫成虫虫体乳白色，细长如丝线，体长不到 1cm，雌虫大于雄虫，体表光滑。头端略膨大，呈球形或椭圆形，雄虫尾端向腹面卷曲成圆，雌虫尾端钝圆，略向腹面弯曲。

6. 肝吸虫成虫（液浸标本）

肉眼观察可见虫体体形狭长，背腹扁平，前端尖细，后端略钝，形似葵花籽，大小为（10~25）mm×（3~5）mm。子宫、睾丸、卵黄腺隐约可见。

7. 姜片虫成虫（液浸标本）

姜片虫成虫长椭圆形、肥厚，固定后标本为灰白色似姜片状，背腹扁平，前窄后宽，长20~75mm，宽8~20mm，厚0.5~3mm，体表有体棘，为人体中最大的吸虫。

8. 肺吸虫成虫（液浸标本）

肺吸虫成虫虫体肥厚呈椭圆形，背面稍隆起，腹面扁平，似半粒花生米状，虫体长7.5~12.0mm，宽4~6mm，厚3.5~5.0mm，半透明，经甲醛溶液固定呈灰白色。

9. 血吸虫成虫（液浸标本）

肉眼观察，雄虫乳白色，长12~20mm，虫体扁平，略向腹面卷曲，雌虫黑褐色，前细后粗，形似线虫，体长20~25mm，一般雌、雄成虫呈合抱状态。

10. 猪带绦虫成虫（液浸标本）

肉眼观察成虫乳白色，扁长如带，较薄，略透明，长2~4m，前端较细，向后渐扁阔，由700~1000节组成。头节近似球形，颈部纤细，直径仅约头节之半。近颈部的幼节，节片短而宽；中部的成节近方形，末端的孕节则为长方形。每一节片的侧面有一生殖孔，略突出，沿链体两侧不规则分布。注意观察虫体外形、大小、颜色，注意各节长宽比例、厚薄等构造及其特点。

11. 牛带绦虫成虫（液浸标本）

牛带绦虫成虫外观呈带状，体分节，体长4~8cm，由1000~2000节组成，节片较厚、透明，虫体微黄。虫体与猪带绦虫相似，注意鉴别。

（三）吸虫中间宿主观察

1. 肝吸虫中间宿主观察

肉眼观察，第一中间宿主（纹沼螺、长角涵螺、赤豆螺）、第二中间宿主（淡水鱼、淡水虾）。

2. 姜片虫中间宿主观察

扁卷螺形体扁平，体小呈棕黄色，常漂浮于水面。姜片虫中间宿主为扁卷螺。体小呈棕黄色，多数贝壳呈圆盘状，螺层在一个平面上旋转，少数种类螺旋部升高。贝壳左旋或右旋。壳面光滑或有龙骨，某些种类壳内有隔板。无厣。触角细长，呈线状，眼位于触角基部。雌、雄同体。

3. 肺吸虫中间宿主观察

第一中间宿主川卷螺，属于大型的塔锥形螺蛳，黑色或黄黑色，壳厚，顶端常因水流与石头撞击而被损。第二中间宿主石蟹肌肉和腮部的小白点为寄生的囊蚴。

4. 血吸虫中间宿主观察

钉螺（干制标本）肉眼观察，约1cm长，螺壳塔形，有6~9个螺旋，有厣。山区型螺壳光滑，平原型粗糙、有脊，褐色深浅不一。

（四）粪便直接涂片法

1. 操作步骤

滴 1 滴 0.9% 氯化钠溶液于洁净的载玻片上,用竹签或牙签挑取米粒大小的粪便块,在 0.9% 氯化钠溶液中涂抹均匀。低倍镜下检查,如发现可疑虫卵转用高倍镜观察时,需加盖玻片。

2. 注意事项

(1) 粪便涂片不宜太厚或太薄,厚度以载玻片置于报纸上,能透过粪膜隐约辨认玻片下的字迹为宜。

(2) 粪便标本不可与药物或其他杂物接触污染;镜检时务必按一定方向顺序将全部涂片标本查完,防止漏检。

(3) 粪便中成分复杂,注意虫卵与粪便中异物的鉴别。

(五) 饱和盐水浮聚法

1. 操作步骤

用竹签取黄豆粒大小的粪便置于浮聚瓶(高 3.5cm,直径约 2cm 的圆形直筒瓶)内,加入少量饱和盐水调匀,再慢慢加入饱和盐水到液面略高于瓶口,但不溢出为止。此时在瓶口覆盖一载玻片,静置 15min 后,将载玻片提起并迅速翻转,镜检。

2. 注意事项

(1) 粪块必须充分捣碎,便于虫卵漂浮;覆盖载玻片时,尽量勿产生气泡,如有较大气泡产生,应揭开载玻片加满饱和盐水后再覆盖之。

(2) 向上提起载玻片翻转时,切不可将载玻片上的粪液滴落。

(六) 钩蚴培养法

1. 操作步骤

加冷开水 1.5～2ml 于洁净试管 (1cm × 10cm) 内,将滤纸剪成与试管内径等宽但略短于试管长度的 T 字型纸条,上端用铅笔书写受检者姓名或编号、受检日期。取粪便 0.2～0.4g,均匀地涂抹在滤纸中 2/4 处,上下各 1/4 处不涂粪便,再将纸条插入试管,下端浸泡在水中,以粪便不接触水面为宜。在 25～30℃温箱中孵育。培养期间每天沿管壁补充冷开水,以保持水面位置。3d 后肉眼或放大镜检查试管底部。钩蚴在水中常作蛇形游动,虫体透明。如未发现钩蚴,应继续培养观察至第 5 天。气温太低时可将试管放入温水 (30℃左右) 中数分钟后,再行检查。

2. 注意事项

(1) 滤纸宜用剪刀剪成条状,不可用刀裁,以免滤纸纤维落入水中影响观察;滤纸条插入试管以及每天补足水分时,注意避免粪便与水直接接触,保持液体清澈便于观察。

(2) 观察应在适宜的光线下进行,注意与滤纸纤维加以区别。

(七) 透明胶纸法

1. 操作步骤

用长约 6cm,宽约 2cm 的透明胶纸,粘贴肛门周围的皮肤,然后取下胶纸平铺于载玻片上,用低倍镜检查。

2. 注意事项

(1) 取材应在清晨大便之前进行为佳;取材时必须充分粘贴肛门周围皮肤。

（2）将胶纸粘贴在玻片上时，如胶纸下有较多气泡，可揭开胶纸加1滴0.9%氯化钠溶液或二甲苯，覆盖胶纸后镜检。

（八）厚血膜法和新鲜血片检查法

1. 厚血膜片法

厚血膜片法是检查微丝蚴的首选方法。取末梢血3大滴（约60mm^3）涂成厚血膜片，染色后镜检。微丝蚴有夜现周期性，故采血时间应以晚21：00至次日凌晨2：00为宜。

2. 新鲜血片检查法

取耳垂或手指血1滴于载玻片上，加盖玻片，在低倍镜下检查，可见作蛇形游动的幼虫。

（九）倒置沉淀法

1. 操作步骤

取约0.5g粪便于浮聚瓶内，滴加少许蒸馏水调匀后，再滴加蒸馏水至大半瓶，用60目金属筛或双层纱布过滤至另一瓶中，小心滴加蒸馏水至满，但勿外溢。将载玻片盖在瓶口，将两者一起翻转，使浮聚瓶倒置于载玻片上。静置15～20min后，将浮聚瓶与载玻片一起迅速翻转并立即提起载玻片、快速翻片，直接镜检。

2. 注意事项

翻转浮聚瓶和载玻片时动作应敏捷、快速，翻片时谨防水滴洒落。

（十）毛蚴孵化法

1. 操作步骤

取粪便约30g，先经重力沉淀法处理，将粪便沉渣倒入三角烧杯内，加清水至瓶口，在20～30℃的条件下，经4～6h后肉眼或放大镜观察结果。如见水面下呈白色点状物作直线游动，即为毛蚴，必要时也可以用吸管将毛蚴吸出镜检。如无毛蚴，可每隔4～6h观察1次。

2. 注意事项

（1）取材一定要新鲜，尽量选取黏液粪便或刮取粪便表层部分。

（2）孵化用水必须洁净、无污染、无浮游生物。

（3）高温季节，毛蚴可在短时间内孵出，因此夏季要用0.9%氯化钠溶液或冰水冲洗粪便，最后一次改用室温清水。

（十一）带绦虫孕节检查法

1. 操作步骤

戴上乳胶手套，以镊子夹取粪便中的带绦虫孕节，将孕节在清水中荡洗干净后置于两载玻片之间。稍用力将孕节压平，对光观察内部结构，并根据子宫分支情况鉴定虫种。一般9支左右者为猪带绦虫孕节，20支左右者为牛带绦虫孕节。也可用注射器从孕节后端正中部插入子宫内徐徐注射碳素墨水或卡红，待子宫分支显现后计数。

2. 注意事项

注意操作过程中防止污染和感染，所有器材应注意消毒处理。

（曹明刚）

实验十　医学原虫实验

【实验目的】

1. 学会识别溶组织内阿米巴滋养体和包囊、阴道毛滴虫、蓝氏贾第鞭毛虫滋养体和包囊、杜氏利什曼原虫鞭毛体的形态特征。

2. 掌握间日疟原虫红细胞内期形态特点。

3. 学会碘液染色检查法。

4. 初步学会 0.9% 氯化钠溶液涂片检查阴道毛滴虫滋养体的方法。

5. 初步学会厚、薄血膜的制作方法。

【实验内容】

1. 医学原虫形态观察。

2. 碘液染色检查法。

3. 0.9% 氯化钠溶液涂片法。

4. 厚、薄血膜制作方法。

【实验材料】

1. 溶组织内阿米巴、阴道毛滴虫、蓝氏贾第鞭毛虫、杜氏利什曼原虫、间日疟原虫、弓形虫玻片标本。

2. 竹签或牙签、载玻片、盖玻片、0.9% 氯化钠溶液（生理盐水）、碘液、显微镜、消毒棉签、采血针、70% 乙醇、脱脂棉球、甲醇、姬氏染液（或瑞氏染液）。

【实验方法】

（一）形态观察

1. 溶组织内阿米巴

（1）溶组织内阿米巴包囊（染色玻片标本）　镜下观察可见包囊呈圆形，直径 10～20μm，因染色而呈现不同的颜色（碘染时呈淡黄色，糖原泡为棕色，棒状拟染色体无色透明；铁苏木素染色包囊为深蓝色，糖原泡被溶解为空泡，拟染色体着色深）。包囊壁薄而透明，核 1～4 个，核的结构与滋养体相似。四核包囊为成熟包囊，糖原泡和拟染色体多已消失。

（2）溶组织内阿米巴滋养体（铁苏木素染色玻片标本）　呈不规则的圆形或椭圆形，直径 12～60μm。高倍镜下可见外缘透明有不规则的伪足、内为颗粒而具有黑色细胞核的物体。油镜观察，镜下可见外质无色透明，常显示有伪足，内质为蓝黑色的颗粒状，其食物泡中含有完整的或半消化的圆形墨黑色的红细胞。核圆形，有薄而黑色的核膜，核内缘可见分布均匀的染色质粒，核仁位于核中央，小呈黑色。核仁与核膜之间有网状的核纤维。

2. 阴道毛滴虫（染色玻片标本）

阴道毛滴虫滋养体活体无色透明，经固定染色后呈椭圆形或梨形，淡蓝色，体长 7～23μm。高倍镜下可见虫体内有一染成紫色的核，油镜下可见细胞质呈蓝色，鞭毛粉红色。1根轴柱由前向后纵贯虫体并伸出体外，较粗，呈粉红色。虫体前 1/3 处有 1 个紫色的椭圆形核，核的前缘有 5 颗排列成杯状的毛基体，由此发出 4 根前鞭毛和 1 根后鞭毛。虫体外侧前 1/2 处，有一波动膜，其外缘与向后延伸的后鞭毛相连，波动膜长度不超过虫体的一半。

3. 蓝氏贾第鞭毛虫（贾第虫）

（1）贾第虫滋养体（染色玻片标本）油镜下观察滋养体呈倒置梨形，长 9.5 ~ 21 μm，宽 5 ~ 15 μm，厚 2 ~ 4 μm。两侧对称，背面隆起，腹面扁平。腹面前半部向内凹陷成吸盘状陷窝，1 对卵形的泡状细胞核并列在吸盘状陷窝的底部，各核内有一个大的核仁。虫体有轴柱 1 对，纵贯虫体中部，不伸出体外。有鞭毛 4 对，按其位置分别为前侧鞭毛、后侧鞭毛、腹鞭毛和尾鞭毛各 1 对。有时在轴柱中部可见 1 对逗点状或半月形的中央小体。

（2）贾第虫包囊（染色玻片标本）染色标本呈长椭圆形，囊壁较厚，大小为（10 ~ 14）μm ×（7.5 ~ 9）μm。碘液染色后呈黄绿色，囊壁与虫体之间有明显的空隙，未成熟的包囊有 2 个核，成熟的包囊具 4 个核，多偏于一端。囊内可见中体和鞭毛的早期结构。

4. 疟原虫

（1）间日疟原虫薄血膜片（染色玻片标本）油镜观察，虫体细胞质为天蓝至深蓝色，细胞核红色。疟色素呈棕黄色、棕褐色或黑褐色。

①小滋养体（环状体）　被寄生的红细胞大小正常，疟原虫细胞质少，中间出现大空泡，胞质呈环状，细胞核位于虫体一侧，颇似戒指的宝石。大小约为红细胞的 1/3。

②大滋养体（晚期滋养体）　由小滋养体进一步发育而成。虫体增大，细胞质增多，呈不规则形，有 1 或 2 ~ 3 个空泡，疟色素棕黄色，呈烟丝状；核 1 个，较大。受染的红细胞胀大可达 1 倍，颜色变淡，并出现被染成淡红色的小点，称薛氏小点。

③早期裂殖体（未成熟裂殖体）　大滋养体发育至一定阶段，虫体即逐渐变圆，胞质内空泡消失，疟色素增多，核开始分裂，胞质尚未分裂。

④晚期裂殖体（成熟裂殖体）　虫体内的核继续分裂，胞质随之分裂，疟色素渐趋集中。最后，分裂的每一小部分胞质包绕一个胞核，形成裂殖子。红细胞开始破裂，虫体内疟色素聚集成块，位于虫体的中央或一侧。

⑤雄配子体（小配子体）　虫体呈圆形或椭圆形，疟色素均匀分布于虫体内，雄性配子体胞质浅蓝而略带红色；核较大，淡红色，多位于虫体的中央。

⑥雌配子体（大配子体）　虫体稍大，圆形或椭圆形，疟色素均匀分布于虫体内，胞质致密，色深蓝，虫体较大，占满胀大的红细胞；核稍小，深红色，多位于虫体一侧。

（2）恶性疟原虫薄血膜片（染色玻片标本）油镜观察，在以末梢血涂制的玻片染色标本中，通常只能见到环状体及成熟配子体（重度感染例外）。疟原虫寄生的红细胞大小正常或略缩小，边缘常皱缩，有时可见数个粗大茂氏点，为紫褐色。

①小滋养体（环状体）　细胞质少，呈环状，环纤细，约为红细胞直径的 1/5，核 1 ~ 2 个；1 个红细胞内可含 2 个以上环状体；虫体常位于红细胞边缘。

②配子体　被寄生的红细胞随虫体的伸长受牵拉而不见，或仅能见到一小部分附

于稍弯曲的配子体凹面部分。雄配子体腊肠形，两端钝圆，胞质蓝而略带红色；核疏松，淡红色，位于虫体中央；疟色素棕黄色，核周较多。雌配子体新月形，两端较尖，胞质蓝色；核结实，深红色，位于虫体中央；疟色素黑褐色，多绕于核周围。

5. 弓形虫

弓形虫速殖子（染色玻片标本）：香蕉形或半月形，一端较尖，一端钝圆，一边扁平，另一边较膨隆，长 4～7μm，最宽处 2～4μm。姬氏染液或瑞氏染液染色后可见细胞质呈蓝色，胞核呈紫红色，位于虫体中央，核仁较大。

（二）碘液染色检查法

1. 操作步骤

将碘液滴加在洁净的载玻片中央，用竹签挑取粪便少许，在碘液中涂匀，加盖玻片后镜检。

2. 注意事项

加碘液仅需 1 小滴，过多则标本染色太深，致使包囊折光性消失，胞质与核均着色而不易辨认，同时可使粪便黏液物质聚集，增加观察与鉴别的难度。

（三）0.9% 氯化钠溶液涂片法

取一洁净载玻片，滴加 1～2 滴 0.9% 氯化钠溶液，用消毒棉签在受检者阴道穹后部、子宫颈、阴道壁上取分泌物，用棉签在载玻片上涂片，加盖玻片后高倍镜下检查，可发现活动的阴道毛滴虫滋养体。冬季注意保温。

（四）厚、薄血膜制作方法

1. 操作步骤

（1）采血　70% 乙醇棉球消毒耳垂，待干后用左手拇指与示指捏着耳垂下方，并使耳垂下侧方皮肤紧绷，右手持取采血针，刺破皮肤，挤出血滴涂片。

（2）薄血膜涂片　在载玻片 1/3 与 2/3 交界处蘸血 1 小滴（约 2μl），另取一张载玻片为推片，将推片一端置于血滴之前，与载片保持 30°～45°夹角，待血液沿推片端缘扩散时，均匀而迅速适当地用力向前推成薄血膜。干燥后用甲醇固定。

（3）厚血膜涂片　载玻片的另一端 1/3 处蘸血 1 大滴（约 3μl），以推片的一角将血滴自内向外做螺旋形摊开，使之成为直径约 1cm 的厚血膜。干燥后加 0.9% 氯化钠溶液 1 滴，待血膜成灰白色时，将水倾去，再用甲醇固定。

（4）染色　常用姬氏染液或瑞氏染液进行染色。将稀释的染液滴于血膜上，姬氏染色 30min 或瑞氏染色 1min 后用缓冲液或清水冲洗，晾干后镜检。

2. 注意事项

（1）载玻片必须洁净，手指不可触及表面，否则会使血膜不匀而形成多孔状或引起血膜脱落；推片边缘必须平滑无缺，每片只能用于 1 个受检者。

（2）推制血膜时，用力应均匀，中途不得停顿，血膜两边及末端均在载玻片以内。

（3）制成的血膜片干燥后应收藏于标本盒内，以免虫食、尘染。

（4）由于厚血膜须先溶血再固定，因此当厚、薄血膜在同一载玻片上者，需用蜡笔画线分开，以免溶血时影响薄血膜或薄血膜用甲醇固定时影响厚血膜。

（曹明刚）

实验十一　医学节肢动物实验

【实验目的】

1. 认识按蚊属、库蚊属、伊蚊属以及蝇各期形态特征。

2. 观察虱、蚤、蜱、螨的基本形态。

3. 学会检查蠕形螨。

【实验内容】

1. 按蚊属、库蚊属、伊蚊属及蝇各期形态观察。

2. 虱、蚤、蜱、螨的基本形态观察。

3. 蠕形螨检查。

【实验材料】

1. 按蚊属、库蚊属、伊蚊属成虫针扎标本，蝇成虫针扎标本，蝇足玻片标本，蝇幼虫液浸标本，硬蜱、软蜱玻片标本，蚤成虫玻片标本，虱玻片标本，疥螨成虫玻片标本，恙螨幼虫玻片标本。

2. 载玻片、盖玻片、透明胶纸、显微镜。

【实验方法】

（一）按蚊属、库蚊属、伊蚊属及蝇各期形态观察

1. 蚊

（1）成蚊（针插标本）　　肉眼或放大镜观察，蚊体分头、胸、腹3部分。头部似半球形，有腹眼和触角各1对，喙1支。蚊喙为刺吸式口器，喙是由上内唇、舌各1个，上、下颚各1对，共同组成细长的针状结构。胸部分前胸、中胸和后胸，每胸节各有足1对，中胸有翅1对，后胸有1对平衡棒。蚊足细长，足上常有鳞片形成的黑白斑点和环纹。腹部分11节，最末3节变为外生殖器。

（2）中华按蚊、淡色库蚊、白纹伊蚊（针插标本）　　肉眼初步观察，并用放大镜比较三种蚊外形、体色、翅上有无白斑等特点。

按蚊雌、雄蚊的触须均与喙等长，雄蚊末端膨大呈棒状，翅多具黑白斑，足有无白环不定。

库蚊雌蚊触须甚短，短于喙的1/2，雄蚊触须比喙长，翅多无黑白斑，足多无白环。

伊蚊雌蚊触须亦甚短，短于喙的1/2，雄蚊触须与喙等长，翅无黑白斑，足有白环。

2. 蝇

（1）成蝇（针插标本）　　肉眼或放大镜观察，蝇体粗短，体长5～10mm，全身被有鬃毛，分头、胸、腹三部分。头部近似半球形，1对复眼，头顶有3个排成三角形的单眼，颜面中央有1对触角。口器为舐吸式，有基喙、中喙、唇瓣组成。胸部有翅1对，足3对。腹部圆筒形，分10节，外观可见4～5节，末端数节形成外生殖器。

（2）蝇足（玻片标本）　　低倍镜观察，足上多毛，末端有爪和爪垫各1对和爪间突 1 个。爪垫发达，密布粘毛。

（3）蝇幼虫（液浸标本）　解剖镜下观察，虫体呈灰白色，圆柱形。前尖后钝，无足，无眼，头端有 2 个向下弯曲的小钩。体分 13 节，腹第 8 节后侧可见棕黄色后气门 1 对。

（二）虱、蚤、蜱、螨的基本形态观察

1. 虱

（1）人体虱（玻片标本）　低倍镜观察，灰白色，体狭长，体分头、胸、腹三部分。头部小，呈菱形，有 1 对退化的复眼，触角 1 对，口器为刺吸式。胸部 3 节融合，足 3 对，无翅。腹部分 9 节，雌虫腹部较宽，末端呈"W"形，雄虫腹部较窄，末端呈"V"形。

（2）人头虱（玻片标本）　低倍镜观察，形态与人体虱区别甚微，仅在于人头虱体略小、体色稍深、触角较粗短。

（3）耻阴虱（玻片标本）　低倍镜观察，灰白色，体形宽短似蟹，足 3 对，前足及其爪均细小，中、后足粗壮，爪也较粗大。腹部前宽而后窄，有气门 6 对，前 3 对气门斜列。第 5~8 节侧缘各具锥形突起，上有刚毛。

2. 蚤

成蚤（玻片标本）　低倍镜观察，体棕黄至深褐色，两侧扁平。头部较小，呈三角形，具刺吸式口器。触角分 3 节，末节膨大又可分为 9 个假节。胸部分 3 节，每节均由背板、腹板各 1 块及侧板 2 块构成。无翅，足 3 对，长而发达。腹部由 10 节组成，雌蚤腹部钝圆，在 7~8 腹板的位置上可见受精囊。雄蚤腹部末端较尖，其第 9 背板和腹板分别形成上抱器和下抱器。

3. 蜱

（1）硬蜱（玻片标本）　肉眼或放大镜观察其外形、盾板，鉴别雌、雄，低倍镜观察颚体和躯体的形态特征。虫体分颚体和躯体两部份。颚体位于躯体前端，从背面可见，由颚基、螯肢、口下板及须肢组成。颚基呈六角形、矩形或方形；螯肢 1 对，从颚基背面中央伸出。口下板 1 块，位于螯肢腹面，口下板腹面有倒齿。螯肢的两侧为须肢，由 4 节组成。躯体呈袋状，背面有盾板 1 块，雄蜱盾板几乎覆盖着整个背面，雌蜱的盾板仅覆盖背面的前 1/3。躯体腹面前部正中有 1 个生殖孔，后部正中有肛门。肛门之前或之后有肛沟。腹面后外侧有气门 1 对，有气门板围绕，气门板宽阔。成虫有足 4 对。

（2）软蜱（玻片标本）　观察方法同硬蜱。基本形态与硬蜱相似，颚体在躯体腹面，从背面看不见。颚基较小，一般为近方形。躯体背面无盾板，体表多呈颗粒状小疣，或具皱纹、盘状凹陷。腹面后外侧有气门 1 对，气门板小。

4. 螨

（1）疥螨成虫（玻片标本）　肉眼及低倍镜观察，虫体细小，背面隆起，形状似龟，乳白或浅黄色。颚体短小，位于前端，螯肢呈钳状。躯体背面有横形的波状横纹和鳞片状皮棘，躯体后半部有几对杆状刚毛和长鬃。腹面光滑，有足 4 对，足粗而短，圆锥形。前 2 对足末端均有具长柄吸垫，后 2 对足的末端雌、雄不同，雌虫均为长鬃，

而雄虫的第 4 对足末端具吸垫。

（2）恙螨幼虫（玻片标本）　低倍镜观察，幼虫大多椭圆形，虫体分颚体和躯体两部分。颚体有螯肢、触须各 1 对。躯体背面的前端有盾板，呈长方形、矩形、五角形、半圆形或舌形。盾板上通常有毛 5 根和 1 对圆形感器基。多数种类在盾板的左右两侧有眼 2 对，少数种类 1 对或无眼。盾板后方的躯体上有横列的背毛，其排列的行数、数目和形状等因种类而异。

（三）蠕形螨检查（透明胶纸粘贴法）

取一定大小的单面透明胶纸，睡前贴在额头、鼻尖、鼻翼、鼻唇沟等部位，次日起床后揭开，贴附在洁净载玻片上，镜检。也可采用挤粘结合法，即在检查部位粘贴透明胶纸后，再用拇指挤压粘贴部位，取下胶带镜检，此法检出率较高。

（曹明刚）

参 考 文 献

[1] 肖运本．医学免疫学与病原生物学．2 版．上海：上海科学技术出版社，2010.

[2] 刘荣臻．病原生物与免疫学．2 版．北京：人民卫生出版社，2011.

[3] 肖纯凌，赵富玺．病原生物学与免疫学．6 版．北京：人民卫生出版社，2010.

[4] 金伯泉．医学免疫学．5 版．北京：人民卫生出版社，2009.

[5] 李凡，刘晶星．医学微生物学．7 版．北京：人民卫生出版社，2010.

[6] 黄敏，安艳．病原生物学与免疫学基础．2 版．北京：人民军医出版社，2012.

[7] 许郑林．病原生物学与免疫学基础．修订版．西安：第四军医大学出版社，2009.

[8] 杜兆丰，刘文辉．病原生物与免疫学基础．2 版．北京：中国医药科技出版社，2012.

[9] 王蓬文，李雍龙．人体寄生虫学．7 版．北京：人民卫生出版社，2008.

[10] 何维．医学免疫学．2 版．北京：人民卫生出版社，2010.

[11] 安云庆，姚智．医学免疫学．2 版．北京：北京大学医学出版社，2009.

[12] 李晓红，潘润存．病原生物与免疫学．2 版．西安：第四军医大学出版社，2008.

[13] 祖淑梅，潘丽红．医学免疫学与病原生物学．北京：科学出版社，2010.

[14] 陈兴保．病原生物学与免疫学．5 版．北京：人民卫生出版社，2005.

[15] 齐永长，陈瑞霞，马学萍．病原生物学与医学免疫学．武汉：华中科技大学出版社，2012.

[16] 谷鸿喜，陈锦英．医学微生物学．2 版．北京：北京大学医学出版社，2012.

[17] 贾文祥．医学微生物学．2 版．北京：人民卫生出版社，2010.

[18] 黄敏，张佩．医学微生物学．2 版．北京：科学出版社，2011.